# MISCELLANÉES D'HISTOIRE DE LA MÉDECINE

# Acteurs de la Science

Fondée par Richard Moreau,
professeur honoraire à l'Université de Paris XII
*Dirigée par Claude Brezinski et Roger Teyssou*

La collection Acteurs de la Science est consacrée à des études sur les acteurs de l'épopée scientifique moderne ; à des inédits et à des réimpressions de mémoires scientifiques anciens ; à des textes consacrés en leur temps à de grands savants par leurs pairs ; à des évaluations sur les découvertes les plus marquantes et la pratique de la Science.

Dernières parutions

Norbert GUALDE, *L'Épidémie c'est l'homme, L'Anthropocène, l'épidémie, la syndémie, la démorésilience*, 2023.
Roger TEYSSOU, *Félix Le Dantec, Breton de Lannion et homme d'exception*, 2023.
Michel PINAULT, *Gustave Flourens : un intellectuel révolutionnaire. Du Second Empire à la Commune de 1871*, 2023.
Gérard GUILLET, *Cosmétiques : histoire et faces cachées. Du soin de peau au soin de soi. Pouvoirs, secrets et défis des cosmétiques*, 2023.
Paul MAZLIAK, *Xavier Bichat. La révolution en médecine*, 2022.
AVERROÈS, *Commentaire au Poème de la médecine d'Avicenne. Traduction, introduction et notes par Mahmoud Aroua,* 2022.
Jean-Marie AURADOU, Christian DUPIN DE SAINT CYR, *La réforme médicale avortée, 1778-1793*, 2022.
Roger TEYSSOU, *Histoire des statistiques des origines au XIX^e^ siècle. Si les statisticiens m'étaient comptés...*, 2022.
Philippe DESHAYES, Gérard ENGRAND, Augustin MOUZE, Jean-Pierre RICHARD, *Accompagner l'entrée en recherche. Le séminaire « episteme »*, 2022.
Frédéric VIOUX, *La physique pour ceux qui n'aiment pas ça*, 2022.
Paul AVAN, *Giuseppe Tartini et le troisième son,* 2022.
Michel DUBUISSON, *Pierre-Charles-Alexandre Louis (1787 - 1872). Un médecin à l'aube de la médecine scientifique,* 2022.
Roger TEYSSOU, *Une histoire de la médecine (1500-1900)*, 2022.
Hugo PIERRARD, *La Pression atmosphérique et la santé. Une histoire de bulles*, 2021.

Pierre C. Lile

# MISCELLANÉES D'HISTOIRE DE LA MÉDECINE

L'Harmattan

Du même Auteur :

*Histoire médicale du vin*
Chaintré, Oenoplurimédia, (Collection Avenir Œnologie), 2002

OUVRAGES COLLECTIFS

*Les Musées de Médecine* (Histoire, Patrimoine en France)
Toulouse, Privat, 1999

*Toulouse, Sur les chemins de Saint-Jacques*
Catalogue d'exposition, Ensemble des Jacobins, Toulouse, 1999-2000
Paris, Skira, 1999

*L'Humanisme à Toulouse (1480-1596)*
Actes du Colloque international de Toulouse, 2004
Paris, Honoré Champion, 2006

*Lutter contre le Cancer (1740-1960),*
Actes du Colloque international, sur l'histoire du cancer,
Toulouse 2010
Toulouse, Privat, 2012

*Direction d'ouvrages*

*Histoire de la Folie*
Toulouse, Cahiers du Centre d'Étude d'Histoire de la Médecine, N° 8 et 17,
2000 et 2009

*Médecine et Médecins à Toulouse au siècle des Lumières,* Toulouse, 2006 Toulouse, Méridiennes (Université du Mirail), 201


**5-7, rue de l'École-Polytechnique – 75005 Paris**

www.editions-harmattan.fr

ISBN : 978-2-14-049917-3
EAN : 9782140499173

# PRESENTATION

*L'histoire de la Médecine est l'embryologie*
*Spirituelle de la médecine*
Jacques Poulet

Malgré son titre, souvenir du regretté et si subtil Lucien Jerphagnon[1] et sa présentation chronologique, simple commodité de lecture, l'ensemble des textes rassemblés dans cet ouvrage n'a aucune prétention à être une « Histoire de la médecine » s'ajoutant à toutes celles anciennes et récentes existant à ce jour. On n'y trouvera ni dates clés, ni médecins ou savants illustres, ni listes d'avancées scientifiques.

Il se voudrait simplement une illustration de « moments » de médecine d'une époque donnée avec sa société, ses connaissances, son langage, sa philosophie, sa religion, ses thérapeutes ; « moments » où se rencontrent toujours « la maladie, le médecin et le malade », le fameux trépied du *Corpus Hippocratique* du Ve siècle avant notre ère[2].

Que véhicule donc ces Mélanges ?

- la magie, le sacré, le divin longtemps lié à la médecine et pas seulement à l'époque archaïque,
- l'omni présence, tout au long des siècles, de la « Théorie des Humeurs » (et de la première d'entre elles, le « sang ») à l'origine de la pathologie,
- l'importance de la littérature (correspondance, Journal ou témoignage) pour nous éclairer sur le comportement des hommes (soignants et malades) face à la diversité des fléaux,
- l'évolution des maladies en fonction de leur génie propre mais aussi du monde et des sociétés dans lesquelles elles surviennent, se transforment et quelquefois disparaissent,

---

1 Lucien Jerphagnon, *Les Miscellanées d'un Gallo-Romain,* Perrin (Tempus), 2014

2 Danièle Gourevitch, *Le triangle hippocratique dans le monde gréco-romain. Le malade, sa maladie et son médecin,* Rome, 1984. Le même « triangle infernal » où Jacques Léonard s'intéresse aux liens qu'entretiennent médecins, malades et maladies, au XIXe siècle,
In : Michel Lagrée et François Lebrun, Pour l'histoire de la médecine. Autour de l'oeuvre de J. Léonard, P.U.R, 1994

- les pratiques médicales de la Chine, de l'Inde, de l'Afrique (futures « ethno médecines) révélées à l'Occident à travers les récits des voyageurs et des explorateurs,
- la vie et l'œuvre de quelques médecins, alchimistes, philosophes, naturalistes, controversés de leur vivant, oubliés aujourd'hui, mais acteurs à part entière de la médecine de leur temps,
- l'étonnante diversités des thérapies,
- le travers du « scientisme » remplaçant doctrines et classifications, hantant tout le XIXe s., ébloui par ses découvertes…

En somme, ensemble de « tentatives » de nommer (identifier) la maladie, de la prévenir à défaut de la guérir, dans tous les cas de soulager la souffrance, de porter assistance.
N'est-ce pas la définition de la Médecine qu'en donne Furetiére[1] au XVIIe s., s'appuyant sur les Maitres de l'Antiquité : « … C'est selon Galien, l'art de conserver la santé présente et de rétablir celle qui est altérée ; selon Hippocrate, adjonction de ce qui manque et retranchement de ce qui redonde (sic) ; et selon Hérophile, la science des choses qui sont bonnes à la santé ou qui y nuisent ou qui sont indifférentes ».
Et, deux siècles plus tard, celle, presque identique du « Nouveau Larousse Illustré[2] » : « Science, art qui a pour but la conservation et le rétablissement de la santé ».
L'introduction des Sciences Humaines, de l'épistémologie à l'anthropologie en passant par la philosophie, à partir des années 1960 et, bien plus, dans les années 1990[3], va permettre d'approfondir et de mieux comprendre les croyances, les doctrines, les savoirs et les expérimentations, des dissections alexandrines à la « Première révolution biologique » du XVIIe siècle[4] de tous les acteurs de cette médecine : mages, mires, « physiciens », barbiers, apothicaires, alchimistes, guérisseurs, religieux, matrones, qui ont précédés médecins et chirurgiens d'aujourd'hui.

---

[1] Antoine Furetière, *Dictionnaire Universel, 1694*, Trois volumes in folio
[2] Nouveau Larousse illustré, (1897-1905), Sept Volumes grand in quarto
[3] Voir à ce propos : Georges Canguilhem, *Le Normal et le Pathologique,* Quadrige, P.U.F, 1966 ; Roselyne Rey, *Histoire de la douleur,* La Découverte, 1993 ; Michel Lagrée et François Lebrun, *Pour l'histoire de la Médecine, autour de Jacques Léonard,* opus.cit.1994 ; Danielle Gourevitch, *Histoire de la Médecine. Leçons méthodologiques,* Ellipses, 1995 ; Philippe Meyer et Patrick Triadou, *Leçons d'Histoire de la Pensée médicale,* Odile Jacob, 1996 ; Dominique Lecourt (dir.) *Dictionnaire de la Pensée Médicale* P.U.F, 2004 ; Catherine Draperie, *La médecine réfléchie au miroir des Sciences Humaines,* Ellipses, 2010
[4] Mirko D. Grmek, La Première Révolution biologique, Payot, 1990

Ces quinze siècles de médecine pourraient alors être considérés comme une « Ante-Médecine », non pas la première chargée de magie et de Mythes chère à Henri EY[1], mais la seconde, celle précédant la médecine contemporaine, riche en génétique, en biologie moléculaire, en remarquables progrès, mais ayant perdu son art et devenue « une technique qui met en application des découvertes scientifiques[2] ».
Loin d'être inutile, son étude lui apporterait en même temps que la notion de « *complexité* » la modestie nécessaire et la relativité de toute chose concernant l'homme et sa santé.

1 Henri Ey, Naissance de la Médecine, Masson,1981
2 Louise Lambritchs, La vérité médicale, Cl. Bernard, L. Pasteur, S. Freud, légendes et réalités de notre médecine, Robert Laffont (Pluriel), 1993

**Monde Antique**
**&**
**Médiéval**

# CHAPITRE 1

## DIVINITES GUERISSEUSES DANS L'ANCIENNE GRECE

Une introduction

*« L'homme est, tout à la fois et*
*Éternellement, mythique et raisonnable »*
Henri Ey

Elles imprègnent toute la médecine grecque, des épopées homériques à la brillante école d'Alexandrie de l'époque hellénistique. Ainsi, si dans *l'Iliade* on trouve une grande précision anatomique et de bons pronostics, des descriptions de blessures des héros grecs et troyens (presque deux cents cas de traumatismes divers recensés), l'extraction de corps étrangers, une excellente technique de pansements, la saignée, l'usage de plantes médicinales, on rencontre aussi les pratiques magiques d'Hélène, l'origine de l'épidémie qui ravage l'armée dans la colère d'Apollon et l'influence sans cesse présente des Dieux dans la guérison.

De la même manière, au IVe siècle avant J.C, au temps de la médecine hippocratique dite rationnelle, que ce soit à Epidaure ou à Cos, il y avait foule dans le sanctuaire d'Asclépios où régnaient ensemble une médecine empirique et sacerdotale et où dans les temples on prodiguait des soins raffinés en utilisant des moyens psychologiques, climatiques, diététiques et sacrés comme l'apparition du dieu (voir infra).

Si Asclépios (le futur Esculape des Latins) devint la divinité guérisseuse par excellence, nombreux furent les dieux et les déesses, outre leur rôle propre, à se pencher sur les divers maux qui affligeaient les humains. Dans les sanctuaires ils se succédaient ou cohabitaient acceptant sans rivalité les offrandes et les sacrifices des suppliants.

L'archéologie, l'épigraphie et les textes antiques nous aident à préciser l'image et le culte des plus célèbres d'entre eux.

**APOLLON ET ARTÉMIS**

Fils de Zeus et de Letho le dieu solaire, dès l'époque archaïque et dans la plupart des citées grecques, est invoqué pour détourner les maladies, dissiper les miasmes putrides des épidémies et guérir les blessures :
- que ce soit sous l'épithète de *Péan* ou *Paion* (le secourable) et plus tard de *Iatros* (dispensateur de remèdes) comme à Athènes ou à Delos
-ou de *Maléatas* (ancien héros guérisseur) dans le sanctuaire du Kynortion à Epidaure
- ou de *Epikourios* (qui porte secours) dans le merveilleux temple de Bassai dans les montagnes d'Arcadie
- ou *d'Alexikakos* (qui écarte les maux) à Athènes à l'époque de la grande peste

il restera ainsi présent dans les sanctuaires guérisseurs longtemps après le succès de ceux de son fils Asclépios.
Ses attributs dans notre domaine sont ceux du redoutable archer, l'arc d'argent et ses flèches redoutables puisque pouvant à la fois sauver et détruire les hommes injustes ou insolents ou ceux qui l'ont offensé. Mais Apollon joue aussi un grand rôle comme dieu de la divination et des oracles, science que lui a donné Zeus. Or la divination confinait à la poésie et à la médecine. « C'est Apollon, dit Pindare [1], qui dispense aux femmes et aux hommes les remèdes contre les maladies cruelles ».
Sœur jumelle et compagne fidèle de son frère Apollon, qu'elle accompagne lors du meurtre du dragon Python à Delphes ou dans son combat contre le géant Tityos, elle porte comme lui un arc et des flèches. C'est la Diane chasseresse qui aime la nature sauvage et hante les forêts profondes. Mais c'est en tant qu'*Artémis lunaire* qu'elle nous intéresse (fig.1).
Les Anciens avaient remarqué la corrélation qui existe entre les phases de la lune et les accidents menstruels auxquels est soumis le sexe des femmes. D'où la conception d'une Artémis *lochia* déesse de la fertilité, aide et protectrice des femmes en mal d'enfant et plus tard d'une *Artémis Kourotrophos* protectrice des nouveaux nés. C'est elle qu'elles imploreront dans les douleurs de l'enfantement et après la délivrance qu'elles prendront l'habitude de remercier par des présents ou des sacrifices, notamment au sanctuaire du Brauron en Attique[2]

---

[1] Pythiques, V, 70

[2] Ce sanctuaire est l'un des plus anciens de l'Attique. Artémis partageait ses fonctions avec Iphigénie, ancienne déesse locale, puissance chtonienne plus sombre à qui l'on dédiait les vêtements

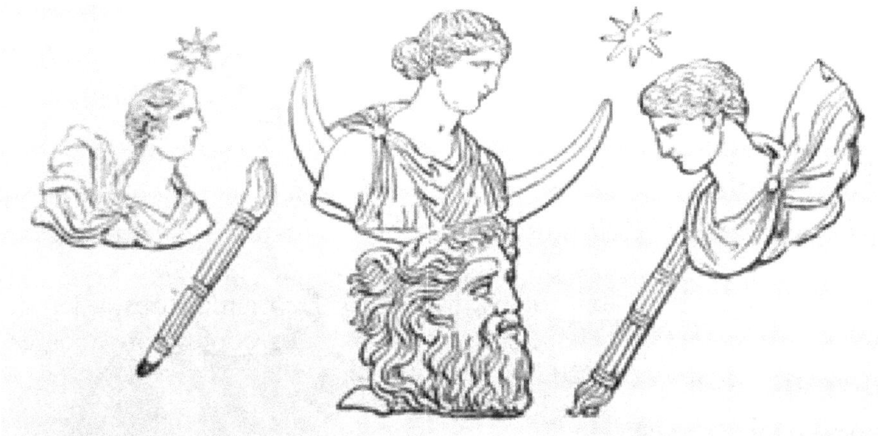

Fig.1 Artémis lunaire - Bas relief d'un autel d'Artémis
Daremberg, Dictionnaire des antiquités grecques et romaines 1875
(2e édition), art. Diane

## ASCLÉPIOS

Homère tient encore Asclépios pour un simple mortel, un héros thessalien " médecin irréprochable" et père de deux fils Machaon et Podalire, eux-mêmes "bons guérisseurs" qui combattent devant Troie à la tête de trente vaisseaux et assurent dans l'armée achéenne le service de santé. Mais dès l'époque d'Hésiode, s'affirme la légende qui prévaudra, celle de Thessalie transmise d'abord par Pindare (*Pythiques)* puis par Ovide (*Métamorphoses*) : Asclépios est un demi-dieu, un héros, fils d'Apollon et d'une princesse thessalienne Coronis ; instruit dans la médecine et la connaissance des plantes par le centaure Chiron sur les pentes du Mont Pélion, il en vient par son art à ressusciter les morts : attentat contre l'ordre du monde que Zeus punit en foudroyant le héros.
Il va devenir un dieu important dans le courant du Ve siècle[1] « comme protégeant l'individu et non plus seulement la Cité ».

---

de femmes mortes en couches. Les deux déesses étaient vénérées souvent sous le seul nom d'*Artémis Iphigénia.* Au début du Ve siècle avant J.C le sanctuaire fut transformé et élargi (M.F. Billot, Brauron, in K. Papaioannou, *L'art Grec*, Mazenod, Paris, 1972

1 « L'éclosion du culte d'Asclépios à la fin du Ve siècle avant J.C est sans doute une évolution aussi importante dans l'histoire de la médecine que le ferment contemporain des théories médicales qui furent incorporés plus tard dans le Corpus hippocratique » Vivian Nutton, *La médecine antique*, Paris, Les Belles Lettres, 1996, p. 117

## REPRÉSENTATIONS

Il est toujours représenté comme un homme adulte chevelu et barbu, au visage empreint d'une grande sérénité, drapé dans un manteau aux larges plis laissant la poitrine découverte, l'hymation, soit debout la main s'appuyant sur un bâton enroulé d'un serpent, soit trônant en majesté sur un siège. Les prestigieuses représentations du dieu comme la statue chryséléphantine du temple d'Epidaure, oeuvre du sculpteur Thrasymèdes de Paros ont toutes disparues[1]. De même il reste peu de statues en pied[2], plutôt des petits bronzes et des copies romaines en calcaire d'une hauteur de 20 cm environ[3].

## EMBLÈMES

*Le serpent ;* les serpents étaient généralement associés aux divinités infernales, au culte des grandes déesses chtoniennes pré helléniques (aspect chtonien très important d'Asclépios), mais on les retrouve aussi bien comme attributs des dieux célestes : Zeus, Athénée, Hélios et d'autres. Parce qu'ils changent de peau, ils étaient le symbole du rajeunissement ; ils l'étaient aussi de l'acuité visuelle, de la prudence et de la faculté de guérir. On comprendra dès lors qu'ils aient été intégrés au culte d'Asclépios : le Dieu lui-même prenait parfois la forme d'un serpent. « Le serpent n'est pas médecin, il est médecine[4] ».

*Le chien ;* la première fonction mythique du chien universellement attestée est celle de Psychopompe, " guide de l'homme dans la nuit de la mort " après avoir été son compagnon dans le jour de sa vie. Il sert aussi d'intercesseur entre ce monde et l'autre, de truchement aux vivants pour interroger les morts et les divinités souterraines.

---

1 Armpis E. A., L'organisation des Asclépiéia, *Au temps d'Hippocrate, Médecine et société en Grèce antique,* Catalogue d'exposition, Mariémont (Belgique), 1998

2 Lors des fouilles du sanctuaire gréco romain d'Ampurias en Espagne, les archéologues ont trouvé dans une citerne construite devant le temple d'Asclépios (IVe s. avant J.C) la statue intacte du Dieu plus grande que nature en marbre dit de « pentelique » avec à ses pieds le serpent, lui en calcaire, peut-être plus tardif. Sanmarti E. et coll., *Emporion, Images de la ville et idéologie,* Colloque, Madrid, Octobre 1987

3 Verbanck-Pierard A., Dieux guérisseurs. La maladie et le sacré, *Catalogue d'exposition au temps d'Hippocrate,* Mariémont, op.cit.

4 Toole H. Asclépios dieu grec de la santé, *Abbottempo,* livre I, 1968

*Le coq ;* symbole solaire parce que son chant annonce le lever du soleil. Rituellement sacrifié à Asclépios, il a comme le chien un rôle de psychopompe : il allait annoncer le défunt dans l'autre monde et y conduire son âme. Comme le serpent, c'est un des symboles du temps (Hermès) : tous deux marquent une phase de l'évolution intérieure, l'intégration des forces "chtoniennes" au niveau d'une vie personnelle dans une unité d'harmonie[1].

LE SANCTUAIRE D'ASCLÉPIOS À EPIDAURE

**Les Propylées** à l'entrée du sanctuaire ; côté profane, côté sacré : détermination d'un périmètre sacré à l'intérieur duquel il est interdit de naître et de mourir. Donc pas de moribonds ni de femmes en couches.

**Le sanctuaire proprement dit**

- *Le temple d'Asclépios* : (vers 375 avant J.C), élégant périptère dorique en poros, marbre et pierre mouchetée à 6 x 11 colonnes, il fut construit en près de quatre années par Théodotos. Une colonnade intérieure enveloppait la colossale statue d'Asclépios ; le long du mur gauche de la cella une fosse de 3,70 m de long et de 1,75 de large, comblée tardivement ; ce type de fosse parait avoir été chose courante dans les sanctuaires consacrés aux cultes guérisseurs ou oraculaires comme un instrument indispensable aux rites de consultation

- *L'ancien autel* à foyer bas, aménagé à même le sol à l'est de la Tholos et servant au culte héroïque d'Asclépios-héros selon le rituel chtonien de l'holocauste.

- *La Tholos,* le plus bel édifice du sanctuaire qui était censé recouvrir le tombeau d'Asclépios,
Mais dont la destination a été l'objet d'un grand nombre de spéculations jamais vérifiées.

- *L'Abaton,* dortoir où le malade attendait l'apparition du dieu qui devait leur apporter la guérison (voir infra, le culte).

---

1 Chevalier J. et Geerbrant A. *Dictionnaire des symboles,* Robert Laffont (Bouquins), 1982

- *Le temple d'Artémis*, un prostyle dorique à six colonnes, doté d'un ordre intérieur corinthien et précédé d'un grand autel.

**A côté du sanctuaire**

Le stade (181 mètres) avec son gymnase, sa palestre et son bain grec. Plus loin adossé au flanc nord du Kynortion, le théâtre pouvait recevoir 15000 spectateurs. Doué d'une acoustique exceptionnelle, c'est un des plus beaux du monde grec.

Au cours des siècles suivants le sanctuaire s'agrandit. On vit s'élever temples, portiques et autres grands édifices et il devint alors pan hellénique (célébration tous les quatre ans, neuf jours après les jeux isthmiques) Des fêtes gymniques (stade) et dramatiques (théâtre) avec concours de rhapsodes furent organisées en l'honneur du Dieu.
A partir d'Epidaure le culte d'Asclépios se répandit dans tout le monde grec et au delà : Athènes, Egine, Gortyne en Arcadie, Messène au sud du Péloponèse, Cyrène sur la côte africaine, Ampurias en Catalogne, Lébéna en Crête et surtout Cos et Pergame, eux aussi sanctuaires pan helléniques aux grands ensembles architecturaux.

LE CULTE

Les sanctuaires d'Asclépios étaient desservis par de prêtres nommés Asclépiades qui, à l'imitation des prêtres égyptiens étaient en même temps médecins et s'occupaient du soin et de la guérison des malades comme interprètes du Dieu. Il y eut toujours dans la pratique des rapports fructueux entre Asclépiades et médecins profanes, du IVe siècle avant J.C à la fin de la période romaine.
Cette médecine des temples comprenait quatre temps ritualisés que devait accomplir scrupuleusement chaque malade.

**Initiation**

Le pèlerin malade est admis à la porte sacrée de la cité. Entrée contrôlée par les gardes et un magistrat, rituel oraculaire. Ablutions des mains tout d'abord à la fontaine de l'entrée, le malade est reçu en premier dans la cité car pour obtenir les bienfaits du Dieu il faut :

* Une grande pureté : 3 jours de pureté rituelle, jeune, abstinence sexuelle.
* Bain rituel soit simple ablution par l'eau sacrée du puits dans une cuvette ou par l'eau d'une source sacrée, soit bain dans une fosse citerne située devant les temples contenant la statue d'Asclépios que les malades caressaient et imploraient.
* Des offrandes ou taxes souvent modestes car Asclépios n'était pas un dieu de richesse. Soit une branche de laurier ou de saule, soit des pièces d'argent, soit les trois gâteaux "au succès, à la santé et à l'ordre", soit des œufs symbole de la vie, soit un sacrifice animal du petit au plus gros : "coq, goret, mouton voire taureau", soit les sandales portées par le pèlerin.

**Incubation**

Le pèlerin malade était alors dirigé vers l'Abaton pour y passer la nuit, soit à même le sol, soit sur un simple lit de paille, soit sur la peau de l'animal qu'il avait offert au sacrifice. Les malades portaient une couronne de laurier et se préparaient :
* A nouveau ablutions par de l'eau sacrée voire des bains
* Libation, coupe de vin de lait mêlé de miel
* Prières au Dieu Asclépios du malade "suppliant"
* Le sommeil pouvait être provoqué par des drogues, opium ou mandragore ; il était alors peuplé de rêves sacrés au cours desquels le dieu pouvait apparaître.

Les prêtres visitaient les malades de nuit écoutant les rêves et faisant lécher les plaies et les yeux par les serpents sacrés ou des chiens.
Une telle cure est décrite par Aristophane dans sa comédie de "Ploutos" sur un mode plaisant voire irrespectueux.

**Traitement**

Au réveil, les prêtres demandaient d'entendre les rêves pour les interpréter dans le cadre de leurs connaissances ésotériques mais aussi empiriques.
Le malade pouvait être :
* soit guéri miraculeusement par Asclépios compatissant à la souffrance humaine.
* soit apaisé par la "parole" du prêtre et ses encouragements.

* soit avoir une prescription anodine faite le plus souvent de bains, de régimes, d'exercices physiques, de plantes médicinales.
* ou dans certaines circonstances, un traitement énergique de fortes saignées, de cigüe, de vomitifs, de purgatifs.
* soit bénéficier de "soins directs" pour des affections comme une plaie ou une fracture.
* soit, bien au contraire, être obligé de revenir pour un nouveau rituel d'incubation

Ainsi les Asclépiades soignaient par *"la parole, les simples et le couteau"*.

**Remerciements**

Ils pouvaient revêtir plusieurs formes :
- sacrifices d'animaux égorgés sur l'autel,
- banquet, en plein air ou dans une salle de banquet,
- ex-voto, en terre, en argent ou en bronze figurant d'une manière très fruste la partie du corps guérie déposés dans une fosse autour du temple,
- stèles dédicacées, rapportant une des nombreuses guérisons miraculeuses exposées autour du temple ou gravées sur le marbre des colonnes : « Cléo enceinte de cinq ans s'endormit et à son réveil eut un fils », « Ambrosia, borgne recouvra la vue », « Un boiteux remarcha ».

## HYGIE

HYGIE n'était au début qu'une abstraction personnifiée et pendant longtemps qu'une qualité appliquée à d'autre divinités (exemple de l'*Athéna Hygieia* à Athènes). Vers 500 avant J.C, elle devint une déesse distincte, celle de la santé, mais toujours associée à d'autres dieux guérisseurs et principalement à Asclépios, son père. Elle est représentée :
- soit seule, avec son attribut essentiel : le serpent (fig.2)
- soit près d'Asclépios offrant au serpent sa nourriture (sous la forme d'un liquide contenu dans une phiale (fig. 3), ou dans diverses modalités du culte
- soit encore accompagnée de la famille du dieu : Epione, sa femme, puis ses fils Machaon et Podalire et ses deux autres filles : Iaso et Panacée.

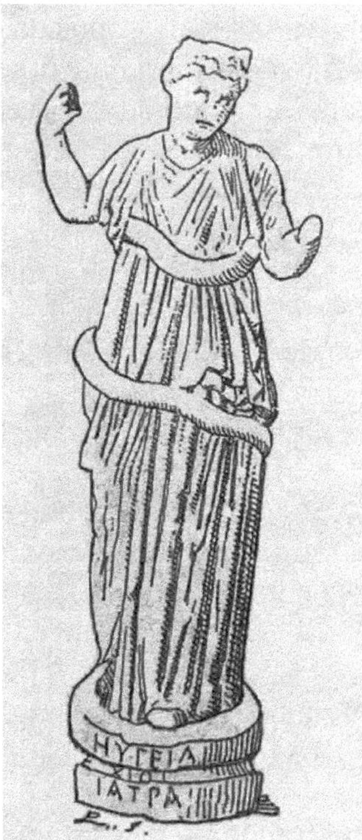


Fig.2
Statue d'Hygie avec un serpent
Daremberg, DAGR, op.cit

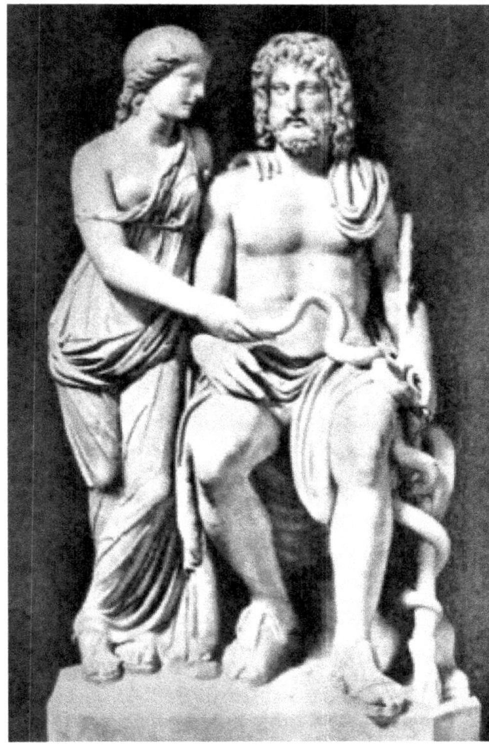

Fig.3
Hygie et Asclépios, le repas du serpent
Daremberg, DAGR, op.cit.

A l'époque hellénistique et plus encore romaine, comme dans le sanctuaire de Pergame, devenue une déesse protectrice et tutélaire à part entière, elle sera honorée et implorée au même titre qu'Asclépios. Dans son cortège, on trouve alors **Télesphore,** "petit dieu de la santé" ou "génie de la convalescence", dont l'origine semble septentrionale ou peut-être thrace[1]

## AMPHIARAOS

Héros et devin Amphiaraos faisait partie des Sept chefs qui assiégèrent Thèbes. La légende assurait que, dans la déroute de l'expédition, foudroyé par Zeus, il avait été englouti avec son char près de Thèbes où

---

[1] Reinach S. Télesphore, *Cultes, Mythes et Religions*, Robert Laffont (Bouquins), 1996, p. 514-518

il fut vénéré. Son culte passa ensuite dans le pays d'Oropos, à la frontière entre l'Attique et la Béotie. Le héros fut invoqué comme oracle et dieu guérisseur : « c'est la figure surnaturelle du héros devenu immortel qui cumule avec le pouvoir oraculaire celui de guérir comme c'est le cas notamment d'Asclépios[1]».

Même chose pour Héraclès, autre héros et dieu guérisseur invoqué dans l'Amphiareion pour protéger la vieillesse et « écarter le mal ». Il connaissait les plantes sédatives et l'utilisation des « sources chaudes »

**L'AMPHIAREION**

Installé dans un ravin profond, auprès d'une source réputée pour ses vertus curatives (l'eau ne servait ni aux lustrations ni aux sacrifices, mais on en buvait dans des coquilles trouvées en grand nombre).
La plupart des bâtiments du sanctuaire datent du IVe siècle avant J.C:
- un petit temple d'ordre dorique
- une terrasse avec une ligne de plus de trente piédestaux pour statues et une banquette
- un long portique d'incubation
- un théâtre derrière le portique pouvant contenir environ 3000 personnes
- au delà du portique se trouvaient les thermes alimentés par un aqueduc.

Pour obtenir la guérison les malades devaient immoler un bélier ; puis ils s'enveloppaient de la peau avant de pénétrer dans l'une des pièces de l'abaton pour attendre la visite du Dieu.
A la fin du siècle, le culte essaimera vers Rhamnonte, couplé avec celui d'un autre héros médecin ARISTOMACHOS.

## SERAPIS

Nouveau dieu introduit en Egypte (d'abord à Alexandrie) par Ptolémée I Sôter (367-283 avant J.C), dérivé d'une divinité composite un Osiris-Apis vénéré à Memphis, Serapis avait conservé une bonne part des aspects chtonien, mais très vite il acquit la fonction de dieu guérisseur (Démétrios de Phalère fut, dit-on, guéri de sa cécité par le Dieu et

[1] Vicaire Paul, Images d'Amphiaros dans la Grèce archaïque et classique, *Bulletin de l'Association Guillaume Budé,* Mars 1979, p.2-45

composa un péan pour le remercier). D'autres identifications apparurent, notamment avec Zeus et Hélios.
Création originale de l'époque hellénistique, « c'est un excellent exemple de la façon dont les Grecs, mis en contact avec les religions des peuples barbares qu'ils avaient conquis, leur empruntèrent à l'occasion des divinités pour les introduire dans le panthéon hellénistique »[1] Sa statue ressemblait à celles de Zeus, d'Hadès ou d'Asclépios: une tête majestueuse aux longs cheveux et à la barbe fournie; sur son crâne, en guise de coiffure, se dressait une sorte de haute corbeille à peu près cylindrique: le "calathos" avec un décor végétal de rameaux d'Olivier ou d'épis de blé. Le dieu était drapé dans un vêtement à la grecque ; il était assis sur un trône, auprès duquel se tenait Cerbère, le chien monstrueux des Enfers.

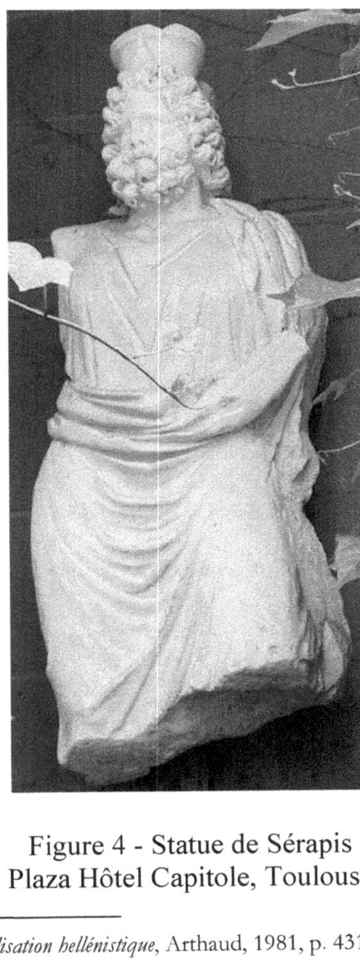

Figure 4 - Statue de Sérapis
Plaza Hôtel Capitole, Toulouse

[1] François Chamoux, *La civilisation hellénistique*, Arthaud, 1981, p. 431

Les sanctuaires de Serapis ont été fort nombreux en Egypte d'abord dans la ville d'Alexandrie et sa banlieue, puis hors d'Egypte. Dans l'île de Délos, par exemple, on a retrouvé les restes de trois sanctuaires (le plus ancien fondé dans la première moitié du IIIe siècle avant J.C) Dans ces lieux Serapis pouvait partager ses fonctions de guérisseur avec d'autres dieux, Isis en Egypte, Aphrodite et Artemis dans les cités grecques notamment. Par contre à l'époque hellénistique, il est rare comme à Ampurias en Espagne[1] de le voir coexister (lieux et culte) dans un même sanctuaire avec Asclépios.

La saga des dieux guérisseurs ne s'arrêtera pas aux confins du monde grec. Elle se perpétuera, au contraire à travers l'espace et le temps. Nous l'avons vu s'épanouir en Asie Mineure. A Rome, en 293 avant J.C, sous la forme d'un énorme serpent, Asclépios apparut sur l'île Tibérine pour délivrer sa population d'une terrible "peste" qui sévissait depuis trois ans.

Beaucoup plus tard, chez les Gallo-romains, les malades et les visiteurs affluèrent dans les grands sanctuaires de l'eau, comme celui de Grand dans les Vosges ou celui d'Aix-les Bains où Apollon, sous d'autres noms, restait le dieu guérisseur privilégié.

Les nombreux « saints guérisseurs » du Moyen-Age, leurs reliques, leurs pèlerinages auront-ils été les derniers avatars de nos dieux et déesses ? de toute évidence, le « sacré » n'a pas fini d'être lié à la maladie et à sa guérison.

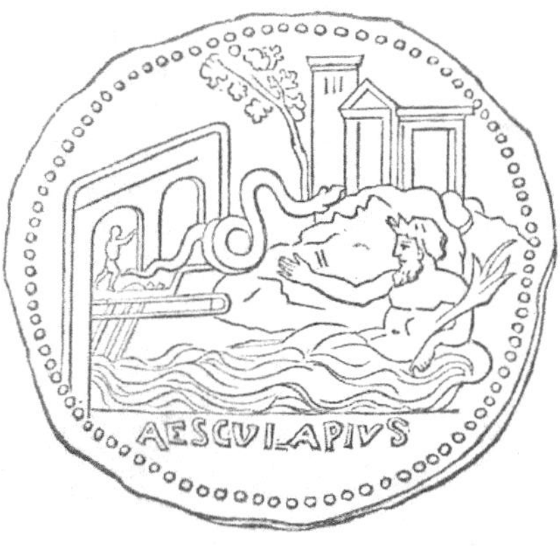


Figure 5 Arrivée d'Esculape s à Rome dans l'île sacrée
Daremberg, DAGR, *op.cit.*, art. Asclépios

[1]Trillmich W., *Emporion. Los sanctuarios hellenisticos,* Bayerischen Akademie, Munchen, 1990

# CHAPITRE 2

## LE VIN MEDICAL DANS LE MONDE GRECO-ROMAIN[1]

Durant le deuxième millénaire avant J-C. les Grecs vécurent une grande période viticole : production et commerce. Commencée avec les vins de Mycènes, dans le Péloponnèse puis ceux de Pyla, Sparte et Corinthe, elle se développa avec la grande réputation des crus des Iles de Chios, Lesbos, Thassos et Kos, exportés dans des amphores de terre cuite.

Les Grecs croyaient qu'originellement c'était Dionysos, le fils que Zeus avait eu avec Sémélé, princesse thébaine, qui avait planté la vigne à Naxia après avoir trouvé la plante sur son chemin. Puis il en avait récolté les fruits, les avait pressés et en avait fait boire le nectar aux nymphes, car il était la sève terrestre et signe de bonheur. Il devint ainsi le Dieu du vin et de l'inspiration.

C'est semble-t-il les poètes archaïques, Homère comme Hésiode qui firent très tôt référence au vin comme thérapeutique privilégiée.

Dans l'Iliade, le vin sert pour laver et panser les blessures ainsi que pour donner l'ardeur aux troupes avant comme après le combat. Il est lié au courage physique ; Achille offre du vin "fort" aux guerriers. Il fait d'ailleurs partie de la ration du soldat[2] ; comme plus tard dans l'Anabase de Xénophon. Dans l'Odyssée, il sert à Hélène à préparer des drogues mais lui-même est une drogue. C'est une boisson réconfortante et qui favorise le sommeil pour Télémaque ; Nausicaa en emporte dans ses provisions de route. Pour anéantir le cyclope, Ulysse lui donne du vin quatre fois plus alcoolisé que le vin normal et en quantité trois fois supérieure. C'est du vin de Pramnos contenant un philtre que Circé fit boire aux compagnons d'Ulysse pour les transformer en cochons.

Pour Hésiode, comme plus tard pour Pindare, la poésie est comme le vin, « elle fait oublier ses malheurs »

---

1 Ce texte, légèrement modifié, est un chapitre de mon « *Histoire médicale du vin* », édité en 2002 par les Editions OEno-Pluri- Média. Je remercie vivement son directeur, M. Henri-Laurent Arnould, d'en avoir autorisé la réédition.

2 1,8 litre par jour et par homme.

Mais ce sont avec les philosophes comme Platon et Aristote et bien sûr avec les médecins du Corpus Hippocratique que va s'élaborer un véritable "discours" sur l'usage médical du vin. Essayons de l'analyser à travers quelques questions :

### QUE REPRESENTE LE VIN POUR LES MEDECINS ?

C'est d'abord un aliment. Il est rangé par Hippocrate avec le pain, la pâte d'orge, la viande et le poisson parmi les substances « dont la vertu est la plus puissante ». (*Des affections*, 39).
Galien, plus tard a écrit qu'il y a du vin qui nourrit autant que la chair de porc quoiqu'elle soit la nourriture la plus solide et pour cette raison la viande ordinaire des athlètes. Il le classe lui avec les solides et non pas avec les autres liquides[1].

C'est aussi un médicament, une drogue, un "pharmakon" qui possède une force, une "dynamis" particulière qui peut s'avérer dangereuse et qui rend sa prescription "chose sérieuse et difficile" (Galien). Aristote, Pline[2], Arêtée de Cappadoce le diront avant lui.

Chez Hippocrate, l'emploi du vin suivra étroitement la théorie des quatre humeurs qui composent l'organisme. Humeurs liées aux quatre qualités : chaud, froid, sec, humide, elles-mêmes associées aux saisons, et enfin avec le tempérament sanguin, bilieux, atrabilaire et phlegmatique. De plus chez Galien, les humeurs sont rattachées à un organe : la bile jaune au foie, le sang au foie et au cœur, la pituite au cerveau, et la bile noire à la rate.

Dans cette **théorie**, le vin a la qualité "chaude" qui apporte le mélange du chaud et de l'humide. Par là il a des effets positifs : par la chaleur il

---

[1] Les autres liquides : « ... le lait qui nourrit les os, les boissons faites avec les blés nourrissent les nerfs, l'eau est un aliment pour les chairs ». (Pline, *H.N.*, XXIII, 1). « ... parmi les boissons appartiennent à l'espèce la plus substancielle toutes celles qui sont à base de céréales ainsi que le lait, le vin miellé, le vin cuit, le vin doux ou très fort pourvu qu'il soit très vieux. L'eau est la plus faible de toutes les boissons ». (Celse, *De la médecine*, Livre II, 18, 11).

[2] « ... c'est une matière très abondante mais en même temps très difficile à traiter. En effet, on ne saurait dire parmi ceux qui font usage du vin s'il en est plus pour qui il produit des avantages réels, qu'il n'y en a pour qui il est une cause de maladie et une cause de destruction ; outre que cette liqueur est aussitôt suivant les circonstances ou un remède salutaire ou un véritable poison ». (Pline, *H.N.*, XXIII, 1).

facilite la "coction", la digestion et des effets négatifs : par l'humidité qui monte, il peut être un facteur de désordre.

**QUELS VINS EMPLOYAIT-ON ?**

- o *Hippocrate* classait les vins selon leur nature et leur action.

- les vins noirs et secs qui sont astringents,
- les noirs et mous qui sont humides, "flatulents" et évacuants,
- les blancs secs qui sont astringents, diurétiques et nutritifs,
- les blancs et doux ou les acides qui humectent, rafraîchissent et affaiblissent le sang,
- les blancs légers anciens sont astringents et diurétiques,
- les vins doux sont plus évacuants que les forts mais "gonflent la rate et le foie",
- les vins nouveaux ou épais, ou ayant du bouquet sont évacuants et nutritifs,
- enfin les vins presque en état de moût sont "flatulents" et provoquent des troubles intestinaux.

(Du Régime, II,52, et du Régime des maladies aiguës, 5).

- o *Pline*, dans son Histoire Naturelle, après avoir longuement décrit les vins italiens, autour de Rome puis ceux autour de Naples, les vins de Grèce, puis les vins de Gaule, privilégie pour la médecine :
  - le vin de Sorrente (Sorrentinum), celui qui a le plus de "force",
  - le vin d'Albe (Album),
  - le vin de Falerne (Falernum), mais ni trop vieux, ni trop nouveau.

- o Les meilleurs vins sont ceux de 7 ans, dit *Dioscoride*. Le vin d'Albe est salutaire au genre nerveux, ceux de Sétia, pour la digestion[1].
- o Celse dans son « De re medicina » passe en revue toutes sortes de vins, dilués, passés, composés, résinés, acides et le fameux «mulsum »

[1] « ... quant à celui que vous avez appelé "bion"*, l'art de le faire consiste simplement à exprimer le suc des raisins avant leur maturité. C'est une liqueur salutaire pour les estomacs dévoyés ou qui digèrent mal, pour les femmes enceintes attaquées de dégout et de langueur, pour les paralysés, les tremblements, les vertiges ; on le regarde encore comme un remède souverain pour la peste et fort utile à ceux qui font de longs voyages ».

* appelé **omphacités** par Dioscoride (L15 ch 12). (Pline, *H.N.*, XXIII, 1).

- Chez Arétée de Cappadoce[1] , ce sont les vins de Chio, de Lesbos, de Sorrente, de Fundi et de Falerne, qui sont utilisés dans la thérapeutique.

Le vin de Crête est cité une fois, comme celui de Pamphylie (noir et épais pour Galien).

Les différentes qualités de vin sont déterminées chez Arétée plus par l'odeur (caractère important cité cinq fois), l'épaisseur et la fluidité (déconseillées dans le premier cas) que par la couleur (peu fréquente, ni rouge ou blanc, pas de vin paillé) ou le caractère doux ou sec du vin (il conseille un vin doux, vineux dans l'éléphantiasis). Il note que certains vins ont la propriété de "resserrer fortement le ventre".
Pour lui, les vins employés en médecine sont des "produits de l'Art" et non de la nature. Il recommmande ainsi le vin d'absinthe (comme Pline), le Cira (moût bouilli et réduit), le vin de Crête (3 fois) et le vin grec (2 fois) en préparations externes. De même que le verjus (vin préparé avec des raisins ramassés avant d'être mûrs), et le centula (ou Brutia chez Galien), vin de marc de raisins.

- *Galien*, qui est l'auteur de l'antiquité qui a le plus et le mieux parlé du vin en Médecine, complète et précise les descriptions de ses prédécesseurs.

Il distingue les vins par cinq caractéristiques physiques :

- la couleur : blanc, jaune, paillé (ou ambré), rouge, noir.
- le goût : doux (glucus), sec (austerum), piquant (drimus)[2].
- la consistance : acqueux, épais.
- l'odeur : bonne ou inodore.
- la force : vigoureux ou faible.

[1] Jacques Jouanna, le vin chez Arétée de Cappadoce, publié dans : Vin et santé en Grèce ancienne. *Actes du colloque de Rouen et de Paris* (28-30, IX, 1998)
[2] Drimus est traduit par piquant, quelquefois âcre, mais ce n'est pas précis ; plutôt "madérisé" ; (il nous manque le mot acidité d'aujourd'hui, mais le mot antique de l'acide est vinaigre. (*Fabrication du vin à l'Antique.Tchernia*, 1996, Le Mirail, Toulouse.)

Également par les cépages dont tel ou tel caractère correspondra à tel ou telle complexion et maladie[1].

Son vin préféré est le Falernum et plus précisément le cru "Faucinien" qui est un vin paillé, modérément mûri, de "goût inimitable". Pour l'usage thérapeutique, il conseillera aussi une deuxième qualité plus âcre (*Commentaires du Régime dans les maladies aiguës*).

Les Falernes sont indiqués dans les maladies froides et l'excès de froid. Dans la coction, il l'emporte sur les autres parce que plus chaud. En raison de sa "stabilité", il est également le plus indiqué dans la préparation de la thériaque.

## MODE D'EMPLOI DU VIN

- Le vin se prenait pur ou coupé d'eau[2]

(Mais il faut savoir que le vin pur comprenait déjà - en vue d'une meilleure conservation - des aromates, thym, cannelle ou menthe, ou encore du miel, voire de l'eau salée).
Une indication particulière du vin pur était les céphalées qui suivent l'ivresse (Hippocrate, *Des épidémies*, VI, 30).

---

1 « C'est encore des vins doux qu'on aura le moins à se méfier, s'ils sont clairs et transparents et si leur couleur est jaune pâle. Mais il est presque impossible de trouver du vin à la fois blanc et doux. Ce genre de vin donne, de par sa composition, des humeurs d'une consistance moyenne. Les vins épais, doux et rouge sombre, remplissent les veines d'un sang fort épais. A l'opposé, les vins blancs et fluides décomposent les humeurs et nettoient le sang dont les impuretés passent dans l'urine. Les vins dont l'aspect se situe à mi-chemin entre celui des deux catégories définies plus haut ont des propriétés moyennes : ils n'épaississent pas le sang comme le vin rouge et n'ont pas l'action diurétique du vin blanc. On trouve dans tous les pays de nombreux vins qui appartiennent à cette catégorie moyenne. Ces vins se transforment en un sang de bonne qualité et en humeurs relativement peu épaisses. Comme ils ont, pour la plupart, un bouquet plus agréable et qu'ils sont plus corsés que les autres, ils montent aussi à la tête plus facilement ». (Galien, *Sur les régimes*)

2 Pline dit que Staphilus fut le premier qui "trempa" son vin. On a fait à ce propos une fable que Bacchus, ayant été frappé d'un coup de foudre et étant tout en feu, fut jetté dans le bain des Nymphes pour éteindre la flamme qui le consumait. Mais Athénée donne à Amphiction, roi d'Athènes, la gloire d'avoir mis le premier de l'eau dans son vin.
Le vin où on a mis de l'eau est appelé "adynamum" par les Anciens. (Furetière. *Dictionnaire Universel*, art. Vin, T. III, 1701).
Le vin vieux porte mieux l'eau que le vin nouveau et provoque mieux les urines, mais il désaltère moins. (Pline, *H.N.*, XXIII, 1).

Cette dilution avait une grande importance ainsi que la quantité d'eau que l'on ajoutait (un tiers ou une moitié d'eau suivant la saison ou la qualité du vin : par exemple, les vins grecs étaient forts et capiteux) [1].

- La température de dégustation

  Elle ne devait être ni trop élevée, ni trop basse. Chacun de ces excès pouvant avoir des conséquences très graves sur la santé.

  Les boissons froides sont interdites pour les gens âgés et frileux, les chaudes pour ceux qui sont dans des conditions opposées (Galien, de la méthode thérapeutique à Glaucon).

- En abondance, ou plutôt pour Hippocrate, en petites quantités à la fois
- Au moment opportun dans la maladie

  Par exemple, dans une observation d'occlusion, ce n'est qu'à partir du 11ème jour que le vin sera donné, au début d'une amélioration (Hippocrate, Epidémies).

- Le vin en tant que médicament est pris de préférence le matin à jeun et avant les repas[2].
- Il est soigneusement tenu compte de l'environnement et de la saison dans la consommation du vin [3].
- Les vins composés

  En plus des aromates dont nous avons parlé, le vin pouvait être mélangé à une foule de substances, chacune porteuse d'une indication particulière.

- vin miellés : vin vieux avec du miel et de la rue.
- vin résineux [4].

---

[1] » Considérez ce qu'on éprouve encore même quand on ne fait que changer soudainement et contre son usage le **vin coupé d'eau et le vin pur** : le premier produit une abondance d'humeurs dans les cavités supérieures et des gaz dans les cavités inférieures ; le second cause des battements dans les veines, de la pesanteur de tête et de la soif ». (Hippocrate : *Du régime dans les maladies aigües, 10).*

[2] Athénée (Livre 2, p. 58 et Livre 4, p. 128) nous dit que c'était un usage des Bithyniens et des Macédoniens introduit à Rome sous Auguste et approuvé par Pline. (Pline, *H.N.*, L XIV, 6).

[3] « ... Supposons une ville exposée aux vents chauds ... Les habitants ont la tête humide et pituiteuse en général la constitution manque de ton et l'on est peu capable de bien manger et de bien boire" » (Hippocrate : *Des airs, des eaux et des lieux*,3).

[4] « Les vins **résineux** qui doivent être vieux pour ne pas perturber l'estomac comme les **vins cuits**, sont fort bons pour la toux, pour les catharres et les fluxions, pour la dysenterie et les pertes de sang chez les femmes ». Pline, *H.N.*, XXIII, 1).

- vin poissé [1].
- vin de navet et de genièvre, qui pour Dioscoride, répare les forces des soldats après la bataille.
- vin de pignes et de dattes.
- vin avec de l'orge.
- vin avec de la myrte, recommandé par Caton dans les affections gynécologiques et dans les coliques.
- vin d'absinthe (Columelle).

D'ailleurs, pour Galien, le vin est la substance "mélangée", "complexe", "adultérée" par excellence comme la philosophie, dit-il[2] .

## INDICATIONS DU VIN

Hippocrate nous dit : "Le vin et le miel sont choses merveilleusement appropriées à l'homme si, en santé comme en maladie, on les administre avec à propos et juste mesure suivant la constitution individuelle" (Des affections).
Dans toute l'antiquité, le vin est prescrit en prévention comme aliment, en pathologie comme drogue. Platon le conseille dans la vieillesse (à partir de 40 ans) pour retrouver la jeunesse et son ardeur (à la fois du corps et de l'âme).
Pour Hippocrate, le vin a joué un rôle dans presque chacune des prescriptions qu'il nous a laissées.

Pour Pline comme pour Dioscoride, le vin réchauffe, est facilement digestible, bon pour l'estomac, excite l'appétit, est nourrissant, améliore le sommeil, bannit la tristesse et les inquiétudes, et fortifie le corps. Rien n'est meilleur que le vin pour le traitement des syncopes, surtout les vins jaunis et blancs, pour Galien.

---

1 Les vins qui ont été apprêtés avec de la poix seule sont préférables aux autres. Il est bon de se souvenir que la poix n'est autre chose que de la résine qu'on a fait fondre au grand feu. Ces sortes de vins poissés échauffent à la digestion, détruisent ou évacuent les mauvaises humeurs, sont salutaires à la poitrine et se donnent utilement dans les douleurs de la vulve et de la matrice, pourvu qu'elles ne soient point accompagnées de fièvre. On les ordonne aussi avec succès dans les vieilles fluxions, les ulcères internes, les ruptures, convulsions, les vomiques, ainsi que pour les faiblesses de nerfs, les vents, pour la toux, pour l'asthme » (Pline, *H.N.*, L XXIII, 1).

2 Luccioni Pascal, le vin et la question des succédanés chez Galien, publié dans : Vin et santé en Grèce ancienne. *Actes du colloque de Rouen et de Paris* (28-30, IX, 1998)

Plus précisément, il a la vertu d'arrêter les vomissements et de réparer les épistaxis (Epidémies, VI, 7). En cas de pleurésie purulente, Hippocrate préconise un vin blanc, doux, coupé d'eau, et de cracher[1] (Des affections internes).

Galien le conseille dans les hémorragies féminines, "avec des feuilles de mauve vertes"[2].
Dans les fièvres[3], qu'elles soient "quarte ou tierce", on peut prescrire du vin, plutôt trempé, mais toujours avec grande prudence, selon le tempérament de la personne et uniquement quand la "coction" de la maladie a commencé[4].
A fortes doses, le vin est antidote de beaucoup de toxiques végétaux comme l'opium, l'aconit et les champignons vénéneux, pour Dioscoride, et contre la morsure des animaux venimeux, pour Pline. Nous avons vu son emploi dans la thériaque parce qu'il est stable mais aussi glucus, il masque son goût amer.

Le vin s'employait également en application externe.
- sous forme de laine fraîchement coupée, imprégnée de vin ; comme chez Hippocrate, pour une fracture du fémur (Des fractures) ou pour humecter et laver les plaies.
- sous forme de pâte ou d'onguents dont les ingrédients étaient extrêmement divers (myrrhe, encens, safran, farine, miel, bile de bœuf et autres).
- sous forme de fomentation, d'embrocation, d'affusion, de fumigation, d'injection vaginale, de clystère, notamment chez Alexandre de Tralles[5] (voir infra).

---

[1] « ...Les vins doux et épais sont aussi d'un usage thérapeutique possible dans les maladies pulmonaires, malgrè leur faible teneur en principes humidifiants. De plus on doit les choisir purs de toute âpreté, aigreur ou âcreté, et ils doivent, autant que possible, ressembler au miel par le parfum et l'aspect général ». Galien, *sur les régimes*, p.257, 259.
[2] « Que le vin soit chaud et léger, comme est le vin de Lesbos, dans les flux qui se portent au ventre ; qu'il soit épais, noir et acerbe dans les hémorragies ». Galien : *de la méthode thérapeuthique à Glaucon, p.295, 296*
[3] Pour une fièvre quarte : « ... boire du fruit de la jusquiame, gros comme un grain de panic, autant de mandragore, du suc de silphion au poids de trois fèves, autant de trèfle, le tout dans du vin pur » (Hippocrate, *Des maladies*, 11, 43).
[4] « Quant à l'usage que l'on peut faire du vin dans les fièvres, on doit en général se garder d'en donner aux fiévreux à moins qu'ils ne soient âgés, encore ne doit-on le permettre que lorsque les symptômes commencent à diminuer et que la fièvre est sur le déclin ». (Pline, *H.N.* XXIII, 1).
[5] Garzya Antonio, le vin dans la littérature médicale de l'Antiquité tardive et byzantine, publié dans: Vin et santé en Grèce ancienne. *Actes du colloque de Rouen et de Paris,* op.cit.

Erasistrate à Alexandrie prescrit ainsi cataplasmes et fumigations de vin, et Galien l'emploie dans le traitement local des herpès, des ulcères et des anthrax [1]. Il aimait bien pour cela les vins qui contenaient de l'eau de mer.
Celse recommandait le vin comme hémostatiques et cicatrisant (De la médecine).

**CONTRE-INDICATIONS DU VIN**

Le vin ne convient ni à tous les âges, ni à toutes les complexions.
Hippocrate comme Platon l'évite chez les enfants ou alors dilué avec beaucoup d'eau. Il est contre indiqué chez les femmes et les femmes enceintes en particulier.
Pline l'interdit aux femmes nouvellement accouchées et après une fausse couche, à ceux qui sont malades pour s'être trop livrés aux plaisirs de l'amour, ainsi que dans le hoquet et la difficulté de respirer (H.N., XXIII, 1). Les bilieux, avec excès de bile, en reçoivent un préjudice notable : la bile devient enflammée, il en naît des fièvres ardentes, des tierces et autres : le foie reçoit trop de chaleur ; il s'élève trop de vapeurs au cerveau (Galien, Sur les Régimes).

Le vin est contraire à la toux et à la phtisie sauf "celui qui a de la douceur". Hippocrate l'interdit avant une saignée ou au début d'une fracture simple, et Galien aux fébricitants avec bubons, avant la résolution de ces derniers.

Il existe surtout une contre-indication absolue à l'emploi du vin : celle de toutes les inflammations et les maladies de la tête ; signalée par

---

[1] « ... Quant aux parties même ulcérées, vous les frotterez avec les médicaments qui, dans les livres sur cette matière, ont pour étiquette : *Contre les herpès*. On en trouve un grand nombre dans tous les ouvrages ; la plupart sont sous forme de pastilles, et ont besoin, pour l'usage, d'être délayés dans du vin d'un goût sucré. A défaut de vin semblable, prenez un vin ténu, blanc et légèrement astringent, par exemple, ceux de Falerne, de Marseille, de la Sabine, de l'Adriatique et le vin ariusien (*vin de l'île de Chio*), s'ils n'ont encore contracté par l'ancienneté aucune âcreté. Au lieu de ces vins, employez parfois l'oxycrat étendu d'eau, et le résultat ne sera pas moindre. Si les ulcères sont déjà invétérés, ne dissolvez pas les pastilles dans du vin d'un goût sucré, et n'ajoutez pas d'eau à l'oxycrat. Dans ce cas, les vins fortement astringents sont bons, surtout les noirs ; à défaut de ceux-ci, prenez les blancs ». (Galien : *De la méthode thérapeutique à Glaucon*, L II, p. 311).

Hippocrate[1], Galien[2], Arétée (le vin est "accroissement de la nature"), et bien d'autres. Elle sera respectée durant toute l'antiquité et au delà.

## LES MEFAITS DU VIN

- Hors l'ivresse
  - Il peut y avoir une augmentation des propriétés évacuantes, après excès de vin pur, par le haut : vomissements, nausées, par le bas : accidents cholériques sérieux (Hippocrate : Epidémies, III, 82).
  - Le vin peut donner des dérangements psychofonctionnels[3] sur la vision et le langage, de la mélancolie, des idées de persécution, des troubles du sommeil avec mauvais endormissement (Aristote, Problémata et Traité du sommeil). On retrouve cette "atteinte de l'esprit" chez Arétée de Cappadoce, qui décrit par ailleurs un cas d'hémoptysie par excès de sang dans la tête. Toujours pour Aristote (Problémata), le vin provoque l'impuissance[4] : échauffement trop grand du corps et pas assez du bas du corps, et les excès de vin (Plutarque, Arétée), la stérilité, le sperme des ivrognes est infécond. Chez les femmes, outre les contre indications déjà notées, le vin est déconseillé en excès lors de la conception et après elle (Soranos - Mal des femmes, I, 2) car il pourrait être abortif[5].

Par contre, il n'existe pas de description de ce que nous appelons l'alcoolisme chronique - peut-être parce qu'on ne reliait pas les signes présentés aux excès de vin - ou que l'on mourrait trop jeune.

---

1 « Le vin, de quelque espèce qu'il soit est extrêmement préjudiciable dans toutes les maladies causées par une congestion de sang telles que les inflammations et la plupart des maladies de la tête, surtout la migraine qui provient de chaleur, l'apoplexie, la manie, le vertige, l'épilepsie, la léthargie et les affections soporeuses, toutes les réplétions douloureuses du cerveau" » (Hippocrate : *Des maladies*, L II et IV).

2 "... Mais considérez si rien n'interdit une pareille boisson, par exemple l'imflammation d'un viscère, une douleur violente de tête, ou une affecion délirante, ou une fièvre brûlante dans une maladie sans coction ; car, dans de semblables affections, des lésions graves et presque incurables suivent l'ingestion du vin". (Galien : *De la thérapeutique à Glaucon*).

3 Cavarra Bérénice, Il vino e i suoi effetti nelle fonti ellenistiche, con particolare riferimento a Problemata III dello Pseudo-Aristotele, publié dans : Vin et santé en Grèce ancienne. *Actes du colloque de Rouen et de Paris*, op.cit.

4 Corvisier Jean Nicolas, Vin et démographie dans le monde grec, publié dans : Vin et santé en Grèce ancienne. *Actes du colloque de Rouen et de Paris*, op.cit.

5 Le vin a aussi ses prodiges. On dit qu'il y a des vins en Arcadie qui procurent la fécondité aux femmes, qu'en Achaïe, surtout aux environs de Caryme, il y a une espèce qui fait accoucher les femmes grosses. On prétend que ceux qui boivent du vin de Trézène n'engendrent point. En Egypte on trouve le raisin "ecbolade", ainsi appelé parce qu'il fait accoucher les femmes avant terme (du grec ecballΩ). (Pline, *H.N.* L XIV, 18).

**L'ivresse**

Elle est unanimement réprouvée par tous les auteurs (poètes, philosophes et médecins) qu'elle soit publique ou privée. D'un point de vue médical (le vin en quantité excessive perd toutes ses vertus) mais aussi éthique : on doit savoir se contrôler, notamment au cours des Banquets[1] .

Dans son Ethique à Nicomaque Aristote fait l'éloge de la tempérance ; dans les Caractères. Théophraste fait la critique des buveurs excessifs et Lucien dans ses pièces, fustige à plusieurs reprises les signes de vulgarité et de grossièreté des philosophes ivres.

L'ivresse est par ailleurs très bien décrite par les médecins comme par les philosophes (Sénèque) ou les "agronomes" (Caton ou Columelle). Hippocrate comme Galien rapportent plusieurs cas soit de "phrénitis", soit de coma allant jusqu'à la mort par ivresse aiguë [2]. De nombreux remèdes sont proposés comme la pierre ponce, les amandes amères, le laurier, l'iris, l'absinthe et surtout le chou[3] (en graine, en jus, en feuille crue ou bouillie). Nous avons vu l'indication du vin vieux pour les lendemains de l'ivresse.

La transmission de ce discours sur le vin se fit comme à l'accoutumée par l'Ecole d'Alexandrie à la période byzantine, avec Oribase qui fit une compilation des oeuvres de Galien - et surtout Alexandre de Tralles (525-605), grand médecin du VIème siècle dans son "*De re médica*"[4].

---

1 Boyancé Pierre, Le menu de l'homme libre, recherches sur l'alimentation et la digestion dans les œuvres en prose de Sénèque le philosophe, *Mélanges de philosophie, de littérature et d'histoire ancienne offerts à Pierre Boyancé.* Collection de l'Ecole Française de Rome 22, 1974, p311-344.

2 « Une alimentation légère et du vin non mélangé empêchent de dormir. C'est surtout le cas quand le vin non mélangé est chaleureux et assez vieux. Il est arrivé, par exemple, un jour chez nous à Pergame - mais il vaut mieux que je raconte l'histoire. Il s'agit d'un jeune esclave qui appartenait à un instituteur. Chaque jour, celui-ci se rendait à l'établissement de bains avec un autre esclave, et laissait le jeune homme enfermé à la maison, pour qu'il garde le logis et s'occupe de préparer le repas. Mais un jour qu'il avait très soif et qu'il n'y avait pas d'eau dans la maison, le jeune homme but une grande quantité de vin vieux. A partir de ce moment-là, il perdit le sommeil et ne le recouvra plus. Dans la suite, ses insomnies et l'aliénation mentale qui s'ensuivit lui donnèrent la fièvre, et il en mourut ». (Galien : *Des lieux affectés.* II 5, 132, 2-14). Cité par Paul Moraux. *Galien de Pergame.* Les Belles Lettres, 1985.

3 « ... Les choux sont contraires au vin, à cause de l'antipathie qu'ils ont pour la vigne ; que si on en mange avant que de boire, ils empêchent de s'enivrer et que si on en mange après avoir trop bu, ils désenivrent ». (Pline, *H.N.* L XX).

4 « Dans quelques occasions il recommande du vin pur pour le colera ; il est remarquable que dans plusieurs maladies, il a un article séparé touchant le vin, et il est fort attentif à en choisir la sorte qui

Elle se fit aussi et paradoxalement par les médecins de l'Islam malgré l'interdiction formelle du vin par le Coran ; on en trouve trace dans nombre de recettes comme le vin de vipères fraîches contre la lèpre d'Ibn Zorh : il s'agissait de faire mourir une vipère dans un bocal de vin et de le donner à boire au malade quelques heures après ; ou chez Razi, dans le "*Guide du médecin nomade*" : « Ce vin fertilise le corps, expulse toutes les superfluités, les engage à sortir du corps, intensifie la chaleur innée ». Pour Razi, le vin est bénéfique si « sa quantité, sa qualité ainsi que le moment où il est pris sont conformes aux règles de l'art » (*Traité du vin*)[1].

---

suivant ses propres qualités peut convenir au cas de la personne malade ». (*Histoire de la médecine depuis Galien* par J. Freind, Paris, 1728).

[1] Cité par Farouk Mardam-Bey "La médecine au temps des califes", *Catalogue d'exposition*, Paris, Institut du Monde Arabe, 1996-1997.

# CHAPITRE 3

## La Médecine dans les « Lettres » De Pline le Jeune[1]

*« On trouve dans les lettres de Pline, les précautions qu'il prenait pour sa santé ; il allait à la chasse, il se baignait et il faisait divers exercices. Il parle même dans la dix-neuvième lettre du livre cinquième de son affranchi Zosime, qu'il avait envoyé en Egypte, dans la pensée que ce voyage le guérirait d'un crachement de sang, et il semble que c'est Pline lui-même qui lui avait donné ce conseil. Ce Pline était fort universel aussi bien que son oncle, mais on n'apprend pas qu'il n'ait rien écrit d'ailleurs touchant la Médecine »*

Daniel Le Clerc
*Histoire de la Médecine*
*1723 (2ème édition)*

### I, 12 – Sur la mort d'un ami (A Calestrius Tiro[2])

J'ai éprouvé une perte cruelle, si même c'est bien une perte qu'il faut dire pour évoquer un si grand homme. Corellius Rufus est mort, et de son propre gré, ce qui ajoute encore à ma douleur : car elle est encore bien plus déplorable cette fin qui n'est le fait ni de la nature ni du destin. En dépit des circonstances dans lesquelles un homme est emporté par la maladie, une consolation demeure, celle de l'inévitable ; mais un éternel regret nous reste en songeant à ceux qui se livrent eux-mêmes à la mort et qui auraient, pensons-nous, pu vivre plus longtemps. Une nécessité impérieuse a poussé Corellius à cette décision - ce qui pour les sages équivaut à une obligation - en dépit de tout ce qui concourait à lui faire aimer la vie : une autre conscience, une parfaite réputation, une influence bien établie, et d'autre part, une fille, une femme, un petit-fils, des sœurs et, parmi de tels gages de tendresse, de vrais amis. Mais une si longue, une si cruelle maladie le tenaillait que tant de biens qui le retenaient à la vie ne pouvaient égaler tant de motifs de mourir[3].

1 PLINE LE JEUNE : Correspondance – Traduction et introduction par Yves Hucher, Paris, U.G.E. coll. 10/18 – 1966 – le texte latin et les notes sont dues à l'aimable participation de M. Jean-Christophe COURTIL, de l'équipe de recherche CRATA, Université Toulouse II, Jean-Jaurès

2 Ami de Pline, du même âge que lui et son collègue tout au long de sa carrière.

3 La question du suicide face à la maladie est l'un des points capitaux de la réflexion éthique des Stoïciens. Sénèque fait bien la différence entre endurance victorieuse face à la maladie et dégradation infamante du corps (*Lettre à Lucilius* 58,36 : « Je ne me sauverai point par la mort de la

Depuis trente-deux ans, selon ses propres dires, il souffrait de la goutte. Il tenait cela de son père ; car trop souvent les maux comme les biens se transmettent par une sorte d'hérédité. Cette infirmité, il la vainquit et la maîtrisa par le régime et la continence[1] tant qu'il fut en sa verte jeunesse ; par la suite, dans la vieillesse il la surmontait par son énergie morale, en dépit d'effroyables tortures[2] et d'incroyables tourments ; car déjà son mal paralysait ses jambes comme auparavant, mais encore envahissait peu à peu tout son corps. Je lui fis visite, c'était à l'époque de Domitien, en sa maison près de Rome où il était alité. Ses esclaves se retirèrent ; telle était la coutume à l'arrivée d'un ami intime. Même sa femme, pourtant d'une discrétion absolue, se retirait. Il jeta les yeux de tous côtés et me dit : « pourquoi, selon vous, endurer depuis si longtemps de semblables douleurs ? Ce n'est en vérité que pour survivre à cet infâme personnage[3], ne serait-ce qu'un jour ! ». Et si ses forces physiques eussent égalé son courage, il eut accompli de sa main ce qu'il souhaitait. Son vœu fut pourtant exaucé ; ce que voyant et désormais libre de mourir apaisé et tranquille, il rompit tous les autres liens, innombrables mais moins puissants qui l'attachaient encore à la vie. Le mal empira : il s'efforça de l'atténuer par la sobriété ; le mal redoubla : il y échappa par son courage. Deux jours passèrent, puis trois, puis quatre : il n'absorbait aucune nourriture. Par un ami commun, C. Geminius, sa femme Hispulla me fit savoir la tragédie nouvelle : Corellius avait décidé de mourir ; ni les prières de sa femme, ni celles de sa fille ne pouvaient le fléchir : j'ai été le seul qui pût encore le rappeler à la vie. J'accourus. J'étais presque sur le seuil, lorsque, de la part d'Hispulla encore, Julius Atticus m'informe que moi-même je n'avais plus rien à espérer de lui tant il paraissait de plus en plus affermi dans sa résolution. Au médecin l'invitant à prendre quelque nourriture, il avait dit : *j'ai prononcé mon arrêt*, et cette parole m'a laissé au cœur autant d'admiration que de douleur. Je revois quel ami, quel homme

---

maladie, dans la mesure où elle n'est pas incurable et ne nuit pas à l'âme. Je n'armerai point mes mains contre moi en raison de souffrances ; mourir de la sorte est une déroute. Cependant, si je me sais condamné à pâtir sans relâche, j'opérerai ma sortie, non en raison de la souffrance même, mais parce que j'aurai en elle un obstacle à tout ce qui est raison de vivre. Faible et lâche qui a pour raison de mourir la souffrance ; insensé qui vit pour souffrir. »).

1 La médecine antique a très tôt moralisé l'étiologie et la thérapeutique de la podagre (cf. D. Gourevitch, 1984, Le triangle hippocratique, p. 217 sqq.). Par exemple : Celse, De Medicina IV, 31 : en cas de podagre, il faut modérer le vin et les plaisirs de l'amour ; Rufus d'éphèse, De Podagra 1, Prologue : la prise d'une nourriture trop abondante entraîne une aggravation des symptômes.

2 L'image qui vise à assimiler les douleurs de la maladie à celles de la torture, absente des textes médicaux grecs, est très fréquente à partir de Celse qui l'a largement développée.

3 L'empereur Domitien.

véritable j'ai perdu. Il avait passé soixante-sept ans, âge assez avancé, je le sais bien, même pour les mieux portants. Il s'est libéré d'une continuelle maladie ; je le sais aussi. Il est mort, laissant bien portants tous les siens, et florissant, l'état qui lui était plus cher que tout au monde ; je le sais encore. Et pourtant, je le pleure comme si la mort me l'eût ravi jeune et vigoureux. Je le pleure – dussiez-vous m'accuser de faiblesse – pour l'amour de moi. Car j'ai perdu, oui j'ai perdu le témoin de ma vie, un guide et un maître. En un mot, je vous redis ce que, dans le premier transport de mon chagrin, je confiais à Calvisius, mon intime : Je crains désormais de vivre avec trop de négligence. Aussi, ne me ménagez pas vos consolations ; ne me répétez pas : il était vieux, il était malade, – cela je le sais ! – mais donnez-moi d'autres consolations, de celles que je n'ai jamais entendues, que je n'ai jamais lues. Car ce que j'ai entendu dire, ce que j'ai pu lire, tout cela m'occupe assez l'esprit, mais tout cela n'est rien à côté de mon affliction. Adieu.

***C. PLINIUS CALESTRIO TIRONI SUO S.***

*Iacturam grauissimam feci, si iactura dicenda est tanti uiri amissio. Decessit Corellius Rufus et quidem sponte, quod dolorem meum exulcerat. Est enim luctuosissimum genus mortis, quae non ex natura nec fatalis uidetur. Nam utcumque in illis qui morbo finiuntur, magnum ex ipsa necessitate solacium est ; in iis uero quos accersita mors aufert, hic insanabilis dolor est, quod creduntur potuisse diu uiuere. Corellium quidem summa ratio, quae sapientibus pro necessitate est, ad hoc consilium compulit, quamquam plurimas uiuendi causas habentem, optimam conscientiam optimam famam, maximam auctoritatem, praeterea filiam uxorem nepotem sorores, interque tot pignora ueros amicos. Sed tam longa, tam iniqua ualetudine conflictabatur, ut haec tanta pretia uiuendi mortis rationibus uincerentur. Tertio et tricensimo anno, ut ipsum audiebam, pedum dolore correptus est. Patrius hic illi ; nam plerumque morbi quoque per successiones quasdam ut alia traduntur. Hunc abstinentia sanctitate, quoad uiridis aetas, uicit et fregit ; nouissime cum senectute ingrauescentem uiribus animi sustinebat, cum quidem incredibiles cruciatus et indignissima tormenta pateretur. Iam enim dolor non pedibus solis ut prius insidebat, sed omnia membra peruagabatur. Veni ad eum Domitiani temporibus in suburbano iacentem. Serui e cubiculo recesserunt - habebat hoc moris, quotiens intrasset fidelior amicus - ; quin etiam uxor quamquam omnis secreti capacissima digrediebatur. Circumtulit oculos et « Cur » inquit « me putas hos tantos dolores tam diu sustinere ? - ut scilicet isti latroni uel uno die supersim. » Dedisses huic animo par corpus, fecisset quod optabat. Adfuit tamen deus uoto, cuius ille compos ut iam securus liberque moriturus, multa illa uitae sed minora retinacula abrupit. Increuerat ualetudo, quam temperantia mitigare temptauit ; perseuerantem constantia fugit. Iam dies alter tertius quartus : abstinebat cibo. Misit ad me uxor eius Hispulla communem amicum C. Geminium cum tristissimo nuntio, destinasse Corellium mori nec aut suis aut filiae precibus inflecti ; solum superesse me, a quo reuocari posset ad uitam. Cucurri. Perueneram in proximum, cum mihi ab eadem Hispulla Iulius Atticus nuntiat nihil iam ne me quidem impetraturum : tam obstinate magis ac magis induruisse. Dixerat sane medico admouenti cibum : κέκρικα, quae uox quantum admirationis in animo meo tantum desiderii reliquit. Cogito quo amico, quo uiro caream. Impleuit quidem annum septimum et sexagensimum, quae aetas etiam robustissimis satis longa est ; scio. Euasit perpetuam ualetudinem ; scio. Decessit superstitibus suis, florente re publica, quae illi omnibus carior erat ; et hoc scio. Ego tamen tamquam et iuuenis et firmissimi mortem doleo, doleo autem - licet me imbecillum putes - meo nomine. Amisi enim, amisi uitae meae testem rectorem magistrum. In summa dicam, quod recenti dolore contubernali meo Caluisio dixi: « Vereor ne neglegentius uiuam. » Proinde adhibe solacia mihi, non haec: « Senex erat, infirmus erat » - haec enim noui -, sed noua aliqua, sed magna, quae audierim numquam, legerim numquam. Nam quae audiui quae legi sponte succurrunt, sed tanto dolore superantur. Vale.*

## I, 22 – ELOGE D'UN AMI MALADE (A CATILIUS SEVERUS[1])

« Voilà un bon moment que je suis retenu à Rome, et cela dans l'inquiétude. Une longue et opiniâtre maladie de Titus Aristo me cause en effet un profond souci, car j'ai pour lui beaucoup d'amitié et de tendresse.

Rien ne surpasse cet homme en sagesse, en intégrité, en savoir, et à mes yeux, ce n'est pas un homme seul, ce sont les belles-lettres et même tous les arts libéraux qui sont en danger. Comme il est versé dans le droit, et publics et privés ! Comme il abonde en connaissances, en exemples louables ! Comme il connaît le passé ! Il n'est rien que l'on ne souhaite apprendre qu'il ne puisse enseigner ! C'est un fait constant : toutes les fois que je cherche quelque chose de rare, c'est lui qui possède ce

---

[1] Correspondant de Pline, il fit une brillante carrière dans la vie politique. Il était en 137-138 Préfet de la Ville.

trésor ! Quelle sincérité aussi dans ses discours ! Quelle force, quelle réserve et qu'elle dignité dans son élocution mesurée ! Y a-t-il quelque chose qu'il ne sache sur-le-champ ? Cependant, il hésite souvent, compare et soupèse des propositions contraires, oppose et confronte tout cela d'un jugement rapide et clair, reprenant la question dès son origine.

D'autre part, quelle frugalité, quelle modestie dans son existence ! Je ne puis jeter un regard sur sa chambre, moins encore sur son lit, sans y voir le plus sûr modèle de la simplicité antique. Il rehausse tant de qualités par l'élévation de son âme qui ne se fonde jamais sur la vanité mais sur la voix de la conscience, et trouve sa récompense d'une bonne action non dans les louanges de la foule mais dans le bienfait lui-même. En un mot, où aller chercher quelqu'un qui puisse être comparé à cet homme parmi tous ceux qui étalent leur prétendu amour de la sagesse dans leur extérieur. Certes, il ne hante pas à tous moments gymnases ni colonnades. Il ne se fourvoie pas dans ces oiseuses discussions qui tuent le temps, pour soi et pour les autres ; mais il se tourne vers les questions civiles et politiques, prête son assistance en justice, et en soutient un plus grand nombre de ses conseils. Cependant, nul ne le surpasse, parmi ces « philosophes » », en modestie, fidélité, justice ni courage.

Que n'êtes-vous présent ! Vous admireriez sa patience[1] dans son actuelle maladie, sa résistance à la souffrance, son endurance à la soif, et si la fièvre l'agite cruellement à l'intérieur, son immobilité sous ses couvertures tant que dure la crise. Il nous a fait appeler, tout récemment, quelques amis et moi, parmi ceux qui lui sont les plus chers, pour nous prier d'obtenir des médecins quelques éclaircissements sur l'issue possible de sa maladie ; si elle est sans espoir, il quitterait volontairement cette vie ; si elle ne doit être que pénible et prolongée, il la supportera et demeurera parmi nous ; il se devait en effet de satisfaire aux supplications de sa femme, aux larmes de sa fille, et à nous-mêmes, ses amis, et ne pas risquer par une mort volontaire de mettre fin à nos espérances, si du moins elles étaient fondées. Voilà qui est à mes yeux difficile au premier chef et tout à fait digne d'éloges. Car se ruer impétueusement en aveugle au-devant de la mort, beaucoup

[1] Pour les Romains, la *patientia*, c'est-à-dire l'endurance courageuse à l'égard des adversités, parmi lesquelles la maladie, désignait une des " vertus " fondamentales de l'homme. Cf. Sénèque, *De Prouidentia* 4, 16 : « L'homme de bien accepte avec patience les maux qui n'en sont réellement qu'autant qu'on les supporte mal. »

pourraient le faire ; mais calculer, déterminer les motifs d'une telle résolution et, par la voix de la raison, prendre ou abandonner la décision de vivre ou de mourir, cela est d'une âme élevée. Quant aux médecins, ils nous laissent tous les espoirs ; il n'y a plus qu'à attendre qu'une divinité leur donne raison et me libère enfin de cette inquiétude : alors, l'esprit libre, je gagnerai en hâte ma villa des Laurentes, entendez par là mes tablettes et mes écrits, et mon studieux loisir ; car dans l'état actuel, au chevet de mon ami[1] et dans une telle anxiété, je ne saurais ni lire, ni composer, et je n'en ai nulle envie.

Vous voilà tenu au courant de mes alarmes, de mes désirs et de mes projets pour l'immédiat. De votre côté, faites-moi part de vos occupations passées et actuelles, ainsi que de vos intentions, mais écrivez-moi d'un ton plus joyeux ; ce ne sera pas une mince consolation dans mon inquiétude, d'apprendre que tout va bien pour vous. Adieu. »

***C. PLINIUS CATILIO SEVERO SUO S.***

*Diu iam in urbe haereo et quidem attonitus. Perturbat me longa et pertinax ualetudo Titi Aristonis, quem singulariter et miror et diligo. Nihil est enim illo grauius sanctius doctius, ut mihi non unus homo sed litterae ipsae omnesque bonae artes in uno homine summum periculum adire uideantur. Quam peritus ille et priuati iuris et publici ! Quantum rerum, quantum exemplorum, quantum antiquitatis tenet ! Nihil est quod discere uelis quod ille docere non possit ; mihi certe quotiens aliquid abditum quaero, ille thesaurus est. Iam quanta sermonibus eius fides, quanta auctoritas, quam pressa et decora cunctatio ! Quid est quod non statim sciat ? Et tamen plerumque haesitat dubitat, diuersitate rationum, quas acri magnoque iudicio ab origine causisque primis repetit discernit expendit. Ad hoc quam parcus in uictu, quam modicus in cultu! Soleo ipsum cubiculum illius ipsumque lectum ut imaginem quandam priscae frugalitatis adspicere. Ornat haec magnitudo animi, quae nihil ad ostentationem, omnia ad conscientiam refert recteque facti non ex populi sermone mercedem, sed ex facto petit. In summa non facile quemquam ex istis qui sapientiae studium habitu corporis praeferunt, huic uiro comparabis. Non quidem gymnasia sectatur aut*

[1] Le rôle de l'ami dans le processus thérapeutique est un lieu commun de la pensée stoïcienne (cf. Sénèque, *Lettre à Lucilius* 78, 3-4 : « Tout ce qui élève le moral profite à l'être physique. (…) Ce qui n'a pas peu contribué à ma guérison, ce sont les amis, qui m'encourageaient, me veillaient, causaient avec moi et m'apportaient ainsi du soulagement. Rien ne ranime et ne restaure un malade comme l'affection de ses amis… »).

*porticus, nec disputationibus longis aliorum otium suumque delectat, sed in toga negotiisque uersatur, multos aduocatione plures consilio iuuat. Nemini tamen istorum castitate pietate, iustitia, fortitudine etiam primo loco cesserit. Mirareris si interesses, qua patientia hanc ipsam ualetudinem toleret, ut dolori resistat, ut sitim differat, ut incredibilem febrium ardorem immotus opertusque transmittat. Nuper me paucosque mecum, quos maxime diligit, aduocauit rogauitque, ut medicos consuleremus de summa ualetudinis, ut si esset insuperabilis sponte exiret e uita ; si tantum difficilis et longa, resisteret maneretque : dandum enim precibus uxoris, dandum filiae lacrimis, dandum etiam nobis amicis, ne spes nostras, si modo non essent inanes, uoluntaria morte desereret. Id ego arduum in primis et praecipua laude dignum puto. Nam impetu quodam et instinctu procurrere ad mortem commune cum multis, deliberare uero et causas eius expendere, utque suaserit ratio, uitae mortisque consilium uel suscipere uel ponere ingentis est animi. Et medici quidem secunda nobis pollicentur : superest ut promissis deus adnuat tandemque me hac sollicitudine exsoluat; qua liberatus Laurentinum meum, hoc est libellos et pugillares, studiosumque otium repetam. Nunc enim nihil legere, nihil scribere aut assidenti uacat aut anxio libet. Habes quid timeam, quid optem, quid etiam in posterum destinem : tu quid egeris, quid agas, quid uelis agere inuicem nobis, sed laetioribus epistulis scribe. Erit confusioni meae non mediocre solacium, si tu nihil quereris. Vale.*

## III, 1 – Une journee de Spurinna, a soixante-dix-sept ans (A Calvisius Rufus[1])

« Je ne crois pas avoir passé des jours plus heureux que ce que je viens de vivre auprès de Spurinna, et si je dois atteindre à la vieillesse, il n'est personne à qui je souhaite davantage de ressembler à mon âge avancé. À mes yeux en effet, il n'existe pas de meilleure manière de vivre. Pour moi, de même que le cours des astres me réjouit, de même je suis charmé par une vie bien ordonnée chez les hommes, et surtout chez les vieillards. Si pour les jeunes gens, une certaine agitation ne sied pas mal, et même un certain désordre, une vie paisible et bien réglée convient aux vieillards : l'agitation n'est plus de leur âge, la brigue est indécente.

[1] Oncle maternel de Varisidius Népos, un grand familier de Pline.

Cette règle, Spurinna l'observe religieusement et voici les petites obligations - petites, si elles ne revenaient pas quotidiennement - qu'il s'impose dans un ordre constant, ou, pour mieux dire, céleste. Au matin, il demeure sur son lit de travail et, vers la deuxième heure, demande ses chaussures, fait à pied trois milles, et n'exerce ainsi pas moins son esprit que son corps. S'il survient des amis, on traite de sujets très profonds ; on lui fait la lecture, ce qui est parfois le cas en présence de ses amis pourvus que ceux-ci n'en ressentent pas d'ennuis. Ensuite il s'assied et la lecture reprend, ou mieux encore, la conversation. Bientôt il monte en voiture[1] et invite avec lui sa femme, remarquable modèle d'épouse, ou tel ou tel de ses amis, comme ce fut mon cas ces jours derniers. Quel charmant, quel agréable entretien à cœur ouvert, et qu'il est digne des anciens ! Que d'exploits, que d'hommes illustres on se remémore ! De quelles maximes de sagesse on est pénétré ! Et tout cela pourtant, par une règle que s'est imposée ce sage esprit, sans jamais paraître enseigner.

Après cette promenade de sept milles, il marche à nouveau, c'est environ un mille, puis s'assied ou regagne sa chambre et reprend son travail. Il écrit en effet, et même avec beaucoup de science, en grec et en latin, des poèmes lyriques : une grâce surprenante, une suavité charmante, une prenante gaieté s'unissent pour donner encore plus de prix à l'honnêteté de leur auteur. Averti de l'heure du bain - la neuvième heure en hiver, la huitième en été - en plein soleil, s'il n'y a pas de vent, il se promène, sans aucun vêtement[2]. Puis il joue à la paume, activement et longtemps, car, par cette sorte d'exercice aussi, il combat la vieillesse[3]. En sortant du bain, il reprend aussitôt place sur son lit et diffère quelque peu son repas ; il en profite pour écouter une lecture assez distrayante et reposante. Durant ce moment, ses amis ont toute liberté d'employer leur temps comme ils l'entendent, comme lui ou

---

[1] La *gestatio*, mouvement passif du corps lors d'un transport en véhicule, était considérée à la fois comme un moyen thérapeutique et prophylactique. Cf. D. GOUREVITCH, 1982, « La *gestatio* thérapeutique à Rome », in : G. Sabbah (éd.), *Mémoires du centre J. Palerne III : Médecins et médecine dans l'Antiquité*, Saint-Etienne, pp. 55-65. Mise à la mode par Asclépiade de Pruse, elle est très souvent recommandée par Celse, principalement pour les maladies chroniques (*De Medicina* II, 9, 2 ; II, 15, 1-2 ; III, 22 ; IV, 12).

[2] Cette pratique hygiénique d'exposition au soleil, l'*apricatio*, était recommandée aux vieillards (Cicéron, *Cato Maior* 16, 57 ; *Ad Atticum* VII, 11, 1).

[3] L'*exercitatio* permet, selon Celse, de prolonger la jeunesse (*De Medicina* I, 1, 1 : « L'inaction alanguit le corps, l'effort l'affermit, le première hâte la vieillesse, l'autre prolonge la jeunesse. »)

autrement. Puis vient le dîner, aussi soigné que frugal[1], servi dans une vaisselle d'argent massif et ancien. On se sert plus couramment de la vaisselle de Corinthe, qu'il aime bien aussi mais sans excès. Souvent, le service est coupé d'une récitation d'acteurs, pour assaisonner de divertissement de l'esprit même la bonne chère. Le repas ne s'achève qu'à la nuit, même en été, mais personne ne s'en plaint tant l'ambiance y est agréable. C'est ainsi que Spurinna, à plus de soixante-dix-sept ans, a conservé intacte la finesse de son ouïe, l'acuité de sa vue, l'élégance et la force de ses mouvements, n'ayant de la vieillesse héritée que la sagesse.
Telle est la vie que j'appelle de tous mes vœux et dont je rêve, déjà bien résolu de m'y abandonner dès que l'âge m'aura permis de sonner la retraite. Mais pour l'instant, mille travaux m'accablent, au milieu desquels seul l'exemple de Spurinna me console et me réconforte ; car, lui, aussi longtemps qu'il le devait, il a rempli ses charges, géré des magistratures, assuré le gouvernement des provinces ; c'est par de tels travaux, et si nombreux, qu'il a bien mérité le loisir dont il jouit maintenant. Je me propose donc une carrière semblable, un but identique. J'en prends aujourd'hui le solennel engagement devant vous; dès lors, si vous me voyez me laisser entraîner trop loin, citez-moi, en vertu de cette lettre, à votre tribunal et condamnez-moi au repos dès que je n'aurai plus à redouter le reproche de paresse. Adieu. »

***C. PLINIUS CALVISIO RUFO SUO S.***
*Nescio an ullum iucundius tempus exegerim, quam quo nuper apud Spurinnam fui, adeo quidem ut neminem magis in senectute, si modo senescere datum est, aemulari uelim ; nihil est enim illo uitae genere distinctius. Me autem ut certus siderum cursus ita uita hominum disposita delectat. Senum praesertim : nam iuuenes confusa adhuc quaedam et quasi turbata non indecent, senibus placida omnia et ordinata conueniunt, quibus industria sera turpis ambitio est. Hanc regulam Spurinna constantissime seruat ; quin etiam parua haec - parua si non cotidie fiant - ordine quodam et uelut orbe circumagit. Mane lectulo continetur, hora secunda calceos poscit, ambulat milia passuum tria nec minus animum quam corpus exercet. Si adsunt amici, honestissimi sermones explicantur ; si non, liber legitur, interdum etiam praesentibus amicis, si tamen illi non grauantur. Deinde considit,*

[1] La diététique antique fait de manière systématique de la surabondance de nourriture une cause de maladie et de vieillissement précoce. Cf. par exemple Celse, *De Medicina* I, 1, 3 : « Les corps surabondamment nourris vieillissent et tombent malades très rapidement. »

*et liber rursus aut sermo libro potior ; mox uehiculum ascendit, assumit uxorem singularis exempli uel aliquem amicorum, ut me proxime. Quam pulchrum illud, quam dulce secretum ! Quantum ibi antiquitatis ! Quae facta, quos uiros audias ! Quibus praeceptis imbuare ! Quamuis ille hoc temperamentum modestiae suae indixerit, ne praecipere uideatur. Peractis septem milibus passuum iterum ambulat mille, iterum residit uel se cubiculo ac stilo reddit. Scribit enim et quidem utraque lingua lyrica doctissima ; mira illis dulcedo, mira suauitas, mira hilaritas, cuius gratiam cumulat sanctitas scribentis. Vbi hora balinei nuntiata est - est autem hieme nona, aestate octaua -, in sole, si caret uento, ambulat nudus. Deinde mouetur pila uehementer et diu ; nam hoc quoque exercitationis genere pugnat cum senectute. Lotus accubat et paulisper cibum differt ; interim audit legentem remissius aliquid et dulcius. Per hoc omne tempus liberum est amicis uel eadem facere uel alia si malint. Apponitur cena non minus nitida quam frugi, in argento puro et antiquo ; sunt in usu et Corinthia, quibus delectatur nec afficitur. Frequenter comoedis cena distinguitur, ut uoluptates quoque studiis condiantur. Sumit aliquid de nocte et aestate ; nemini hoc longum est ; tanta comitate conuiuium trahitur. Inde illi post septimum et septuagensimum annum aurium oculorum uigor integer, inde agile et uiuidum corpus solaque ex senectute prudentia. Hanc ego uitam uoto et cogitatione praesumo, ingressurus auidissime, ut primum ratio aetatis receptui canere permiserit. Interim mille laboribus conteror, quorum mihi et solacium et exemplum est idem Spurinna ; nam ille quoque, quoad honestum fuit, obiit officia, gessit magistratus, prouincias rexit, multoque labore hoc otium meruit. Igitur eundem mihi cursum, eundem terminum statuo, idque iam nunc apud te subsigno ut, si me longius euehi uideris, in ius uoces ad hanc epistulam meam et quiescere iubeas, cum inertiae crimen effugero. Vale.*

## III, 7 – A propos du suicide de Silius Italicus (A Caninius Rufus[1])

« On vient d'apprendre que Silius Italicus, en refusant toute nourriture, vient de mettre un terme à ses jours, dans sa terre de Naples. La maladie a causé sa mort. L'apparition d'une tumeur[2] incurable lui a donné un immense dégoût de la vie, avec la décision inébranlable de rechercher

---

[1] Habitant de Côme qui songe à écrire l'histoire des Daces.
[2] Le mot *clauus* (à la différence de *tumor*) renvoie ici de manière plus précise au clou (cf. Celse, *De Medicina* V, 28, 14 ; Pline l'Ancien, *Histoire Naturelle* XX, 184).

la mort ; pourtant jusqu'au dernier jour il fut pleinement heureux, si l'on excepte le chagrin de la mort de son second fils ; mais il a laissé l'aîné, et le plus doué, tout à fait florissant et même personnage consulaire.

Après avoir nui à sa réputation sous Néron - ne disait-on pas qu'il s'était chargé de lui-même de certaines accusations - il s'était, comme ami de Vitellius, comporté en homme sage et honnête ; d'un proconsulat d'Asie, il avait rapporté une certaine notoriété, et la réserve de sa retraite avait effacé toute trace de ces intrigues passées. Sans la moindre morgue, sans exciter la moindre jalousie, il entretenait de bonnes relations avec les plus grands. On lui rendait visite, on l'entourait : on le retrouvait presque toujours sur son lit de travail, dans une chambre où affluaient des visiteurs qui n'en voulaient point à sa fortune. Quand il cessait d'écrire, les heures passaient pour lui en doctes conversations. Il écrivait des poèmes, avec plus de soin que d'invention ; il les proposait parfois, par des lectures publiques, au jugement de ses semblables.

Dans les derniers temps, l'âge aidant, il quitta Rome pour se fixer en Campanie, d'où rien ne le fit sortir, pas même l'entrée du nouveau prince ; cela fait d'ailleurs autant d'honneur à Trajan sous qui semblable liberté fut possible, qu'à Silius qui l'osa prendre.
Il était *ami de la beauté*, jusqu'à en mériter le reproche. En un même lieu, il possédait plusieurs villas, et ébloui de ses dernières acquisitions, il se détournait des autres. Ce n'était partout que livres, statues et portraits ; pour ces derniers, les posséder ne lui suffisait pas ; il les vénérait, en particulier celui de Virgile, dont il célébrait l'anniversaire avec plus de solennité que le sien propre, principalement à Naples, où il se rendait au tombeau du poète ainsi que dans un temple.
C'est ainsi qu'il vécut plus de soixante-quinze ans, avec un corps plus délicat que maladif. Dernier des consuls créés par Néron, il survécut aussi à tous ses collègues. Non moins notable est le fait que de tous ces consulaires nommés par Néron, celui sous le consulat de qui périt l'empereur mourut le dernier ; en y songeant, j'éprouve de la compassion pour la misère humaine. Quoi de si limité, de si éphémère que la vie de l'homme, même la plus longue ? Ne semble-t-il pas que Néron vient tout juste de mourir ? Il n'empêche que de tous ceux qui furent consulaires sous son règne, il n'en survit aucun. Mais pourquoi m'en étonner ? Naguère, L. Pison, le père de ce Pison odieusement assassiné par Valerius Festus, ne cessait de faire remarquer qu'on ne retrouvait

dans le Sénat aucun de ceux dont les propositions avaient reçu son approbation sous son consulat. La longévité d'une humanité si nombreuse est à ce point limitée qu'à mes yeux paraissent dignes d'excuses, et même de louanges, les fameuses larmes d'un illustre prince. La légende veut que Xerxès, après avoir embrassé du regard son immense armée, pleura sur le sort de tant de milliers d'hommes promis à une mort si prochaine.

Mais à cela je trouve une raison de plus pour prolonger cette vie, si fragile et perdurable, non pas sans doute par nos actions, qui dépendent avant tout de la fortune, que par nos écrits, et s'il ne nous est pas permis de vivre longtemps, laissant du moins le témoignage de notre passage sur cette terre. Je sais bien que vous n'avez nul besoin qu'on vous stimule ; cependant je dois à l'amitié de vous exhorter sans répit dans votre course, ainsi que vous avez accoutumé de le faire pour moi. Oui, *l'émulation est salutaire*, quand, à l'envi, par de mutuels encouragements, des amis rivalisent du désir de l'immortalité ! Adieu »

***C. PLINIUS CANINIO RUFO SUO S.***

*Modo nuntiatus est Silius Italicus in Neapolitano suo inedia finisse uitam.*

*Causa mortis ualetudo. Erat illi natus insanabilis clauus, cuius taedio ad mortem irreuocabili constantia decucurrit usque ad supremum diem beatus et felix, nisi quod minorem ex liberis duobus amisit, sed maiorem melioremque florentem atque etiam consularem reliquit. Laeserat famam suam sub Nerone - credebatur sponte accusasse -, sed in Vitelli amicitia sapienter se et comiter gesserat, ex proconsulatu Asiae gloriam reportauerat, maculam ueteris industriae laudabili otio abluerat. Fuit inter principes ciuitatis sine potentia, sine inuidia : salutabatur colebatur, multumque in lectulo iacens cubiculo semper, non ex fortuna frequenti, doctissimis sermonibus dies transigebat, eum a scribendo uacaret. Scribebat carmina maiore cura quam ingenio, non numquam iudicia hominum recitationibus experiebatur. Nouissime ita suadentibus annis ab urbe secessit, seque in Campania tenuit, ac ne aduentu quidem noui principis inde commotus est : magna Caesaris laus sub quo hoc liberum fuit, magna illius qui hac libertate ausus est uti. Erat « φιλόκαλος » usque ad emacitatis reprehensionem. Plures isdem in locis uillas possidebat, adamatisque nouis priores neglegebat. Multum ubique librorum, multum statuarum, multum imaginum, quas non habebat modo, uerum etiam uenerabatur, Vergili ante omnes, cuius natalem religiosius quam suum celebrabat, Neapoli maxime, ubi monimentum eius adire ut templum solebat. In hac tranquillitate annum quintum et septuagensimum excessit, delicato magis corpore quam infirmo ; utque nouissimus a Nerone factus est consul, ita postremus ex omnibus, quos Nero consules fecerat, decessit. Illud etiam notabile : ultimus ex Neronianis consularibus obiit, quo consule Nero periit. Quod me recordantem fragilitatis humanae miseratio subit. Quid enim tam circumcisum tam breue quam hominis uita longissima ? An non uidetur tibi Nero modo modo fuisse ? cum interim ex iis, qui sub illo gesserant consulatum, nemo iam superest. Quamquam quid hoc miror ? Nuper L. Piso, pater Pisonis illius, qui Valerio Festo per summum facinus in Africa occisus est, dicere solebat neminem se uidere in senatu, quem consul ipse sententiam rogauisset. Tam angustis terminis tantae multitudinis uiuacitas ipsa concluditur, ut mihi non uenia solum dignae, uerum etiam laude uideantur illae regiae lacrimae ; nam ferunt Xersen, cum immensum exercitum oculis obisset, illacrimasse, quod tot milibus tam breuis immineret occasus. Sed tanto magis hoc, quidquid est temporis futilis et caduci, si non datur factis - nam horum materia in aliena manu -, certe studiis proferamus, et quatenus nobis denegatur diu uiuere, relinquamus aliquid, quo nos uixisse testemur. Scio te stimulis non egere : me tamen tui caritas euocat, ut currentem quoque instigem, sicut tu soles me. Ἀγαθῇ δ'ἔρις cum inuicem se mutuis exhortationibus amici ad amorem immortalitatis exacuunt. Vale.*

## V, 19 – PLINE ENVOIE SON AFFRANCHI ZOSIME SE REPOSER A FREJUS (A VALERIUS PAULINUS[1])

« Je vois avec quelle douceur vous traitez vos gens ; je ne vous en avouerais que plus simplement avec quelle bonté je traite les miens. J'ai toujours dans l'esprit ce mot d'Homère, « *il était le plus tendre des pères* », et notre nom à nous, « père de famille ». Quand bien même je serais, de nature, moins humain et moins sensible, je serais touché par la maladie de mon affranchi Zosime : plus il a besoin de ma compassion en ce moment, plus il convient de lui en témoigner.

Homme honnête, serviable et instruit, son talent, celui qui permettrait le mieux de le définir, est celui d'acteur, en quoi il excelle. Son élocution est nette, juste, soutenue et même belle ; son jeu sur la cithare est habile et même plus qu'il n'est nécessaire pour un acteur ; de même, il lit si

---

[1] Correspondant important mais mal identifié.

bien discours, histoires et poèmes qu'on croirait qu'il n'a rien fait d'autre en toute sa vie. J'entre en de tels détails pour mieux vous faire comprendre combien je trouve en lui mieux qu'en tout autre de nombreux services et des services agréables. Mais j'ai de longue date pour lui une inclination encore accrue du péril où il se trouve ; telle est notre nature ; rien n'excite et n'enflamme autant notre tendresse que la crainte de perdre qui nous aimons, et ce n'est pas la première fois que je m'inquiète au sujet de Zosime. Voici quelques années déjà, durant une lecture faite avec chaleur et véhémence, il eut un crachement de sang et je l'envoyai en Égypte[1] ; il y séjourna longtemps et, il y a quelque temps, il en revint en meilleure santé ; mais, ayant fait des efforts vocaux trop considérables plusieurs jours de suite, il éprouva un toussotement qui lui rappela son ancienne fatigue et fut suivi d'un second crachement de sang. C'est pourquoi je me suis décidé à l'envoyer dans votre domaine du Forum Julien (Fréjus).

Je vous ai souvent entendu vanter l'air particulièrement sain qu'on y respire et le lait[2] qui semble le meilleur remède en pareil cas. Écrivez donc à vos gens, je vous en prie, pour que votre propriété, votre maison soient ouvertes à Zosime. Qu'ils se chargent également de ses dépenses s'il a quelque besoin ; mais il n'en n'aura guère, étant si économe et si frugal qu'il se refuse par discrétion non seulement toute douceur mais encore ce que son état actuel semble exiger. Je lui donnerai d'ailleurs, à son départ, le viatique nécessaire pour qu'il arrive bien chez vous. Adieu. »

***C. PLINIUS VALERIO PAULINO SUO S.***

*Video quam molliter tuos habeas ; quo simplicius tibi confitebor, qua indulgentia meos tractem. Est mihi semper in animo et Homericum illud « πατὴρ δ'ὡς ἤπιος ἦεν » et hoc nostrum « pater familiae ». Quod si essem natura asperior et durior, frangeret me tamen infirmitas liberti mei Zosimi, cui tanto maior humanitas exhibenda est, quanto nunc illa magis eget. Homo probus officiosus litteratus ; et ars quidem eius et quasi inscriptio comoedus, in qua plurimum facit. Nam pronuntiat acriter sapienter apte decenter etiam ; utitur et cithara perite, ultra quam comoedo necesse est. Idem tam commode orationes et historias*

---

[1] Le climat sec, les étés plus chauds, la douceur de l'hiver et la vie au grand air propres à l'Égypte passaient pour être une climatothérapie bénéfique aux phtisiques et à tous ceux qui souffraient d'affections pulmonaires (Celse, *De Medicina* I 2, 6 ; III 22, 8 ; IV 10, 4 ; Sénèque, *Lettre à Lucilius* 77, 1 ; Pline l'Ancien, *Histoire Naturelle* XXIV, 19 ; XXVIII, 14 ; XXXI, 33 ; Arétée de Cappadoce, *De la Cure des maladies chroniques* I, 8).

[2] Sur les cures de lait, cf. Pline l'Ancien, *Histoire Naturelle* XXXIV, 28.

*et carmina legit, ut hoc solum didicisse uideatur. Haec tibi sedulo exposui, quo magis scires, quam multa unus mihi et quam iucunda ministeria praestaret. Accedit longa iam caritas hominis, quam ipsa pericula auxerunt. Est enim ita natura comparatum, ut nihil aeque amorem incitet et accendat quam carendi metus ; quem ego pro hoc non semel patior. Nam ante aliquot annos, dum intente instanterque pronuntiat, sanguinem reiecit atque ob hoc in Aegyptum missus a me post longam peregrinationem confirmatus rediit nuper ; deinde dum per continuos dies nimis imperat uoci, ueteris infirmitatis tussicula admonitus rursus sanguinem reddidit. Qua ex causa destinaui eum mittere in praedia tua, quae Foro Iulii possides. Audiui enim te saepe referentem esse ibi et aera salubrem et lac eiusmodi curationibus accommodatissimum. Rogo ergo scribas tuis, ut illi uilla, ut domus pateat, offerant etiam sumptibus eius, si quid opus erit. Erit autem opus modico ; est enim tam parcus et continens, ut non solum delicias uerum etiam necessitates ualetudinis frugalitate restringat. Ego proficiscenti tantum uiatici dabo, quantum sufficiat eunti in tua. Vale.*

## VI, 24 – Suicide d'une epouse (a Macer[1])

« Combien il importe de savoir par qui tel acte est accompli ! Selon que leur auteur est illustre ou obscur, les mêmes effets sont exaltés ou aussitôt oubliés.

Je me promenais sur mon cher lac de Côme lorsqu'un ami plus âgé me montra une villa et précisément une chambre de cette demeure, qui surplombe le lac. C'est de là, me dit-il, qu'un jour une de nos compatriotes s'est jetée à l'eau avec son mari. J'en demandai la raison. Depuis fort longtemps, le mari était rongé par un ulcère[2] dans ses organes génitaux. L'épouse voulut absolument voir le mal par elle-même, disant que nul autre, sinon elle-même, ne lui dirait plus sincèrement si tout espoir de guérison devait être abandonné. Elle vit le mal, en désespéra, exhorta son mari à mourir et voulu être dans la mort sa compagne, son exemple et même sa contrainte : elle se lia en effet étroitement à lui et se laissa tomber dans le lac. Cette action, je viens seulement de l'apprendre, moi qui suis d'ici ! Ce n'est pas que ce soit là quelque chose de moins grand que l'éclatante action d'Arria ; mais cette femme était de moins haute naissance. Adieu. »

---

1 Bebius Macer, consul désigné et préfet en 117.

2 Pour les médecins de l'Antiquité, l'ulcère (*ulcus*) est l'aggravation de l'état d'une plaie qui dégénère (Hippocrate, *Du Médecin* 8 ; Celse, *De Medicina* V, 26, 28).

*C. PLINIUS MACRO SUO S.*
*Quam multum interest quid a quoque fiat ! Eadem enim facta claritate uel obscuritate facientium aut tolluntur altissime aut humillime deprimuntur. Nauigabam per Larium nostrum, cum senior amicus ostendit mihi uillam, atque etiam cubiculum quod in lacum prominet : « Ex hoc » inquit « aliquando municeps nostra cum marito se praecipitauit. » Causam requisiui. Maritus ex diutino morbo circa uelanda corporis ulceribus putrescebat ; uxor ut inspiceret exegit ; neque enim quemquam fidelius indicaturum, possetne sanari. Vidit desperauit hortata est ut moreretur, comesque ipsa mortis, dux immo et exemplum et necessitas fuit ; nam se cum marito ligauit abiecitque in lacum. Quod factum ne mihi quidem, qui municeps, nisi proxime auditum est, non quia minus illo clarissimo Arriae facto, sed quia minor ipsa. Vale.*

## VII, 1 – Conseil a un malade (a Geminus[1])

« Je suis plus qu'inquiet de cette maladie opiniâtre qui est la vôtre et, bien que je vous connaisse pour être parfaitement maître de vous, je crains qu'elle ne vous laisse pas parfaitement maître de vous-même. Je vous exhorte donc à lui résister avec patience : attitude louable, attitude salutaire, et la nature humaine permet ce que je vous conseille.
Pour moi, du moins quand je me porte bien, voici ce que j'ai coutume de dire à mes intimes : « j'espère bien, si jamais je tombe malade, ne rien vouloir qui puisse me valoir honte ou regret ; que si la force du mal l'emporte sur cette intention, j'interdis qu'on me donne quoi que ce soit sans la permission des médecins et sachez que, si vous me cédez, j'aurai pour vous autant de ressentiment que l'on en nourrit d'ordinaire à l'égard de ceux qui refusent. » J'ajoute encore : « un jour, consumé d'une fièvre violente, me trouvant rétabli et frictionné[2], je recevais de mon médecin une boisson ; je lui tendis ma main, le priai de tâter mon pouls[3], et lui

---

[1] Fils de Publius, quelque peu plus âgé que Pline dont il fut l'un des plus intimes et son collègue comme consul en 100 puis son successeur en Bithynie.
[2] Tous les médecins antiques sont d'accord, la friction raffermit l'organisme et le rétablit de sa fatigue. Très présente dans le *Corpus Hippocratique*, elle est au nombre des cinq ordres de secours généraux d'Asclépiade (avec la diète, l'abstinence du vin, l'exercice à pied et l'exercice en litière ; cf. Pline L'Ancien, *Histoire Naturelle* XXVI, 7, 1). Celse (*De Medicina*, II, 9, 2 ; IV, 12) et Galien (*Art médical* XXX, 7, 3) la recommandent aussi.
[3] Tâter le pouls est l'un des éléments décisifs dans le diagnostic de la médecine d'époque impériale (cf. par exemple Sénèque, *De Beneficiis* VI, 16, 2). Rufus d'Ephèse rédige un *Traité abrégé sur le pouls*, dans lequel il affirme qu'« il faut interroger attentivement le pouls pour traiter convenablement les

rendit la coupe que déjà j'approchais de mes lèvres. Plus tard, le vingtième jour de la maladie, comme on me préparait pour le bain, je surpris les médecins qui parlaient à voix basse et leur demandai à quel propos. Ils me répondirent que je pouvais prendre ce bain sans danger, mais que cela n'allait pas sans quelque inquiétude pour eux[1]. Qu'y a-t-il d'indispensable dans ce bain ? Dis-je. Alors, je renonce, calme et tranquille, à l'espoir de ce bain où je me croyais déjà transporté, pour revenir à l'abstinence, du même air dont je m'étais disposé à me rendre au bain ».

Je vous mande ces souvenirs, d'abord pour ne pas vous donner des conseils dépourvus d'exemples, mais aussi pour m'exhorter moi-même par avance à une semblable sérénité en engageant par cette lettre comme par caution. Adieu.

***C. PLINIUS GEMINO SUO S.***

*Terret me haec tua tam pertinax ualetudo, et quamquam te temperantissimum nouerim, uereor tamen ne quid illi etiam in mores tuos liceat. Proinde moneo patienter resistas : hoc laudabile hoc salutare. Admittit humana natura quod suadeo. Ipse certe sic agere sanus cum meis soleo : « Spero quidem, si forte in aduersam ualetudinem incidero, nihil me desideraturum uel pudore uel paenitentia dignum ; si tamen superauerit morbus, denuntio ne quid mihi detis, nisi permittentibus medicis, sciatisque si dederitis ita uindicaturum, ut solent alii quae negantur. » Quin etiam cum perustus ardentissima febre, tandem remissus unctusque, acciperem a medico potionem, porrexi manum utque tangeret dixi, admotumque iam labris poculum reddidi. Postea cum uicensimo ualetudinis die balineo praepararer, mussantesque medicos repente uidissem, causam requisiui. Responderunt posse me tuto lauari, non tamen omnino sine aliqua suspicione. « Quid » inquam « necesse est ? » atque ita spe balinei, cui iam uidebar inferri, placide leniterque dimissa, ad abstinentiam rursus, non secus ac modo ad balineum, animum uultumque composui. Quae tibi scripsi, primum ut te non sine exemplo monerem, deinde ut in posterum ipse ad eandem temperantiam astringerer, cum me hac epistula quasi pignore obligauissem. Vale.*

---

maladies ». Seul Celse juge qu'il ne s'agit pas d'une indication fiable car il varie selon les individus et les événements (*De Medicina* III, 6).

[1] La fréquence et la température du bain est l'objet de toutes les attentions du médecin (Hippocrate, *De l'Ancienne Médecine* 16 ; *Du Régime dans les maladies* I, 18 ; *Du Régime salutaire* 3 ; *Des Affections* 53 ; Celse, *De Medicina* I, 3, 5 ; Arétée de Cappadoce, *De la Cure des maladies chroniques* I, 3).

## VII, 21 – Au sujet de ses mauvais yeux (A Cornutus Tertullus[1])

J'obéis, mon cher collègue, et, comme vous me le demandez, je ménage mes yeux fatigués : c'est dans une voiture entièrement close que j'ai fait la route jusqu'ici, comme dans une véritable chambre, et ici j'ai renoncé à écrire et à lire, non pas de bon cœur, mais enfin je me l'interdis et je n'étudie plus que des oreilles ! Avec des rideaux, j'atténue la lumière dans mes appartements, sans toutefois y faire la nuit ; en voilant les fenêtres du bas dans ma galerie voûtée, j'y laisse pénétrer autant d'ombre que de clarté et ainsi je rapprends peu à peu à supporter le jour. Je prends des bains, parce que cela m'est salutaire[2], et du vin, avec modération toutefois, parce que cela ne m'est pas mauvais. Je me suis habitué ainsi et d'ailleurs un gardien veille !
Cette poule, que j'ai reçue de vous, comme telle, je l'ai reçue avec joie, et c'est avec des yeux encore assez bons, si enflammés qu'ils fussent, que j'ai admiré combien elle était grasse ! Adieu.

***C. PLINIUS CORNUTO SUO S***
*Pareo, collega carissime, et infirmitati oculorum ut iubes consulo. Nam et huc tecto uehiculo undique inclusus quasi in cubiculo perueni et hic non stilo modo uerum etiam lectionibus difficulter sed abstineo, solisque auribus studeo. Cubicula obductis uelis opaca nec tamen obscura facio. Cryptoporticus quoque adopertis inferioribus fenestris tantum umbrae quantum luminis habet. Sic paulatim lucem ferre condisco. Balineum assumo quia prodest, uinum quia non nocet, parcissime tamen. Ita assueui, et nunc custos adest. Gallinam ut a te missam libenter accepi ; quam satis acribus oculis, quamquam adhuc lippus, pinguissimam uidi. Vale.*

## VII, 26 – Reflexions sur la maladie (A Maximus[3])

Il y a peu, la maladie d'un de mes amis m'a porté à me dire que nous sommes des gens vraiment très bien lorsque nous sommes malades ; car quel est le malade que cupidité, ambition ou passions tourmentent ? Il n'est plus soumis aux désirs, il ne convoite plus les honneurs ; il méprise

---

[1] Personnage mal connu ; il fut questeur et adresse à Pline plusieurs lettres où il semble témoigner d'une confiante amitié.
[2] L'usage du bain relève à la fois des domaines de la diététique et de la thérapeutique.
Dans les deux, il est très fréquemment recommandé par tous les auteurs médicaux (Hippocrate, Du Régime IV 4, 93 ; Celse, De Medicina II 17, 4 ; Galien, Art Médical 37, 3).
[3] Destinataire non identifié.

les richesses et il a toujours assez du peu de bien qu'il se croit à la veille de quitter. C'est alors que le malade se souvient qu'il y a des dieux, qu'il est un homme ; il ne méprise personne ; il ne jalouse et n'envie personne ; il dédaigne même et n'écoute même pas les médisances : il pense aux bains et aux fontaines ! C'est le plus clair de ses soucis, le plus sûr de ses vœux, car il ne voudrait, s'il devait en réchapper, qu'une vie douce et tranquille, qu'une vie innocente et heureuse !
Je puis donc, en quelques mots et pour vous autant que pour moi, enseigner ici ce que les philosophes s'efforcent de nous apprendre en un grand nombre de volumes : persévérons, une fois sortis de maladie, à être tels que nous prétendons vouloir être, lorsque nous sommes malades. Adieu.

***C. PLINIUS MAXIMO SUO S.***
*Nuper me cuiusdam amici languor admonuit, optimos esse nos dum infirmi sumus. Quem enim infirmum aut auaritia aut libido sollicitat ? Non amoribus seruit, non appetit honores, opes neglegit et quantulumcumque, ut relicturus, satis habet. Tunc deos tunc hominem esse se meminit, inuidet nemini neminem miratur neminem despicit, ac ne sermonibus quidem malignis aut attendit aut alitur : balinea imaginatur et fontes. Haec summa curarum, summa uotorum mollemque in posterum et pinguem, si contingat euadere, hoc est innoxiam beatamque destinat uitam. Possum ergo quod plurimis uerbis, plurimis etiam uoluminibus philosophi docere conantur, ipse breuiter tibi mihique praecipere, ut tales esse sani perseueremus, quales nos futuros profitemur infirmi. Vale.*

## VIII, 10 – La santé de Calpurnia (à Calpurnius Fabatus[1])

Plus grand est votre désir que nous vous donnions des arrière-petits-fils, plus grand sera votre chagrin à l'annonce de la fausse couche de votre petite fille. Comme une enfant sans expérience elle ne se croyait pas enceinte : ainsi, a-t-elle négligé les précautions nécessaires dans cette situation et s'est-elle permis ce qu'elle ne devait pas faire ; elle a payé bien cher cette ignorance, ayant été réduite à la dernière extrémité ! Si vous devez donc vous affliger en songeant à votre vieillesse frustrée encore d'une postérité en quelque sorte certaine, vous devez tout autant remercier les dieux qui vous ont refusé aujourd'hui des arrière-petits-

1 Grand-père paternel de Calpurnia Hispulla, femme de Pline. Originaire de Côme, il appartenait à l'ordre équestre.

fils mais qui semblent vous en promettre pour l'avenir puisqu'ils vous ont conservé votre petite fille ; leur naissance ne nous est-elle pas en effet mieux promise par cette expérience, même malheureuse, de fécondité ?
Ce que je me dis à moi-même, je vous l'écris en guise de réconfort, de consolation, de soutien. Vous ne désirez pas plus ardemment des arrière-petits-fils que je ne désire des enfants ; vous et moi, me semble-t-il, nous leur laisserons une route toute droite vers les honneurs, une renommée assez universelle et une noblesse qui ne sera pas une invention. Puissent-ils seulement voir le jour et changer ainsi notre douleur en joie ! Adieu.

***C. PLINIUS FABATO PROSOCERO SUO S.***
*Quo magis cupis ex nobis pronepotes uidere, hoc tristior audies neptem tuam abortum fecisse, dum se praegnantem esse puellariter nescit, ac per hoc quaedam custodienda praegnantibus omittit, facit omittenda. Quem errorem magnis documentis expiauit, in summum periculum adducta. Igitur, ut necesse est grauiter accipias senectutem tuam quasi paratis posteris destitutam, sic debes agere dis gratias, quod ita tibi in praesentia pronepotes negauerunt, ut seruarent neptem, illos reddituri, quorum nobis spem certiorem haec ipsa quamquam parum prospere explorata fecunditas facit. Isdem nunc ego te quibus ipsum me hortor moneo confirmo. Neque enim ardentius tu pronepotes quam ego liberos cupio, quibus uideor a meo tuoque latere pronum ad honores iter et audita latius nomina et non subitas imagines relicturus. Nascantur modo et hunc nostrum dolorem gaudio mutent. Vale.*

## VIII, 11 – CONVALESCENCE DE CALPURNIA (À CALPURNIA HISPULLA[1])

Quand je songe à votre affection pour la fille de votre frère, plus tendre encore que l'amour d'une mère, je sens bien qu'il me faut vous mander d'abord la situation présente, pour qu'une joie anticipée ne laisse plus de place au chagrin. Et même ainsi, je redoute que, vous étant d'abord réjouie, vous ne vous abandonniez à nouveau à la crainte et que vous ne sachiez-vous réjouir pleinement de savoir votre nièce hors de danger, sans trembler encore du péril qu'elle a couru.

[1] Fille de Calpurnius Fabatus, tante paternelle de Calpurnia.

Mais la voici désormais souriante, rendu à elle-même et à moi ; elle retrouve ses forces et le chemin de la maladie, elle le refait maintenant vers la santé ; c'est qu'elle a couru un terrible danger – puissions-nous dire cela impunément ! – ; ce ne fut certes nullement par sa faute, mais par inexpérience. De là, sa fausse couche et les pénibles suites d'une maternité dont elle ignorait tout. Ainsi quoiqu'il ne vous soit pas donné d'apaiser le regret de la perte de votre frère par la naissance d'un petit-fils ou d'une petite-fille, songez bien cette joie n'est pas perdue mais seulement remise, puisqu'elle est saine et sauve, celle qui nous permet d'espérer cette joie. Et excusez auprès de votre père cet accident que les femmes savent mieux comprendre et pardonner. Adieu.

***C. PLINIUS HISPULLAE SUAE S.***

*Cum affectum tuum erga fratris filiam cogito etiam materna indulgentia molliorem, intellego prius tibi quod est posterius nuntiandum, ut praesumpta laetitia sollicitudini locum non relinquat. Quamquam uereor ne post gratulationem quoque in metum redeas, atque ita gaudeas periculo liberatam, ut simul quod periclitata sit perhorrescas. Iam hilaris, iam sibi iam mihi reddita incipit refici, transmissumque discrimen conualescendo metiri. Fuit alioqui in summo discrimine, - impune dixisse liceat - fuit nulla sua culpa, aetatis aliqua. Inde abortus et ignorati uteri triste experimentum. Proinde etsi non contigit tibi desiderium fratris amissi aut nepote eius aut nepte solari, memento tamen dilatum magis istud quam negatum, cum salua sit ex qua sperari potest. Simul excusa patri tuo casum, cui paratior apud feminas uenia. Vale.*

## Addendum

**II, 8** : « Je souffre pourtant de ne pouvoir profiter moi aussi de ces délassements vers lesquels je soupire comme les malades vers le vin, les bains et les sources[1]. »

---

[1] Ces trois procédés thérapeutiques connurent en effet un vif succès auprès des malades. L'usage du vin est recommandé par Hippocrate pour les douleurs de mauvaise nature (*Epidémies* VI, 6, 3) et pour le traitement de la phtisie (*Des Lieux dans l'homme* 19), par Celse contre la toux (*De Medicina* IV, 10), par Scribonius Largus pour les douleurs aux yeux (*Compositiones* 20), par Rufus d'Ephèse pour le traitement de la podagre (*De Podagra* 13) et par Galien (*Art médical* 37, 4). Quant à la médecine thermale, elle est très utilisée par les Romains. Cf. Sénèque, *Quaestiones Naturales* III, 1, 2 : « Il y a des eaux qui sont salutaires aux yeux ; d'autres font du bien aux nerfs, guérissent des maladies

*Angor tamen non et mihi licere, quae sic concupisco ut aegri uinum, balinea, fontes.*

**IV, 22** : « Car les vices des Viennois[1] restent enfermés chez eux, tandis que les nôtres se répandent au loin, et dans l'empire, comme dans le corps humain plus grave est la maladie qui se propage de la tête dans tout l'organisme[2]. »
*Nam Viennensium uitia intra ipsos residunt, nostra late uagantur, utque in corporibus sic in imperio grauissimus est morbus, qui a capite diffunditur. Vale.*

**IX, 37** : « Je veux pourtant essayer et tenter, comme dans une maladie invétérée, tous les secours que le changement de remèdes[3] nous pourra donner. »
*Experiundum tamen et quasi in ueteri morbo quaelibet mutationis auxilia temptanda sunt.*

---

chroniques dont les médecins désespèrent, ferment les plaies, atténuent les maux internes, soulagent les poumons et les intestins, arrêtent les flux de sang. »

[1] Vienne (dans l'Isère actuelle) était la capitale des Allobroges, peuple de Gaule Transalpine.

[2] C'est le cas de la fluxion qui descend de la tête (Hippocrate, *Du Régime dans les maladies* 2, 16).

[3] Le changement de remèdes est à éviter en temps normal (Hippocrate, *Des Humeurs* 15 ; Sénèque, *Lettre à Lucilius* 2, 3 : « Rien n'entrave la guérison comme de changer coup sur coup de remèdes »). Mais lorsque le mal devient invétéré, les médecins antiques y ont recours (Hippocrate, *Épidémies* 6, 6 ; Sénèque, *De Clementia* I, 9, 6 : « Fais comme les médecins : quand les remèdes usuels ne réussissent pas, ils essaient les médicaments contraires ».)

# CHAPITRE 4

# GALERE – LA MORT D'UN MAUVAIS EMPEREUR

La mort de Galère peut se présenter comme une véritable énigme policière, où l'investigation tournera autour de trois personnages : Galère, empereur peu connu du début du IVème siècle de notre ère ; Lactance, un père latin de l'Eglise, lui aussi un peu occulté par l'ombre immense d'Augustin ; enfin la maladie elle-même, cause de la mort.

## GALERE

En l'an 284, dans les dernières années du IIIème siècle, Caïus Aurélius Dioclétien est proclamé empereur par l'armée à Chalcédoine, ville de Bithynie (aujourd'hui en Turquie). Doué d'une puissante énergie et d'un esprit logique, il se donne pour mission de reformer l'empire en établissant une monarchie absolue centrée vers l'Empereur considéré comme une personne sacrée et quasi-divine : il va se faire appeler Jovien 'Jupitérien). Toutefois, devant l'ampleur de la tâche (armée, administration, intendance, gouvernement) et surtout l'immensité de l'Empire et la pression des Barbares aux frontières, il s'associe un collègue, Maximien Hercule (toujours identification à une divinité bénéfique), à qui il confie l'Occident ; lui-même se réservant l'Orient. Dix ans après, en 294, en accord avec Maximien, il s'adjoint deux autres empereurs et institue la *Tétrarchie*, c'est-à-dire un gouvernement à quatre, avec deux Augustes : Dioclétien (pour l'Orient), Maximien (pour l'Italie et l'Afrique) et deux Césars qui devront leur succéder : Constance (pour la Bretagne, la Gaule et l'Espagne) et Galère (pour l'Illyrie et les régions Danubiennes)[1]. Ce système prendra fin le 3 juillet 323, au IVème siècle, où Constantin le Grand rétablit l'unité impériale. Il aura duré 29 ans.

Galère (plus exactement Caïus Galérius Valérius Maximianus) est donc issu de la *Tétrarchie*. Berger d'origine dace, il fait une brillante carrière militaire. Dioclétien l'adopte, lui fait épouser sa fille et le nomme César.

---

1 Au début, la tétrarchie de Dioclétien n'est qu'un simple partage de responsabilités et non de territoires, mais il porte en germe le démembrement final, voire la décomposition de l'empire (J.M. Carrié, *l'Empire romain en mutation : des Sévères à Constantin*, Seuil, Points Histoire, 1999).

Galère va alors remporter une série de victoires contre les Germains (293-295) ; puis contre les Perses (sa plus célèbre campagne). Très hostile aux Chrétiens (c'est le début de notre affaire), il inspire en 303 la persécution dite de Dioclétien et de Maximien, il devient empereur (Auguste) conjointement avec Constance Chlore. Il va se réserver l'Orient et l'Italie et prendre pour capitale Nicomédie (dans l'actuelle Turquie, au Sud de Constantinople). Menacé par l'alliance de Constantin (fils de Constance) et de Maxance (fils de Maximien) et ce dernier s'étant déclaré empereur de Rome en septembre 306, il envahit l'Italie à la tête d'une formidable armée, rassemblée dans les provinces orientales et dans l'Illyrie (littoral adriatique et Danube), dans le but de châtier les Romains rebelles et d'exterminer le Sénat. Mais rencontrant une résistance opiniâtre et des places fortifiées et inaccessibles, il ne peut que s'approcher de Rome et est contraint à la retraite, retraite sanglante où ses troupes ravagèrent l'Italie, ses villages, ses paysans, ses récoltes et ses troupeaux. En novembre 307, il éleva son ancien compagnon de la vie militaire, Licinius, au rang d'Auguste et renonça sagement à ses projets de monarchie universelle. On le vit même alors, nous dit Gibbon[1] s'occuper de travaux utiles à ses sujets : il fait écouler dans le Danube le superflu des eaux du Lac Pelson et couper les forêts immenses qui l'entouraient, ouvrage important qui rendait à la Pannonie (Hongrie – Basse Autriche et partie de Bosnie-Croatie) une grande étendue de terres labourables. Il meurt en mai 311, d'une maladie particulièrement atroce et douloureuse qui dure un an – année durant laquelle il publie un « *édit de tolérance* » envers les Chrétiens, pour se faire, un peu tard, pardonner.

Il avait régné dix-neuf ans et deux mois comme César et six ans comme Auguste. Comme nous le dit Gibbon « *... il avait des droits à l'estime de ses sujets mais il daigna rarement mériter leur attention. Sa réputation dans les armes et surtout le succès brillant de la guerre de Perse avaient enorgueilli son esprit naturellement altier et qui ne pouvait souffrir de supérieur ni même d'égal* ».
On pourrait presque dire une vie et une mort d'empereur romain ordinaire – au moins pour les historiens d'aujourd'hui.

Mais c'était sans compter sur Lactance.

---

[1] Gibbon : *Histoire du déclin et de la chute de l'empire romain*, Paris, Robert Laffont (coll. Bouquins), 1983, T1 et T2.

## LACTANCE

Avec Tertullien, Cyprien de Carthage, Ambroise, Jérôme, Augustin et Boèce, c'est un des pères latins de l'Eglise d'Occident[1]. Né en Afrique vers 240, élève du rhéteur Arnobe de Sicca, il fut professeur à son tour. Dioclétien l'appela pour enseigner la rhétorique dans sa nouvelle capitale, Nicomédie en Bithynie. Devenu chrétien avant 303, il dut quitter son enseignement lors de la persécution de Galère, en 304, et tomba dans la misère, quoi que toujours très connu de ses pairs. A un âge avancé, il fut appelé à Trèves par Constantin, comme précepteur de son fils Crispus vers 317. On ignore la date de sa mort, sans doute dans une retraite studieuse.

Il nous reste de lui d'importants ouvrages d'apologétique chrétienne et surtout son œuvre principale : « *Les Institutions divines* » (Institutiones) en sept livres, qui est une apologie de la religion chrétienne et un exposé d'ensemble de ses dogmes fondamentaux. Mais ce n'est pas le théologien qui nous intéresse ici, c'est l'historien -et plus précisément l'auteur du dernier livre qu'il ait écrit : « *Sur la mort des Persécuteurs* » (De mortibus persécutorum), terminés en 316, soit cinq ans après la mort de Galère. Par son contenu, ce livre est, comme on l'a dit, un « morceau d'Histoire Ancienne ». Il y développe une thèse, déjà exploitée par Tertullien : tous les empereurs persécuteurs des Chrétiens ont été de « mauvais » empereurs et tous ont connu une fin affreuse, châtiment de Dieu.

En fait, Apologétique simpliste qui tait les mesures prises contre les Chrétiens par de « bons empereurs », comme Trajan, Marc-Aurèle ou Septime Sévère, comme à l'inverse, les mérites d'empereurs tels que Dèce, Dioclétien, voire Galère (nous l'avons vu).

## LA MALADIE ET LA MORT DE GALERE

Examinons donc le passage du livre de Lactance concernant notre sujet[2].

---

1 Hans Von Campenhausen, *Les Pères Latins*, Paris Seuil (coll. Livre de vie), Editions de l'Orante, 1967, pour la traduction française, 2001.

2 Lactance : *de la mort des Persécuteurs*, XXXIII, XXXIV, XXXV, Introduction, texte critique et traduction de J. Moreau, Paris, Editions du Cerf (coll. Sources chrétiennes), 2 vol., 1954.

## XXXIII

Galère était dans la dix-huitième année de son règne quand Dieu le frappa d'un mal incurable. Il lui vint au bas des parties génitales un ulcère malin qui ne fit que s'étendre. Les médecins coupent, soignent la plaie. Mais la blessure, en voie de cicatrisation, se rouvre : une veine se rompt et un flux de sang le met en danger de mort. A grand-peine, on arrête pourtant l'hémorragie. On reprend la cure sur de nouveaux frais. On parvient enfin à refermer la plaie. Mais un léger mouvement du corps la rouvre : il perd encore plus de sang que la première fois. Il devient livide, ses forces l'abandonnent, il s'affaiblit de plus en plus. Ce n'est qu'alors qu'on peut arrêter le flux de sang. Dès lors, la blessure ne ressent plus l'effet des médications : le chancre gagne de proche en proche : plus on coupe, plus il s'étend, et les soins ne font qu'aggraver la virulence. « Les maîtres s'avouèrent vaincus, Chiron le Phillyride et Melampus fils d'Amythaon ».

De partout on fait venir des médecins en renom, mais la main des praticiens n'apporte aucune amélioration. On a recours aux idoles : on prie Apollon et Esculape, on leur demande un remède. Apollon en indique un : le mal ne fait que s'étendre et empirer. La mort désormais n'était plus loin : elle avait déjà saisi tout le bas du corps. L'intérieur des entrailles se corrompt, et tout le siège tombe en pourriture. Malgré leur insuccès, les médecins continuent leurs soins et leurs remèdes, bien qu'ils n'aient plus d'espoir de vaincre le mal. Repoussé par leurs médications, celui-ci pénètre à l'intérieur du corps, le ronge et y engendre des vers. La puanteur ne se répand pas seulement dans le palais : elle envahit toute la ville. Quoi d'étonnant, puisque les conduits des excréments et de l'urine sont désormais mêlés l'un à l'autre ? dévoré par les vers, son corps se dissout en pourriture, avec d'intolérables souffrances.
« Il pousse vers le ciel d'horribles clameurs, semblables aux mugissements du taureau blessé quand il s'échappe de l'autel ».

On tente d'appliquer sur le siège en décomposition des viandes cuites et toutes chaudes, dans l'espoir que la chaleur attirera les vers à l'extérieur. Mais quand on dégage les plaies, on voit se produire une innombrable pullulation de ces bêtes, accrue encore par la malsaine fécondité des entrailles pourrissantes. Déjà les progrès de la maladie avaient fait perdre toute forme aux diverses parties du corps ; le haut, jusqu'à l'ulcère, s'était complètement desséché : sous l'effet de l'amaigrissement, la peau blême s'était profondément affaissée dans l'intervalle des os. Le bas, enflé comme une outre, avait pris des proportions hideuses : la forme des jambes était méconnaissable. Et cela dura une année entière. Enfin, dompté par les maux qu'il endurait, l'empereur fut forcé de confesser le Seigneur. En effet, au cours des répits que lui laissaient des crises de souffrance sans cesse renouvelées, il s'écrit qu'il rétablira le temple de Dieu et réparera complètement son crime. Il était déjà mourant lorsqu'il fit publier l'édit que voici :

## XXXIV

« entre toutes les dispositions que nous n'avons cessé de prendre dans l'intérêt et pour le bien de l'Etat, nous avions décidé antérieurement de réformer toutes choses selon les lois anciennes et la règle des Romains, et de veiller à ce que même les Chrétiens, qui avaient abandonné la religion de leurs ancêtres, revinssent à de bons sentiments, puisque, pour de certaines raisons, ces mêmes Chrétiens avaient été saisis d'une telle obstination et possédés d'une telle folie que, loin de suivre les usages des anciens – usages qui avaient peut être été établis par leurs propres aïeux – ils se faisaient pour eux-même, selon leur gré et leur bon plaisir, les lois qu'ils observaient, et qu'en divers lieux ils attiraient des foules de gens de toutes sortes.

Bref, après la publication de notre édit leur enjoignant de se conformer aux usages des ancêtres, beaucoup ont été poursuivis, beaucoup même ont été frappés. Mais comme un grand nombre persistent dans leurs propos, et que nous nous apercevons que, tout en ne rendant pas aux dieux le culte et le respect qui leur est dus, ils n'honorent pas le dieu des Chrétiens, considérant aussi, à la lumière de notre infinie clémence, notre constante habitude d'accorder le pardon à tous, nous avons décidé qu'il fallait étendre à leur cas aussi, et sans aucun retard, le bénéfice de notre indulgence, de sorte qu'à nouveau ils pussent être Chrétiens et rebâtir leurs lieux de réunion, à contion qu'ils ne se livrent à aucun acte contraire à l'ordre établi. Dans un second règlement, nous indiquerons aux gouverneurs ce qu'ils devront observer. En conséquence, et en accord avec l'indulgence que nous leur témoignons, les Chrétiens devront prier leur dieu pour notre salut, celui de l'empire, et leur propre, afin que l'intégrité de l'Etat soit rétablie partout et qu'ils puissent mener une vie paisible dans leurs foyers ».

XXXV

Cet édit fut affiché à Nicomédie le 30 avril de l'année pendant laquelle il était consul pour la huitième fois, et Maximin pour la seconde. C'est alors qu'on ouvrit les prisons, très cher Donat, et que tu fus, avec les autres confesseurs, libéré du cachot qui, pendant six années, avait été ta demeure. Et pourtant, par cet acte, Galère n'obtint pas de Dieu le pardon de son crime : quelques jours plus tard, après avoir recommandé et confié à Licinius son épouse et son fils, il succomba à l'horrible putréfaction, au moment où toutes les parties de son corps se décomposaient.

A Nicomédie, c'est vers le milieu du mois de mai qu'on apprit cet évènement, alors qu'on se préparait à fêter les vicennales le premier mars suivant.

***Ce texte suscite deux questions importantes :***

S'agit-il d'un topo, d'un thème littéraire conventionnel, utilisé par Lactance ?
Ou, au contraire, s'agit-il d'un cas clinique réel de l'époque ?

Dans la pensée grecque, on trouve le « topos » que ce soit dans la Mythologie : Lùros puni pour avoir offensé tel ou tel Dieu :
Dionysos, Jupiter ou Diane ; Lycurgue, le héros de Thrace, Penthée, Orphée, Actéon – ou dans l'Histoire, où les exemples ne manquent pas : celui de Cambyse est un des plus anciens et des plus frappants : le roi des Perses fut frappé de folie et « tomba en pourriture » pour avoir frappé le bœuf Apis et persécuté ses fidèles. De la même façon, la reine Phérétine, reine de Cyrène (actuelle Libye), qui avait outragé les Dieux par sa cruauté, fut « dévorée par les vers », chatiment que la tradition attribue avec prédilection aux impies (nous y reviendrons).

Chez les Historiens Romains, dans les récits de Suétone, de Tacite, de Dion Cassius, de Flavius Josèphe, sont détaillés avec complaisance la mort des tyrans et des monstres, la fuite éperdue et le suicide honteux de Néron, l'égorgement de Caligula ou l'abominable supplice de Vitellius, déchiqueté à tout petits coups, achevé et traîné avec un croc dans le Tibre.

Même chose dans l'Ancien Testament où on retrouve la croyance juive relative à la punition immédiate des persécuteurs d'Israël. L'exemple le plus fameux nous en est donné par la description des derniers moments d'Antiochus IV Epiphane, le persécuteur par excellence, dans le second Livre des Macchabées, apocryphe du IIème siècle, inséré dans la Septante[1]. Qu'on en juge.
« ...Mais le chatiment du ciel était déjà sur lui, qui disait dans son orgueil : je ferai de Jérusalem le tombeau des Juifs, dès que j'y serai arrivé. Mais le seigneur qui voit tout, le Dieu d'Israël, le frappa d'une maladie incurable et invisible ; il avait à peine fini de parler qu'il fut pris d'intolérables douleurs dans les entrailles et de vive souffrance dans les intestins et très justement pour lui qui avait infligé à d'autres tant d'affreuses tortures.
Mais il ne perdait rien de son arrogance ; encore plein d'orgueil, enflammé de colère contre les Juifs, il ordonna de précipiter sa marche ; c'est alors qu'il tomba de son char lancé à toute vitesse, et dans la violence de la chute, il eut tous les membres brisés ... on dut le porter dans une civière, témoignage éclatant pour tous de la puissance de Dieu. « Du corps de cet impie sortaient des vers » et, tout vivant, il voyait tomber ses chairs, au milieu des tourments et des souffrances, et l'odeur fétide qu'il répandait incommodait toute l'armée. Et celui qui, peu auparavant, semblait toucher aux astres du ciel, personne ne pouvait le supporter à cause de sa puanteur intolérable.
Dans le délire des souffrances, il se repentit et fit des promesses à Dieu ... ainsi, le meurtrier et le blasphémateur qui avait fait tant de mal aux autres termina misérablement sa vie au milieu des pires souffrances, à l'étranger dans les montagnes, aux environs d'Ispahan. Philippe, son camarade d'enfance, ramena son corps ; mais craignant le fils d'Antiochus, il se retira en Egypte auprès de Ptolémée Philométor ».

A l'évidence, Lactance a calqué sa description de la maladie sur celle du roi persécuteur. Il y a donc utilisation indiscutable du « *topos* ». John Scheid[2] précise : « ... le supplice de Galère reproduit sur deux plans le principe de sa tyrannie. D'une part, sa maladie porte au jour le trait fondamental, l'animalité abjecte de ce non-homme, de cette bête fauve

---

[1] Macchabées, Livre II, IX, 3-17, *La fin d'Antiochus Epiphane, la Sainte-Bible,* texte latin, traduction et commentaires de Louis Pirot, Tome VIII, 2ème partie, le Livre des Macchabées, Paris, Letouzey et Ané, éd. 1951.
[2] John Scheid : « La mort du tyran. Chronique de quelques morts programmées », *Du chatiment dans la cité. Supplices corporels et peine de mort dans le monde antique* (Rome, 9-11 novembre 1982).

réfugiés dans l'Empire (sa mère était une barbare). En même temps toutefois, Galère s'assimile dans son martyre au rôle qu'il a toujours joué à l'égard des Chrétiens : le tortionnaire est torturé, le persécuteur persécuté ; celui qui voulait faire abjurer finit par abjurer lui-même ». Et Aline Rousselle[1] ajoute : « Lactance donne une signification à l'aspect repoussant de la maladie, une signification nouvelle dans ce monde : l'aspect repoussant du mal rend visible l'aspect repoussant de l'âme ».

Mais il y a aussi le document historique (le seul avec « *l'Histoire Ecclésiastique d'Eusèbe* » pour la période de la Tétrarchie), auquel se réfèrent les historiens depuis la fin du XVIIème siècle. Même Gibbon au XVIIIème siècle qui ne l'aime pas parce que trop sectaire, le cite abondamment.

Le spécialiste actuel de Lactance, J. Moreau[2], nous dit : « ... un polémiste, non un faussaire...on peut le suivre en toute confiance ». Et il nous fait remarquer aussi que le récit de Lactance « est le plus sobre et le moins encombré de détails légendaires ».

Regardons « l'observation » de Galère, avec les yeux d'un médecin d'aujourd'hui mais surtout avec ceux d'un médecin du IVème siècle :

- Lésion initiale
  - Ulcus malum : ulcère malin, localisé « au bas des parties génitales »[3]
- Evolution locale
  - Le cancer :chancre,[4] gagne de proche en proche : plus on coupe, plus il s'étent et les soins ne font qu'aggraver la virulence ;
  - Lésion très hémorragique : hémorragie (« une veine se rompt ») que l'on ne peut arrêter que difficilement ;

Ce sont encore aujourd'hui deux signes de malignité d'une lésion dermatologique chronique invasive.

- Evolution générale
  - « l'intérieur des entrailles se corrompt, et tout le siège tombe en pourriture » :

---

[1] Aline Rouselle : « l'histoire-sanction : la mort des persécuteurs », *Penseurs et débats au IIIème siècle.* L'empire romain en mutation. Des Sévères à Constantin (avec J.M. Carrié), Paris, Seuil, 1999

[2] Jacques Moreau, traducteur de Lactance, op.cit.

[3] La vengeance divine frappe d'abord les impies dans leur virilité : cf. les maladies d'Ampion, de Hérode et de Julieus Julianus, punis pour avoir pillé une église et s'être assis sur les vases sacrés (J. Moreau, XXXIII, op.cit.).

[4] Egalement la gangrène pour Celse (voir Infra)

- « repoussé par les médications, le mal pénètre à l'intérieur du corps, le ronge et y engendre des vers » ;
- « la puanteur ne se répand pas seulement dans le palais, elle envahit toute la ville » ;
- « quoi d'étonnant puisque les conduits des excréments et de l'urine sont désormais mêlés l'un à l'autre » ;
On peut penser aux fistules secondaires des néoplasies.
Tableau clinique du malade
-Le haut du corps, jusqu'à l'ulcère, s'était complètement désseché : sous l'effet de l'amaigrissement, la peau blême s'était profondément affaissée dans l'intervalle des os ;
-Le bas, enflé comme une outre, avait pris des proportions hideuses : la forme des jambes était méconnaissable ;
Excellente « observation » que l'on voyait encore il y a peu de temps chez les ascites cirrhotiques avec anasarque, dans certains cancers à la phase ultime ou chez les diabètes gras décompensés.
- « Et cela dura une année entière » : la durée de la maladie terminale est précisée.

Pour avoir des précisions sur ces lésions, dans l'Antiquité romaine, on peut consulter avec profit les articles : Cancers, thériôme et fistules du livre de Celse : « *De la médecine* »[1] (1er siècle de notre ère), qui sert encore de référence aux médecins du IVème siècle et que nous reproduisons.

**Du carcinome (cancer)**

Le carcinome n'expose au même danger, s'il n'est pas imprudemment tourmenté par le médecin. Ce mal se manifeste principalement sur les parties supérieures, aux régions du visage, du nez, de l'oreille, des lèvres, et des seins chez les femmes. Des espèces d'élancements se font sentir autour de l'endroit malade, qui est immobile, inégalement tuméfié, parfois même engourdi. Les veines du voisinage sont engorgées, comme flexueuses, pâles ou livides ; quelquefois même, chez certains malades, elles sont invisibles : au toucher, la partie est douloureuse chez les uns, insensible chez les autres, et parfois, bien que non ulcérée, plus dure ou plus molle qu'à l'état normal. D'autre fois, il

1 Celse : « *de la médecine* », Livre V, 28,31, traduction française : A. Vedrenes, Paris 1876, d'après le texte de Daremberg.

survient, en outre, un ulcère qui tantôt n'offre rien de particulier, et tantôt ressemble à ceux que les Grecs appellent *« condulomata »,* à cause de ses aspérités et de son volume : sa couleur est rouge et semblable à celle des lentilles. Ce n'est pas impunément qu'on enlève cet ulcère, car il se déclare aussitôt de la paralysie ou des convulsions. Souvent le malade, comme foudroyé, tombe sans parole et sans connaissance. Chez quelques-uns même, quand on presse l'endroit affecté, les parties ambiantes se tendent et se tuméfient. Pour toutes ces raisons, cette affection est des plus graves. En général, il se produit d'abord ce que les Grecs appellent un « *kakontès* » ; puis il naît un carcinome sans ulcère ; ensuite un ulcère, et, de ce dernier, un thymion. Aucune de ces affections, excepté le cacoéthès, ne peut être détruite ; le traitement irrite les autres, et d'autant plus, que les moyens employés sont plus violents. Certains médecins se servent de caustiques ; d'autres du cautère actuel ; quelques-uns pratiquent l'ablation avec le scalpel ; mais aucune médication n'a jamais réussi : la cautérisation surexcite immédiatement le mal, qui fait des progrès et finit par emporter le patient ; l'ablation, même après la formation de la cicatrice, n'empêche pas la récidive, qui est une cause de mort. La plupart des malades, sans recourir à aucun de ces moyens énergiques avec lesquels on essaie de guérir le mal, et en usant simplement de topiques lénitifs comme pour l'adoucir, n'en ont pas moins atteint une extrême vieillesse. Mais distinguer le cacoéthès susceptible de guérison, du carcinome qui ne l'est pas, personne ne le peut sûrement ; le temps et l'expérience seuls l'apprennent. Aussi, dès qu'on a reconnu la première affection, doit-on recourir aux caustiques. Le mal s'apaise-t-il, et la gravité des symptômes s'affaiblit-elle ? on peut en venir au scalpel et l'ustion : s'il s'irrite, on en conclut aussitôt que c'est déjà un carcinome ; en conséquence, il faut proscrire tous les remèdes acres et violents. Mais, si la partie est dure et non ulcérée, il suffit d'appliquer de la figue très grasse ou l'emplâtre rhypode. Si l'ulcère est uni, on le recouvre de cérat d'huile rosat, additionné de la poussière du vase dans lequel les forgerons ont contume de tremper le fer rouge. S'il bourgeonne trop on essaie jusqu'à la destruction de tout ce qui proémine, les battitures de cuivre, le plus doux des caustiques, et l'on continue ainsi, s'il ne survient pas d'exacerbation : dans le cas contraire, on se contente du cérat précité.

## Du Thériôme

Il existe encore un ulcère que les Grecs appellent « thérioma ». Celui-ci nait spontanément ou succède à un ulcère provenant d'une autre cause. Il est de couleur livide ou noire, d'une odeur fétide ; l'humeur en est abondante et semblable à du mucus ; il est insensible au toucher, ainsi qu'au contact des médicaments, et seulement susceptible de démangeaison. Mais, au pourtour, il y a de la douleur et de l'inflammation ; parfois même il survient de la fièvre : quelquefois du sang s'échappe de l'ulcère. Ce mal est aussi de nature serpigineuse. Tous ces symptômes acquièrent souvent une grande intensité, et alors se manifeste l'ulcère que les Grecs appellent « phagédiana », parce que dans sa marche rapide, « il pénètre jusqu'aux os en dévorant les chairs » Cet ulcère est inégal, d'un aspect boueux ; il renferme une humeur copieuse et gluante d'une « odeur insupportable », et il est le siège d'une inflammation considérable, eu égard à son étendue. « Ces deux affections, ainsi que toutes les gangrènes, se manifestent principalement chez le vieillard ou chez les personnes d'une mauvaise constitution ». Le traitement de l'une et de l'autre est le même, mais il est nécessaire d'en proportionner l'énergie à l'intensité du mal. Et d'abord, il importe de régler le régime : on prescrit le repos au lit, la diète pendant les premiers jours, l'usage de l'eau en abondance, et des lavements ; l'inflammation passée, on donne des aliments de bon suc, en évitant ceux qui sont âcres ; de la boisson à discrétion, mais de manière que le malade se contente d'eau pendant le jour, et d'un peu de vin austère au souper. La diète ne doit pas être aussi sévère pour les personnes en proie à l'ulcère phagédénique, que pour celles qui n'ont encore qu'un thériome. Tel est le régime approprié à la circonstance. Quant à l'ulcère, il faut le saupoudrer d'oenanthe desséchée, et, si elle produit peu d'effet, de chalcitis. Si quelque nerf a été mis à nu par l'érosion des chairs, on le recouvrira préalablement d'un linge pour le soustraire à l'action caustique du médicament. Si l'on a besoin de remèdes plus énergiques, on en viendra aux compositions qui cautérisent avec plus de force. Pour répandre un remède pulvérulent, quel qu'il soit, on se sert de la partie large d'une sonde. Par-dessus ce remède, on met de la charpie avec du miel, ou des feuilles d'olivier ou de marrube bouillies dans du vin.

**Des fistules**

Quelquefois, de ces sortes d'abcès et d'autres espèces d'ulcères, il naît des fistules : nom qui s'applique à un ulcère profond, étroit et caleux. Il s'en produit dans presque toutes les parties du corps, et dans chacune, elles ont des caractères particuliers. Parlons d'abord de ce qu'elles ont en commun. Il y a plusieurs sortes de fistules : les unes sont courtes, les autres profondes ; celles-ci se dirigent directement vers l'intérieur ; celles-là, et c'est le plus grand nombre, sont transversales ; il en est de simples ; d'autres, commençant par un seul orifice, sont doubles ou triples, ou même se divisent en plusieurs trajets ; quelques-unes sont droites, d'autres courbes et sinueuses ; les unes se terminent dans les chairs ; d'autres pénètrent jusqu'aux os ou aux cartilages, ou, s'il n'y a ni os ni cartilage, parviennent dans l'intérieur ; on en voit dont la cure est facile, d'autres où elle est difficile ; il s'en rencontre même d'incurables. La cure est aisée, si la fistule est simple, récente et bornée aux chairs ; plus facile encore, si le sujet est jeune et vigoureux. Les conditions contraires sont défavorables : il en est de même si la fistule a lésé un os, un cartilage, un nerf ou un muscle, envahi une articulation, pénétré dans la vessie, le poumon, le vagin, les grandes veines ou artères, ou dans des espaces vides, tels que la gorge, l'œsophage ou le thorax. « Quand elle se dirige vers les intestins, le cas est toujours dangereux ; souvent mortel. La situation est plus grave encore, si la personne est malade, âgée ou cachectique ». Il convient, avant tout, d'introduire une sonde dans la fistule, pour en reconnaître la direction et la profondeur, et s'assurer en même temps et tout de suite, de son état d'humidité ou de sécheresse : ce qui se voit dès que la sonde est retirée. Existe-t-il un os dans le voisinage ? on peut aussi savoir si la fistule l'a déjà atteint, et jusqu'où elle a porté ses ravages ; car si le point que touche l'extrémité de la sonde est mou, le mal est encore limité aux chairs : s'il offre un peu de résistance, c'est qu'il est arrivé à l'os. Une fois là, si la sonde glisse, il n'y a point encore de carie ; si elle ne glisse pas, mais qu'elle s'appuie sur une surface unie, la carie existe sans doute, mais elle est encore légère ; si la partie sous-jacente est inégale et rugueuse, l'érosion de l'os est plus avancée. Le siège même de la fistule apprend s'il y a un cartilage au-dessous ; la résistance dénonce s'il est atteint. De ces caractères, on déduit le siège et l'étendue des fistules, ainsi que les dégâts qu'elles ont causés. On peut reconnaître, d'après la quantité de pus, si elles sont simples ou multiples ; car plus abondante que le comporte une simple fistule, c'est une preuve qu'il existe plusieurs trajets...

## LA QUESTION DES « VERS » ET DES « POUX »

Helminthiase : nom générique donné aux maladies causées par les vers intestinaux.
Phtiriase : dermatose provoquée par la présence sur le corps d'un grand nombre de parasites appartenant à l'une des 3 variétés : poux de tête, poux du corps ou poux du pubis.
Donc aujourd'hui, deux choses complètement différentes.
Si comme nous l'avons vu avec Antiochus Epiphane ou avec la reine de Cyrène Phérétime, la mort « dévorée par les vers » est le châtiment attribué avec prédilection aux impies, aux « théomakoi », il semble y avoir, dès la Haute Antiquité, « un amalgame étonnant entre vers et poux ».
Plutarque citant les « hommes illustres » morts de la « phtiriasis », mentionne pêle-mêle Acaste, fils de Pélias, le poète Alcman, Phérécydes le théologien, Callisthènes d'Olynthe détenu en prison, le juris-consulte Mutius, le chef des esclaves révoltés de Sicile Eunus et le dictateur Scylla. Or, à son propos, il nous dit :

« Cette vie dissolue fut cause de lui augmenter sa maladie, dont la cause primitive fut légère du commencement, car il fut longtemps sans s'apercevoir qu'il avait un apostume dans le corps, lequel par successions de temps, vint à corrompre sa chair de sorte qu'il la tourna toute en poux, tellement que combien qu'il y eût plusieurs personnes après à l'épouiller nuit et jour, ce n'était encore rien de ce que l'on ôtait au prix de ce qui revenait et n'y avait vêtements, linge, bain, lavatoire ou viande même qui ne fut incontient remplie du flux de cette ordure et vilénie – tant il en sortait ; car il entrait plusieurs fois par jour dans le bain pour se laver et nettoyer ; mais tout cela ne servait à rien, car la mutation de sa chair en cette pourriture le gagnait incontient de vitesse et n'y avait moyen de nettoyer qui put suffire à si grande quantité... »[1].
Même confusion au sujet de la « phtiriasis », dans la tradition judéo-chrétienne avec la mort d'Hérode le Grand, chez Josèphe (Ant. Jud. XVII, 169), celle d'Hérode-Agrippa, dans les Actes des Apôtres

[1] Plutarque, *Vies*, Scylla, 36, traduction de Amyot.

(XII,23) ; celle de l'empereur Maximin, chez Lactance (Mort des Persécuteurs).

Au XIIIème siècle, la légende dorée de Jacques de Voragine excelle à décrire des scènes figurant la maladie en vermine grouillante, multipliant les tableaux de larves et de vers. Dieu orchestre ses sanctions en les signalant aux yeux de tous par un grouillement d'animalcules de nature indistincte[1].

Encore plus étonnant au XVIème siècle, dans le Quart Livre de Rabelais, on peut lire : « ...Ainsi, dist Pantagruel, c'est par adventure la cause pourquoy Hérodes, le tyrant et cruel roy de Judée, soy voyant près de mort horrible et épouvantable en nature (car il mourut d'une phthiriasis « mangé de verns et des pouls », comme paravant estoient mors L. Sylla, Phérecides Syrien, précepteur de Pythagoras, le poète Alcman et autres... » [2].

Antonioli[3]signale la même chose pour Jean Bouchet, l'ami de Rabelais, dans son poème « les Regnars taversant les périlleuses voyes de folles siances du monde » de 1504 :

« Tellement qu'il fut hors du sens
Et feist tuer les innocens
Dont tant de maux luy procédèrent
Aux petis cyrnes le mangèrent
Aux entrailles pourry infaict »[4].

Très tôt, également il semble y avoir un autre amalgame entre vermine et génération spontanée à partir « d'humeurs viciées ». Le discours des hygiénistes jusqu'au XVIIIème siècle n'imagine dans la prolifération de cette faune parasitaire qu'un excès d'humeurs corporelles, de transpirations mal maitrisées, qu'il conviendra de réduire.

« ...Ces vies rampantes ne peuvent naître que du corps. Elles « sortent » de la peau comme certains vers semblent émerger des chairs en décomposition »[5].

---

[1] G. Vigarello : *Histoire des pratiques de santé*, Paris, Seuil, Points-Histoire, 1999.

[2] Rabelais connait bien les Vies de Plutarque et l'Histoire Naturelle de Pline.

[3] R. Antonioli, *La médecine dans la vie et dans l'œuvre de Fr. Rabelais*, Thèse, Paris IV, 1974.

[4] Les poux, les vers sont devenus des « cyrus » (ou ciron) animalcule indéterminé, petite bête faisant « voies caverneuses en corrodant entre cuyr et chair spécialement es mains de ceulx qui sont ocient » (Chauliac), dont rien n'indique que Rabelais ni les médecins de la Renaissance aient soupçonné le rôle dans la génèse de la gale (Antonioli, op.cit.).

[5] G. Vigarello, *Le propre et le sale. L'Hygiène du corps depuis le Moyen-Age*, Paris, Seuil, Points-Histoire, 1985.

Dans son dictionnaire, Noël Chomel[1] indique : « …quelques personnes, surtout les blondes, malgré toutes leurs attentions pour la propreté, y sont quelquefois sujettes (pou ou vers) ce qui dépend soit des dispositions intérieures, soit de la qualité des humeurs qui se filtrent dans les glandes cutanées ».
Et dans l'ouvrage de référence d'Andry[2] sur les vers, on peut lire, à la même époque : « Les ulcères, les tumeurs, les abcès, les chairs gangrénées en nourrissant les charbons, les bubons pestilentiels, en contiennent un grand nombre. Les Pustules de la petite vérole en sont quelquefois toutes pleines ».

Intérieur-Extérieur, vers, poux, cyrons ou vermine, réalité indistincte du corps devenu « masse grouillante », pourriture et auto-digéré. Ainsi Lactance, malgré le délire de la joie haineuse qu'il prend à décrire en détail les souffrances de Galère, nous conduit à pénétrer dans ce continent perdu de la Médecine où la « maladie » évoluait « naturellement » jusqu'à son terme (guérison ou mort) sous des aspects que nous ne pouvons qu'imaginer, et à nous rendre humblement au chevet d'un malade du IVème siècle de notre ère…

---

1 N. Chomel, Dictionnaire oeconomique, 1709.
2 M. Andry : De la génération des vers dans le corps de l'homme, Paris, d'Houry, 1714, in 12.

# CHAPITRE 5

# LA MEDECINE MONASTIQUE DANS L'OCCIDENT MEDIEVAL

*« ...laissant la trace de l'humaine présence*
*Et la mémoire du passé comme l'escargot*
*Laisse son sillon de bave »*
Francis Bacon

Si le chercheur se penche sur l'histoire de la Médecine de cette si longue période du Moyen-Age occidental qui va du Ve au XIe siècle, il est découragé de voir le peu de documents tant littéraires qu'archéologiques qui s'offrent à son investigation. Le regretté Georges Duby le constatait déjà dans le domaine purement historique. La plupart des synthèses des années 1980 faisaient royalement l'impasse et passaient de la fin de l'Antiquité à l'école de Salerne à la fin du XIe siècle et à la naissance des grandes Universités Européennes. Il fallait comme dans bien d'autres domaines se référer aux remarquables travaux de Charles Daremberg et d'Emile Littré, ces hommes indispensables du XIXe siècle, pour trouver un fil conducteur.

Il mène tout droit dans le monde monastique au coeur de la naissance de la civilisation de l'Europe, dont il est presque impossible « d'extraire », d'isoler une médecine, tant elle est intégrée à la règle et aux mentalités religieuses de l'époque. Il faut donc comprendre la « médecine monastique » comme une médecine pratiquée par des moines dans ou à partir d'un monastère. Elle eut son apogée du IXe siècle au XIIe siècle, période intéressant à la fois le haut Moyen-Age (VIe siècle - IXe siècle) et le Moyen-Age proprement dit ou classique (Xe - XIIIe siècle)[1]

Nous allons voir quelle a été sa part et ses liens dans l'aventure de la médecine médiévale en Occident.

---

1 Bannniard M., *Genèse culturelle de l'Europe- Ve-VIIIe siècles,* Paris, Seuil (Points Histoire), 1989
Geary P.J. *Naissance de la France. Le monde mérovingien,* Paris, Flammarion, (Champs), 1989

*Le Monachisme en Occident : quelques repères*

**IVe siècle**
St Martin de Tours (316-397) ; évêque de Tours, « malgré lui », il fonde un monastère à Ligugé et surtout à « Marmoutier », à côté de Tours, où on l'enterre et qui deviendra un grand centre de pèlerinage

** Influence monastique en Gaule uniquement au Sud de la Loire et dans l'Aquitaine.

**Ve siècle**
St Honorat fonde Lérins dans l'île du même nom entre 400 et 410. A la même époque, Jean Cassien fonde St Victor près de Marseille.

** Influence du monachisme oriental et de sa tradition ascétique.
Propagation importante dans la vallée du Rhône et dans toute la Provence.

**Fin du VIe siècle – VIIe siècle**
St Colomban et la tradition irlandaise. Fondation du monastère de Luxeuil en Bourgogne, qui aura un grand rayonnement, où il reste 30 ans et où il établit une règle ascétique rigoureuse, première règle monastique complète, mais excessive.
Passant en Italie, il fonda l'abbaye de Bubbio, près de Pavie où il mourut en 615

**Ve - VIe siècle**
St Benoît,
Vécu à la fin du Ve siècle sous le règne de Théodoric, roi des ostrogoths. Il se retira sur le Mont Cassin vers 530. Il serait mort vers 560 ; on manque de précisions sur ses dates.

Il établit une règle monastique ayant l'avantage de la simplicité, en dehors de tous les excès, qui allait devenir - mais 300 ans plus tard - la Règle de tout l'occident médiéval.

Deux intermédiaires très importants à cette propagation :
Les moines anglo-saxons des célèbres abbayes bénédictines de Lindisforme, Malmesbury et Wearmouth, qui vont convertir toute la Germanie et la Suisse au VIIIe siècle (Fondation de la célèbre abbaye de Fulda en 742).

Charlemagne et son successeur Louis le Pieux qui, au début du IXe siècle, au cours de plusieurs conciles, décidèrent que « la Sainte Règle, serait désormais seule admise ». On y procèdera à une révision du texte, surtout concernant l'emploi du temps et les formes de la prière liturgique.
Révision inspirée en 782 par un abbé bénédictin du Languedoc, fils du comte de Maguelonne, Benoît d'Aniane.
En 910, **Cluny**, fondé par le Duc Guillaume d'Aquitaine sera le symbole de ce renouveau bénédictin.
Mais au milieu du XI siècle, certains moines dénoncent les errements à la Règle (profits, richesses, luxe) et se mettent à la recherche d'une vie plus simple, plus austère, plus érémitique (proche de la vie dans le désert). C'est ainsi que de 1076 à 1120 on verra successivement :
St Etienne de Muret, fonder Grandmont près de Limoges,

St Bruno, la Grande Chartreuse, près de Grenoble,

Robert de Molesme, Citeaux (près de Dijon),

Robert d'Arbrissel, Fontevrault et sa célèbre abbesse en Anjou,

St Bernard, parti de Citeaux, fonder Clairvaux en Champagne : c'est l'ordre cirstercien,

Et Norbert, le monastère de Prémontré près de Coucy en Champagne Nord.

Notons, et c'est important, que l'apparition de familles nouvelles n'entraînaient en rien la condamnation des ordres antérieurs. Il y eut à chaque époque, « cohabitation », coexistence ou au pire « ignorance ».

**La règle et la Médecine**

Si l'on voulait résumer très schématiquement la règle bénédictine, elle comprendrait :

- La Prière
- Le travail manuel
- La « lectio divina », dirigée par le père abbé (abba le père) qui consiste à la méditation de la Bible et des textes des Pères de l'Eglise. Très vite, sera joint le travail intellectuel, surtout copie de manuscrits sacrés et profanes à la Bibliothèque et au scriptorium, donc triple voie de l'exploitation économique, de l'activité intellectuelle et artistique, de l'ascèse spirituelle.

En ce qui concerne la Médecine, celle-ci ne représente pas pour les moines une discipline intellectuelle particulière (ni d'ailleurs pour l'époque). Elle s'intègre dans une vision globale de l'univers dans lequel l'homme se fond (qu'il soit bien portant ou malade). Le corps est le « support » du salut de l'âme et les soins dispensés aux malades, exclus sociaux et punis de Dieu représentent pour eux une œuvre de miséricorde et une voie de rédemption.
« ... Il faut s'occuper des malades avant toute chose et au-dessus de toute chose. Il faut les servir comme si l'on servait le Christ car il a dit : J'étais malade et vous m'avez visité... » (Règle chapitre 36)[1].

## *LES LIEUX*

« Le monastère fut le grand centre de civilisation du Haut Moyen-Age »[2] et pourrait-on dire du Moyen-Age tout court. Au début, bâti dans les anciennes cités de l'Empire Romain d'Occident, il devint de plus en plus rural, surtout à partir du VIIe siècle. Souvent détruits et incendiés aux périodes de troubles, à la fin du IXe siècle notamment (invasions des Lombards, des Vikings et des Hongrois), la plupart furent reconstruits et agrandis.
A la fois sanctuaire et place forte, tout converge vers lui : écoles, hôtelleries, entrepôt, léproserie : jusqu'à devenir presqu'une ville à lui tout seul comme Cluny, St Gall ou Fulda. A l'inverse, il peut préserver sa solitude comme chez les Grandmontains ou les Chartreux. Il est soit prieuré, c'est-à-dire, dirigé par un prieur, soit abbaye, c'est-à-dire dirigé par un abbé, soit « grande abbaye », avec elle-même dans sa mouvance une dizaine d'abbayes, qui chacune regroupe cent prieurés - comme la Chaise-Dieu en Bourgogne ou Lagrasse, dans les Corbières. Il accueille des hommes ou des femmes (surtout en Germanie ou en Suisse) ou les deux ensembles, comme à l'abbaye de Fontevrault en Anjou.

Bien qu'obéissant dans leur majorité à la même règle, les monastères eurent chacun un visage différent car dépendant surtout de la personnalité de l'abbé ou de l'abbesse qui les dirigeait.

---

[1] Agrimi J. et Christiani CH, Charité et assistance dans la civilisation chrétienne médiévale, *Histoire de la pensée médicale en Occident*, Paris, Seuil, 1993

[2] Le Goff J., *La civilisation de l'Occident médiéval*, Paris, Artaud, 1964

L'HOTELLERIE ET L'INFIRMERIE

Avant le IXe siècle, existait un espace à l'origine unitaire et qui était le « Service de la Porte » (parce que toujours situé près de la porte principale du monastère) - qui accueillait sans distinction les hôtes, fussent-ils riches ou pauvres, et où on pouvait donner les soins nécessaires, en plus du repos et de la nourriture[1].
Plus tard, ce service de la Porte, s'agrandit, se scinda en deux bâtiments (l'un pour les hôtes de marque, l'autre pour les pèlerins et les infirmes), s'appella soit **hostellerie**, soit **hospice**[2]. Dans les très grandes abbayes, à Cluny, il se doubla d'une **aumônerie**, où avaient lieu des distributions de nourriture aux pauvres et aux indigents[3].
Le moine « cellerier », chargé des réserves de nourriture au monastère, véritable intendant, jouait un rôle important et faisait parfois office d'infirmier.
Durant tout le Moyen-Age, l'hospitalité fut un des principaux moyens par lesquels les moines exercèrent leur action sociale.
La deuxième structure de soins est l'infirmerie monastique. Toujours située à l'Est, « au soleil levant », elle pouvait être réduite à une petite construction[4] où le moine infirmier entreposait les simples et fabriquait ses préparations ou au contraire - comme le prévoyait le plan architectural de l'abbaye de St Gall[5], avoir un dortoir et un réfectoire

---

1 La règle de St Benoît détaille le cérémonial à suivre pour la réception des hôtes.
« Elle fait de l'hôtellerie une maison distincte du monastère lui-même, située néanmoins dans l'enclos. Il y avait une cuisine où deux frères désignés pour une année entière préparaient le repas des hôtes, un dortoir avec des lits et du mobilier. Les moines ainsi n'étaient pas troublés de leur quiétude régulière. Des écuries et autres dépendances étaient les compléments de la maison des étrangers, de la « xenodochia ». *Dictionnaire d'archéologie chrétienne et de liturgie*, (DACL), Paris, Librairie Letouzey à partir de 1900, col.30, 1907

2 Dans l'enceinte de Corbie, au IXe siècle, on a aménagé une hôtellerie divisée en plusieurs logements, quartiers réservés aux évêques, aux seigneurs, aux moines et aux pauvres, avec un oratoire séparé pour chaque classe. DACL, op.cit., col.1926, 1934

3 A St Denis, au XIIe siècle, l'aumonier distribue en pain, en viande, en grains, en harengs, le dixième environ des réserves de l'abbaye (2500 pains pendant 25 dimanches de suite) Même chose dans la plupart des abbayes. Il y avait une distribution spéciale pour l'anniversaire de l'abbé ou de la fondation du monastère, ou en périodes de famines. Moulin L., *La vie quotidienne des religieux au Moyen-Age,* Paris, Hachette, 1978

4 Dans certaines abbayes (chartreux, par exemple) ou modestes prieurés, elle pouvait même ne pas exister ; les moines très affaiblis ou trop âgés pour suivre la règle pouvaient alors être conduits en hiver au « chauffoir » ou « calefactorium », seul lieu chauffé du monastère avec la cuisine. Moulin L., op.cit. 1978

5 Plan de monastère idéal, envoyé à l'abbé de St Gall par Heito, évêque de Bâle, conservé dans la bibliothèque baroque de l'abbaye de St Gall en Suisse. Ce plan est important car c'est le seul document en notre possession sur l'architecture des monastères avant le Xe siècle. Le Goff, op. cit. 1964

pour les moines malades, et à côté une **domus medicorum** qui comprenait une chambre réservée aux malades graves, la chambre du médecin, une pharmacie, une salle de saignées, une salle pour des bains thérapeutiques.

L'infirmerie proprement dite pouvait être :

- très grande (80 à 100 lits à Citeaux en 1194),
- d'aussi belle architecture que l'église et le cloître de l'abbaye,
- généralement une salle unique de plain-pied, ou quelquefois un étage (comme l'abbaye de Furness en Angleterre), avec des niches pour les lits des malades.

Au cours des siècles, on apporta quelquefois des modifications. Ainsi, au XIIIe siècle, dans cinq abbayes cisterciennes de l'Angleterre (Fountains, Jervaultx, Kirstall, Tintern, Wawesley), on construisit des cloisons à l'intérieur de la grande salle pour isoler les malades (mais bien sûr en réduisant le nombre total de ces derniers).

Il exista aussi à l'abbaye cistercienne de Roche (toujours en Angleterre) une infirmerie à part pour les convers, et une troisième pour les laïcs du pays environnant. Mais il s'agit ici du XIIIe siècle : phase tardive de la Médecine Monastique[1] .

L'une des plus remarquables infirmeries qui nous soit encore conservée est celle d'Ourscamp dans l'Oise. Elle date de 1210[2]. L'infirmerie dans le monastère est toujours liée à la Bibliothèque et au Scriptorium.

LES JARDINS

L'infirmerie, quelque soit son importance était toujours située à côté du Jardin des simples ou **Herbularius**, où se cultivaient les plantes médicinales. Souvent entouré de murs, il était généralement suivi du potager, ou **Hortus**, pour les légumes et les racines, lui-même proche

[1] Bell D.N., The english cistercians and the practice medicine, *Citeaux, commentarii cisterciences,* 1989, t.40 p.139-174

[2] Elle est constituée d'une grande salle à trois nefs montées d'ogives sur neuf travées. Portail et fenêtres sont de dimension monumentale ; les fenêtres supérieures étaient vitrées et ne pouvaient s'ouvrir. Seules les « fenestrulae » au-dessus du lit des malades, fermées par des volets de bois, permettaient l'aération de la salle. Encyclopédia Universalis, 1980, vol. 11, art. : Monastique (architecture)

du **verger**, pour les fruits ; car légumes, racines et fruits servaient très souvent aux moines de médicaments[1].

Distinct du Jardin des simples dans les grandes abbayes, mais confondu avec lui ailleurs - existait le Jardin des fleurs ; elles aussi en plus de leur rôle décoratif, ayant une action médicamenteuse.

Au printemps et à la fin de l'été, on ramassait toutes les plantes utiles ; ou en mettait certaines à sécher pour la préparation des remèdes de l'hiver.

Selon l'implantation des couvents, la nature de ces plantes étaient varlables, s'adaptant au climat.

Certains établissements s'étaient spécialisés dans la culture d'une ou de deux variétés botaniques, expédiés ensuite aux autres monastères (la rhubarbe des Franciscains au XIIIe siècle, par exemple).

A partir du XIIe siècle, importance des échanges entre couvents d'Orient et d'Occident : des tentatives d'acclimatation de plantes d'origine géographique différentes furent réalisées avec succès.

Des herbiers illustrés dont la tradition remontait à Dioscoride furent constitués, non pas au début dans un but artistique, mais bien pratique.

- Celui de Rufinus, de Thomas de Breslau, de Benedetto Rinio.
- Le Macer floridus versifié d'Odon de Meung (fin du XIe siècle).
- L'Herbarium d'Apuleius, écrit en latin au Ve siècle (dont il existe en Angleterre une traduction anglo-saxonne datée entre 1000 et 1050)* .
- L'Hortus Deliciarum, de l'abbesse Herrare de l'abbaye de Hohenburg.
- L'Hortulus de Walafrido Strabo, abbé de Reichenau en Alsace, magnifiquement illustré.

Ces herbiers très imprécis furent remplacés à partir de la fin du XIIe siècle par le Circa Instans du médecin salertinain Matthéus Platéarius (mort en 1161).

---

1 On trouve ce « plan » du jardin : médicinal, bouquetier, potager, verger dans le Théâtre d'Agriculture d'Olivier de Serres (1600) qui servira lui-même de modèle à tout le XVIIe et XVIIIe siècle.

* Talbot R. et Whiteman R. *Brother Cadfael's herb garden.* An Illustrated companion to medieval plants and their uses. Dedicated to Ellis Peters. Ed: Little, Brown and company, UK, 1996

Il faut semble-t-il distinguer de ces herbiers, les « listes » des plantes médicinales accompagnées de leurs indications thérapeutiques - qui sont les premiers manuels médiévaux de botanique médicale et de pharmacologie qui ont été retrouvés dans les monastères d'Occident.

- Le « Capitulaire de Villis »[1], rédigé par Louis le Pieux (814-840), futur empereur romain germanique, trouvé dans les manuscrits de l'abbaye de Wissembourg, en Alsace, fondée en 632

- »Nominam Herbarum » (995) du moine anglais Aelfin (955-1010).

- « De innumeris morbis » et « De innumeris remedorium utilitatibus », attribué à Bertharius, abbé du Mont Cassin, en Italie.

- « Liber simplicis Medicinae (Physica, Sciences Naturelles), Liber compositae medicinae (causae et curae, l'art de guérir), 1151-1158, les deux plus célèbres ouvrages d'Hildegarde de Bingen, abbesse de Rupertsberg, en Bavière.

-Le livre de Benoît, abbé d'Aniane, le rénovateur des Bénédictins, dont nous avons parlé mais qui fut aussi un grand jardinier, dans le Midi de la France.

- « De virtutibus herbarum », poème en latin, écrit en France dans la première moitié du XIe siècle et recopié à la main à travers toute l'Europe monastique.

Et peut-être,

Le « De medicamentis » de Marcellus Empiricus, ou Marcellus de Bordeaux, écrit aux environs de 408, en Gaule. Mais nous n'avons qu'un exemplaire paru à Bâle en 1536.

---

[1] Les « Capitulaires » constituaient des actes de pouvoir dont le texte était divisé en articles (capitula) et dont les souverains carolingiens se servaient pour faire connaître des mesures d'ordre législatif ou administratif. Banniard M., op. cit., 1989

## Les plantes à vertus curatives les plus importantes Sélectionnées par Hildegarde de Bingen[1]

**A**
Absinthe *(Artemisia absinthium).*
Achillée *(Achillea millefolium).*
Ail *(Allium sativum).*
Ancolie *(Aquilegia vulgaris).*
Aneth *(Anethum graveolens).*
Armoise *(Artemisia vulgaris).*
Arum *(Arum maculatum).*
Aunée *(Inula helenium*

**B-C**
Basilic *(Ocimum basilicum).*
Bétoine *(Stachys officinalis).*
Cannelle *(Cinnamomum verum).*
Céleri *(Apium graveolens).*
Cerfeuil *(Anthriscus cerefolium).*
Chardon de Notre-Dame *(Silybum marianum).*
Châtaigne *(Castanea sativa).*
Chélidoine *(Chelidonium majus).*
Coing *(Cydonia oblonga).*
Cubèbe *(Piper cubeba).*
Cumin *(Cumimum cyminum*

**D-E-F**
Dictame *(Dictamnus albus).*
Epeautre *(Triticum spelta).*
Fenouil *(Foeniculum vulgare).*

**G-H**
Galanga *(Alpinia officnarum).*
Gingembre *(Zingiber officinale).*
Grande gentiane *(Gentiana lutea).*
Guimauve *Althaea officinalis).*

**H-I**
Hysope *(Hysopus officinalis).*
Iris *(Iris germanica).*

**L**
Langue-de-cerf *(Phyllitis scolopendrium).*
Lavande *(Lavandula angustifolia).*
Lepidium *(Lepidium latifolium).*
Lentille d'eau *(Lemna minor).*
Lierre terrestre *(Glechoma hederacea).*
Lin (graine de) *(Linum usitatissimum).*
Lis *(Lilium candidum).*
Livèche *(Levisticum officinale*

**M-N**
Marrube *(Marrubium vulgare).*
Mélisse *Melissa officinalis).*
Menthe *(Mentha aquatica).*
Menthe crépue *(Mentha spicata).*
Menthe pouliot *(Mentha pulegium).*
Molène *(Verbascum densiflorum).*
Noix muscade *(Myristica fragrans).*

**O-P-Q**
Origan *(Origanum vulgare).*
Ortie *(Urtica dioica).*
Persil *(Petroselinum crispum).*
Peucédan *(Peucedanum ostruthium).*
Plantain *(Plantago lanceolata).*
Primevère *(Primula veris).*
Pulmonaire *(Pulmonaria officinalis).*
Pyrèthre *(Anacyclus pyrethrum).*
Quintefeuille *(Potentilla reptans).*

**R**
Raifort *(Raphanus sativus).*
Réglisse *(Glycyrrhiza glabra).*
Rose *(Rosa gallica).*
Rue *(Ruta graveolens).*

1 D'après E. Breindl, *Hildegarde de Bingen (traduit de l'allemand)* Ed. Dangles 45300 St Jean de Braye, 1994

| | |
|---|---|
| **S**<br>Sarriette *(Satureja hortensis).*<br>Sauge *(Salvia officinalis).*<br>Serpolet *(Thymus serpyllum).*<br>Souci *(Calendula officinalis).*<br>Sureau nain *(Sambucus ebulus).* | **T-V-Z**<br>Tanaisie *(Tanacetum vulgare).*<br>Thym *(Thymus vulgaris).*<br>Tormentille *(Potentilla erecta).*<br>Véronique cressonnée *(Veronica beccabunga).*<br>Verveine *(Verbena officinalis).*<br>Vigne *(Vitis vinifera).*<br>Violette *(Viola odorata).*<br>Zédoaire *(Curcuma zedoaria).* |

**Plantes, légumes, fruits et fleurs utilisés le plus souvent au Moyen-Age, dans les monastères à des fins médicinales**

## PLANTES

| | |
|---|---|
| Ancolie | Aquilegia vulgaris. |
| Armoise | Artemisia. |
| Aubépine | Crataegus monogyna. |
| Basilic | Ocimum basilicum. |
| Bétoine | Betonica officinalis. |
| Bourrache | Borrago officinalis. |
| Camomille | Chamaemelum nobile. |
| Centaurée | Centaurium. |
| Chelidoine | Chelidonium majus . |
| Coriandre | Coriandrum sativum. |
| Cumin | Cuminum cyminum. |
| Digitale | Digitalis purpura et alba. |
| Ellebore | Helleborus viridis. |
| Fenouil | Foeniculum vulgare. |
| Gentiane | Gentiana lutea. |
| Hysope | Hysopus officinalis. |
| Lavande | Lavandula augustifolia. |
| Laurier | Laurus nobilis. |
| Mauve | Malva sylvestris. |
| Menthe | Mentha aquatica. |
| Ortie | Ortica dioica. |
| Pavot | Papaper somniferum |
| Plantain | Plantago major. |
| Romarin | Rosmarimus officinalis. |
| Rue | Ruta graveloens. |
| Sauge | Salvia officinalis. |
| Serpolet | Thymus serpyllum. |
| Thym | Thymus vulgaris. |
| Valériane | Valeriana officinalis. |
| Verveine | Verbena officinalis. |
| Vigne. | Vitis vinifera. |

## FRUITS

| | |
|---|---|
| Amande douce | Prunus amygdalus ou dulcis. |
| Châtaigne | Castanea vulgaris. |
| Coing | Cydonia vulgaris. |
| Figue | Ficus carica. |
| Mûre | Morus nigra. |
| Pomme | Pirus malus. |

## FLEURS

| | |
|---|---|
| Bleuet | Centaurea cyanus. |
| Genêt | Sarothamnus scoparius. |
| Giroflée | Matiola Incana. |
| Iris | Iris pallida et florentina. |
| Lis | Lilium candidum. |
| Muguet | Convallaria majolis. |
| Pêcher | Prunus persica stokes. |
| Pivoine | Paèonia mascula. |
| Primevère | Primula vulgaris. |
| Rose | Althea rosa. |
| Souci | Calendula officinalis. |
| Violette | Viola odorata. |

## LEGUMES, GRAINES ET RACINES

| | |
|---|---|
| Ail | Allium sativum. |
| Betterave | Beta vulgaris. |
| Céleri | Apium graveolens. |
| Cerfeuil | Anthriscus céréfolium |
| Chou | Brassica oleracea. |
| Cressona | Lépidium sativum |
| Epeaûtre | Triticum spelta. |
| Fève | Vicia Faba. |
| Lin | Linum usitatissimum. |
| Oignon | Allium cepa. |
| Panais | Pencedannum sativum. |
| Persil | Petroselinum crispum. |
| Potiron | Cucurbita maxima. |
| Radis noir | Raphanus sativus et nigra. |

## *LE SAVOIR*

La littérature médicale de l'Occident chrétien entre le Ve et le XIe siècle est très réduite.

Il s'agit principalement de travaux médicaux parmi d'autres traités philosophiques littéraires et sacrés, de trois parmi les grands maîtres de tout le Haut Moyen-Age.

-Cassiodore (468-523), au Ve et VIe siècle, en Italie.

- Isodore de Séville (570-636), au VIe et VIIe siècle, en Espagne wisigothique.

- Bède le Vénérable (674-735), en Angleterre.

**Cassiodore**

Un texte de Cassiodore recèle « en germe toute la médecine monastique[1]». C'est au monastère de Vivario (ou Vivarium) en Calabre, où, après avoir été le premier ministre de Théodoric, Cassiodore s'était retiré, qu'il composa pour les moines en 544 des « Institutiones » des sciences divines et profanes.

Tout en « mettant leur suprême espoir en Dieu », les moines de Vivarium apprenaient à connaître les vertus des plantes et le mélange des substances médicinales.

Il constitua en outre une des plus riches bibliothèques de son temps : pour la première fois, la médecine figure aux programmes d'études des moines.

« A chaque moment de son développement, Cassiodore engage sans cesse ses lecteurs à se reporter à des ouvrages spécialisés au cas où telle ou telle question susciterait une curiosité que lui-même n'est pas capable de satisfaire[2].

Il rappelle aux spécialistes de travaux agricoles les livres de Columelle et de Palladius[3], aux médecins, les travaux d'Hippocrate et de Galien, sans oublier les études d'herboristerie de Dioscoride (ces deux derniers ayant été étudiés surtout par les Byzantins)[4] .

---

[1] Wickersheimer E., Manuscrits latins de médecine du Haut Moyen-Age dans la bibliothèque de France, Paris, CNRS, 1966

[2] Banniard M., 1989, op.cit.

[3] Le livre de Palladius (363-425) « Traité d'Agriculture », conseils de jardinage pour chaque mois de l'année, fut employé durant tout le Moyen-Age par les moines.

[4] ... Cassiodore dit à ses moines : « Si la littérature grecque ne vous est pas familière, lisez Dioscoride, Hippocrate, Galien (la thérapeutique à Glaucon), traduits en latin, Coelius Aurelianus (pour Soranos) et bien d'autres livres que vous trouverez dans la bibliothèque ». Daremberg Ch., De

**Isidore de Séville**
Avec ses « Ethymologies » (inachevées) ou « Origines », en 20 livres, il constitua l'encyclopédie la plus complète du savoir profane et religieux de son temps (allant beaucoup plus loin que Cassiodore).Il a consacré le livre IV à la médecine, cette « seconde philosophie »[1] en utilisant des ouvrages de Caelius Aurelianus, Cassïus Felix et du Pseudo-Soranus. Les manuscrits de ces médecins africains[2] et des traductions d'oeuvres, également africaines, médicales grecques contribuèrent à maintenir en Espagne la tradition de la médecine antique[3] .

**Bède le Vénérable**
Son activité favorite fut dans son monastère « d'apprendre, de copier, d'écrire et d'enseigner ». Monastère de St Paul à Jarrow, placé sous l'autorité de l'abbé Céolfrid. Son oeuvre la plus célèbre reste « L'histoire ecclésiastique de la nation anglaise », en 731.
Il réserva à la botanique et à la pharmacopée une part de ses « Eléments Philosophiques ».[4]

**L 'école de Salerne avant Constantin[5] (du IX au XIe siècle)**
La « Pratique » de Petrocellus (vers l'an 1035), le « Passionnaire » de Garopontius (995-1059), encyclopédie qui compile Hippocrate et Galien mais en donnant priorité à la doctrine du méthodisme sur l'Empirisme et le Dogmatisme.

**Au XIe siècle**
Les cisterciens furent les premiers à étudier les traductions des traités de médecine judéo arabe.
Deux ouvrages traduits en Italie du Sud par Constantin l'Africain ont exercé une influence majeure sur l'hygiène médicale[6].

---

l'Ecole de Salerne. In : *La Médecine : Histoire et doctrines*, Paris, 1865. Marganne M.H. Nouvelles perspectives dans l'étude des sources de Dioscoride, *Mémoires III, Médecins et Médecine dans l'Antiquité*, Centre Jean Palerme, Université de St Etienne, 1982

1 « ...C'est pourquoi la médecine est appelée seconde philosophie, en effet l'une et l'autre disciplines revendiquent l'homme tout entier. De même que par l'une est traitée l'âme, par l'autre le corps est soigné (Ethymologies). Jacquart D. La scolastique Médicale. In : *Histoire de la Pensée Médicale en Occident*, Paris, Seuil, 1993.

2 Touwaide A., Stratégies thérapeutiques : les médicaments, *Histoire de la pensée médicale en Occident*, *op*. cit.1993

3 Riché P., Education et culture dans l'Occident barbare-VIe-VIIIe siècles, Paris, Seuil, (Points Histoire), 1995

4 Sendrail M., L'âge des pestes, *Histoire culturelle de la Maladie* Toulouse, Privat, 1980

5 Daremberg, op.cit. dans les notes.

6 Gil Sotres P., Les régimes de santé, *Histoire de la pensée médicale en Occident*, op.cit. 1993

*L'Ysagoge* (traduction latine de fragments des « questions sur la médecine de Hunayn ibn Ishaq) = règles pour une vie saine.
*Le Pantégni* d'Al-Magusi, large synthèse de toute la médecine, dont le Ve livre concerne tous les aliments et leur indication pour une vie saine.
**Plus tard,**
La traduction à Tolède, en Castille, par Gérard de Crémone (1114-1187) du Canon d'Avicenne et du Continens de Rhazès, influence également l'hygiène : nourriture, exercice, air, méditation.
Traduction aussi de l'œuvre chirurgicale d'Abulcassis de Cordoue (936-1013), qui, avec l'œuvre d'Aulus Cornelius Celsus (25 ans avant, 50 après J.C.) et celle de Paul d'Egine (625-690) de Byzance, furent à la base du savoir chirurgical du Moyen-Age.

A ce savoir antique, les moines ajoutèrent le savoir populaire : mélange d'une pensée magique à de solides connaissances empiriques qui se transmettaient à travers les siècles. A partir des croisades, donc du XIe siècle, certains purent ramener une expérience médicale de l'Orient, avant leur entrée au monastère, comme le célèbre frère Cadfaël, au Pays de Galles[1].

## LA PRATIQUE MEDICALE

Si généralement on peut garder comme exemple ce même Cadfaël en train de s'affairer dans son Herbarium, à la préparation d'onguents, de lotions ou de vins médicaux - à la fin du XIe siècle, on distingue déjà dans plusieurs abbayes certaines fonctions professionnelles concernant les soins des malades[2] Dans les documents apparaissent de plus en plus souvent des ventosarii (chargés de saignées) ainsi que les infirmarii, les medici, les physici. Donc, spécialisation des hommes qui correspond à la spécialisation des locaux, dont nous avons parlé.
Comment soignaient-ils ?

---

[1] Le moine Cadfaël est un personnage fictif que l'écrivain anglais Ellis Peters a mis en scène dans une vingtaine d'énigmes policières se déroulant à la fin du XIe siècle et au début du XIIe, dans une abbaye bénédictine bien réelle : celle de Shrewsbury, dans le Pays de Galles. Ce qui nous intéresse ici, c'est que ce moine détective est aussi médecin, savant herboriste et que la documentation sur laquelle s'appuie l'écrivain est sans faille : en témoignent les commentaires des érudits médiévaux anglais.
Par exemple, la description des jardins de l'abbaye du temps de Cadfaël s'inspire d'un plan très rare, encore existant des jardins du prieuré de la cathédrale de « Christ Church » à Canterbury, datant de 1165 (Talbot R.op.cit.1996)

[2] Agrimi J., op.cit., 1993. Bachoffner P. Remèdes et soins aux malades dans les monastères alsaciens au Moyen-Age, *Revue d'Histoire de la Pharmacie, XII, 1975,* p. 329-339

D'abord, et avant tout, par la prière : soigner l'âme en même temps que le corps et renforcer l'action de soigner - souvent dans les cas graves - par le secours de Dieu. N'oublions pas aussi la notion toujours présente du « Christ, médecin des corps »[1]. Quelquefois, on s'aidait des sacrements ou de l'exorcisme.
Il y avait aussi - très important durant tout le Moyen-Age - le culte des Saints et les reliques miraculeuses qui remplaçaient les anciennes dévotions païennes et dont les plus célèbres se trouvaient dans les monastères. Pèlerinages qui attiraient en masse les malades, les infirmes, les femmes enceintes comme les femmes stériles.
Deux exemples célèbres parmi tant d'autres : l'un au IVe siècle : St Martin de Tours, l'autre au XIe et XIIe siècle : St Radegonde près de Rodez (voir infra.).

- L'apport de nourriture qui améliorait beaucoup de fatigues, de carences, d'intoxication (importance alors de l'ergotisme), en ces siècles où les famines étaient si fréquentes (« le Moyen-Age est la civilisation de la Faim »)[2]. D'ailleurs, les moines eux-mêmes avaient un régime déséquilibré (d'où leur embonpoint légendaire) : manque de protides et excès de glucides (farineux, légumineuses).
- L'usage des simples et à partir d'eux, les préparations complexes tant externes qu'internes, dont nous avons du mal aujourd'hui à imaginer la variété ... et l'efficacité (voir les jardins).
- les scarifications et les saignées.
- les bains médicinaux, surtout pour des affections dermatologiques chroniques, des ulcères, des suppurations, si présentes au Moyen-Age.
- la chirurgie, surtout pour les blessures et les traumatismes.
Les fouilles pratiquées au couvent cistercien d'Om au Danemark, fondé en 1172, confirment la pratique d'une chirurgie monastique. Toutes sortes d'instruments chirurgicaux furent mis à jour. De même, certains squelettes exhumés portent la trace de trépanation, réduction et appareillage de fractures perforation d'os afin de drainage[3].

Le moine infirmier ou médecin a la charge des malades. C'est lui qui doit isoler dans une chambre spéciale ceux qui sont atteints de dysenterie (menoison), laide blessure (maffre), vomissements ou

---

1 L'idée, l'expression même du Christ médecin est chose admise en Afrique et entendue de tout le monde vers la limite du IVe -Ve siècle. DACL, op.cit., col.160, 1933, (IX).
2 Le Goff J., 1964, op.cit.
3 Lile P., *Le prieuré Grandmontain de Pinel (XIIe-XVIIIe). Etude archéologique des sépultures*, Mémoire de DEA, Université de Toulouse-le-Mirail, 1989

« frénésie »[1]. La maladie implique presque toujours un adoucissement du régime alimentaire pour le moine, ainsi que de ses conditions de vie (chauffage, conversations autorisées, promenades dans les jardins, dans la convalescence).

A qui s'adressaient ces soins ?

D'abord, aux habitants du monastère :
- clercs, convers (à partir du XIe siècle), novices et oblats.
- lorsqu'il s'agit d'une abbaye plus importante, la foule des laïcs, prébendiers, valets, sergents, artisans, groupés autour d'elle ...

Aux hôtes de passage : et nous avons vu qu'ils étaient nombreux.
- hôtes de marque, souvent des religieux, évêques, envoyés du roi ou de l'Empereur, abbé, prieur, moine-médecin d'un autre monastère plus ou moins lointain.[2]
- laïcs, simples voyageurs, ou commerçants ambulants, surtout à l'occasion des foires de la ville proche, ou de la fête du saint protecteur de l'abbaye.
- pèlerins, accomplissant des pèlerinages fameux comme ceux de St Jacques de Compostelle, de Rome ou de Jérusalem, mais aussi de moins connus.
- Exclus : infirmes, indigents, malades chroniques chassés des villes, sur les routes d'Europe[3].

Aux malades de l'extérieur :
- Les lépreux, lorsqu'il existait une maladrerie pas loin du monastère, comme ce fut le cas à St Benoît sur Loire, à St Gall, à Malmédy, à Jumièges, à Silos en Espagne, et comme ce sera le cas de plus en plus à partir du XIe siècle, où la maladie va s'étendre en Europe.
- Les familles aristocratiques, attirées par la grande réputation du moine médecin du monastère, à qui elles demandaient de se rendre chez elles.

---

[1] Moulin L., 1978, op.cit.

[2] Il existe une très grande mobilité des moines durant tout le Moyen-Age. La réclusion fut souvent « interprétée » en fonction des besoins de la communauté et des circonstances.
« Cette réclusion toutefois n'était pas si rigoureuse qu'on ne prévit le cas où des moines sortiraient du monastère par ordre de l'abbé et avec la prière de tous ; les voyageurs recevaient des vêtements neufs, ou moins grossiers à leur départ et les restituaient au vestiaire à leur retour. » DACL, col.1896, 1934, (IX)op.cit. Dickinson J.C. *Monastic life in medieval England,* London, Adam and Charles Black, 1961. BerliozJ., *Moines et religieux au Moyen-Age,* 1994, op.cit.

[3] Le Goff J., 1964, op.cit.

Activité qui devient vite très lucrative (dons somptueux à l'abbaye), mais malheureusement vite incompatible avec les voeux de pauvreté ... et, souvent de chasteté des moines !

Du VIIIe au XIIe siècle, les textes nous ont conservés le nom de quelques moines médecins célèbres :
- A Wearmouth, en Angleterre, Bède le Vénérable tente de codifier la saignée.
- Théodore, archevêque de Canterbury ; le moine anglais Cuthbert.
- Hughes, abbé de St Denis.
- Gerbert d'Aurillac, plus tard le pape Sylvestre II, qui avait appris la médecine des arabes de 967 à 976, au monastère de Sainte Marie de Ripoll en Catalogne, et peut-être à Cordoue[1].
- Fulbert de Chartres.
- Alcuin, ancien élève de l'école de la cathédrale d'York et plus tard abbé de St Martin de Tours, le grand serviteur de Charlemagne.
- Raban Maur, abbé de Fulda, disciple d'Alcuin qui traite des médicaments dans le dix-huitième livre de son encyclopédie « Physica seu de universo »[2] .

Des femmes aussi :
- Didon, abbesse de Sens.
- l'abbesse Guta à Schwarzenthann, en Alsace.
- Herrade de Landsperg à Hohenburg (Mt St Odile en Alsace).

Et la plus célèbre de toutes,
- Hildegarde de Bingen, abbesse de Rupertsberg en Bavière, fondatrice de nombreux monastères et d'une école de soeurs infirmières au XIIe siècle.

## EVOLUTION

L'âge d'or de la Médecine Monastique se termine avec le XIIe siècle. Bien sûr il restera dans certains monastères, surtout cisterciens, une activité médicale réservée strictement aux moines (thérapeutes et malades) durant le XIIIe siècle et même plus tard[3]. Mais peu à peu elle disparaîtra.

---

[1] Sendrail M., 1980, op.cit.

[2] Sendrail M., 1980, id.

[3] En plein XVe siècle - et en tout cas dès 1463, fonctionnait dans le monastère hieronymite de Guadalupe en Estrémadure, une petite mais célèbre école de médecine et chirurgie d'où devaient

N'avons-nous pas, par exemple, le témoignage au XIIIe siècle de l'abbé de l'abbaye de Fountains en Angleterre, se plaignant des frais occasionnés par les visites répétées du **médecin de la ville** au chevet de ses moines malades ? [1]

A cela, plusieurs raisons :

1 - **Raisons politiques et économiques :**

Au début du XIIIe siècle, expansion de l'Occident et développement considérable de villes européennes : Bologne, Valence, Oxford, Paris, Montpellier, Naples, Padoue, Toulouse, Salamanque, Cambridge, etc ... et fondation dans ces villes des « Universités » qui vont former des médecins laïcs, c'est l'essor de la scolastique médicale.

2 - **Raisons monastiques** :

Il y en a trois :

A. La Sanction des Conciles

- Montpellier 1162
- Tours 1163
- Paris 1212
- Latran 1215

Contre les « excès » des moines médecins à « l'extérieur » de leur monastère et du non respect de la Règle = la pratique de la chirurgie puis de la médecine est définitivement interdite aux moines, hors des couvents.

B. Le développement des « ordres mendiants »

Apparus au XIIe siècle (selon la lumineuse formule de Jacques le Goff, ils « transportèrent le monastère dans la ville »). Il y en eût deux principaux :

- Les frères prêcheurs -> les Dominicains, ou Jacobins (St Jacques de Paris)

Fondé par l'espagnol Dominique de Calarnega à la fin du XIIe siècle.

-Les frères mineurs -> les Franciscains, ou Cordeliers,

Fondé par l'italien François d'Assise, en 1210.

---

sortir plusieurs des meilleurs médecins des Rois catholiques » Taton R. *La science antique et médiévale (Des origines à 1450)* Paris, PUF, 1957, Ed. Quadrige,1957

[1] Bell D.N. 1989, op.cit.

Les mendiants ne sont pas des moines, mais **des frères**. Les deux ordres sont dirigés par un chapitre général.
- Plus tard, les Carmes (Frères de la vierge Marie du Mt Carmel)
- Les Augustins (Ermites de St Augustin) en 1243, et en 1256.
- Les Mercédaires et les Paulins.

Ils eurent parfois de curieuses spécialisations médicales.
- Les Antonistes ou Antonins, pour le feu de St Antoine, l'ergotisme.
- Les Franciscains, pour les lépreux à domicile et dans les léproseries.

C. Le développement, en Occident, des « Ordres hospitaliers »,

Apparus au XIIe siècle en Orient, principalement pour les soins aux croisés et sur le modèle des célèbres Hospitaliers de Saint-Jean de Jérusalem (compagnons de Gérard) ou ceux de Saint-Lazare, citons :
- L'ordre du Saint-Esprit créé vers 1160 par Gui, un habitant de Montpellier, qui s'étendit dans tout le Midi de la France et dans le Nord de l'Italie, mais aussi en Lorraine et en Bourgogne,
- L'ordre Hospitalier d'Aubrac ou Domerie dans le Rouergue, fondé par Adalard de la famille des Comtes de Flandres, sur le chemin de Compostelle,
- L'Hôpital du pont du Rhone à Avignon géré par « les Frères pontifes », fraternité de laïcs qui construisirent le pont d'Avignon,
- L'Hospice du Grand Saint-Bernard à 2500 m. d'altitude qui revient aux chanoines d'Aoste avec mission de recueillir les pèlerins égarés et de guider les autres…

Communautés de laïcs ou de religieux, hommes et femmes, groupées autour d'un « hospîtal » pour jouer le rôle d'assistance auprès des pèlerins, des pauvres et des malades, confiés jusque-là aux monastères.

**3 -** Notons enfin, une **raison médicale** à cette disparition de la Médecine Monastique.

L'apparition de la peste en 1343 qui « accéléra la laïcisation des structures d'assistance » (Chiara Crisciani).

La Médecine Monastique, telle que nous l'avons définie a été pendant près de 500 ans la seule médecine de l'Occident médiéval.

Si elle ne fut pas vraiment créative, elle sut être une médecine de transmission, de recherches et même de perfectionnement. Inefficace contre la variole, la lèpre, et l'ergotisme, elle sut soulager blessures, douleurs et affections chroniques qui abondaient hier comme aujourd'hui. Elle fut aussi indiscutablement une médecine de compassion et de charité dont certains acteurs comme Hildegarde de Bingen ou Gerbert d'Aurillac, eurent un grand rayonnement spirituel. Elle s'inscrivit dans l'influence considérable qu'eurent les monastères en Europe durant tout le Moyen-Age et qui s'étendit aux domaines religieux, culturels, artistiques, politiques et social[1] .

Relayée par les ordres mendiants et les hospitaliers, elle prépara indiscutablement le passage à la médecine laïque des universités et des hôpitaux, en Occident. Comme l'a si bien dit R. Taton[2]: « L'Eglise (dont l'attitude face à la science est peut-être blâmable à d'autres époques) a, pour le Moyen-Age, beaucoup plus sauvé et encouragé qu'elle n'a freiné ou détourné ».

---

[1] Le Goff J., 1964, op.cit.

[2] Taton R., 1957, op.cit.

# CHAPITRE 6

# LES SAINTS-GUERISSEURS AU MOYEN-AGE

*« De leur vivant mais surtout après leur mort,*
*Les saints médiévaux étaient des guérisseurs,*
*Ressemblant en cela aux thaumaturges*
*De presque toutes les époques »*
Pierre-André Sigal

## I. NAISSANCE ET POLYMORPHISME DU SAINT GUERISSEUR

Les sources hagiographiques, c'est à dire l'ensemble des écrits consacrés aux saints et à leur culte, ont fait l'objet depuis une vingtaine d'années de nombreux travaux dans les universités françaises[1] et étrangères qui les exploitent dans les perspectives les plus diverses : histoire religieuse (mais presque secondairement), histoire des sociétés, des mentalités, de la culture. Elles sont essentielles pour comprendre la genèse du "saint guérisseur" , c'est à dire d'un saint qui a pouvoir de guérison et pour débrouiller - à travers les mentalités si particulières du monde médiéval - les deux termes de cette pré-définition, critères de sainteté et guérison miraculeuse.

Est saint ou sainte celui ou celle qui atteint un haut degré de perfection chrétienne durant sa vie et qui après sa mort, est l'objet d'un culte public. Dans l'Antiquité chétienne, la Sainteté est attribuée en priorité par la vox populi[2] aux apôtres, compagnons du Christ et aux premiers martyrs.

On vénère leurs restes dans les "Martyria"[3], premières constructions de l'art chrétien, en Afrique notamment, dont certaines furent remplacées

---

1 Travaux exemplaires dans ce domaine de Pierre Bonnassié et de son équipe à l'Université du Mirail à Toulouse.

2 Le christianisme dans le Haut Moyen-Age se partageait entre celui des clercs et d'une frange de laïcs éclairés et surtout celui des masses rurales qui dans leur pratique pleine « d'enthousiasme » et d'ardeur, demeuraient au contraire dans l'ignorance des grands dogmes de la foi chrétienne

3 Constructions à plan central qui trouvent leur origine dans l'architecture funéraire païenne des mausolées. Les premiers édifices chrétiens de plan circulaire ont été, de fait, élevés soit pour abriter la tombe d'un membre de la famille impériale, soit comme martyrion, c'est à dire pour honorer les

par les basiliques. Après la paix de l'Eglise, cette vénération s'étendit aux ascètes, aux abbés, premiers fondateurs de monastères, enfin aux évêques ; on pouvait d'ailleurs être moine et évêque, comme Martin de Tours. A partir du Xème siècle, si la vox populi continue de découvrir de nouveaux saints, les évèques se chargent de la canonisation et les monastères du développement du culte. Enfin, en 1234, Grégoire IX affirme la juridiction absolue du pape sur toute les causes des saints et la rend applicable à l'Eglise Universelle. On ne pouvait être déclaré saint que par le Pape. Ce qui ne se fit pas sans contestation ni grincements de dents. A. Vauchez[1] parle « du pouvoir immense dont s'est assuré la papauté à partir du moment où elle a acquit le monopole de « faire des saints ». La précellence sera alors donnée aux hommes d'Eglise sur les laïcs (peut-être un peu trop), mais il y aura heureusement des exceptions.

Il y a donc à l'évidence une évolution de l'idéal de la sainteté :
- A partir du Ve siècle, se développe l'idée que vivre en conformité avec les enseignements du Christ a autant de valeur que de mourir pour lui : le saint ascète remplace progressivement le saint martyr.
- Au XIIe siècle, la sanctification passe désormais par la nécessité d'un engagement personnel et n'est plus le résultat de l'appartenance à l'état monastique. Comme le dit André Vauchez "la notion de sainteté se spiritualise".
- A partir du XIIIe siècle, c'est l'idéal de la charité, vie consacrée aux pauvres et aux malades qui semble l'emporter : la sainteté dans le monde ; monde particulièrement troublé des XIVe et XVe siècles[2] qui va voir une formidable floraison de nouveaux saints guérisseurs : l'exemple le plus fameux est celui des saints de la Peste que nous détaillerons au chapitre III.

Deuxième élément à considérer, le miracle guérisseur. Il représente 80% des miracles en général dans le monde médiéval. S'il a lieu du vivant du saint (in vita) il est toujours minimisé par lui : c'est Dieu qui

---

restes d'un martyr ou pour sacraliser le lieu d'un grand événement de l'histoire sainte. Henri Irénée Marrou. *Décadence Romaine ou Antiquité tardive ? III-IVème siècle*. Paris, Points Seuil (Inédit Histoire), 1977, p. 103.

[1] André Vauchez. La sainteté en Occident aux derniers siècles du Moyen-Age, d'après les procès de canonisation et les documents hagiographiques, Ecole Française de Rome, 1981. Saints, Prophètes et Visionnaires. Le pouvoir surnaturel au Moyen-Age. Paris, Albin Michel. « Histoire », 1999.

[2] B. W. Tuchman, Un lointain miroir, le XIVème siècle de calamités, Paris, Fayard, 1979.

guérit le malade, il ne sert que d'intercesseur ; pour suivre sans doute l'exemple de Jésus qui semble toujours "surpris" par ses miracles. Toutefois le miracle (qu'il soit "in vita" ou "post mortem") est bien la preuve qui définit les êtres, eux-mêmes extraordinaires. La croyance populaire et la doctrine de l'Eglise se rencontrent ici. Quand au début du XIIème siècle, les procès de canonisation devenus extrêmement complexes seront réglementés, ils devront obligatoirement comporter des chapitres spéciaux relatant les miracles du candidat, les "Capitulae Miraculorum".

*Illustrations*

Pour montrer la complexité et la diversité de la naissance d'un saint-guérisseur, j'ai choisi cinq exemples tous très différents qui suivent l'ordre chronologique, non de leur vie, mais de leur culte. A travers eux apparaissent la réalité de l'histoire ou la réalité embellie, magnifiée par la légende ou la légende pure.

***Saint-Martin et le Héros***

C'est le premier saint-guérisseur de la Gaule. Il symbolise la transition entre Dieux païens et saints-guérisseurs. On a pu dire qu'il avait eu la vie d'un aventurier.
Il était né en 317 dans la province romaine de Pannonée (actuelle Hongrie). Fils d'un officier de garnison païen, après avoir passé une partie de son enfance dans la ville italienne de Pavie, Martin entra à quinze ans dans l'armée romaine et trois ans plus tard, fut envoyé en garnison à Amiens. C'est dans cette ville, autour de 334, qu'eut lieu le fameux épisode du partage du manteau et sa conversion. Après maintes autres aventures, il quittera l'armée, alors sous le commandement du célèbre Julien l'Apostat.
En 361, il fonda une communauté religieuse à Ligugé près de Poitiers, premier monastère de la Gaule centrale. Evêque, élu presque de force par les habitants de Tours, il fonda un autre monastère à Marmoutiers près de Tours, où il allait souvent se retirer dans la vie contemplative. Il s'éteignit à 81 ans dans le village de Candes, près de Chinon. Il effectua de son vivant neuf miracles de guérison et de résurrection[1]

1 - A. Rousselle, Croire et guérir. La foi en Gaulle dans l'Antiquité tardive, Paris, Fayard, 1990
- A. Loyen. Les miracles de Saint-Martin et les débuts de l'hagiographie en Occident Bulletin de littérature ecclésiastique LXXIII, 1972, pp. 147-157.

(dont trois jeunes filles : une paralytique et muette, une muette, une jeune fille fiévreuse), où il s'aida aussi de remèdes simples et naturels, peut-être appris du temps où il était soldat : par exemple en extrayant par pression le venin d'une morsure de serpent , ou en utilisant à bon escient huiles et baumes.
Après sa mort, sa promotion fut assurée par l'image de « virtus » que donna de lui son biographe, Sulpice Sévère[1], un de ses disciples et homme de lettres raffiné, mais aussi par Clovis qui, au VIème siècle, très impressionné par les miracles qu'il avait constaté sur la tombe du saint, mit le royaume franc tout entier sous sa protection. A la fin de ce même siècle, Grégoire[2], évêque de Tours de 573 à 594, donna encore plus d'éclat au sanctuaire autour duquel se construisit une abbaye qui adopta au VIIème siècle la règle bénédictine. Le pèlerinage du saint devint vite un des plus fréquentés de la chrétienté. Pèlerinage à cette époque essentiellement de guérison : huit pèlerins sur dix[3].
Ajoutons qu'à Marmoutiers, sous le patronnage du saint, rayonnait au XIème siècle un grand centre d'enseignement médical, illustré par le moine Raoul Leclerc, moine à l'abbaye, qui était allé s'instruire à Salerne.

***Saint-Saturnin et l'Evêque***

Saturnin (ou Sernin) fut le **premier évêque** de la petite communauté chrétienne de Toulouse. Il subit le martyre aux environs de 250. Il fut massacré par une foule exaspérée de son refus de faire allégeance au culte officiel. Attaché à la queue du taureau préparé pour le sacrifice, Saturnin devint ainsi un des premiers et rares évêques martyrs en Gaule.

Après une période de latence, son culte se développa rapidement sous l'impulsion de ses successeurs, Hilaire, Sylve et surtout Exupère. Entre 403 et 408, ce dernier organisa le transfert de reliques du premier martyr toulousain dans la basilique construite à cet effet (à 160 mètres environ de l'actuel emplacement de l'église du Taur). A cette occasion, il fit rédiger les actes officiels du martyre connus sous le nom de "*Passio*

-J. Leclerc.Saint-Martin dans l'hagiographie monastique du Moyen-Age. Studia Anselmiana XLVI 1961, pp. 175-188.
[1] J. Fontaine, *Introduction à Sulpice Sévère. Vie de Saint-Martin* (introduction, texte et commentaires). Paris, Éditions Cerf (Sources chrétiennes) 1967-1969, 3 vol.
[2] Grégoire de Tours, *Histoire des Francs*, Paris, Les Belles Lettres (Denoël, Médiations), 1963, 2 Vol.
[3]Luce Pietri, La ville de Tours du IVème au VIème siècle. Naissance d'une cité chrétienne, *Ecole Française de Rome*, Paris, De Boccard, 1983.

*Antiqua*", panégyrique d'une grande sobriété. Au Vème et VIème siècle, le culte de Saturnin se répand dans toute la Gaule ; on voit se fonder des églises sous son patronnage, des reliques circuler et devenir elles-mêmes objet d'un culte propre. Si l'on étudie maintenant le dossier hagiographique[1], il nous semble exemplaire d'aborder les trois mille légendes qui ont été composées successivement sur près de mille ans en l'honneur de Saturnin - à partir des « libelli » (Manuscrits de la B.N.). Ces libelli étaient un petit dossier que l'on remettait au pèlerin pour son édification et la célébration liturgique du culte du saint.

**1ère étape**

On fournit des épisodes autobiographiques qui manquaient à la "passio antiqua".

Comme en ce qui nous concerne, la guérison de la lépreuse Quiriace lors de l'apostolat de Saturnin à Toulouse, sa conversion entraînant celle de la moitié de la cité, et l'exorcisme de la fille de l'Empereur Antonin et la mauvaise foi de ce dernier qui au lieu de se convertir condamne Saturnin au supplice.

**2ème étape**

Au début du Xème siècle, deux autres vies sont rédigées : les "Gesta Saturnini", elles ont été composées dans l'entourage des évêques d'Auch et de Narbonne afin d'asseoir leurs prétentions respectives sur les évêchés de Navarre et de Catalogne.

La première vise à établir l'appartenance de Saturnin au cercle des soixante-douze disciples du Christ, puis sa mission en Gaule : envoyé par Pierre, il a pour charge de convertir l'Aquitaine, puis après son succès, les provinces de Navarre et de Galice. Le récit du clerc de Narbonne lui reprend la tradition du saint, en passant sous silence la prédication tant à Toulouse qu'à Auch et en insistant seulement sur la mission espagnole.

Bien sûr le dossier hagiographique relatera les miracles de guérison après la mort du saint sur son tombeau ; ils sont en petit nombre. Deux seulement sont attribués par Grégoire de Tours.

1 Véronique Gilles-Raynal, « Un libellus de pèlerinage en l'honneur de Saint-Saturnin de Toulouse », in *Catalogue de l'Exposition « Sur les chemins de Saint-Jacques »*, Toulouse, 1999.

**3ème étape**

Dans le légendier du célèbre dominicain et inquisiteur, Bernard Gui au XIVème siècle[1], nous assistons au dernier stade d'une longue évolution du corpus légendaire : (ici pour donner un support convaincant au culte des corps saints) Saturnin est présenté comme un homme issu d'une famille royale de Patras, en Orient, qui très vite quitte son père Achaïe, roi d'Egée et sa mère Cassandra, fille de Ptolémée, le roi des Ninivites, après avoir entendu Jean-Baptiste prêcher dans le désert. Il devient le « compagnon du précurseur » qui le baptise en même temps que Jésus dans sa trentième année. Il est un témoin de la Cène et de la Résurrection avant de suivre Pierre à Antioche qui l'ordonne évêque et l'envoie évangéliser l'Aquitaine et l'Espagne. Arrivé à Toulouse il guérit de la lèpre la femme d'un sénateur, puis part pour Eauze où il fonde deux églises et ordonne Paterne de Tolède, évêque d'Auch. De retour à Toulouse, il subit le martyre.

***Saint-Antoine et l'Anachorète***

Père des anachorètes d'Égypte (en 280, il fonde une communauté à Pispor), il est considéré un peu comme le fondateur du monachisme parce qu'il fut le premier à prôner une vie séparée du monde pour les moines. Mais, par contre rien ne le disposait à être un saint-guérisseur. Aucun miracle de guérison de son vivant. Or, selon la tradition, ses restes furent rapportés de Constantinople par un chevalier et précieusement abrités dans l'église d'une petite localité du Dauphiné : La Motte aux Bois, dite aussi Saint-Antoine du Viennois. Les moines bénédictins de l'abbaye de Montmajour en Provence, assurèrent le service religieux.

A la fin du XIème siècle, les pèlerins vont alors se rendre en très grand nombre dans cette église pour demander, semble-t-il avec succès, la guérison de ce qu'on appelle à l'époque le Mal des Ardents, le feu sacré : en fait, l'ergotisme (voir infra).

Pourquoi ce rapport entre Saint-Antoine et le "feu sacré" ? Certains érudits ont cru l'avoir trouvé dans la description de sa fameuse tentation où apparaît des hallucinations et des cauchemars terrifiants - symptômes psychiques qui peuvent inaugurer justement le tableau de

[1] Agnès Dubreil-Arcin, Saint-Saturnin et Saint-Jacques dans le légendier de Bernard Gui, in *« Catalogue de l'Exposition, « Sur les chemins de Saint-Jacques »*, op. cit.

l'ergotisme. C'est donc ici l'exemple parfait du culte post-mortem, dit encore "culte du corps saint", reposant sur la vox populi.

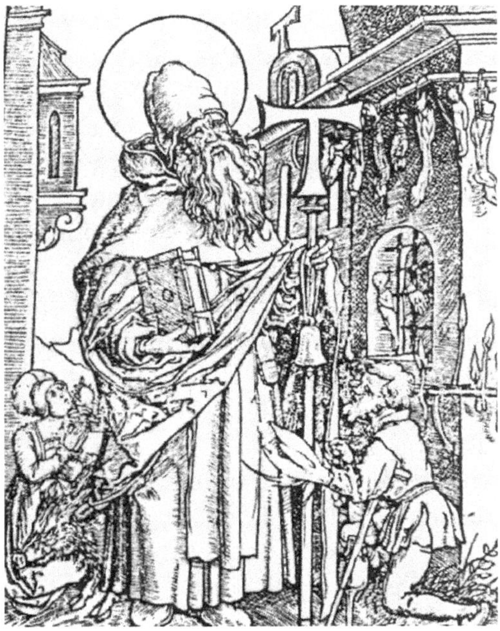

Fig.1 Saint-Antoine, évoqué par les « ardents » Gravure sur bois Paul Lacroix, *Vie militaire et religieuse au M-A,* Paris, 1877

### *Sainte-Foy ou le Martyre*

Sainte-Foy, jeune agenaise de 12 ans fut martyrisée à Agen en l'an 303 par Dacien, mandaté par Dioclétien, pour avoir refusé de servir les divinités païennes. Elle fut écorchée vive, mise sur un grill et finalement décapitée. Après le triomphe du christianisme, le cadavre miraculeusement conservé sera enseveli par l'évêque Dulcidius[1], puis dérobé par deux moines de Conques. Dans sa nouvelle patrie la sainte multiplie les miracles de guérison[2]. Son pèlerinage s'étendit vite à

---

1 Frédéric de Gournay, La chanson de Sainte-Foy (X-XIème siècle), poème, in *Annales du Midi : Saints méridionaux de la légende à l'histoire*, T. 107, N° 42, octobre décembre 1995.

2 Christiane Caitucoli, Le livre des miracles de Sainte-Foy de Conques (Liber miraculorum Sancte Fidis, seconde moitié du XIème siècle, *in Annales du Midi*, ibidem).

l'ensemble du Royaume et au de là, surtout en Espagne[1] où elle devient Santa Fé et, naturellement en Amérique du Sud, lors des conquêtes espagnoles.
Sa statue reliquaire à Conques est la seule des "Majestés" à avoir subsisté[2].

### *Saint-Côme et Saint-Damien et la Médecine*

Ils exercèrent tous deux l'art de guérir en Syrie au IIIème siècle de notre ère. Totalement désintéressés, ils étaient surnommés les "anagyres" parce qu'ils refusaient le moindre honoraire dans leur exercice médico-chirurgical. Ils eurent à leur actif de nombreuses guérisons miraculeuses, dont la plus connue (et la plus représentée) fut le remplacement de la jambe d'un homme, rongée par le cancer ou la gangrène, par celle d'un maure ("le miracle de la jambe noire"). Ils furent décapités sous Dioclétien (245-313) et leur culte se répandit très tôt dans le monde byzantin et plus tard en Occident (patrons des médecins et des chirurgiens).
En ce qui concerne les saints-guérisseurs et la médecine, il faut faire une place à part à Luc, le "disciple des Apôtres". Son nom apparaît à trois reprises dans les épîtres de Paul. Ainsi apprend-on que Luc était médecin, très cher à l'apôtre qui le dit "aimé" et de plus très fidèle (compagnon de ses deux captivités à Rome).
Sur sa qualité de médecin[3], ni le même livre des Actes ni le troisième évangile ne sont diserts, en dépit de ce qu'il en fut souvent dit. Plus sans doute qu'une prétendue complaisance pour les descriptions cliniques ou que la précision de tel diagnostic élémentaire, on appréciera cependant dans ses écrits, après de pointilleux hellénistes, l'emploi de termes grecs que l'on rencontre surtout dans les ouvrages médicaux avec le sens que leur donne ici l'auteur - et le prologue de son évangile ressemble à celui d'Hippocrate et de Dioscoride.

---

[1] Sainte-Foy à Conques, comme Saint-Saturnin à Toulouse ou Saint-Gilles dans le Gard, se trouvaient sur les chemins du pèlerinage de Saint-Jacques de Compostelle, ce qui fit beaucoup pour la diffusion de leur culte.
[2] Les « majestés » dont l'usage se répandit au Xème siècle scandalisèrent les gens du nord par leur ressemblance avec les idoles païennes.
[3] *Dictionnaire de la Bible*, Paris, Robert Laffont, Coll. Bouquins, 1989.

***Saint-Louis et le Roi***

- Louis IX, roi de France de 1226 à 1270 nous intéresse ici, en tant que saint-guérisseur, en raison du « Toucher des écrouelles ».

Louis IX a été canonisé par le pape Boniface VIII à Orvieto dans l'Ombrie, le 25 août 1297, anniversaire de la mort du roi, 27 ans plus tôt devant Carthage. Pour Jacques Le Goff[1] : « l'examen critique des documents qui le décrivent en son temps font de Saint-Louis un des plus légitimes et des plus indiscutables saints du XIIIème siècle, et aussi le dernier roi saint, les rois après lui échappant à la sainteté individuelle ». Il y eut en outre des miracles de guérisons de paralysés et d'estropiés sur son tombeau et plus tard il sera invoqué contre la peste et moins souvent contre la lèpre.
- Le "Toucher des écrouelles"[2] est le pouvoir miraculeux qu'ont eu les rois de France et d'Angleterre, les Capétiens et les Plantagenets les premiers, de guérir par imposition des mains les écrouelles, c'est à dire un ensemble imprécis qui groupait diverses affections ganglionnaires dont les adénites tuberculeuses et des maladies de la peau. Dans l'ancienne France où le "toucher" eut toujours une grande popularité, on appelait d'ailleurs les écrouelles "le mal de Roi" et en Angleterre "King's Evil"[3]. Au début, pouvoir de guérison, lié essentiellement à la sacralité monarchique, à la fin du Moyen Age, la croyance au miracle royal se mêla pour jamais au culte de Saint-Marcoul.

Marcoul était né vraisemblablement à Bayeux dans les années 450, sous le roi Childebert 1er. Il devint un abbé qui mourut en odeur de sainteté et fut enterré à Nant dans le diocèse de Coutances en Normandie, dans un monastère. Les invasions normandes chassèrent les moines qui transportèrent les reliques de Saint-Marcoul à Corbeny, près de l'abbaye Saint-Denis de Reims.
La thaumaturgie de Saint-Marcoul, pendant longtemps, n'eut rien de spécifique. La première mention de sa "spécialité" figure dans un manuscrit de la fin du XIIIème siècle, où l'on parle de foules de scrofuleux, s'empressant vers Corbeny. A partir de là, la renommée de saint et de son pèlerinage s'établit dans tout le pays. On en fit même le

[1] Jacques Le Goff : « Louis IX, le saint de sa mère », *La vie des saints*, le Figaro, vendredi 26 décembre 1997.

[2] Marc Bloch, *Les rois thaumaturges*, Paris. Gallimard, Coll. Bibliothèque des histoires", nouvelle édition de 1983.

[3] En Angleterre, au XIVème siècle apparut, associé à celui du « toucher » le rite des anneaux médicinaux ou « cramprings ». Il s'agissait d'anneaux fabriqués à partir de pièces d'or et d'argent déposés le Vendredi saint par le roi au pied de l'autel et qui passaient pour soulager les spasmes musculaires et plus particulièrement l'épilepsie. Par ailleurs, les anneaux ont compté de toute antiquité au nombre des instruments chéris de la magie tout court. Marc Bloch, op.cit.

patron des merciers et des colporteurs. Mais c'est surtout son union avec la Royauté qui devait assurer sa fortune : à partir de Jean Le Bon, en effet, au XIVème siècle qui le surlendemain de son couronnement s'arrêta à Corbeny, aucun roi, jusqu'à Louis XIV ne paraît plus s'être dérobé à ce pieux usage.
Par son allégeance, à ce saint-guérisseur d'écrouelles, le roi de France renforçait son propre pouvoir guérisseur attribué par Dieu lors de l'onction sacrée de Reims[1].

***Les quatorze Saints Auxilliaires ou le renouveau du XVème siècle***

Le culte des quatorze intercesseurs naquit en Allemagne au XVème siècle ; cette pratique thaumaturgique gagna la France, l'Italie et les autres pays d'Europe (sauf l'Angleterre). Presque tous furent des martyrs. Parmi eux retenons :

- Sainte Barbe (IIIe siècle)
  Originaire d'Asie Mineure. Enfermée par son père dans une tour pour échapper à ses prétendants, elle se sauve. Reprise, elle est fouettée, déchirée par des peignes de fer, jetée sur des tessons de poterie, brûlée avec des lames rougies au feu et finalement décapitée par son père, foudroyé lui-même sur le champ par le feu du ciel.
  Réputée guérir les calculs urinaires, les dermatoses, la stérilité, les maux de gorge.
  Attributs : couronne et tour à trois fenêtres (symbole trinitaire)[2].

[1] Marc Bloch, op.cit.

[2] Une des plus étonnantes représentations de sa vie et de son martyre est sans conteste la fresque de Lotto de l'Oratoire Suardi à Trescore Balneario, dans les faubourgs de Bergame, datant du XVIème siècle.

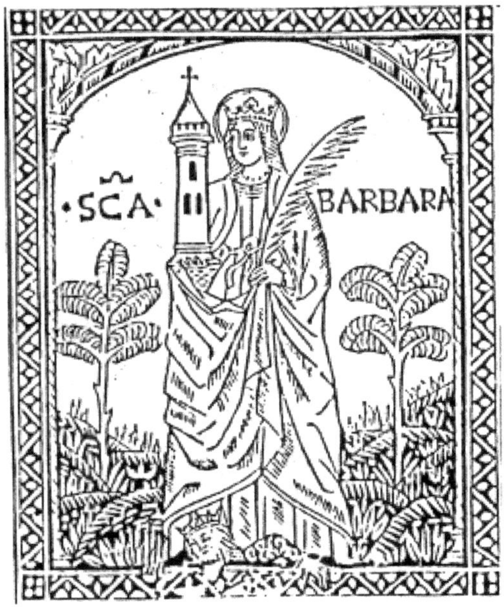


Fig. 2 Sainte-Barbe et sa tour, Gravure sur bois, Paul Lacroix op.cit., Paris, 1877

- Saint Blaise (IVe siècle)
  Médecin, évêque de Sébaste, ville d'Arménie où il était surtout médecin. Il fut célèbre pour avoir extrait une arête de poisson de la gorge d'un enfant qui périssait d'asphyxie (unique miracle de ce genre). Jugé coupable d'être chrétien, il fut lacéré avec des peignes de fer à carder, puis décapité.
  Environ soixante-dix saints ou saintes guérisseuses auraient exercé la médecine.
- Saint Christophe (semi-légendaire)
  Originaire d'Asie Mineure, il aidait les voyageurs à traverser les cours d'eau dangereux. Décapité après avoir détourné les flèches et les verges de fer qui lui étaient destinées. Réputé pour guérir de la peste, prévenir les accidents du voyage et soulager les maux de dents.
  Attribut : bâton feuillu (présent du Christ).
- Saint Denis (IIIème siècle)
  Premier évêque de Paris, il fut livré aux fauves, flagellé, brûlé dans un four, crucifié avant d'être décapité. Après la décollation, dit la légende, Denis prit sa tête et marcha jusqu'à l'emplacement de la future basilique Saint-Denis où il s'effondra.

C'est le plus illustre représentant (et non le premier qui est Saint-Just, rapporté au VIIIème siècle dans une "Passio Justi" de la bibliothèque de Dusseldorf) de ces saints céphalophores[1]. Serait-ce aussi le début du très célèbre problème médico-légal des guillotinés !
Réputé guérir de la possession, du rachitisme et des maux de tête.
Attributs : Chaînes, mitre et tête coupée.

- Sainte Marguerite
  Agressée par le diable dans sa prison, puis dévorée par un dragon, elle parvint à s'échapper en lui perçant le ventre avec une croix et en l'étranglant avec sa ceinture[2]. Elle subit le martyre : flagellée, brûlée, tenaillée puis décapitée.
  Réputée pour guérir le lumbago et surtout pour favoriser les accouchements, son culte est répandu dans toute la chrétienté.
  Ses attributs sont : Chapelet de perles, croix, dragon[3]. Soixante-dix saints sont invoqués pour prévenir le danger de l'accouchement.

- Saint Érasme (biographie incomplète)
  Il est invoqué surtout contre les "maux de ventre", en raison de son supplice (ses intestins auraient été extraits par le nombril puis tirés par un treuil, récit abusif mais très répandu)[4], mais aussi pour guérir la "léthargie".

## II. LA GUERISON THAUMATURGIQUE OU LES RITES DE GUERISON

### 1. "Ante vita" : l'action directe des saints

Les procédés thaumaturgiques employés par les saints sont peu nombreux et remarquablement semblables d'un saint à l'autre et d'une région à l'autre.

---

[1] Le saint martyrisé est représenté portant la palme du martyre ou tenant sa tête entre les mains ; dans ce deuxième cas, on finit par croire qu'il l'a réellement tenue après sa décapitation et ainsi naissent les nombreux saints céphalophores : il y a là une sorte de mythologie optique spontanée (Clermont-Ganneau).

[2] Cet épisode de sa vie, peut-être le plus « fantastique » de toute la légende dorée, est un thème répandu de la peinture de la fin du XVème siècle et de tout le suivant.

[3] Pierre Merle. Sainte-Marguerite, patronne des accouchées. *Supplément « Réalités médecine »*, 1972.

[4] Ce supplice a été abondamment représenté tant par les peintres du XVème siècle (Dirk Bouts par exemple) que par Poussin et les peintres baroques. Notons qu'il était encore en usage à Rome au début du XVIIème siècle.

- La bénédiction des infirmes et des malades. Signes de croix et imposition des mains quelquefois plusieurs signes de croix, sur les différentes parties malades ; la plupart du temps les deux sont associés.
- La prière est toujours présente.
- Les procédés d'action indirecte
La bénédiction de boissons ou de nourritures avalées par le malade.
Contact du malade avec des objets touchés par le saint : son bâton, son livre, sa couverture, etc ...
Conclusion : Le saint guérisseur imite le Christ et les Apôtres. Il veut se confondre avec eux.

## 2. "**Post Mortem**" **: les reliques et le culte des « Corps Saints »**

L'idée qu'un saint est présent par l'intermédiaire de ses reliques est une idée courante au Moyen Age. Les restes matériels de celui-ci conservent donc la « virtus » qui caractérisait le saint de son vivant. D'où le formidable engouement, la frénésie du monde occidental à posséder des reliques, aboutissant souvent à des trafics, des vols, des querelles juridiques voire des agressions, des "petites guerres" entre monastères et abbayes[1], et cela dès les débuts du christianisme[2].

On pouvait posséder :
Soit le corps entier du saint dans son tombeau. Il y a souvent alors plusieurs corps entiers pour un seul saint ! Saint Sernin, par exemple à Toulouse - mais aussi dans l'abbaye de Saint-Hilaire dans l'Aude.
Soit un fragment de ce corps : la relique, quelquefois morceau infime du saint, rapporté de très loin et dans les meilleurs cas, d'Orient de Terre Sainte. Camporesi[3] parle de « l'histoire des corps saints après la mort qui ouvre le chapitre lugubre et hallucinant des péripéties tourmentées de leur os, de leur chair, de leur sang ».

Un des exemples les plus connus est la récupération des ossements de Saint-Louis à Tunis : corps du roi coupé en morceaux et bouilli à plusieurs reprises dans de l'eau salée - puis deux parts de ces tristes débris : Charles d'Anjou, le frère, prit pour lui toutes les parties molles

---

[1] P.J. Geary (1993). *Le vol des reliques au Moyen-Age.* Paris, Aubier, 1993.
Ellis Peters. Trafic de reliques. Une aventure de frère Cadfaël. Paris, C.H. Bourgois (10/18), 1989.
[2] Saint-Yves P. En marge de la Légende dorée, Songes, Miracles et Survivances, Robert Laffont (Bouquins), (1987), p. 833-888.
[3] P. Camporesi : *La chair impassible* : Paris, Flammarion (N. Bibliothèque scientifique), 1986, p.7-27.

(muscles, intestins, cœur) pour les recueillir dans une église de son royaume de Sicile à Palerme. Philippe le Hardi, le fils, récupéra les ossements pour les amener à Paris (après des péripéties inouïes)[1].

### A. Le pèlerinage

C'était la partie essentielle du culte. Il consistait à se rendre en un lieu sacré autour du tombeau, de la chasse ou de l'autel contenant la relique. Pèlerinage ici thérapeutique qui se distingue du pèlerinage pénitentiaire (Jérusalem, Rome ou Compostelle), démarche plus purificatrice - mais en fait, l'un n'empêchant pas l'autre.

**Quels en étaient les modalités ?**

- Le malade pèlerin était accueilli par le ou les custodes, sortes de sacristains (frères convers ou moines) qui outre l'entretien de l'église et la garde des reliques, aidaient le pèlerin malade ou infirme, portaient les impotents, nourrissaient les plus misérables.

- L'offrande, l'obole d'arrivée, expression du vœu de guérison, un cierge, quelques monnaies ou un autre produit de l'agriculture ou de l'élevage.

- La prière, le plus souvent collective, debout (position de l'orant) ou couché (les bras en croix). De jour comme de nuit : ce sont alors les "veillées de prière" qui pouvaient être très bruyantes : psalmodies, invocations des pèlerins, chants profonds, gémissements des malades, vociférations des possédés - et qui perturbaient l'activité liturgique des moines.

A l'inverse, il pouvait s'agir "d'oraisons », de patenôtres à fonction médicale, formules de supplications qui devaient être récitées au mot près[2].

---

1 A partir du XVème siècle, le caractère d'imputrescibilité deviendra un signe de sainteté, comme l'odeur de sainteté, dégagée par le saint ou la sainte. De leur vivant, Sainte Trévère sentait la rose, le lys et l'encens ; Sainte Rose, la rose ; Saint Cajétant, l'orange ; Sainte Catherine, la violette ; Sainte Thérèse d'Avila, le jasmin et l'iris ; Sainte Lydwine, la cannelle. Après leur mort, saint Philippe Néri, Saint Patermien et Saint Omer exhalèrent de suaves odeurs. Alain Corbin : *Le miasme et la jonquille*. Paris, Aubier (Collection Historique), 1982, p. 282

2 Pour arrêter une hémorragie, réciter « Sanguis christi maneat in te sicut christis fecit in se » ou pour guérir un mal de dents, réciter l'oraison de Sainte Apolline ; l'église n'a répudié ces textes et pratiques qu'assez tard dans le XVIIème siècle et avec beaucoup de prudence, puisque les oraisons à des fins médicales ont été pratiquées par les prêtres depuis la primitive église. Robert

- L'incubation

Cette ancienne pratique des temples d'Asclépios comme des Sérapéums égyptiens se retrouve dans les églises d'Orient et d'Occident non seulement dans les premiers siècles du christianisme mais beaucoup plus tard au XIIème siècle et au-delà (étude des "Miracula"). Par exemple, dans le culte de Saint Côme et Damien, de Saint Jean-Baptiste et de Saint Michel à Byzance, comme dans celui de Saint Martin de Tours et de Saint Julien de Brioude en Gaule. Le saint apparaît au malade dans son sommeil et reproduit les gestes de bénédiction et d'imposition sur la partie malade qu'il faisait de son vivant ; quelquefois il se livre à un acte de médecine ou de chirurgie (réduction de fracture, par exemple), tout comme Asclépios. Réveillé, le malade se trouve guéri. La seule différence avec l'incubation antique semble être le côté non officiel (aucun texte liturgique retrouvé) et non systématique (ici, procédé parmi d'autres). Tous les malades ne s'y livrent pas[1].

- La circumambulation
Le parcours incantatoire où le pèlerin va cerner un espace sacral où s'établira la rencontre. Mettre ses pas dans celui du saint.

- La participation
Trois formes maîtresses l'expriment le plus fréquemment :
- l'attouchement de l'objet sacral
Le pèlerin reçoit alors sa charge sacrale avec la main ou avec la bouche (baiser les reliques) ou avec un objet que l'on conservera sur soi (pour soi-même ou pour un malade intransportable, un enfant par exemple).

- l'absorption, participation plus puissante encore :

*L'eau*

Il existe fort peu de pèlerinages thérapeutiques sans fonction miraculeuse (quelquefois sources païennes mais sanctifiées par les reliques ou la saga du saint) ou puits près ou dans l'église. On pouvait aussi emporter cette eau chez soi surtout pour combattre les fièvres[2].

---

Mandrou, Introduction à la France Moderne (1500-1640). Albin Michel, réédition 1998, p. 69 et 357.

[1] Pierre André Sigal *L'homme et le miracle dans la France médiévale (XIe-XIIe siècles)* Paris, Editions du Cerf ,1985, op. cit., p. 135.

[2] Il existe une forme dérivée plus rare : l'immersion dans l'eau sacralisée

*Le vinage*
Il consistait en de l'eau ayant servi à laver le tombeau du saint (Grégoire de Tours pour Saint Martin) ou dans laquelle on avait trempé un linge ayant enveloppé les reliques. On pouvait en obtenir de grandes quantités et les transporter à domicile lors des grandes épidémies. Parfois on le fabriquait avec du vin, uniquement à l'occasion de la fête du saint ou un jour précis, comme à l'abbaye de Saint-Antoine, le jour de l'Ascension où on répandait du vin sur les reliques. On pouvait même manger la pierre des sarcophages réduite en poudre[1].

## B. L'ex-voto, c'est à dire signe d'action de grâce

La première mention littéraire du terme ex-voto remontant à Madame de Sévigné, il vaudrait mieux parler ici de « votum » ou de « votiva oblatio ».
Bien sûr, il peut être confondu avec l'offrande avant la guérison indiquant alors ce que l'on souhaite, mais la plupart du temps, il vient après comme un remerciement. Il existe une très grande diversité de ces ex-voto :
- Modeste cire brute.
- Cierges ou lampes à huiles allumées, de différentes formes.
- Représentation symbolique du suppliant par une offrande de son poids : en grain, ou plus rarement en métal précieux.
- Ex-voto figuratifs : corps entier, ou partie guérie en cire, en bois, en fer, en argent, en or.
- Objets matériels portant témoignage du miracle : béquilles, bâtons, instruments orthopédiques, fers de prisonniers comme à Conques, cordes de pendus sauvés par le saint (très fréquent au Moyen Age).
- Enfin, offrandes compensatrices en argent, en bijoux, en objets précieux ou en nature (produits d'élevage ou de cultures par exemple).
Très grande similitude, on le voit, avec le Monde Antique[2].
Il y avait le plus souvent une accumulation prodigieuse de ces ex-voto gênant l'accès aux reliques. Ces offrandes en effet appartenaient au

---

[1] Aline Rousselle « La sage femme et le thaumaturge dans la Gaule tardive », in *: La médecine en Gaule*, Paris, Picard, 1985.
[2] Grégoire de Tours se plaint au VIème siècle que les habitants de la Gaule représentent encore en bois ou en bronze les membres dont ils souffrent et les accrochent aux arbres ou les posent près des sources. D. Gourevitch. Les ex-voto médicaux dans le Monde Antique. *IIème colloque du C.E.H.M. Toulouse*, 8 novembre 1997.

saint et participaient au caractère sacré de tout ce qui était contenu dans le sanctuaire.
Si l'on pouvait par exemple transformer des chaînes en grilles de protection du sanctuaire, comme à Conques où Sainte Foy s'était spécialisée dans l'évasion des prisonniers, ou des bijoux fondus en reliquaire, car on ne changeait que la forme de ces objets et non leur destination : la glorification du saint - celui qui essayait de s'emparer d'un ex-voto en était puni par la justice divine.
De la même façon, les pèlerins négligents qui ne fournissaient pas l'offrande compensatoire au bienfait accordé par le saint-guérisseur, s'exposait de sa part à des châtiments dangereux, immédiats ou retardés.
On voit donc bien ici l'un des aspects du christianisme médiéval[1] : la conception quasi mercantile des relations avec Dieu et les saints (après leur mort) établies naturellement par les fidèles de cette époque - et encouragées par le clergé.

## C. La translation des reliques.

Elle avait lieu surtout en cas de calamités publiques : sécheresse, incendie, protection d'animaux menacés, en ce qui nous concerne, en cas d'épidémies. Il semble d'ailleurs que ce soient les épidémies du VIème siècle et plus particulièrement les grandes pandémies de peste qui aient le plus contribué à fixer la liturgie processionnelle en Occident[2]. Ces processions partaient d'un lieu sacré et y retournaient ou bien aboutissaient à un autre lieu sacré, un monastère ou une église par exemple, où on célébrait une messe. D'autres processions apparaissaient comme de véritables circuits, parcourant en un mouvement circulaire la région que l'on voulait protéger : muraille invisible contre l'épidémie[3].

Toutes les processions, quelles qu'elles soient, étaient complétées de pratiques pénitentielles avant et pendant : jeûnes, prières, procession effectuée nu-pieds, & ... Donc ici, une action plus préventive que guérisseuse comme le pèlerinage.

---

[1] Pierre André Sigal (1985), op. cit., p. 93-107.
[2] Dans les années 590, la ville de Rome est frappée par une terrible peste et le pape Grégoire 1er imagine d'implorer le ciel par le biais d'un pieux cortège allant d'église en église en chantant des cantiques à l'imitations des cérémonies vues à Constantinople. Jean-Noël Biraben : *Les hommes et la peste en France et dans les pays méditerranéens, Paris*/La Haye, tome II, p. 65-66, Mouton.
[3] Pierre André Sigal (1985), op. cit., p. 155.

### 3. Quels saints implorait-on ?

On sait que, après la diversité théologique et historique précédemment évoquée, c'est sa spécificité géographique qui caractérise le culte des saints. Des grands thaumaturges comme Saint-Cyr pour l'Égypte, Saint Côme et Damien pour Byzance ou Saint Martin pour la Gaule, reconnus par toute la chrétienté, aux saints des entités culturelles comme la Bretagne, l'Irlande, les Flandres ou l'Aquitaine ; des saints des villes étapes du pèlerinage de Compostelle comme Saint Gilles du Gard, Sainte Foy de Conques ou Saint Eutrope de Saintes, au saint du hameau ou du petit monastère ; du "saint spécialiste" comme Sébastien, Saint Aubert ou Saint Antoine au "saint généraliste" comme Saint Blaise (mais dans l'esprit du malade chaque saint imploré était capable de tout soigner), le choix semblait immense[1].

Pourtant dans la pratique, on avait recours aux saints dont le sanctuaire se trouvait le plus proche de son domicile. Établissant une carte de l'origine des miraculés de quelques sanctuaires guérisseurs au XIIème siècle :

- Saint Wulfran, à l'abbaye de Saint Wandrille, en Normandie,
- Saint Eutrope, à Saintes,
- Saint Gilles du Gard,
- Saint Gibrien, à Reims,
- Saint Girard, à Angers,
-Notre-Dame de Rocamadour,
- Saint Bernard le Pénitent, à l'abbaye de Saint Bertin, à Saint Omer,
- Saint Corneille, près de Gand.

Pierre André Sigal[2] confirme le faible rayonnement géographique de ces pèlerinages (à l'exception de ceux placés sur la route de Compostelle) et avance à cela trois raisons : « les difficultés du voyage qui amenaient souvent les malades à choisir un sanctuaire proche [...] ; la forte densité de sanctuaires locaux, si bien qu'on trouvait toujours

---

[1] « Chaque petit lieu saint ponctuant nos campagnes passait pour assurer une guérison particulière ou une protection spécifique. Pour les rhinopharyngites, l'eau suintant du sarcophage de Saint-Mître à Aix en Provence, Saint-Aubin à Angers pour la coqueluche, Sainte-Maxellende pour l'eczéma dans sa chapelle de Candry (Nord), pour l'acné Saint-Evroult en son église de Saint-Nicolas de Fréteval (Loir et Cher) ; et pour les migraines, Sainte-Engrâce (Pyrénées Atlantiques) qui fut tuée d'un clou dans le front ... ». Régis Hanrion. *Les pèlerinages en France.* Paris, Ph. Lebaud, 1996.

[2] Pierre André Sigal (1985), op. cit. p. 196-210.

dans un faible rayon géographique un saint dont on pouvait approcher les reliques ; enfin, le rôle de relais de popularité que constituaient, pour un saint, les prieurés ou les possessions de l'établissement qui abritait ses reliques, possessions qui étaient en général proches de celui-ci [...].

## III. LA MALADIE ET LE SAINT GUERISSEUR

Lorsqu'on essaie d'analyser le contenu du miracle guérisseur, la grande difficulté réside dans le fait qu'au Moyen Age, il n'y a pas de maladies ; il n'y a que des signes, des symptômes. Et cela est vrai même pour les affections choisies ici comme illustrations, qui - nous le savons aujourd'hui - ont frappé durement les populations médiévales : lèpre, rage, mal des Ardents et peste. Il y a seulement une fièvre, un flux de ventre, des taches noires ou rouges sur la peau, une plaie qui suppure indéfiniment, une maigreur, une toux persistante, une paralysie, une difformité, & ... Ce qui est décrit par exemple au village de Montaillou[1] comme causes de la mort de ses habitants.

Il semble qu'au cours des siècles, il y eut des différences sensibles dans la pathologie guérie, comme nous l'avons vu, il y en eut chez les thaumaturges. Au VIème siècle, dans la documentation apportée par Grégoire de Tours et les ex-voto des sanctuaires[2], nous trouvons par ordre de fréquence :

- Paralysie totale avec mutisme ou partielle d'un membre,
- Fièvres tierces ou quartes,
- Excités : les "illuminations" d'aveugle,
- Contractions des doigts vers la paume de la main (ce symptôme ne se retrouve que chez les femmes : peut-être lié aux travaux spécifiquement féminins du filage et du tissage).

Il y a une infériorité numérique des femmes : quarante guéries pour cent vingt hommes, pour Saint-Martin comme pour Saint-Julien. Sur les quarante guérisons de femmes, une seule concerne la gynécologie. C'est la guérison d'un flux de sang au tombeau de Saint-Martin.

En ce qui concerne les XIème et XIIème siècle, si nous analysons la synthèse du remarquable travail de P.A. Sigal pour les miracles en

[1] E. Le Roy Ladurie : *Montaillou, village occitan.* Paris, Gallimard, 1975.
[2] A. Rousselle. « La sage femme et le thaumaturge », *in « La médecine en Gaule »*, op.cit.

France du Nord, à partir de soixante- seize vies de saints et de cent soixante- dix recueils de miracles, regroupant plus de cinq mille récits :

- Miracles de guérison :
Sur un ensemble de 2708, les miracles "in vitae" ne représentent que 24% avec dans ce cas une forte proportion d'aveugles, de sourds et de muets.
- Les miracles posthumes :
Représentent, eux 76%. Deux types d'infirmités se dégagent :
Les paralysies et les troubles de la motricité (luxations, déformations, rhumatismes, sciatiques, paralysies des membres inférieurs, hémiplégies plus rarement), d'une part,
Les cécités et les affections oculaires (perte de la vue de plus d'un an d'évolution à 80%), d'autre part.
Viennent ensuite mais avec un pourcentage nettement plus faible :
- La surdité, la mutité, ainsi que les maladies mentales (dont nous reparlerons plus loin) : surtout cas de folie furieuse d'apparition récente.
- Enfin, encore moins représenté (4% environ), un ensemble regroupant : tumeurs, enflures, hydropisie, ulcérations chroniques, fièvres à répétition.
- Les miracles de résurrections :
Peu nombreux, soixante en tout. Près de la moitié (25 cas) concernent des noyés et surtout des enfants (22 cas sur 25) et des adolescents (légende de Saint-Nicolas par exemple).

A l'inverse, tout change au XIVe siècle et XVe siècle, citant A. Vauchez[1], il remarque que pour l'ensemble de l'Occident, les troubles moteurs et nerveux tombent dans les procès de canonisation de 40% au début du XIIIe siècle à moins de 10% après 1300. De même les guérisons des maladies mentales régressent considérablement à la même période.
Au XVème, le recueil des miracles des reliques de Saint-Jacques le Majeur à l'église Saint-Jacques de Toulouse[2] ("invention" des reliques à la fin du XVe siècle) montre :
- trente et un miracles dont vingt-neuf thérapeutiques.
Dans ce groupe dominent les maladies organiques : "maux de têtes", maux de ventre, hydropisie ou fièvres (dix cas). Puis viennent ensuite

[1] A. Vauchez (1981), op.cit.
[2] Olivier Lamarque, « Reliques et miracles à l'église Saint-Jacques de Toulouse en 1491 », in *Catalogue de l'Exposition : Sur les chemins de Saint-Jacques*, op.cit.

les maladies oculaires et auriculaires (cinq cas de surdité, cécité et de divers affections) et les maladies liées au système nerveux (cinq cas d'impotence et d'épilepsie). Suivent en quantité moindre, d'autres atteintes comme la gale (deux cas), les malformations (deux cas) puis deux miracles liés à une résurrection et à un accident (trois affections ne peuvent être déterminées). Ces quatre dernières catégories ne touchent que des enfants et les maladies oculaires et auriculaires concernent exclusivement les femmes.

- La majorité des miraculés est adulte. Le sexe féminin a largement bénéficié des miracles (le contraire des siècles précédents). On compte chez les adultes douze femmes pour cinq hommes et chez les enfants, huit filles pour quatre garçons (auxquels il faut ajouter les nourrissons dont on ne connaît pas le sexe).
- Les récits des miracles comportent presque tous une certaine mise en scène destinée à accentuer la gravité et le drame de la maladie et ainsi révéler l'efficacité des interventions du saint.

*ILLUSTRATIONS*

## LA LEPRE

### Job

Au XVème siècle, la "maladie de Job", thème pictural important, passait sans conteste pour être la lèpre ; l'église célébrait d'ailleurs le saint patriarche comme le patron des lépreux et des chapelles lui étaient consacrées dans un grand nombre de maladreries.

### Lazare

Le grand saint-guérisseur de la lèpre est saint-Lazare. Sa dévotion remonte au XIème siècle, on trouve alors ses reliques à Autun (pour le corps) et à Marseille (pour le chef). Cette dévotion confond, mieux, associe les deux Lazare de la Bible :

Le pauvre, couvert d'ulcères, gisant à la porte du mauvais riche, abandonné aux chiens qui lui lèchent les plaies (assimilation à Job), accueilli dans le sein d'Abraham tandis que le riche est condamné au feu de la géhenne (Luc, XVI). Assimilation, comme pour Job, aux lésions répulsives et putrides de la lèpre, souvent confondues au Moyen

Age, avec d'autres dermatoses chroniques : plaies torpides, croûtes et ulcères sanieux, pustules, humeurs fétides ...
Lazare de Béthanie, l'ami de Jésus qu'il va ressusciter. Ici, équivalence entre la lèpre et le cadavre (d'autant plus que Jésus ressuscite Lazare le quatrième jour, alors que commence la décomposition et malgré la mise en garde de Marthe, attentive et réaliste "Seigneur, il sent déjà" : chairs dégradées, déformation des traits, suintements ; "mise en scène monstrueuse de la décomposition et du pourrissement du corps"[1].
Enfin, Lazare est le frère de Marthe et de Marie-Madeleine.

**Marie-Madeleine**
Elle va devenir très tôt (XIème – XIIème siècle comme Saint-Lazare) l'autre grande protectrice des ladres, celle à qui est dévolu le patronage de la chapelle de la maladrerie. Très longtemps, une tradition de l'église latine va, là encore, confondre trois destinées féminines pourtant bien distinctes dans l'évangile de Luc.

- Marie de Béthanie, la sœur de Marthe et de Lazare, exemple de la vie contemplative « consacrée à l'écoute de la parole divine et à la méditation ».
- Marie de Magdala, village près du lac de Tibériade ; Jésus l'ayant libérée "de sept démons", c'est à dire d'un très grand nombre, elle le suivit dans ses pérégrinations pour se mettre à son service et à celui de ses apôtres. Elle fut la première à voir le Ressuscité.
- Marie, la "Pécheresse" repentie, qui couvre de ses larmes les pieds du Christ qui se trouvait conviée en Galilée à la table du pharisien Simon.

Chacune de ses femmes (c'est bien leur seul point commun) apparaît porteuse de parfum, purificateur des corps et des âmes, sens du "baume" attribut de Marie-Madeleine[2].

**D'autres saints[3],** en majorité masculine, vont assurer le rôle de protecteur et d'intercesseur associé ou privilégié : soit par leur

---

[1] G. Vigarello. *Histoire des pratiques de santé.* Paris, Points-Seuil, 1999, p. 26-27.

[2] Marie-Madeleine Tibur » prostituée devenue sainte femme a fasciné peintres et écrivains du XVIIème siècle à nos jours. On pourra lire à ce propos deux livres récents *Offrande à Marie-Madeleine* de Jacqueline Kelen à la Table Ronde, 2000, et « La toison de Madeleine » dans l'essai de Daniel Arasse : *On n'y voit rien. Descriptions*, paru en 2000 chez Denoël.

[3] Tonati F. O., Maladie et société au Moyen-Age. La lèpre, les lépreux et les léproseries dans la province ecclésiastique de Sens jusqu'au milieu du XIV siècle. Bruxelles, de Boeck Université, 1998.

réputation d'action directe auprès de lépreux, comme Saint-Simon (homonyme du lépreux de l'évangile), Saint-Jude (avocat des causes désespérées), Saint-Martin (où souvent un lépreux remplace le pauvre dans la célèbre scène du partage du manteau), Saint-Marc (qui a commencé, selon la légende, par guérir un lépreux dans un faubourg de Muretane en Asie Mineure) ;
Soit, parce qu'ils furent "aussi" médecins, comme Saint-Blaise, Saints Côme et Damien ou Saint-Pantaléon.
N'oublions pas aussi l'important particularisme géographique : par exemple : saint-Méen, l'évangélisateur mythique de la Bretagne (vers 540) qui est le grand saint-guérisseur de la lèpre dans le nord de l'Europe, ou les quatre thaumaturges préférés du sud-ouest[1],
- Saint-Nicolas, évêque de Myr
- Saint-Loup, dans les Basses-Pyrénées,
- Sainte-Quitterie, pour le Gers et les Landes, et ses fontaines miraculeuses
- Saint Christo, qui a donné son nom à la station thermale (légende du berger lépreux, guéri vers l'an 1300 à une source qui prit le nom de "source des Dartres".

## LE FEU SACRE

Au IXème siècle, apparut sur les bords du Rhin, sous forme "épidémique", une maladie[2] qui allait vite terrifier la population. L'écolâtre rémois, Flodoard, relatait dans ses annales que des « infortunés sentaient brûler leurs membres, consumés par un feu occulte ; leurs chairs tombaient en lambeaux, leurs os cassaient comme du bois mort ». Selon Aldabherm, évêque de Metz, les progrès de la gangrène étaient si rapides que durant leur cheminement vers l'hôpital, certains malades avaient perdu un de leurs pieds … c'était le "feu sacré", ou "mal des Ardents", ou "ignis gehennoe", ou "feu de Saint-Antoine", lorsque vers 1095, on eut recours à l'intercession de

Bériac F. *Histoire des lépreux au Moyen-Age*, une société d'exclus. Paris, Imago, 1988, p. 122 à 129.
[1] Fay H.M. « Quelques saints-guérisseurs de la lèpre dans le sud-ouest de la France », extrait du *Bulletin de la Société Française d'Histoire de la Médecine*, 1907.
[2] L'ergotisme, dû à un parasite du seigle. Lors des famines ou dans le cas de mauvaises récoltes de blé, la farine de seigle était à la base de la fabrication du pain, élément principal des populations pauvres.

l'Anachorète à partir duquel se développa l'ordre des "Antonins" qui furent dès lors spécialisés dans les cures de ce mal redoutable[1].
Les pluparts des emblèmes du saint qui apparaîtront dans l'iconographie tardive du XVème siècle (voir supra fig.1), feront référence aux siècles précédents et à la renommée du thaumaturge et de son ordre :
- Le livre, fermé ou ouvert : l'ermite du désert,
Le bâton, terminé par le "Tau", qui est la « figure de la croix sous sa forme patibulaire ».
- La sonnette, soit à la main, soit suspendue au Tau, ou au cou du porc : elle annonçait la quête populaire des Antonins (par autorisation du Pape),
- Un "suidé", qui peut être un porc ou un sanglier, allusion au privilège de son ordre : laisser leurs cochons se nourrir en liberté dans le village ou les forêts avoisinantes,
- Dans certains cas, les membres "gangrénés" des "esthiomenés" (ergotisme) ou les béquilles des amputés.

Au XIIème siècle, c'est à Sainte-Geneviève, que l'on s'adressa à Paris, pour conjurer la terrible épidémie de 1129 ; en promenant sa châsse autour de l'église Saint-Pierre et Saint-Paul (convertie plus tard en abbaye) où avaient été transférées ses reliques …

## LA FOLIE

La folie au Moyen Age est essentiellement polymorphe, enjeu entre les Forces du mal et celles du bien, « elle peut conduire à la damnation éternelle ou à la sainteté ». Le fou, considéré comme un saint, une image du Christ, un "fou de Dieu" est alors respecté et soigné. A l'inverse, il peut être inspiré du Démon, objet de répulsion et de persécution, victime de la "mauvaise folie". Le recours aux saints-guérisseurs fut souvent la thérapeutique privilégiée des possédés[2] : on dénombrait trente-cinq saints spécialisés dans les maladies mentales parmi lesquels Saint-Jean, Saint-Léonard, Saint-Valentin, Saint-Grat, Saint-Hildevert, Saint-Thibery, Saint-Florentin et Saint-Mathurine, dont le pèlerinage à Larchant (Seine et Marne) était réputé.

---

[1] H. Chaumartin. *Le mal des Ardents et le Feu Saint-Antoine* : étude historique médicale hagiographique et légendaire, Vienne, 1946.
[2] Pierre Morel, Claude Quitel, « Le Baroque thérapeutique », in : *Les médecines de la Folie*, Hachette-Pluriel, 1985.

## Les aspects particuliers

***Saint-Martin et les "énergumènes" de Tours,***

Habité par les anciens Dieux païens et qui portaient témoignage devant les églises, « malade de la parole et du geste : rugissements, tremblements, besoin d'aveu »[1]. Dans le Dialogue III de Sulpice Sévère[2], on peut lire :

« Le monastère du bienheureux (Martin) était séparé de la cité de Tours par une distance de deux mille. Et, cependant, chaque fois que Martin partait pour venir à l'église, on pouvait voir les énergumènes rugir et trembler, comme des bandes de criminels à l'approche d'un juge. Ainsi, les clercs, même s'ils ne savaient pas que l'évêque allait venir, étaient avertis de sa venue par les gémissements des démons. J'ai vu un homme, à l'approche de Martin, soulevé en l'air, les mains au ciel, absolument sans toucher le sol.

Quand Martin prenait sa fonction d'exorciser les démons, il ne portait la main sur aucun d'eux, il n'insultait personne, comme le font ordinairement les clercs avec un tourbillon de paroles. Mais il faisait approcher les énergumènes, ordonnait à tous les autres de se retirer. Puis, les portes fermées, au milieu de l'église, enveloppé d'une silice, couvert de cendre, prosterné sur le sol, il priait. Alors, on pouvait voir les malheureux douloureusement débarrassés par des voies diverses. Certains, soulevés en l'air, pendaient comme d'un nuage. Cependant leurs vêtements ne leur retombaient pas sur la figure, ce qui eût offensé la bienséance dans les parties du corps dénudées. Ailleurs, on en voyait certains, torturés sans interrogatoire, avouant leurs crimes. Sans être interrogés, ils proclamaient leur nom : tel se disait Jupiter, tel Mercure. Enfin, on pouvait voir à la torture tous les ministres du Diable, avec leur chef, le Diable lui-même. »

***Saint-Willibrord ou les "danseurs de Saint-Guy"***

En Europe du Nord, depuis le VIIIème siècle. Saint Willibrord, appelé aussi Saint-Guy, était invoqué contre l'épilepsie et les convulsions (hystérie, tics ou authentique "chorée"). Exécutant trois pas de bourrée en avant et deux pas obliquement et en arrière, les pénitents reliés les uns aux autres par des mouchoirs blancs formaient une longue chaîne

1 Aline Rousselle : « La maladie de l'Erreur », in : *Croire et Guérir. La foi en Gaule dans l'Antiquité tardive.* Paris, Fayard, 1990.

2 Aline Rousselle, op.cit. p. 136 et 137.

précédée par des fanfares. Né vers 657 en Northumbrie (Angleterre), le saint passa sa vie à évangéliser les populations rhénanes et frisonnes. Devenu évêque d'Utrecht, il mourut dans l'abbaye qu'il avait fondé à Echternach (Luxembourg) et le culte des "**processions dansantes**" se développa autour de son tombeau.

***Sainte Dymphne et le pèlerinage de Gheel en Belgique*[1]**

Dymphna était fille d'un roi païen d'Irlande au VIIème siècle qui conçut pour elle une passion incestueuse. Baptisée et sauvée par Saint-Gerbern, elle vint au Brabant fonder Gheel et y mourut de la main de son père (elle fut décapitée).

La spécialité du pèlerinage fut acquise dès le XIIème siècle : s'y pressaient ensorcelés, insensés, simples d'esprit.

Après le rituel religieux, l'aliéné passait neuf jours dans un édifice voisin du sanctuaire sous la surveillance de gardes malades laïques nommés pour un an par les autorités ecclésiastiques. Si la guérison se faisait attendre, il pouvait être confié pour un temps plus ou moins long à une famille d'accueil locale.

C'est bien sûr l'aspect le plus original de la commune de Gheel : sans doute le premier institut psychiatrique !

***Saint-Menoux et Saint-Dizier, thaumaturges des insensés*[2]**

Originaire d'Irlande, Menoux (Menulphe) vivait au VIIème siècle en Armorique. Évêque de Quimper, il se rendit à Rome où le Pape fut émerveillé de ses prodiges. A son retour, il fut arrêté par la maladie dans un petit village du Bourbonnais, non loin de Bourbon l'Archambault. C'est là qu'il accomplit ses principaux miracles et que son culte devait s'implanter et prospérer. Par la suite, le village prit le nom de Saint-Menoux. Il exorcisait avec succès les possédés du démon.

Après sa mort, les malades amenés en pèlerinage devaient placer leurs têtes dans un trou (la débrédinoire) situé sur un sarcophage censé contenir les reliques du saint.

La même curieuse pratique se retrouvait dans le sanctuaire (Haut-Rhin) de Saint-Dizier ; évêque de Rennes au VIIème siècle, la réputation du saint fut grande dans le traitement de la folie dans toute l'Alsace, la Franche-Comté, une partie de la Suisse et la Champagne. Dans les deux

---

[1] Dr. A. Marie, « A propos de Sainte Dymphne », in : *Bulletin de la S.F.H.M.*, Paris, 1903, 2, 497-504.

[2] Dr. Henry Meige. « Deux saints-guérisseurs des fous : saint Menoux et saint Dizier », in : *Bulletin de la S.F.H.M.*, Paris, 1904, 3, 471-475.

cas, il existait en outre des pratiques balnéaires (eau miraculeuse), boissons et bains, ainsi que des "maisons de refuge", dans le village où les malades pouvaient suivre un traitement à la fois médical et religieux comme à Gheel.

## LA RAGE

Maladie fréquente et redoutée depuis l'Antiquité. La rage fut liée dès le Haut Moyen Age, au culte de Saint-Hubert[1]. Ce dernier fut évêque de Tongres, Maastricht et Liège (où il mourut en 727) ; en 825 ses reliques furent transférées à l'abbaye d'Audenge dans les Ardennes. Son étole, bande de soie mêlée de fils d'or, avait, selon la croyance populaire, la propriété de guérir la rage, soit par la **taille**, soit par le **répit**. La première opération consistait à faire une entaille dans la peau du front du mordu et à y introduire une parcelle de la sainte étole maintenue à l'aide d'un bandeau noir ; la seconde consistait en un simple attouchement de la tête fait par les aumôniers de la chapelle de Saint-Hubert et accompagné de prières louant Dieu et la Sainte Vierge. L'attribut du saint était le "cornet" ou la "clef", sortes de disques en forme de cor de chasse. Ces objets métalliques (voir chapitre II) pouvaient être rougis au feu puis appliqués sur les morsures ainsi que sur le front des animaux sains, afin de les protéger contre les morsures des animaux enragés (donc ici, effet curatif et préventif).
Les premiers cas de « guérison » obtenus par l'intercession de Saint-Hubert dateraient des années 879 à 950 et le cérémonial des processions et pèlerinages à ses sanctuaires aurait été réglé par Louis Débonnaire (778-840).
Il existait d'autres saints-guérisseurs de la rage (près de dix-sept). Parmi les plus célèbres :
- Saint-Pierre et sa clef,
- Saint-Denis l'Aréopagite, premier évêque d'Athènes,
- Saint-Valburge et son huile en Belgique,
- Saint-Antoine, l'ermite et Saint-Dominique dans le Dauphiné,
- Sainte-Quitterie, dans le Roussillon, dont l'attribut était un bâton, sorte de tube en argent contenant une tige métallique servant à cautériser les morsures de bêtes enragées,

[1] Jean Théodoridès. *Histoire de la rage, Case Canem*, Paris, Masson, 1986.
M. Baudoin. Origine et signification des clés des saints dans la rage, le fer totem. In : *Bulletin de la S.F.H.M.*, Paris, 1910, 9, 32

- Saint-Marnulphe et sa clef miraculeuse, en Provence,
Pour la Bretagne, Saint-Mathurin, Saint-Gildas et surtout Saint-Tugen (qui vivait au Vème siècle), particulièrement honoré ici où il est représenté dans diverses églises ou chapelles avec un chien enragé à ses côtés ; la fontaine de Saint-Tugen était réputée contre la rage car la nuit venue, les chiens enragés devaient rendre compte de leurs morsures au saint. Il s'y tenait un pardon de troisième dimanche de juin où on vendait des petites clés en plomb et des petits pains sans levain. Si l'on rencontrait un chien enragé, il suffisait de les lui jeter, pour le mettre en fuite.

## LES MAUX D'YEUX

Quarante-sept saints-guérisseurs, la plupart martyrs ou ayant eu les yeux crevés par les Romains, sont invoqués en Europe chrétienne dans la curation des "maux d'yeux", affection très fréquente au Moyen-Âge. Mais, c'est sans doute Sainte-Odile, la patronne de l'Alsace, qui est la plus connue, surtout dans les pays germaniques.
La jeune fille était aveugle de naissance ; elle naquit en l'an 660. Adalric son père, ordonna que l'on fît disparaître sa fille. Mais elle fut sauvée par une servante dévouée qui la cacha au monastère de Palma en Bourgogne. Prévenu par un songe, Saint-Erhard, évêque de Ratisbonne la baptisa et lui rendit la vue par ce baptême à l'âge de douze ans. Elle fonda alors un monastère pouvant accueillir cent trente moniales, une léproserie et fit jaillir une source miraculeuse au pied du mont Sainte-Odile. Elle mourut en décembre 720. Elle est souvent représentée dans sa tenue d'abbesse avec ses yeux reposant sur un missel.

## LA PESTE

### *Saint-Sébastien, l'archer de Dieu*

Saint-Sébastien[1] était considéré comme le patron de la peste depuis le septième siècle où pendant une grande épidémie à Rome, quelqu'un

---

[1] Michel Tournier dit « que ce qu'il y a d'admirable avec Sébastien, c'est qu'on sait tout de lui : naissance, enfance, carrière (comme archer de la garde de Dioclétien), conversion, martyre. Y compris qu'il n'a jamais existé et que tout cela relève de la « Légende dorée ».
C'est un des saints guérisseurs les plus représentés tant en peinture qu'en sculpture, la plupart du temps percé de nombreuses flèches (mais elles peuvent être absentes), son image traduisant tantôt une haute spiritualité, comme chez Le Gréco ou Sodoma, tantôt une sexualité ambiguë, comme chez les peintres baroques, notamment Guido Reni. Il est quelquefois plus intimement mêlé à la

avait eu une révélation : la peste ne se retirerait pas tant qu'un autel ne lui serait pas érigé dans l'église de Saint Pierre. Et dès que cela eut été fait, le fléau cessa. On trouve à des périodes ultérieures de fréquentes confirmations du recul de la peste à la suite de suppliques adressées à ce saint[1]. Il fut d'ailleurs appelé "le sauveur des pestiférés". Un passage essentiel de son martyre est la clé de son culte : parce qu'il survit aux flèches des hommes, il fut chargé de protéger contre les flèches de Dieu[2].

***Saint-Roch***

C'est assurément le deuxième grand saint de la peste qui deviendra le premier à la fin du XVème siècle[3]. Repartant pour la France, il contracta la maladie à Plaisance et alla se cacher dans un bois pour attendre la mort. La légende ici se mêle à l'histoire : un chien apporta tous les jours un pain à Saint-Roch et il fut guéri par un ange qui avec une plume et un onguent toucha ses bubons. De retour à Montpellier, personne ne voulut reconnaître ce mendiant décharné ; il fut accusé d'être un espion et jeté en prison.

Il y resta cinq ans et y mourut à l'âge de trente-deux ans, renié par les siens. On raconta qu'on avait trouvé dans sa prison une tablette apportée par un ange : on y lisait que cet homme était un saint et que Dieu guérirait de la peste tous ceux qui l'invoqueraient en son nom. Il fut canonisé en 1414 et la première confrérie dédiée au saint prit naissance à Venise au XVème siècle[4]. La dispersion de ses reliques à travers la France, l'Italie et l'Espagne demeure énigmatique.

---

peste : dans la chapelle Saint-Sébastien en Savoie, dix-sept fresques peintes vers 1518, racontent l'histoire du saint ; la quinzième montre le traitement apporté par un chirurgien barbier sur les bubons de trois personnages (J. Brossolet, Pourquoi la peste ? op.cit.). De la même façon, en Alsace, Saint-Sébastien était représenté sur la majorité des « Pest blatter » : il s'agissait d'images pieuses, imprimées à partir de dessins gravés sur bois ou cuivre, dues à des auteurs anonymes, que la population pouvait acquérir, à peu de frais, dans les foires ou auprès de colporteurs et qui devaient protéger de la peste (M. Charton, le culte de Saint-Sébastien en Alsace et les grandes épidémies de peste. *Panorama du médecin*, N° 2217, Mercredi 11 décembre 1985).

[1] Johannes Nohl. *La mort noire, chronique de la peste*. Paris, Payot, 1986.

Johannes Nohl. Gelpi A.P. « Saint-Sebastian and the black death », in *Revue Vésalius*, IV, 1, 1998, p. 23-30

[2] Jacqueline Brossolet et Henri Mollaret. *Pourquoi la peste* ? Paris, Gallimard-Découvertes, 1994.

[3] Malgré les recherches des historiens, bien des ombres persistent dans sa biographie où il est revendiqué à la fois par les français et les italiens. Né aux alentours de 1295 à Montpellier, dans une famille princière, il fut orphelin de bonne heure et distribua tous ses biens aux pauvres. Il entreprit un pèlerinage à Rome, à travers l'Italie dévastée par la peste ; il se dévoua auprès des pesteux sur la route comme à Rome où il resta trois ans.

[4] La représentation de Saint-Roch, comme celle de Saint-Sébastien, a inspiré tant la statuaire et la peinture du XVème siècle que les chefs d'œuvres du Tintoret à la Schola San Rocco, à Venise. En

***Les autres saints de peste***

Le culte de Saint-Roch, issu de la peste du XIVème siècle est exemplaire de la floraison de saints-guérisseurs qui accompagnèrent l'angoisse et la terreur des populations. On implora ainsi pêle-mêle le secours de :

- Saint-Adrien et Saint-Antoine

Invoqué contre la mort subite dès le XIIème siècle pour le premier, surtout dans les régions du nord et de l'est de la France et contre le mal des Ardents pour le second (voir chapitre I) dans le sud du pays, ils furent tous deux "mobilisés" contre la peste, lors de la pandémie de 347[1]. Ils sont souvent représentés avec Saint-Sébastien ou avec Saint-Roch dans la statuaire du XIVème siècle[2] .

- Saint-Louis, que l'on croyait mort de la peste devant Tunis ;
- Saint-Barthélémy et Saint-Laurent, sans doute en raison de leurs supplices (le premier écorché, le second grillé) qui avaient tous les deux un rapport avec la peau (bubon et taches noires) ;
- Saint-François de Paule que Louis XI fit venir de Calabre en 1483 pour lui prolonger - en vain - la vie. Fondateur de l'Ordre des Minimes, auteur de nombreuses guérisons de son vivant, il soigna les pestiférés lors de l'épidémie en Italie.

---

rappel de ses nombreux voyages, il porte l'habit de pèlerin avec le chapeau, le manteau, le bourdon, la panetière, comme ceux de Saint-Jacques. Il s'en différentie par la présence à ses pieds du chien portant un pain et surtout par l'indication du bubon pesteux situé dans le haut de sa cuisse (gauche de préférence), mais souvent pour ne pas trop dénuder le saint, au-dessus du genou ; le bubon pouvant être abcédé ou non ou (plus rarement) incisé

[1] Au niveau des saints locaux, on retrouve cette « fidélité » à des protecteurs anciens, comme à Arles sur Tech, où dans l'abbaye fondée au Xème siècle, les pèlerins venaient de loin pour adorer les reliques de Saint-Aldon et Sennen, apportées de Rome par Saint-Arnulphe pour protéger la ville de la peste. Comme aussi à Escanecrabe, dans le Comminges, où Saint-Sabin avait une solide réputation de thaumaturge dès le début du Moyen-Âge. Même fidélité à Bordeaux pour Saint-Seurin et Sainte-Eulalie, et en Alsace pour Saint-Quirin et Saint-Valentin.

[2] Emile Mâle. *L'art religieux de la fin du Moyen-Age en France.* Paris, Armand Colin, 1931.

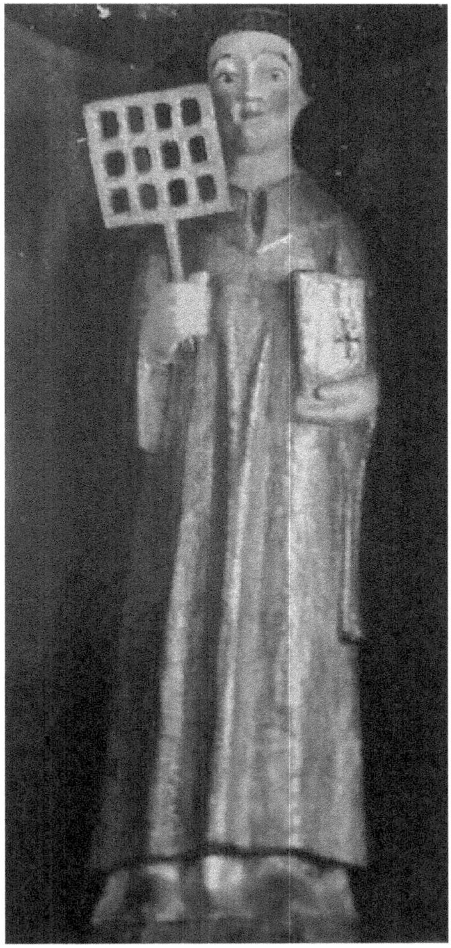

Figure 3
Saint Laurent et le gril
Détail du retable de
l'église de Jézeau
(Hautes-Pyrénées)
Photo de l'auteur

# CHAPITRE 7

# GEOGRAPHES ET VOYAGEURS ARABES
## Une ébauche de géographie médicale ?

On sait quelle place occupe la géographie dans l'histoire des sciences arabes : une des premières. Par contre, elle semble minimisée, par rapport au monde antique, dans celle de la géographie médicale. En analysant les traductions de quelques grands textes des géographes et de voyageurs arabes (qui figurent en Annexe) et en m'appuyant sur le livre indispensable et définitif sur la question du grand érudit que fut André Miquel[1], j'ai essayé de préciser dans quelle mesure la médecine, sous ses multiples formes, entraient dans ces ouvrages si divers et composés à des époques très différentes dans l'évolution du monde arabo-musulman.

### GEOGRAPHIE

La géographie arabe date du VIII^e^ siècle, ce qui fait dire à André Miquel "qu'elle est fille du califat abbasside de Bagdad".

La première forme de la géographie descriptive, celle qui avait pour objet la représentation, "la figure de la terre" (sûrat al-ard) naît sous la plume des premiers géographes arabes, à commencer par le chef de file, al Khwârizmî. Notre monde y est représenté sous la forme d'une sphère partagée, pour sa moitié septentrionale, en sept bandes longitudinales à partir de l'équateur : les iglim (du grec klima) revus et corrigés en fonction de la nouvelle histoire et des nouvelles données de la connaissance du monde, latitude et longitude fixant sur le tableau les principales montagnes, rivières, mers ou villes.
Presque au même moment naît ce qu'on pourrait appeler la "géographie des fonctionnaires", des chancelleries, le grand nom est ici celui d'Ibn

[1] André Miquel, *La géographie humaine du monde musulman, jusqu'au milieu du 11e siècle*, Mouton – Paris – La Haye, 4 tomes, 1967 pour la 1ère édition.
Plus nombreux articles du même dans l'*Encyclopédie de l'Islam.*
J'ai emprunté à cet ouvrage les références des géographes reproduites en note en bas de page. Par contre, celles entre parenthèses dans le texte renvoient aux annexes, par exemple (Haw, p. 112).

Khurdâdhbih qui compose en 846 la première version de son "livre des routes et des voyages".

La géographie redevable de l' "adab", celle de l'honnête homme se nourrit elle des relations de voyages ou d'ambassades, de récits sur l'histoire des villes et des pays et se pare souvent de merveilleux.
Ibn Rusteh et surtout Ibn al Fagîh (morts après 903), auteur du kitâb al-buldân (Les Pays), en sont les meilleurs représentants. Al Mas'ūdī (mort vers 956) appartient lui aussi à cette tendance : son encyclopédie, *Les Prairies d'or*, est un recueil de documents en tous genres, qui sont pour la plupart personnels ; elle nous parle de l'Histoire du Monde depuis sa création, la description de la terre et de ses grands peuples, l'évocation de quelques célébrités du monde animal et végétal, en même temps qu'une histoire de l'Islam depuis ses origines.

A partir du Xe siècle, description du monde, littérature dite des "masâlik wa.l mamâlik" (itinéraires et royaumes) qui concernent surtout les provinces du Dâr al-Islâm pour en détailler la topographie :

- al Balkhî (mort en 934)
- dont l'œuvre est reprise par al Istakhrî (mort en 951)
- complétée par Ibn Hawqal (mort après 988) qui grâce à la documentation réunie par ses voyages de l'Inde à l'Atlantique, systématise l'observation personnelle ; véritable école où chacun reprend le travail du précédent et le complète,
- enfin al Muqaddasî (mort après 990) qui fait évoluer le genre et donne une œuvre originale purement littéraire, grâce à l'apport de ses propres connaissances.

Ce genre de masâlik wa.l mamâlik resta longtemps la forme traditionnelle de l'expression géographique. Deux auteurs occidentaux en sont les représentants aux XIe et XIIe siècles et doivent leur originalité aux informations nouvelles données sur l'occident ou sur l'Inde :

- al Bakrî (1040-1094), « l'un des représentants les plus caractéristiques de l'érudition arabo-musulman au IXe siècle » (Levi-Provençal) ; il naquit et vécut très âgé en Espagne. Contrairement à nombre de ses devanciers, ce n'est pas sur le voyage que Bakrî fonde ses descriptions du monde, mais sur l'érudition ;

- al Idrîsî (mort en 1166) qui vécut à la cour de Roger II de Sicile et dressa pour lui un planisphère d'argent.

-Ajoutons al Birunî (973-1048) qui accompagne Mahmûd le Ghaznévide dans son expédition en Inde et en rapporta un magistral ouvrage sur le pays.

Après l'an mil, la grande nouveauté c'est le journal de voyage (rilha), journal et non plus seulement récit. Il est fondé en effet sur une forme littéraire neuve qui consiste à noter ses impressions au jour le jour "en faisant courir parallèlement un temps, un espace et une aventure individuelle". Les deux plus grands noms sont ici ceux de : Ibn Jubaÿr au XII$^{e}$ siècle et Ibn Battûta au XIV$^{e}$ siècle.
Avec ce dernier "se ferme la grande histoire de la géographie arabe" (A.Miquel).

**MEDECINE**

Si les développements théoriques sur la médecine, ses noms, ses principes, ses méthodes sont encore présents, dans un esprit plutôt encyclopédique chez les premiers géographes et grands voyageurs, chez Mas'ūdī notamment[1], ils disparaissent tout à fait des œuvres postérieures. Ils sont remplacés par la mention de règles simples d'hygiène de vie, règles préventives de bon sens, par rapport à l'air, à l'eau, à l'alimentation et sortant de notre propos à la toilette et à l'importance du bain.
Lorsque la maladie frappe telle ou telle contrée, le voyageur nous renseigne sur la thérapeutique employée à base de plante le plus souvent, ou alors "spécialisée" (eaux thermales voire pratiques magiques surtout chez les chrétiens), médecine souvent de pays désertiques ou deshérités, sans médecins, que nous détaillerons. Plus tard, dans les "rihla", on citera les fondations charitables créées dans les villes pour secourir les pauvres et les malades.

**LES MALADIES**

- Mauvaise haleine ou séquelles d'ivresse
- Affections de la peau (gale, ulcères, plaies torpides, pelade, chancres, gerçures, pustules…)

---

[1] al Mas'ūdī, *Murūg ad dahab (Prairies d'or)*, traduction C. Barbier de Meynard, VII, 173-180.

- La lèpre, souvent confondue avec celles-ci.
- Les maladies des yeux, tout aussi fréquentes.
- Rhumatismes et paralysies.
- Maladies de la rate, hémorroïdes…
- Maladie de la pierre.
- Mélancolie.
- Rage.
- Fièvres.
- La "peste noire" du XIV^e siècle.

**LE CLIMAT**

Le rapport de l'homme à son environnement physique immédiat reste un des thèmes favoris de la géographie du X^e siècle. Le climat sera toujours mentionné pour chaque région analysée ou traversée : climat de la mer, de la montagne, de la plaine, du désert, des pays froids, climat torride, climat pluvieux. Les saisons comme les vents sont classés selon la (déjà) vieille théorie humorale rattachée aux quatre éléments : l'est étant chaud et humide, le *gabūl* le sera donc aussi, tout comme l'air, le sang et le *printemps* ; avec le sud, le *ğanūb* sera chaud et sec, comme le feu, la bile, *l'été* ; à l'ouest, le *dabūr* prendra le froid et l'humidité, comme l'eau, la pituite et *l'hiver* ; le *šimāl* enfin, sera froid et sec, comme le nord, la terre, l'atrabile et *l'automne*.
L'incidence de ce climat sur la santé des hommes est très souvent développée. :
« ... Plus on va vers l'Ouest, et plus le teint devient blanc, les yeux clairs, les barbes épaisses : phénomène constaté au Magreb[1]. Un air "mauvais" donne des peaux jaunâtres et des maladies endémiques ; "vigoureux", des vies longues : contraste observé entre Zamm, sur l'Oxus et Nisâbûr. La chaleur comme on peut le voir au Kirmân, assombrit le teint, vous rend semblable aux scorpions qui hantent le pays, tandis qu'un froid sévère entraîne la corpulence, la graisse, les barbes longues : cas du Fergâna, du Huwârizm et de l'Arménie[2], un climat tonique rend les gens accomodants... »
Dès qu'on peut, en revanche, étudier les effets d'un climat selon qu'il est froid ou chaud, des incertitudes apparaissent : si, dans le principe, un climat tempéré est incompatible avec la lèpre, d'autres affirment que

---

[1] Muqaddasī, Ahsan at-taqāsīm fi ma'rifat al-aqālim (La meilleure répartition pour la connaissance des provinces), 243.
[2] Muqaddasī, op.cit., 36.

dans la ville de San'ā, qui jouit d'un climat de ce type, elle est au contraire assez fréquente, car le soleil ne se montre pas assez longtemps et n'agit pas assez puissamment sur le corps (Haw, p. 36 et 37).
Le climat aussi est lié au sol : la chaleur torride comme à Tibériade ou en telle ville du Fārs, est liée à l'encaissement des lieux, tandis que le froid est d'abord la marque de l'altitude ; il sera sec et salubre, humide et insalubre, mais avec des nuances, comme par exemple le sol de Samarcande (Haw, p. 474).

### L'EAU

Eau précieuse "qu'il faut trouver, discipliner, garder", on précise d'abord son origine : source presque toujours, mais aussi cours d'eau (rivières ou ruisseaux), lac d'eau douce, citerne où est recueilli l'eau de pluie, suintements, puits. Eau potable ou très insalubre (dans canalisations). La qualité des eaux est invoquée : pétrifiantes, amères, vitreuses, sulfureuses, bitumeuses[1]. Les eaux froides sont toujours distinguées des eaux chaudes. Ma'sūdī[2] en donne un classement par référence aux effets sur le corps :
« ... Les anciens considéraient l'eau douce comme nutritive et favorable à l'expulsion des mucosités, quand elle est chauffée ; ils reconnaissaient que l'usage interne et externe de l'eau chaude, dans des proportions modérées, nettoie le corps, mais que l'abus énerve et affaiblit les organes ; que l'eau froide donne de la vigueur et désaltère, mais que, prise à trop fortes doses, elle engourdit et rend apathique. Toujours d'après l'opinion des anciens, l'eau saumâtre doit être employée dans les obstructions du foie et de la rate ; l'eau sulfureuse dans les blessures, les plaies anciennes et les démangeaisons, l'eau boratée dans les démangeaisons et la gale, l'eau bitumineuse pour les douleurs de reins et les maladies de nerfs ; l'eau ferrugineuse adoucit les entrailles et l'intérieur des viscères ; l'eau cuprique corrige l'humidité et les pesanteurs du corps et de la tête ; l'eau gypseuse crispe l'estomac, le resserre et le contracte ; l'eau vitriolique est hémostatique ; l'eau marine sert dans le traitement de la lèpre tuberculeuse ; selon quelques-uns, prises en petites doses avec de l'huile d'amandes, elle corrige les tumeurs malignes ; on dit aussi qu'elle affaiblit considérablement la vue ; on ajoute que l'eau la plus salutaire est celle, blanchâtre et brillante, qui sort des montagnes argileuses et se dirige de l'est vers

---

[1] Abû Dulaf Mis'ar, ar. *Risâla at-tâniya*, 10, 11, 21, 38.
[2] Mas'ūdī, op.cit. 897.

l'ouest, parce qu'elle est plus promptement impressionnée par la chaleur et le refroidissement de l'atmosphère. »
Plus pratique, simple réflexion de voyageurs, Muqaddasī signale ici une eau curative, sans plus de précision, là une autre qui vous débarrasse des sangsues que vous pouvez avoir dans la gorge. Il peut préciser le mode de traitement, lavement par exemple[1]. Ailleurs au contraire, une eau dangereuse qui risque d'entraîner dysenterie, constipation, lourdeurs de ventre, tumeurs, perte des doigts de pied (gangrène ?).
Sont particulièrement signalées, les sources thermales de Palestine, d'Arménie ou des pays iraniens, recommandées pour les rhumatismes, les plaies, gerçures, chancres, ulcères, la gale et autres maladies de la peau. Ibn Hawqal évoque pour la région d'Ispahan une eau quasi miraculeuse (Haw, p. 358). Muqaddasī fait, lui, un sort à une source chaude près de Tibériade, utilisée contre la gale, les ulcères et les fistules par immersion de trois jours suivie d'une autre dans l'eau froide[2].

### PLANTES ET SUBSTANCES MINERALES ET ANIMALES

Les récits de voyage et les descriptions des pays apportèrent un enrichissement de la momenclature des plantes chez les Arabes, même si ces dernières ne sont bien souvent que mentionnées. Au XIII$^{e}$ siècle, Ibn al-Baytâr[3] les utilisera avec d'autres sources dans son fameux traité de botanique.
Les plantes médicinales sont représentées par l'absinthe comme vermifuge ; l'amande de terre, tubercule du suchet, un aphrodisiaque ; une espèce de cardamone contre la goutte ; le bétel, pour combattre les gonflements et, mélangé à la noix d'arc et à la chaux, pour parfumer l'haleine et favoriser les forces amoureuses (Batt, p. 101) ; une variété de dattes dite "gudâmiyya" contre les hémorroïdes ; le coco, qui donne de la force au corps, produit l'embonpoint et augmente l'incarnat du visage ; l'oignon dont l'abus est pernicieux pour le cerveau (Haw, p. 122 et 123) ; le saule d'Ispahan, dont l'huile est efficace contre le venin des

---

[1] Muqaddasī, op.cit., 185.
[2] id.
[3] Ibn al-Baytâr (mort en 1248) ; sous le titre de *Kitâb al-jâmi li-mufradât al-adwiya wa al-aghdhiya (Dictionnaire des remèdes et aliments simples*), il est l'auteur de la plus vaste encyclopédie pharmacologique qui nous soit parvenue.

serpents et des scorpions ; la plante appelée al-fûlyûn al-harrâni dont l'infusion immunise contre la morsure des scorpions (Idri, p. 61).[1]
Dans son troisième climat, Idrisi parle d'une montagne « dont les flancs sont couverts de plantes utiles pour la médecine » et qu'il détaille (Idri, p. 165). Il cite ailleurs le balasân (baumier) et son onguent balsamique (Idri, p. 224). Dans plusieurs pays traversés, l'auteur mentionne une "terre" utile en médecine pour toutes diverses affections (Idri, p. 112, 210 et 272) ainsi que de nombreuses "pierres" aux vertus magiques (Idri, p. 416). Même chose pour la "mumie", goudron, bitume noir et blanc très apprécié pour la réduction des fractures, dont on trouve l'espèce la plus "pure" dans le Fars (Haw, p. 294).[2]
Les incontournables pierres précieuses et semi-précieuses, déjà présentes chez Dioscoride et chez Pline, de même que dans les médecines indienne et chinoise; sont détaillées : le jaspe qui guérit des maux de ventre et de la jaunisse[3] ; l'hématite contre les épanchements de sang[4] ; l'émeraude enfin, avalée sous forme de quelques parcelles, contre les morsures de serpent.[5]
Outre les serpents, quelques animaux plus ou moins "fabuleux" (mirabilia) sont utilisés :

... une bête qui ressemble au crabe et qui se transforme en pierre dès qu'elle sort de l'eau (Rel, p. 19) comme collyre ;

... le scinque[6] dont on emploie la graisse comme aphrodisiaque (Haw, p. 146) ;

... petit poisson, du lac de Nicée, qui a la propriété de couper instantanément la fièvre (Idri, p. 416).

Pharmacopée aussi riche que mystérieuse ressemblant fort à celle de Pline l'Ancien ou de Dioscoride, utilisée à la même période en Occident, avec quelques variantes "orientales".

---

1 Plusieurs variétés de scorpions et de serpents plus ou moins venimeux sont décrites par les voyageurs, surtout en Haute-Mésopotamie et au Hûzistan ; quelquefois (Idri, p. 104) la nourriture de serpents protège contre la lèpre. En Palestine, c'est la chair des serpents que l'on utilise pour la fabrication d'un antidote excellent, dit de Jérusalem, mais en réalité serpents de Jéricho, nous dit Muqaddasî (175).

2 "Mumie" ou "momie", recherchée en occident jusqu'au XVIIIème siècle. Voir "*Anthropophagie et Histoire de la médecine*", cahier du CEHM, n° 13, 2005.

3 Mas'ūdī, Kitâb at-tanbih wa l-iărâf (Livre de l'avertissement et de la révision), 89 (même indication pour la racine de corail.

4 Mas'ūdī, op. cit. 816.

5 Mas'ūdī, op. cit. 839.

6 Croisement du crocodile et d'un poisson, il diffère de celui-ci par ses quatre pattes et de celui-là par sa queue ronde et sans écaille. Ibn al Faqīh prête au mâle, deux organes reproducteurs.

**FONDATIONS CHARITABLES : HOPITAUX (BIMARISTAN), HOSPICES, LEPROSERIES**

Ibn Jubaÿr termine sa rihla par la célèbre phrase : "*Les hôpitaux sont des titres de gloire éclatants pour l'Islam*". Malheureusement, ni lui ni les autres voyageurs ne détaillent leur architecture ni leur fonctionnement, à l'exception peut-être de celui de Damas, ou celui de Bagdad, les plus célèbres. Cela est encore plus vrai pour les hospices et les léproseries, simplement cités. Tout se passe comme s'ils étaient plus prompts à noter les hauts faits des souverains et à décrire les monuments exceptionnels (et surtout les mosquées) que les choses courantes, se contentant au plus de consigner l'existence d'un hôpital pour souligner la munificence ou l'esprit pieux du Prince qui l'a fondé.

Même un pays comme la Sicile, visité et décrit par trois voyageurs géographes à des époques différentes (Ibn Hawqal pour le X$^{e}$, Idrisi pour le XI$^{e}$ et Ibn Jubaÿr pour le XII$^{e}$ siècles) à travers la naissance, l'épanouissement, enfin la décadence d'une capitale aussi renommée que Palerme, ne nous donne aucun renseignement sur d'éventuels établissements hospitaliers, quels qu'ils soient.

Dans les derniers siècles du Moyen-Age, lorsque se multiplient les ouvrages consacrés à une ville, et que sont désignés les "waqf" par lesquels les fondateurs accordaient au nouvel établissement les revenus des biens immobilisers, tout en précisant les règles de son fonctionnement, la documentation se précise. Et encore ! Lorsque l'auteur Abdâlbâsit b. Halil[1] nous narre le grand voyage qu'il effectua dans sa jeunesse entre 1462 et 1467, à travers l'occident musulman en vue, dit-il expressément, « d'étudier l'art de la médecine sous les maîtres réputés du maghreb », sa narration ne s'accompagnera d'aucune mention d'hôpital ou d'un quelconque "lieu de santé" où il aurait pu apprendre à soigner des malades ou des nécessiteux ! Lorsque Ibn Battûtâ tomba malade à Bejaya (Bougie), (Batt. p. 83) ou plus tard à Tunis où il arriva malade venant de Constantine, il sera logé non pas dans un quelconque hospice mais dans le "collège des libraires". (Batt, p. 84-85) ; même chose à Toster, en Irak, où il descendit dans la medersa du cheïkh, Cherf iddîn Moûca et où il fut pris de fièvre (Batt, p. 388).

---

[1] Abdâlbâsit b. Halil : *Voyages*

A propos de léproseries, il y avait un quartier de lépreux (rabad al-marda) situé extra-muros, dans la plupart des villes de l'occident musulman. A Cordoue par exemple, au X^e^ siècle « ... une des femmes d'Al Hakam à Cordoue, 'Adjab, élève à ses frais une mosquée dans le faubourg occidental de Cordoue et fait planter au bord du Guadalquivir un grand verger, la Munyat 'Adjab, dont elle affecte à perpétuité les revenus à l'entretien de la léproserie voisine ».[1] Plus tard, ces mêmes léproseries seront relevées, au XI^e^ siècle entre Kairouan et Sousse, au XIII^e^ siècle à Fès ou au XIV^e^ siècle dans cette même ville comme à Grenade.[2]

**CONCLUSION**

Il semble donc bien, concernant notre titre, qu'il existe une ébauche de géographie médicale chez nos géographes-voyageurs. Gardons ce terme ébauche : « première forme encore imparfaite que l'on donne à une œuvre » (Dictionnaire Le Robert), car nous sommes encore loin de ces "topographies médicales" qui fleurissent au XVIII^e^ siècle.Dans cet espace-temps considérable –du IX^e^ au XIV^e^ siècles, de l'Arabie aux lointaines et fabuleuses Inde et Chine-, dans ces voyages-découvertes si ce ne sont des voyages-explorations, on sent bien que ce qui correspond au fait de se soigner ou de se préserver des maladies, est tout à fait secondaire, infime partie d'un tout qui va aboutir à une véritable géographie humaine ; du monde musulman comme du non musulman. Avec pour chaque lieu la description de l'environnement politique, religieux, social, économique, physique, sans compter les routes, les villes et leurs merveilles : mosquées et bains en tête.

Pourtant cette géographie médicale, toute imprégnée des conseils d'hygiène de la médecine grecque[3] acquiert peu à peu son originalité en raison du regard de chaque voyageur non seulement à l'Est à travers un

1 D'après Ibn al Faradi, *Ta'rikh*, 30, 118, cité par E. Levi-Provençal, *Histoire de l'Espagne musulmane*, 3 tomes, Paris, G.P. Maisonneuve, 1950-1953 ; tome premier, p. 188.

2 Lile Pierre, *Les établissements hospitaliers en Islam occidental*, Mémoire de maîtrise, Université de Toulouse-Le Mirail, 1987.

3 Les traités d'Hippocrate, de Dioscoride, de Galien, d'Oribase, traduits du grec en syriaque puis en arabe par les médecins nestoriens de l'ancienne Perse, avaient été transmis aux Arabes, par leurs soins, dès le VIII^e^ siècle, sous le califat abbasside. Ces derniers devinrent à leur tour de remarquables hygiénistes : en témoigne l'histoire classique du mouton sacrifié et conservé lors de la construction du Bimaristan (pour déterminer l'emplacement le plus salubre) à Bagdad et au Caire, comme à Marrakech et à Grenade.
v. Pierre Lile, op. cit. 1987, p. 28.

Orient peu connu mais encore à l'ouest que sillonnent alors peu de voyageurs chrétiens. On la retrouve dans les œuvres des grands médecins et des grands botanistes de la civilisation arabo-musulmane et elle reste très précieuse pour étudier la médecine dans le monde médiéval.

# ANNEXES

## La relation de la Chine et de l'Inde

## Configuration de la terre

*d'Ibn Hawqâl*

## Le livre du divertissement de celui qui désire parcourir le monde

*d'al Idrisi*

## Relation de voyages

*d'Ibn Jubaÿr*

## Récit de voyages

*d'Ibn Battutâ*

Les notes en bas de page sont toutes des traducteurs successifs.

Abréviations dans notre texte :

**Rel,** Relation de la Chine et de l'Inde
**Haw,** Ibn Hawqal
**Idri,** al Idrisi
**Jub,** Ibn Jubaÿr
**Batt,** Ibn Battutâ

**AHBAR AS-SIN WA L-HIND (IX^e s.)**
**Relation de la Chine et de l'Inde**

Texte établi, traduit et commenté par Jean Sauvaget
Paris, "Les Belles Lettres", 1948

*Dans ce recueil anonyme (rédigé autour de 851), les fables des marins côtoient les données précises, souvent de premier ordre sur les pays visités. Il inspirera le Sindbad des Mille et Une Nuits.*

**19** On rapporte qu'il existe dans la mer une bête qui ressemble au crabe et qui se transforme en pierre dès qu'elle sort de l'eau. Il dit : « on en fait un collyre pour soigner certaines maladies des yeux ».[1]

**46** Ils ont une stèle de pierre, haute de dix coudées, sur laquelle est inscrite, en creux dans la pierre, l'énumération des maladies et des remèdes : telle maladie, tel remède. Si un homme est pauvre, il reçoit du Trésor le prix du remède.

**53** Les gens de la maison royale, dans chaque royaume, appartiennent à une seule et même famille, de laquelle l'autorité souveraine ne sort pas. Ils désignent de leur vivant l'héritier du trône. De même, les scribes et les médecins appartiennent à des familles qui peuvent seules exercer ces professions.[2]

---

[1] Mêmes indications chez Ibn Baytar II, 245. « Il y a certains cancres de mer qu'on prend vif dans l'eau entre Quantung et l'Ile de Haïnan, qui ne diffèrent presque point des cancres ordinaires, si ce n'est que tout aussitôt qu'on les tire de l'eau et qu'ils sentent l'air, ils s'endurcissent comme les pierres les plus dures, conservant leur première forme de cancre. Les Portugais s'en servent contre les fièvres » M.P. Demiéville me signale qu'un "Traité des Crabes" composé en Chine en 1059 par C. Fou Kong cite une "Parmacopée maritime" qui cite elle-même un mémoire sur Canton où il est question de crabes pétrifiés provenant des Mers du Sud ; ce sont des crabes ordinaires qui, en vieillissant, se transforment en pierre. Il constituaient encore un objet de commerce dans le Kouang-toung à la fin du XIXème siècle. Les Arabes ont dû en emprunter l'usage à la médecine chinoise.

[2] Dans l'Inde, chacun appartient à une caste qui coïncide avec une profession.

Les Hindous n'ont pas commerce avec les femmes au moment de leurs règles ; ils les chassent même de leurs maisons, pour éviter d'être souillés par elles.[1]
Les Chinois, eux, ont commerce avec elles au moment de leurs règles et ne les chassent pas.

La médecine est florissante dans l'Inde, de même que la philosophie. Les Chinois cultivent aussi l'art musical : leur médecine procède surtout par cautérisation.[2]

1 Pour l'Islam aussi, la femme souillée de sang menstruel est impure.
2 La médecine chinoise fait effectivement un large usage de cautérisations (moxas).

**KITAB SURAT AL ARD**
**(X^e s.)**
**Configuration de la Terre**

Introduction et traduction avec index par J.H. Kramers et B. Wiet
Paris, Ed. Maisonneuve et Larose, 1964

***IBN HAWQAL** (mort en 977)*

*L'auteur décrit une série de pérégrinations qui, partant de la Haute Mésopotamie en 943, le mènent en Afrique du Nord, en Espagne, Egypte, Arménie, Azerbaïdjan, Irak, Susiane, Iran, Transoxiane et Sicile. Le moyen et l'occasion de ces voyages ont sans doute été fournis à l'auteur par sa double activité de commerçant et de propagandiste des thèses shiites auxquelles le califat fatimide d'Egypte donne alors une réalisation politique.*

*Outre les trois thèmes majeurs de la géographie administrative, à savoir l'impôt, les routes, la frontière, le livre porte une attention aigue aux productions locales, à diverses situations économiques, aux conditions de vie des habitants de chaque pays, et à leur évolution dans le temps. Les pages les meilleures, les plus pleines de son livre sont celles qu'il consacre d'une part à l'Occident de l'Islam, à la Sicile notamment, et d'autre part aux régions de la Transoxiane.*

**➔ Le domaine des Arabes**

**p. 38** … Il y a aussi (au Yémen) une bête appelée udar qui, à ce qu'on m'a raconté, recherche l'homme pour l'assaillir : lorsqu'un homme a été blessé par cet animal, la plaie fourmille de vers et se fendille.

**➔ Le Maghreb**

**p. 70** Tabarqa est un village, une station côtière face à l'Espagne… C'est un coin insalubre, où l'on trouve des scorpions à la piqûre mortelle, dans le genre de ceux d'Askar Makram, causant comme ceux-ci un décès rapide et presque instantané.

71 … Les gens qui y travaillent (aux pêcheries de corail de Marsa l-kharaz) se livrent à la mangeaille, à la boisson et à la débauche car ils font des bénéfices substantiels ; ils préparent de l'oxymel qu'ils consomment le jour même, ce qui cause une ébriété excessive et occasionne des maux de tête que ne donnent ni le vin de maïs ni les autres breuvages…

**La Sicile**

117 Il y a (dans Palerme) un grand sanctuaire et un dialecticien prétend que le philosophe des Grecs, je veux dire Aristote, est dans un cercueil de bois suspendu dans ce sanctuaire converti en mosquée par les musulmans. Les chrétiens honoraient ce tombeau et venaient y chercher des guérisons, parce qu'ils avaient remarqué le respect et la vénération que les anciens Grecs lui vouaient. Il est suspendu entre ciel et terre parce qu'on venait faire des prières pour la pluie ou implorer une guérison, ou pour toute autre grave circonstance qui les poussait à chercher refuge auprès de Dieu et à se rapprocher de lui dans les périodes de calamités, de mortalité ou de guerre civile. J'ai vu moi-même une caisse de bois qui était probablement ce sarcophage.

122, L'eau de la cité et des quartiers, pour autant qu'elle vient des puits, est lourde et malsaine, mais la préférence que les habitants donnent à cette eau sur l'eau courante et douce, provient de leur manque de raffinement et de leur abus de l'oignon, ce qui gâte leur sens du goût, parce qu'ils le mangent cru. Il n'y a personne parmi eux, quelle que soit la classe sociale, qui n'en mange pas toute la journée, il n'y a pas de maison où l'on n'en consomme pas matin et soir. Cette pratique a gâté leur imagination, altéré leur cerveau, énervé leurs sens et transformé leur intelligence, rétréci leur compréhension, a rabaissé leurs connaissances, modifié le teint de leurs visages, et bouleversé l'équilibre de leur constitution, si bien qu'ils tiennent sur toutes choses ou du moins sur la plupart une opinion contraire à la réalité.
Mon assertion à ce sujet et les arguments que j'avance sont confirmés par les renseignements fournis par Yusuf ibn Ibrahim Katib dans son Histoire des médecins, à l'endroit où il parle de son séjour à Damas et de la visite qu'il rendit à Isa ibn Hakam, le médecin chrétien (?). Je

l'entretenais, écrit-il, sur l'oignon, et il n'avait pas assez de sarcasmes pour en désapprouver l'usage et en énumérer les inconvénients. Or Isa, ainsi que Salmawaih ibn Bayan, suivaient la manière de vivre des moines et n'admettait pas les aphrodisiaques ; ils enseignaient qu'ils délabraient les corps et détruisaient les énergies vitales. Je jugeais donc inconvenant de leur objecter que l'oignon était un aphrodisiaque et je leur dis : - Au cours de mon voyage, j'ai constaté que l'oignon possédait une influence utile. Comme ils me demandaient quelle était cette influence, je répondis : "J'avais goûté l'eau de certaines aiguades, que j'avais trouvée de mauvais goût. Mais après avoir mangé de l'oignon et bu de nouveau, j'avais constaté que ce mauvais goût s'était atténué." Or Isa était un homme qui riait peu, mais mes paroles le firent s'esclaffer, puis il s'arrêta brusquement et prononça la formule du retour à Dieu. – Il m'est, dit-il, difficile de comprendre qu'un homme de ta valeur puisse se tromper à ce degré. Tu as en effet mis le doigt sur le côté le plus défectueux de l'oignon et tu en as fait une qualité. – Mais, mon cher, lorsque le cerveau subit la moindre influence néfaste, les sens en ressentent le contrecoup nocif, de sorte que l'odorat, le goût, l'ouïe, la vue sont amoindris. – Je répondis : Bien sûr ! – Il reprit : la propriété de l'oignon est d'avoir une mauvaise influence sur le cerveau, et le fait que tu sentes moins la salinité et l'âcreté de l'eau vient de l'altération qu'a fait subir l'oignon à ton cerveau. Ceci est un jugement basé sur le raisonnement. Mais, la conséquence de cette habitude de manger de l'oignon, c'est qu'on ne trouve, dans cette ville, aucune personne intelligente, ni habile, ni réellement compétente sur une branche scientifique quelconque, ni animée de sentiments nobles ou religieux : aussi la majorité de la population a de bas instincts ; pour la plupart ce sont des gens vils et sans valeur, sans entendement et sans piété réelle. Ce sont la plupart des Barqadjana[1] et des affranchis qui se rattachent à un peuple qui a conduit le pays puis a péri.

### ➔ L'Egypte

p. 146 … On y trouve [dans le Nil] les crocodiles et le scinque ainsi qu'un poisson qu'on appelle la torpille, que personne ne peut empoigner vivant sans ressentir un tremblement à la main… Le scinque est une espèce provenant de l'union d'un crocodile et d'un poisson… On emploie la graisse du scinque comme aphrodisiaque.

---

[1] Nom d'une tribu berbère.

158 Farama est une ville au bord du lac de Tinnis : nous avons déjà décrit cette localité au sol fertile. On y trouve le tombeau du Grec Galien. De Farama à Tinnis, par le lac, il y a moins de trois parasanges...

### ➔ La Haute Mésopotamie

208 Nisibe est infestée de scorpions venimeux, dont on parle beaucoup... On trouve dans les environs des serpents connus pour donner la mort plus promptement, d'une façon plus effective que ne le font les autres serpents.

## Le Khuzistan

252 Dans leur aspect physique, il faut noter la couleur jaune de leur teint, leur maigreur, leur barbe clairsemée ; leur système pileux est bien moins fourni qu'ailleurs, et c'est bien le cas dans l'ensemble des pays chauds.

253 Il y a à Askar Mukram de petits scorpions de la taille d'une feuille de solphium, de couleur jaune, qu'on appelle "djarrâsa". Peu de personnes piquées par ces scorpions ont la vie sauve : ces bêtes provoquent la mort plus rapidement que les serpents les plus meurtriers et leur poison est plus expéditif.

## Le Fars

270 La religion zoroastrienne prescrit que la femme qui a eu des rapports sexuels pendant une grossesse ou une période menstruelle ne peut être purifiée que par un pèlerinage à ce temple ; elle se met nue pour qu'un prêtre la purifie sur place à l'aide d'urine de vache.

273 L'insalubrité du climat est la cause de maladies endémiques à Istakhr, toutefois la banlieue de la ville est saine avec un sol saumâtre.

282 Les régions froides sont d'un climat salubre, tandis que dans les parties torrides, le climat est malsain et les habitants sont pâles. C'est à Darabdjird, et en second lieu à Tawwadj que règnent principalement les épidémies. Par contre, dans cette région chaude, Arradjan, Siraf, Djannaba et Siniz jouissent du meilleur climat... Dans l'ensemble du Fars, il n'y a pas de climat plus sain que celui de Kazarun, qui soit le

plus profitable à la santé physique et à la beauté corporelle des habitants.

p. 292 Dans le département d'Ardashir-Khurreh, et dans les parages de Chiraz, il y a une source d'eau très douce, qui est utilisée comme eau purgative ; quiconque en boit une coupe va une fois à la selle et s'il en consomme davantage, il a une selle par coupe.

p. 294 Dans un village dépendant de Darabdjird, on trouve un gisement de goudron (mumiyay) qu'on exporte partout. Il est la propriété de l'Etat. Il n'a pas d'équivalent. Il est dans une caverne au sein d'une montagne, barrée par une porte fermée au cadenas... On l'ouvre une fois par an à une époque déterminée. Un amas de cette matière s'est formé dans la cavité d'une roche, et d'autres petites quantités s'agglomèrent en dehors de cette cavité. Dans l'ensemble au cours d'une année entière, on en recueille une boule de la taille d'une grenade... C'est là de la momie véritable, et ce qu'on trouve ailleurs est falsifié, sans aucun caractère d'authenticité.

**➔ Le Djibal**

p. 358 Deux autres cantons importants dépendent d'Ispahan : l'un d'eux, appelé Kih-Kansou, possède une source d'eau thermale pour la guérison des tumeurs, des maladies chroniques et de certaines infirmités ; on y vient de tous les environs ; le paralytique en sort rétabli et repart sur ses pieds, le malade a recouvré la santé.

**➔ La Transoxiane**

p. 474 Le sol de Samarcande est des plus salubres et des plus secs : si l'on en croit les médecins, cet excès de sécheresse serait nuisible à la santé s'il n'était compensé par les brouillards abondants qui flottent au-dessus des eaux courantes sillonnant les rues et pénétrant dans les maisons et s'il n'y avait pas dans la campagne un grand nombre de saules.

p. 479 ... Widhar, ainsi que la plupart des villages du canton appartiennent à un groupe de la tribu de Bakr ibn Waïl, qui portent le nom de Siba'iya. Autrefois ils occupaient des fonctions à Samarcande, y administraient des hospices ; ils se caractérisaient par des mœurs excellentes.

p. 488 ... Il existe dans cette région, de nombreuses sources chaudes.

**KITÂB NUZHAT AL MUSHTÂQ FI KHTIRÂQ AL-AFÂQ**
**(XII^e^ S.)**
**Le livre du divertissement de celui qui désire parcourir le monde**

Présentation, notes et index par Henri Bresc et Annliese Nef
Paris, G.F. Flammarion, 1999

## ***AL IDRISI*** *(mort en 1165)*

*Sans doute le géographe le plus connu de la tradition occidentale, al Idrisi est le type parfait de ces savants et écrivains qui maintinrent vivace la tradition culturelle arabe dans la Sicile des rois normands. Son livre, connu sous le nom de "Livre de Roger" reprend l'ancienne division grecque des sept "climats", ces zones successives distribuées parallèlement à partir de l'équateur et allant vers le pôle. A l'intérieur de chacune d'elles et reprenant alors l'idée de ses prédécesseurs, il va décrire l'activité des hommes autant que le milieu nature. Il est le premier à nous procurer des notices sur tous les pays chrétiens et dans cette spécialité, nous avons là l'encyclopédie la plus remarquable du Moyen-Age.*
*Il est aussi l'auteur d'un livre des drogues simples, dont nous ne conservons que la moitié qui se trouve dans un seul manuscrit à Istanbul. Il répertorie un très grand nombre de drogues en six à dix langues (en hébreu, turc oriental, grec moderne, kurde, indien, etc...). Max Meyerhof.*

### ➔ Deuxième Climat II, 2. Continuation du désert de Nîsar, p. 104

... La gale ne quitte pas le cou des Zeggaoua, ils en sont même affectés en permanence. Ils sont célèbres pour cela et dans l'ensemble du territoire et toutes les tribus des Noirs, on les reconnaît ainsi. S'ils s'abstenaient de manger du serpent, ils seraient rongés par la lèpre.

➔ **Deuxième Climat II, 3. Suite de l'Afrique septentrionale, p. 112**

... Ce territoire est entouré au Nord par la montagne de m.q.w.r., de couleur grise, tirant sur le blanc et qui contient des veines d'une terre douce qu'on utilise avec succès pour soigner les yeux chassieux tout comme on applique la poussière de la grotte située près de la ville de Talavera en al Andalus. Cette dernière est efficace contre la gale des yeux car elle mange ce qui les affecte. C'est une poudre verte qui est connue pour ses vertus curatives dans tout al Andalus par expérience.

➔ **Troisième Climat III, 1. Suite de l'Afrique occidentale, p. 161**

... Cette ville (Qal'a Banî Hammâd) est infestée de scorpions noirs dont la morsure est mortelle. Les habitants s'en préservent et se fortifient contre leur morsure en buvant une infusion de la plante appelée al-fûlyûn al-harrâni : il suffit, à ce qu'on dit, d'en boire deux drachmes durant l'année entière pour être immunisé contre ces scorpions. A ce propos, il m'a dit qu'ayant bu cette infusion, il fut piqué par un scorpion trois fois au cours de la même année, et qu'il ne ressentit à chaque fois qu'une douleur passagère. Cette plante croît abondamment autour de la ville.

➔ **Troisième Climat III, 1. Suite de l'Afrique occidentale, p. 165**

... De là à Bougie, par terre, soixante dix milles et par mer quatre vingt dix. Cette ville est au bord de la mer, sur une falaise de pierre. Au Nord est une montagne appelée Maysûn très élevée et d'un accès difficile. Ses flancs sont couverts de plantes utiles pour la médecine, telles que le bois de hudad (suc du lycium), le scolopendre, le berberis, la grande centaurée, l'aristoloche, le costus, l'absinthe et autres herbes semblables. On trouve dans ces montagnes, une espèce de scorpions jaunes, peu dangereux.

➔ **Troisième Climat III, 3. Désert de Barca, p. 210**

Les vaisseaux et les passagers qui viennent d'Alexandrie ou d'Egypte à Barca y apportent de la laine, du miel et de l'huile et en emportent une espèce de terre utile en médecine, connue sous le nom de "terre de Barca" et qui, mélangée à de l'huile, est employée avec succès contre la gale, le teigne, et la "maladie du serpent" (la pelade). Cette terre est de couleur grisâtre et, jetée sur le feu, elle exhale une odeur de soufre et une fumée puante ; elle a également une saveur désagréable.

**➔ Troisième Climat III, 4. Egypte, p. 224**

... A 'Ayn Shams, du côté de Fostat, croît le Galasân (baumier), plante dont on extrait un onguent balsamique. On ne connaît pas au monde d'autre lieu où elle pousse.

**➔ Quatrième Climat IV, 1. Suite et fin de l'Afrique occidentale - Espagne, p. 272**

... A proximité de Tolède, il y a un village appelé Magan (Maghâm) dont le sol et les montagnes produisent une terre comestible supérieure à toutes celles qu'on peut rencontrer sur terre. On en exporte en Egypte, dans toute la Syrie et l'Irâq et dans les contrées des Turcs. Elle est tout à fait délicieuse au goût et efficace pour se laver les cheveux.

**➔ Cinquième Climat V, 4. Suite des bords de l'Adriatique – Ancienne Thessalie,**

**416** ... On trouve dans le lac de Nicée un petit poisson qui mesure un fitr[1] de long, d'une couleur tirant vers le vert et rempli d'arêtes fines qui, lorsqu'il est cuit et mangé avec du frîdh.n.j, a la propriété de couper instantanément la fièvre. On y pêche aussi de petites écrevisses dont le bouillon, si elles sont cuisinées avec du vinaigre, guérit de la toux chronique. Enfin, on trouve sur ses bords des pierres creuses, légères et petites, qui suspendues aux hanches d'une femme enceinte, hâtent l'accouchement : la chose a été éprouvées. Ces pierres sont connues comme "les pierres de Nicée" et il en est question, ainsi que de leurs propriétés, dans les livres de médecine.

[1] Mesure qui correspond à la distance entre l'extrémité du pouce et celle de l'index.

## "RIHLA" (XII ET XIII^e S.)
## Relation de voyages

Traduction et notes par Paule Charles-Dominique
Paris, Gallimard, La Pléiade, 1995
(première traduction par M. Gaudefroy-Demonbynes,
3 t., Paris, Maisonneuve, 1949)

### ***<u>IBN JUBAYR</u> (1145-1271)***

*Ecrivain de l'Espagne Andalouse, né à Valence, Ibn Jubayr entreprend en 1183 le pèlerinage à la Mekke. Ceuta, la Sardaigne, la Sicile, la Crête, Alexandrie, le Haut-Nil, la Mer Rouge, les lieux saints d'Arabie, l'Iraq, Bagdad, Mossoul, Alep, Damas, Acre, la Sicile et le retour à Grenade en 1185 sont les étapes du voyage dont il tirera la célèbre "Rihla". Témoignage vécu, fait à la fois de géographie, d'histoire, de peinture de mœurs, mais aussi d'anecdotes et d'aventures. Son intérêt documentaire est évident.*

**➔ De Grenade en Egypte**

Le Caire

**p. 86** … Nous avons aussi visité l'hôpital[1] qui se trouve au Caire et qui est un des titres de gloire du sultan ; c'est un palais très beau et très vaste qu'il a ouvert au public afin que son acte soit rétribué et lui soit compté au jour du jugement dernier. Ce sultan a désigné un administrateur choisi parmi les savants ; il lui a confié la pharmacie, lui a permis de préparer des potions et de les prescrire selon leurs vertus ; il a installé des salles, dans ce palais, avec des lits occupés par des malades et entièrement équipés. Cet administrateur a sous ses ordres des agents chargés de veiller sur les patients matin et soir et de leur servir les repas et les boissons adaptés à leur cas. A côté de cet hôpital, il y a un établissement réservé aux femmes avec des infirmières qui veillent sur elles. Un troisième édifice, fort vaste, jouxte les deux premiers, dans lequel on voit des pièces grillagées, destinées aux fous soignés eux aussi par des infirmers qui, chaque jour, s'enquièrent de leur état et leur fournissent le nécessaire. Le sultan veille sur toutes ces

[1] Cet hôpital fut construit en 1182-1183, dans la salle du Grand Palais.

institutions, enquête, inspecte et déploie un zèle extrême qui ne faillit pas.
On trouve un autre hôpital à Misr qui ressemble en tous points à celui-ci.

### ➔ L'Irak

Bagdad

251 « ... Entre ash-Shâri et le quartier de Bâbal-basra se trouve le marché de l'hôpital, petite ville qui renferme l'hôpital célèbre de Bagdad[1] qui se trouva sur la rive du Tigre. Les médecins y donnent des consultations tous les lundis et jeudis ; ils examinent les malades et leur prescrivent le traitement approprié. Ils ont sous leurs ordres des aides qui sont chargés de préparer les remèdes et les régimes. L'hôpital se présente comme un grand palais qui comporte des salles et des appartements avec toit »

Mossoul

259 « ... En face de cette mosquée (de Mujâhid ad-dîn) se trouve un hôpital superbe construit par Mujâhid ad-dîn qui a aussi édifié à l'intérieur de la ville et dans le marché, une qaysâriyya pour les marchands ; elle ressemble à un grand caravansérail...

260 A Mossoul, il y a deux hôpitaux en plus de celui dont nous avons parlé et qui est situé dans le faubourg. »

Nisîbîn

264 « ... A Nisîbîn, il y a deux madrasas et un hôpital qui appartient à Mm'izzad-dîn (fils du) frère d'Izzad-dîn, souvenrain de Mossoul, tous deux descendants de l'Atabek. »

Harrân

270 « ... Cette ville possède une madrasa et deux hôpitaux. C'est une grande cité. »

### ➔ La Syrie

Hamâ

[1] Il s'agit de l'hôpital Al Adudî, construit en 982. Bagdad en possédait deux autres : as-Sayyîda et al-Muqtadirî, édifiés en 918.

**p. 281** « … La ville possède une mosquée plus importante que celle de la ville basse, trois madrasas et un hôpital sur la rive du fleuve près de la petite mosquée. »

Damas

**p. 305** « … A Damas, il y a environ vingt madrasas et deux hôpitaux : un ancien et un nouveau qui est plus beau et plus grand que l'ancien[1]. Il jouit d'un revenu de quinze dinars par jour. Ses intendants ont des registres où sont écrits les noms des malades et les dépenses nécessaires aux remèdes, la nourriture et autres… Les médecins s'y rendent chaque jour, auscultent les patients et prescrivent les remèdes et le régime qui conviennent à chacun. L'autre hôpital est du même genre, mais on y déploie plus de zèle encore. L'ancien hôpital se trouve à l'Ouest de la mosquée vénérable. Les fous à lier qui sont enchaînés subissent eux aussi une sorte de traitement. Nous cherchons refuge auprès de Dieu contre l'épreuve et le mauvais sort : On raconte des histoires drôles sur ces fous, et nous en avons entendues.

Voci l'histoire la plus étrange qui nous ait été rapportée : un homme enseignait le Coran et avait pour élève un fils de notable qui n'était pas sans beauté et qui portait le nom de Nasr-Allah. Le maître s'éprit de son disciple et sa passion fut si violente qu'il devint fou. On l'hospitalisa. On apprit alors la cause de son mal et sa passion coupable pour le garçon. Parfois, le père de celui-ci l'amenait à ce pauvre malheureux. On lui disait : "Sors d'ici et enseigne de nouveau le Coran comme par le passé !" Alors il répondait avec l'innocence des fous : "Que me reste-t-il à enseigner ? J'ai tout oublié du Coran, sauf "Quand vint l'aide d'Allah". On riait de lui et de ses propos. Nous demandons à Dieu de lui redonner la paix ainsi qu'à tous les Musulmans ! Le maître resta dans cet état jusqu'à sa mort. Que Dieu lui pardonne.

Ces hôpitaux sont des titres de gloire éclatants pour l'Islam. Il en est de même pour les madrasas ».

[1] Il s'agit du célèbre Marestân de Nûr ad-dîn, construit en 1154, qui avait aussi comme fonction d'être une école de médecine.

## "RIHLA" (XIV^e s.)
## Récit de voyages

Traduction de l'arabe de C. Defremery et B.R. Sanguinetti (1858)
Introduction et notes de Stéphane Yerasimos
FM La Découverte, 1982

### ***IBN BATTUTA*** *(vers 1304-1377)*

*Sans doute l'un des plus grands globe-trotters de tous les temps ; juge ici, commerçant ou diplomate ailleurs, il accumule après un périple total de quelque cent vingt mille kilomètres, une foule de notations sur des pays aussi divers que l'Espagne, les pays d'Islam, l'Afrique soudanaise ou orientale, la Russie du Sud, Constantinople, l'Asie Centrale, l'Inde, Sumatra et les ports de la Chine. Partout où il passe, il recherche des musulmans "pour se sentir en famille".*

*Dans les convulsions qui, après l'an mil, substituent à un Islam politiquement uni, un ensemble d'états et de nations divers, il recueille ce qui peut encore les réunir : la religion et les usages et attitudes qu'elle inspire.*

*Comme à la même époque le fait Ibn Kaldun pour l'histoire et le temps, il essaie de cerner les causes du malheur présent et découvrir peut-être le remède, le moyen du renouveau, en s'appuyant sur la géographie et l'espace.*

### ➔ Tome I – De l'Afrique du Nord à La Mecque

1. L'Afrique du Nord

**p. 81- 82** Je consultai à ce sujet la volonté de Dieu[1], et, après avoir passé trois jours à Tilimsân pour me procurer ce qui m'était nécessaire, je sortis de cette ville et marchai en toute hâte sur les traces des deux ambassadeurs. Je les rejoignis dans la ville de Miliânah[2]. C'était

[1] Il existe différentes méthodes de divination à ce sujet ; se remettre à l'interprétation d'un rêve après une prière spéciale, ou chercher un augure dans le Coran.
[2] Miliânah sur l'oued Chelif à l'est de Médéa, "[...] est une grande ville bâtie par les Romains. [...] Presque tous les habitants sont artisans, soit tisserands, soit tourneurs" (Léon l'Africain).

alors la saison des premières chaleurs de l'été. Les deux fakîhs[1] tombèrent malades, ce qui nous retint pendant dix jours, au bout desquels nous partîmes. Comme la maladie du kâdhi avait fait des progrès, nous nous arrêtâmes durant trois jours dans un endroit bien arrosé, à quatre milles de Miliânah. Le matin du quatrième jour, le kâdhi rendit le dernier soupir.

**p. 83** A peine étions-nous arrivés à Bougie que je fus pris de la fièvre. Abou Abd Allah azzobeïdy me conseilla de m'arrêter en cette ville jusqu'à ma guérison ; mais je refusai de suivre cet avis, et je répondis : "Si Dieu a résolu ma mort, que du moins elle arrive pendant que je serai en route pour me rendre dans le Hidjâz.

**p. 84-85** Nous partîmes de Constantine et marchâmes sans nous arrêter jusqu'à la ville de Bône[2], où nous demeurâmes plusieurs jours. Nous y laissâmes les marchands de notre compagnie, à cause des dangers que présentait le chemin[3] ; quant à nous, nous voyageâmes avec promptitude et nous marchâmes sans nous arrêter. La fièvre m'ayant repris, je m'attachai sur ma selle avec un turban, de peur de tomber, tant ma faiblesse était grande. Il ne me fut cependant pas possible de mettre pied à terre, à cause de la frayeur que je ressentais, jusqu'à ce que nous fussions arrivés à Tunis. Les habitants de cette ville sortirent à la rencontre du cheïkh Abou Abd Allah azzobeïdy et d'Abou'tthayib, fils du kâdhi Abou Abd Allah annefzâouy. Les deux troupes s'approchèrent l'une de l'autre en se saluant et en s'adressant des questions. Quant à moi, personne ne me salua, car je ne connaissais aucun de ces gens-là. Je fus saisi en moi-même d'une telle tristesse que je ne pus retenir mes sanglots, et que mes larmes coulèrent en abondance. Un des pélerins remarqua l'état où je me trouvais, et s'avança vers moi en me donnant le salut et en me réconfortant. Il ne cessa de m'égayer par sa conversation, jusqu'à ce que je fusse entré dans la ville ; j'y logeai dans le collège des libraires.[4]

---

[1] Interprète du fiqh, le droit islamique ; jurisconsulte.

[2] L'actuelle Annaba. Un troisième fils d'Abu Yahia en était gouverneur à l'époque.

[3] Les dangers étaient évidemment dus à la guerre civile qui faisait rage, et dont Ibn Battûta, soucieux de donner une image idyllique de la communauté musulmane, ne soufflera pas mot.

[4] Les collèges ou madrasas étaient consacrés à l'enseignement de la doctrine islamique et servaient par là de pépinières à l'éclosion de loyaux fonctionnaires pour l'Etat. La madrasa en question n'est pas repérable.

2. L'Egypte

*De la mosquée d'Amr, fils d'Al'as, des collèges, de l'hôpital et des monastères*

**p. 122** Pour l'hôpital qui s'élève entre les deux châteaux, près du mausolée d'Almélic
**et 123** Almansoûr Kalâoûn[1], il est impossible d'en décrire les beautés. On y a déposé une quantité considérable d'objets utiles et de médicaments. On raconte que ces revenus s'élèvent à mille dînârs par jour.

3. La Syrie et la Palestine

**p. 169** Je me rendis ensuite à la ville de Thabariyah.[2] C'était jadis une ville grande et considérable ; mais il n'en reste à présent que de simples vestiges, qui annoncent pourtant sa grandeur et son importance d'autrefois. Il s'y trouve des bains merveilleux qui ont deux quartiers séparés, l'un pour les hommes et l'autre pour les femmes. L'eau de ces bains est très chaude.

**p. 173** Noûr eddîn retourna à Damas, construisit l'hôpital connu sous son nom[3], dont il n'existe pas le pareil dans tout le monde habité.

**p. 183** Près de cette mosquée principale se trouve un collège qui lui ressemble par la beauté de sa situation et sa construction solide. Il est attribué aux émirs de la famille de Hamda'n. Outre celui-ci, il y a dans la ville trois autres collèges et un hôpital.

**p. 234** J'ai vu dans les jours de la grande peste à Damas, à la fin du mois de rabî' second

---

[1] Les fragments conservés de l'hôpital et le mausolée restauré du sultan Qala'un (1279-1290) figurent parmi les plus importants monuments de l'art arabe en Egypte. Le nom de la rue d'Entre-les-Deux-Châteaux (Baina'l Qasrain) sur laquelle ils sont situés viendrait des deux palais fatimides bâtis au Xe et XIe siècles.

[2] Tibériade. Les vestiges de l'ancienne ville se trouvaient au sud de la ville arabe. Muqaddasi (985) parle de huit bains chauds. Abu'l Feda dit également qu'en 1321 la ville était en ruines, n'ayant jamais été rebâtie après sa prise par Saladin en 1187.

[3] Le célèbre hôpital, bâti par Nur al-din en 1154, existe toujours, à l'Ouest de la mosquée omayyade. Par contre, on ne trouve pas d'autres traces de cette légende. La version courante au sujet du financement de la construction fait état d'une rançon payée par un prince croisé.

**et p. 235** de l'année 49, un témoignage du respect des habitants de Damas pour cette mosquée, qui est digne d'admiration, et dont voici le détail : le roi des émirs, lieutenant du sultan, Arghoûn châh, ordonna à un crieur de proclamer dans Damas que tout le monde eût à jeûner pendant trois jours, et que personne ne fît cuire alors dans les marchés rien de ce qui sert à la nourriture de l'homme tout le long du jour (or, à Damas, la plupart des habitants ne mangent que ce qu'on prépare dans les marchés). Les damasquins jeûnèrent trois jours consécutifs, dont le dernier était un jeudi. Ensuite les émirs, les chérîfs, les kâthis, les fakîhs et les autres ordres se réunirent tous pêle-mêle dans cette mosquée principale, au point qu'elle fut comble. Ils y passèrent la nuit du jeudi au vendredi, en priant, louant Dieu, et faisant des vœux. Ils firent après cela la prière de l'aurore, et tous sortirent à pied, tenant dans leurs mains des Corans ; et les émirs étaient nu-pieds.

Tous les habitants de la ville, hommes, femmes, petits et grands prirent part à cette procession. Les juifs sortirent avec leur Pentateuque et les chrétiens avec leur Evangile, et ils étaient suivis de leurs femmes et de leurs enfants. Tous pleuraient, suppliaient et cherchaient un recours près de Dieu, au moyen de ses livres et de ses prophètes. Ils se rendirent à la mosquée Elakdâm, et ils y restèrent, occupés à supplier et à invoquer Dieu, jusque vers le zaouâl. Ensuite, ils retournèrent à la ville, ils firent la prière du vendredi, et Dieu les soulagea.

Le nombre des morts n'a pas atteint à Damas deux mille dans un jour, tandis qu'au Caire et à Misr il a été de vingt quatre mille dans un seul jour.

4. L'Irak et la Perse

**p. 388** Lorsque je fus entré dans cette ville (Toster), la fièvre me prit. Cette maladie
**et p. 389** attaque quiconque pénètre dans cette contrée durant la saison chaude, ainsi qu'à Damas et dans d'autres villes, abondantes en eau et en fruits. La fièvre atteignit aussi mes compagnons. Un cheïkh d'entre eux, nommé Yahia alkhorâçâny, vint à mourir. Le cheïkh (Cherf eddîn Moûça) se chargea de le faire inhumer, avec toutes les cérémonies, et fit la prière sur son corps. Je laissais à Toster un de mes compagnons qui s'appelait Béhâ eddîn Alkhotény. Il mourut après mon départ. Pendant ma maladie, j'avais du dégoût pour les

mets qui étaient préparés pour moi dans la medréceh du cheïkh. Le fakîh Chems eddîn Assindy, un des étudiants de cette école, me cita un mets. Je désirai en manger, et, à cet effet, je remis au fakîh des dirhems. Il fit cuire pour moi ce plat dans le marché, il me l'apporta et j'en mangeai. Le cheïkh, ayant appris cela, en fut mécontent, vint me voir et me dit : "Comment ! Tu agis ainsi, et tu fais cuire des aliments dans le marché ? Pourquoi n'as-tu pas ordonné aux khâdims de préparer ce que tu désirais ?" Puis il les fit tous venir et leur dit : "Tout ce qu'il vous demandera en mets et en sucre, ou autres objets, apportez-le-lui, et faites-lui cuire ce qu'il voudra". Il leur fit à cet égard les recommandations les plus expresses.

*Ville de Mossul*

p. 464 Nous marchâmes ensuite deux jours, et arrivâmes à Nassîbîn. Cette ville est ancienne, de moyenne grandeur, et en grande partie ruinée. Elle est située dans une large et vaste plaine, où se voient des eaux courantes, des vergers touffus, des arbres disposés avec ordre, et beaucoup de fruits. On fabrique dans cette ville de l'eau de rose, qui n'a pas sa pareille en senteur et en bonté. Un fleuve [le Hirmâs] entoure Nassîbîn et se recourbe sur lui, à l'instar d'un bracelet. Il tire son origine de différentes sources qui se trouvent dans une montagne, proche de la ville. Puis il se divise en plusieurs parties et pénètre dans ses jardins. Un de ses canaux entre dans la cité, il en parcourt les rues et les habitations, traverse la cour de sa mosquée principale, et se déverse dans deux bassins, dont l'un est au milieu de la cour, et l'autre près de la porte orientale. Cette ville est pourvue d'un hôpital et de deux collèges.

## ➔ Tome II – De La Mecque aux steppes russes

1. L'Océan Indien et le golfe persique

DU BETEL

p. 101 La manière de s'en servir consiste à prendre avant le bétel de la noix *faoufel*, qui ressemble à la noix de muscade, et à la briser, jusqu'à ce qu'elle soit réduite en petits fragments. Alors on les met dans la bouche et on les mâche. On prend après cela les feuilles du bétel, sur lesquelles on met une très petite quantité de chaux, et on les mâche avec le faoufel. Il a la propriété de parfumer l'haleine, de chasser ainsi les mauvaises odeurs de la bouche, d'aider à la digestion des aliments, et d'empêcher que l'eau bue à jeun ne soit nuisible. Son emploi porte à la gaité, de même qu'aux plaisirs de l'amour. On le place la nuit au chevet du lit, et lorsqu'un individu se réveille, ou est réveillé par sa femme ou sa concubine, il en prend, et chasse par ce moyen la mauvaise odeur de sa bouche. On m'a raconté que les jeunes filles, esclaves du sultan et des princes dans l'Inde, ne mangent que du bétel. Nous parlerons de cela quand il sera question de l'Inde.

DU COCO

**p. 102** Parmi les propriétés de cette noix, il faut observer qu'elle donne de la force au corps, qu'elle produit l'embonpoint, et augmente l'incarnat du visage. Quant aux secours qu'elle procure pour les plaisirs de l'amour, son action en cela est admirable. Une des merveilles de ce fruit, c'est que, dans son commencement, lorsqu'il est encore vert, celui qui coupe avec un couteau une partie de son écorce et qui creuse ainsi la tête de la noix, y boit une eau très douce et extrêmement fraîche, mais dont la nature, au contraire, est chaude, et excite aux plaisirs de Vénus.

PRODIGE

**p. 112** Enfin, nous arrivâmes à Khalât, où nous entrâmes dans un état d'extrême souffrance. Ma chaussure était devenue trop étroite pour mon pied, de sorte qu'il s'en fallut de peu que le sang ne coulât de dessous les ongles. Lorsque nous atteignîmes la porte de la ville, il arriva, pour comble de malheur, que le gardien nous dit : "Il faut absolument que tu ailles avec moi chez le commandant de la ville, afin qu'il soit informé de ton aventure, et qu'il sache d'où tu viens." J'allai avec lui, et je trouvai que l'émir était un homme de bien et de bon naturel. Il me fit des questions sur mon état, il me donna l'hospitalité, et je restai près de lui six jours. Pendant ce temps, je ne pus point me tenir debout sur mes pieds, tant ils étaient endoloris.

HISTOIRE DU SULTAN DE HORMOUZ

**p. 121** On trouve en ces lieux un désert, d'une étendue de quatre jours de marche, où les voleurs arabes exercent leur brigandage, et où le vent appelé *semoûm*[1] souffle durant les mois de tamoûz. Ce vent fait mourir tous ceux qu'ils rencontrent dans le désert, et l'on m'a raconté que quand il a tué quelqu'un, et que les compagnons du mort veulent laver son corps, chacun des membres se détachent des autres parties.

2. L'Asie mineure

DU SULTAN DE MAGHNICIYAH

**p. 176** Nous partîmes le lendemain et nous arrivâmes à Berghamah[2], ville en ruine, qui possède une citadelle grande et forte, située sur la cime d'une montagne. On dit que le philosophe Platon était un des habitants de cette ville, et la maison qu'il occupait est encore connue sous son nom.[3]

3. La Russie méridionale

DE LA FILLE DU SULTAN ILLUSTRE UZBEC

**p. 226** Son mari, l'émir 'Iça, dont la fille est l'épouse du sultan, assistait à cette réunion. Il s'assit avec la princesse sur un même tapis ; il souffrait de la goutte et ne pouvait marcher ni monter à cheval, et il montait seulement dans un chariot. Lorsqu'il voulait visiter le sultan, ses serviteurs le descendaient de voiture, et l'introduisaient dans la salle d'audience en le portant. C'est dans le même état que je vis l'émir Naghathaï, père de la seconde khâtoûn : car la maladie de la goutte est fort répandue parmi ces Turcs.

## ➔ Tome III – Inde, Extrême-Orient, Espagne et Soudan

1. L'histoire du règne de Muhammad Tughluk

DE LA MALADIE EPIDEMIQUE ET PESTILENTIELLE QUI ECLATA DANS L'ARMEE DU SULTAN

---

1 "On appelle ce vent pestiféré *bad-samoun*, c'est-à-dire vent de poison ; mais sur les lieux on l'appelle *samyel*. Il se lève seulement entre le 15 juin et le 15 août, qui est le temps de l'excessive chaleur le long de ce golfe ; ce vent [...] tue les gens, qui frappe par une manière d'étouffement, surtout quand c'est le jour. Son effet le plus surprenant n'est pas même la mort qu'il cause, c'est que les corps qui en meurent sont comme dissous, sans perdre pour autant leur figure ni même leur couleur ; en sorte qu'on dirait qu'ils ne sont qu'endormis, quoi qu'ils soient morts, et que, si on les prend quelque part, la pièce en demeure à la main." (Chardin, 1668).

2 L'antique Pergame, conquise vers 1306 par Karasi Beg, fondateur de la dynastie du même nom. A une centaine de kilomètres au Nord de Manisa.

3 Il s'agirait plutôt du médecin Galien.

p. 80 Le souverain était arrivé dans le pays de Tiling, se dirigeant vers la province de Ma'bar, pour combattre le chérîf insurgé. Il descendit dans la ville de Badracoût, capitale du Tiling[1] et distante de trois mois de marche du Ma'bar. C'est alors que la peste se déclara dans son armée, dont la plus grande partie périt. Les esclaves et les mamloûcs moururent, de même que les principaux émirs.

p. 81 Quand le monarque vit la calamité qui avait attaqué les troupes, il retourna à Daoulet Abâd. Les provinces s'insurgèrent, l'anarchie domina dans les contrées, et peu s'en fallut que le pouvoir ne s'échappât de ses mains. Cependant la province avait décrété que son bonheur serait raffermi.

2. L'Inde du Sud, les Maldives, Ceylan et le Bengale

ANECDOTE

p. 173 Le sultan m'envoya chercher un certain jour, pendant que je résidais près de lui, dans sa capitale. Je me rendis en sa présence et le trouvai dans un cabinet, ayant avec lui plusieurs de ses familiers et deux de ses djoguis. Ces gens s'enveloppent dans des manteaux et couvrent leur tête, parce qu'ils la dépouillent de ses cheveux avec des cendres, de la même manière que les autres hommes le font pour s'épiler sous les aisselles. Le sultan m'ordonna de m'asseoir, ce que je fis, et il dit à ses deux individus : "Cet étranger est d'un pays éloigné ; montrez-lui donc ce qu'il n'a jamais vu. – Oui", répondirent-ils, et l'un d'eux s'accroupit ; puis il s'éleva de terre, de sorte qu'il resta en l'air au-dessus de nous, dans la posture d'un homme accroupi. Je fus étonné de cela, la crainte me saisit et je tombai évanoui. Le sultan commanda de me faire avaler une potion qu'il tenait prête ; je revins à moi et m'assis. Cet individu-là était encore dans la même posture. Son camarade tira d'un sac qu'il portait sur lui une sandale avec laquelle il frappa le sol, à la façon d'un homme en colère. La sandale monta jusqu'à ce qu'elle fut arrivée au-dessus du cou de l'individu accroupi en l'air. Elle commença alors à le frapper à la nuque, pendant qu'il descendait petit à petit, de sorte qu'il se trouva enfin assis près de nous. Le

[1] La peste se serait déclarée à Warangal, qui est la capitale du Telingana. Renonçant à poursuivre son expédition, Muhammad Tughluk se retira alors à Bidar, qui est peut-être le Badracoût d'Ibn Battûta. Bidar, dans le district du même nom, se trouve dans l'extrême Nord de la province actuelle de Karnataka.

sultan me dit : « L'homme accroupi est le disciple du propriétaire de la sandale ». Puis il ajouta : « Si je ne craignais pour ta raison, je leur ordonnerais d'opérer des choses plus extraordinaires que ce que tu  as vu. » Je m'en retournai, je fus pris d'une palpitation de cœur et tombai malade ; mais le sultan prescrivit de m'administrer une potion qui me débarrassa de ce mal.

**p. 174** La première fois que je vis des gens de cette classe (les djoguis), se fut dans le camp du sultan Thermachîrîn, souverain du Turkistân. Ils étaient au nombre d'environ cinquante. On leur creusa une fosse sous la terre, et ils séjournèrent sans en sortir, sinon pour satisfaire quelques besoins. Ils ont une espèce de corne dont ils sonnent au commencement du jour, vers sa fin et après la nuit close. Tout ce qui les concerne est extraordinaire. L'homme qui prépara pour le sultan Ghiyâth eddîn Addâméghâny, souverain de la cote de Coromandel, des pilules que ce prince avalait pour se fortifier dans l'accomplissement vénérien, cet homme, dis-je était un des leurs. Parmi les ingrédients de ces pilules se trouvait de la limaille de fer. Leur effet plut au sultan ; il en prit plus que la quantité nécessaire et mourut.

DE L'ARBRE EXTRAORDINAIRE QUI SE TROUVE VIS A VIS DE LA MOSQUEE

**p. 204** Je vis que la mosquée était située près d'un arbre verdoyant et beau, dont les feuilles ressemblaient à celles du figuier, sauf qu'elles étaient lisses. Il était entouré d'une muraille et avait près de lui une niche ou oratoire, où je fis une prière de deux génuflexions. Le nom de cet arbre, chez les gens du pays, était *derakht acchéhâdah*, l'arbre du témoignage. On m'a rapporté en cet endroit que tous les ans, quand arrivait l'automne, il tombait de cet arbre une feuille, dont la couleur avait d'abord passée au jaune, puis au rouge. Sur cette feuille était écrite, avec le roseau de la puissance divine, la parole suivante : "Il n'y a de dieu que Dieu, et Mohammed est l'envoyé de Dieu". Le jurisconsulte Houçaïn et plusieurs hommes dignes de foi me racontèrent qu'ils avaient vu cette feuille et lu l'inscription qui s'y trouvait. Houçaïn ajouta que, quand venait le moment de sa chute, les hommes dignes de confiance, parmi les musulmans et les idolâtres, s'asseyaient sous l'arbre. Lorsque la feuille était tombée, les musulmans en prenaient la moitié, l'autre était déposée dans le trésor du sultan infidèle. Les habitants s'en servent pour chercher à guérir les malades.[1]

DES ARBRES DES MALDIVES

p. 222 La plupart des arbres de ces îles sont des cocotiers[2]; ils fournissent à la nourriture de leurs habitants, avec le poisson ; il en a déjà été question. La nature des cocotiers est merveilleuse. Un de ces palmiers produit chaque année douze régimes ; il en sort un par mois. Les uns sont petits, les autres grands, plusieurs sont secs, le reste est vert, et cela dure continuellement. On fabrique, avec le fruit, du lait, de l'huile et du miel, ainsi que nous l'avons dit dans la première partie. Avec son miel, on fait des patisseries, que l'on mange avec les noix de coco desséchées. Tous ces aliments tirés des noix de coco, et le poisson dont on se nourrit en même temps, procurent une vigueur extraordinaire et sans égal dans l'acte vénérien. Les habitants de ces îles accomplissent en ce genre des choses étonnantes.

DES FEMMES QUI N'ONT QU'UNE SEULE MAMELLE

p. 253 Dans une de ces îles, je vis une femme qui n'avait qu'une seule mamelle. Elle était mère de deux filles, dont l'une lui ressemblait en tout, et dont l'autre avait deux mamelles, sauf que l'une était grande et renfermait du lait ; l'autre était petite et n'en contenait pas. Je fus étonné de la conformation de ces femmes.

p. 255 Entre le Coromandel et l'île de Ceylan, il y a une distance d'un jour et d'une nuit. On trouve aussi dans cette île beaucoup de bois de brésil, ainsi que l'aloès indien, nommé *alcalakhy*, mais qui ne ressemble pas au *kamâry*, ni au *kâkouly*.[3] Nous en parlerons ci-après.

---

[1] Le *Malabar Gazetteer* mentionne des cas de magie à des fins de guérison utilisant des inscriptions faites sur des feuilles de bétel, et une légende concernant un tel arbre miraculeux situé sur le mont Delly persistait encore à la fin du XIXe siècle.

[2] Il s'agit du cocotier des mers ou cocotier des Maldives, qui toutefois est originaire des Seychelles.

[3] Il s'agit du bois d'aloès, à ne pas confondre avec l'aloès, résine extraite des feuilles grasses d'un liliacé. Bois odoriférant provenant d'une excroissance de l'*Aloexylum agallochum* ou *cây dô*, due à une maladie, il est originaire de l'Asie du Sud-Est. La variété *kamari* et *kâkuli* est également mentionnée par Ibn Sina (Avicenne), en liaison avec Kamora (Khmer) et Qaqulla, ville de Malaisie (voir chap. 3, n. 16 et 17). La dénomination *al-kalathi* vient probablement de l'*agalokon* grec.

DE LA VICTOIRE QUE GHIYATH EDDIN REMPORTA SUR LES IDOLATRES ET QUI EST AU NOMBRE DES PLUS GRANDS SUCCES DE L'ISLAMISME

**p. 276** A mon arrivée à Moutrah, j'y trouvai une maladie contagieuse, dont on mourrait

**et p. 277** en peu de temps. Ceux qui en étaient atteints, en succombaient dès le second ou le troisième jour. Si leur trépas était retardé, ce n'était que jusqu'au quatrième jour. Quand je sortais, je ne voyais que malades ou morts. J'achetai en cette ville une jeune esclave, sur l'assurance qu'on me donna qu'elle était saine ; mais elle mourut le lendemain. Un certain jour une femme, dont le mari avait été au nombre des vizirs du sultan Ahçan Châh, vint me trouver, avec son fils âgé de huit ans, et qui était un enfant plein d'esprit, de finesse et d'intelligence. Elle se plaignit de son indigence, et je lui donnai, ainsi qu'à son fils, une somme d'argent. Tous deux étaient sains et bien constitués ; mais dès le lendemain, la mère revint, demandant pour son fils un linceul, car il était mort subitement. Je voyais dans la salle d'audience du sultan, au moment de sa mort, des centaines de servantes qui avaient été amenées afin de broyer le riz destiné à préparer de la nourriture pour d'autres personnes que le souverain ; je voyais, dis-je, ces femmes qui, étant malades, s'étaient jetées par terre, exposées à l'ardeur du soleil …

Lorsque Ghiyâth eddîn entra dans Moutrah, il trouva sa mère, sa femme et son fils en proie à la maladie. Il resta dans la ville durant trois jours, puis il se transporta près d'un fleuve situé à une parasange de distance, et sur la rive duquel il y a un temple appartenant aux infidèles. J'allai le trouver un jeudi, et il ordonna de me loger près du kâdhi. Quand des tentes eurent été dressées pour moi, je vis des gens qui se hâtaient et dont les uns se poussaient sur les autres ; l'un disait : "Le sultan est mort" ; l'autre assurait que c'était son fils qui avait succombé. Nous recherchâmes la vérité, et nous connûmes que le fils était mort. Le sultan n'avait pas d'autre fils ; aussi ce trépas fut une des causes qui augmentèrent la maladie dont il était atteint. Le jeudi suivant la mère du souverain mourut.

DE MA SEPARATION AVEC LE NOUVEAU PRINCE

**p. 278** Il ordonna de me fournir tous les vaisseaux que son oncle m'avait assignés pour me rendre aux Maldives. Mais je fus atteint de la fièvre, mortelle en cet endroit. Je m'imaginai que ce serait pour moi le trépas. Dieu m'inspira d'avoir recours au tamarin, qui est fort abondant en ce pays ; j'en pris donc environ une livre, que je mis dans l'eau. Je bus ensuite ce breuvage, qui me relâcha pendant trois jours, et Dieu me guérit de ma maladie.

3. Le retour et l'Espagne

ANECDOTE

p. 356 Dans les premiers jours du mois de rabî' premier de l'année 749 de l'hégire, la

et p. 357 nouvelle nous parvint à Alep que la peste s'était déclarée à Ghazzah, et que le nombre des morts, en un seul jour, y avait dépassé le chiffre de mille.[1] Or je retournai à Emèse, et trouvai que l'épidémie y était ; le jour de mon arrivée il y mourut 300 personnes environ. Je partis pour Damas, et y entrai un jeudi ; ses habitants venaient de jeûner pendant trois jours ; le vendredi, ils se dirigèrent vers la mosquée des Pieds, comme nous l'avons raconté dans notre premier livre ou voyage. Dieu allégea pour eux la maladie ; le nombre des morts, à Damas, avait atteint 2.400 dans un jour. Enfin, je me rendis à Adjloûn, puis à Jérusalem ; je vis que la peste avait alors cessé dans cette dernière ville.

p. 358 Je partis de Jérusalem, et j'eus pour compagnon de voyage le prédicateur, le traditionnaire Cheref eddîn Soleïmân, de Miliânah et le cheîkh des Africains à Jérusalem, l'excellent soûfy Thalhah Al'abdalouâdy. Nous arrivâmes à Hébron, ou la ville de l'ami de Dieu, Abraham ; nous visitâmes sa tombe, ainsi que celle des autres prophètes, qui sont entrés auprès de lui. Nous nous rendîmes à Gaza, et trouvâmes la plus grande partie de la ville déserte, à cause du nombre immense des victimes que la peste avait faites. Le juge de la ville nous dit que de 80 notaires qu'elle possédait, il n'y en avait plus que le quart, et que le chiffre des morts avait atteint le nombre de onze cents par jour. Nous voyâgeames par terre, et arrivâmes à Damiette ; je vis Kothb eddîn Annakchouâny, qui est un jeûneur infatigable. Il m'accompagna de Damiette à Fârescoûr, Semennoûd et Aboû Sîr. Ici nous descendîmes dans l'ermitage d'un Egyptien.

---

[1] Il s'agit de la tristement célèbre Peste noire, qui fit en Europe seulement et entre 1346 et 1353, 25 millions de victimes, c'est-à-dire près d'un tiers de la population.

ANECDOTE

p. 400 Nous avions dans notre caravane un marchand de Tilimsân, appelé Zeyyân le Pèlerin, qui avait l'habitude de saisir les serpents et de jouer avec ces reptiles ; je lui avais dit de ne pas le faire, et il continua. Un certain jour, il mit sa main dans le trou d'un lézard, pour le faire sortir ; mais, en place, il trouva un serpent qu'il prit dans sa main. Il voulut alors monter à cheval, et le serpent lui mordit le doigt indicateur de la main droite, ce qui lui causa une douleur considérable. On lui cautérisa la plaie avec un fer rouge, et le soir sa douleur s'augmenta ; elle devint atroce. Notre patient égorgea un chameau ; il introduisit sa main droite dans l'estomac de l'animal, et l'y laissa toute la nuit. Les parties molles du doigt malade tombèrent par fragments, et il coupa par sa base le doigt tout entier. Les Messoûfites nous dirent que ce reptile avait certainement bu de l'eau un peu avant de piquer le marchand ; car, sans cela, sa blessure aurait été mortelle.

ANECDOTE

p. 437 Je devins malade dans ce pays, par suite de l'extrême chaleur et d'une surabondance de bile jaune. Nous hâtâmes notre marche, jusqu'à ce que nous fussions arrivés à Tacaddâ ou Tagaddâ, où je logeai près du cheîkh des Africains, Sa'îd, fils d'Aly Aldjozoûly, je reçus l'hospitalité du juge de la ville, Aboû Ibrahîm Ishâk Aldjânâty, un des hommes distingués. Je fus aussi traité par Dja'far, fils de Mohammed Almessoûfy.

# XVIe et XVIIe siècles

# CHAPITRE 8

# RABELAIS ET LES MEDECINS DE SON TEMPS

*« Tout le monde sait qu'un livre de recherches, qui paraît sous le nom d'un seul écrivain, appartient en premier à bien des Savans ».*

N.F.J. Eloy
Dictionnaire historique de la Médecine, 1778

Les médecins abondent dans la vie et l'œuvre de François Rabelais.

A Montpellier, pas seulement ses amis étudiants, ceux indiqués dans la célèbre mais trop brève mention du Tiers Livre (XXXIV)[1] :

« Monsieur nostre maistre, vous soyez le tresbien venu. J'ay prins moult grand plaisir vous oyant, et loue Dieu de tout. Je ne vous avois oncques puys veu que joustez à Monspellier, avecques nos antiques amys ... Saporta, Guy Bouguier, Balthasar Noyer, Tollet, Jan Quentin, François Robinet, Jan Perdier et François Rabelais, la morale comoedia de celluy qui avoit éspousé une femme mute » ;

Mais aussi les autres, maitres et condisciples, oubliés ou célèbres : Falcon, Rondelet, Canape, Schyron, Sylvius, Chappelain.

A Lyon, lors de son service au Grand Hôtel-Dieu où il croisera Symphorien Champier et Charles des Marais et sera assisté entre autres du barbier chirurgien du Clusel et de l'apothicaire Simon de Beaulieu.

A Metz, en 1546 où il remplace André de Laguna.

Il faut ajouter les médecins (anatomistes, chirurgiens, astrologues, alchimistes, philosophes, botanistes - souvent les mêmes au XVIème siècle !) qui ont croisé sa route dans ses nombreuses pérégrinations en France et en Italie – ou dont il a subi l'influence à travers leurs œuvres. Citons pêle-mêle : Scaliger, Torella, Manardi, Agrippa, Paracelse, Gonthier d'Andernach, Fracastor ...

---

1 Pour les citations de l'œuvre de François Rabelais, j'ai utilisé l'édition récente du Livre de Poche (Bibliothèque Classique) : Pantagruel, Gargantua, le Quart Livre, édition critique de Gérard Defaux, 1994 ; Le Tiers Livre, édition critique de Jean Céard, 1995.

Aussi ai-je voulu dans ces quelques notices biographiques[1] rappeler la vie, les œuvres, et la pensée de quelques-uns de ces thérapeutes et lorsque cela m'a été possible, les œuvres de Rabelais où ils apparaissent où qu'ils inspirent. Témoignage indirect de l'étonnant renouveau médical apporté par l'Humanisme et des connaissances encyclopédiques de Rabelais, dans ce domaine comme dans tous les autres[2].

**AGRIPPA (Henri-Corneille)**, philosophe, médecin et alchimiste, né à Cologne en 1486, fut un homme aussi bizarre que savant, mena une vie très agitée et se fit partout des ennemis par ses doctrines excentriques et son caractère difficile. Affiche des prétentions nobiliaires ; se dit chevalier doré et se titre de Nettesheim ; ne peut sans déchoir convoler en deuxième noces qu'avec Jeanne-Louise Tyssie, apparentée aux seigneurs d'Illins. Il eut trois femmes et six enfants.
Soldat sous Maximilien, professeur d'hébreu à Dôle, de théologie à Cologne, commentateur d'Hermès Trismégiste à Pavie, puis à Turin ; syndic et orateur à Metz. En 1523, il est médecin stipendié de la cité de Fribourg. S'il peut exercer à Lyon en 1524, en se couvrant du titre de medicus regius, il sera fort embarrassé d'en justifier ailleurs si bien qu'à Anvers vers 1529, le corps des médecins lui interdira tout exercice ; médecin de Louise de Savoie, qui le fit chasser de France, accueilli par Marguerite, gouvernante des Pays-Bas, historiographe de Charles Quint, puis de nouveau vagabond, il vint mourir dans un hôpital de Grenoble, en 1535. Il attaqua la philosophie de son temps mais pour tomber dans les bizarreries du mysticisme et de la magie. Ses œuvres complètes ont été publiées à Leyde, 1560 et 1600 ; ses ouvrages les plus connus sont : *De incertitudine scientarum*, traduit plusieurs fois en français ; *De occulta philosophia*, traduit par le Vasseur, La Haye, 1727, 2 vol. in-8 ; *De nobilitate et praecellentia faeminer sexus*

---

1 Je me suis inspiré de : Eloy N.F.J., *Dictionnaire historique de la médecine* ou Mémoires, disposés en ordre alphabétique. 4 v. in quarto, 1778. Gregoire, *Dictionnaire Encyclopédique* d'*Histoire de Biographie de Mythologie et de Géographie.* Paris, Garnier frères, 1878. Antonioli R., *La médecine dans la vie et dans l'œuvre de François Rabelais.* Service de reproduction des thèses, Université de Lille III, 1977. C'est le travail définitif en ce qui concerne Rabelais et la médecine. Saulnier V.L., « Médecins de Montpellier au temps de Rabelais » in *: Bibliothèque d'Humanisme et Renaissance*, XIX (1957) p. 425-479. Delaunay P. (Dr*), La vie médicale aux XVIème, XVIIème et XVIIIème siècles*, Paris, 1935. Bouvier CL., *La question Michel Servet*, Paris, Librairie Bloud et Cie, 1908. Harant H. et Jarry D., *L'œuvre zoologique de Guillaume Rondelet.* Monspeliensis hippocrates, 1961. Roger J., *Jean Fernel et les problèmes de la médecine de la Renaissance.* Paris, Ed. du Palais de la Découverte, 1960.

2 J'ai conservé dans certains cas, l'orthographe des XVIe et XVIIIe siècles

*declamatio*, traduit par Vivant ; *Commentaria in artem brevem Raymundi Lullii* ; Cologne, 1533.

*On n'aurait bien tort de ne voir d'Agrippa dans l'œuvre de Rabelais que sa fameuse caricature d'Her Trippa*

« (...) Au lendemain arriverent au logis de Her Trippa. Panurge luy donna une robbe de peau de loup, une grande espée bastarde bien dorée à fourreau de velours, et cinquante beaulx angelotz, puis familiairement avecques luy confera de son affaire. De premiere venue, Her Trippa, le reguardant en face, dist : « Tu as la metaposcopie et physionomie d'un coqu ; je diz coqu scandalé et diffamé. » Puys, consyderant la main dextre de Panurge en tous endroictz, dist : » Ce faulx traict que je voy icy, au dessus du mons Jovis, oncques ne feut qu'en la main d'un coqu ». Puys avecques un style feist hastivement certain nombre de poinctz divers, les accoubla par Geomantie et dist : « Plus vraye n'est la verité, qu'il est certain, que seras coqu, bien tost après que seras marié ». Cela faict, demanda à Panurge l'horoscope de sa nativité. Panurge luy ayant baillé, il fabrica promptement sa maison du ciel en toutes ses parties, et consyderant l'assieté et les aspectz en leurs triplicitez, jecta un grand soupir et dist :

« J'avois ja praedict apertement que tu serois coqu ; à cela tu ne povoys faillir. Icy j'en ay d'abondant asceurance nouvelle. Et t'afferme que tu seras coqu. D'adventaige seras de ta femme battu, et d'elle seras desrobbé. Car je trouve la septiesme maison en aspectz tous malings, et en batterie de tous signes portans cornes, comme Aries, Taurus, Capricorne et aultres. En la quarte je trouve la decadence de Jovis, ensemble aspect tetragone de Saturne associé de Mercure. Tu seras bien poyvré, homme de bien ».

(Tiers Livre, XXV).

*Si les références aux causes occultes sont rares et ironiques dans les deux premiers livres, Rabelais, en homme du XVIème siècle, est obligé de pénétrer plus avant dans la controverse sur la réalité de la science alchimique (par exemple dans la querelle de la transmutation des métaux). A travers l'ambiguïté de la caricature, il semble que ce soit surtout le « faux savoir déguiser en grands mystères » tout autant celui des alchimistes des astrologues, que celui des moines que fustige notre auteur.*

*D'ailleurs Agrippa dans son ouvrage « l'Incertitude vanité et abus de sciences » - pamphlet fort copieux où tout le siècle est moqué, flagellé de la bonne façon, et le scepticisme érigé en doctrine – s'était lui-même censuré :*

« … Jeune, j'ai écrit trois traités d'assez gros volume que j'ai intitulé « De l'occulte Philosophie », dans lesquels tout ce que je peux avoir forfait par curiosité de jeunesse, je veux bien amender par cette mienne rétractation. Car, à la vérité, j'ai autrefois mal employé beaucoup de temps en ces vanités. Toutefois, j'y ai au moins assez profité pour apprendre à dissuader les autres d'y mettre leur étude. Les signes, images, figures de l'astrologie n'ont été portés au ciel que par des fables grâce auxquelles les astrologues vivent, trompent et gagnent de l'argent, alors que les poètes inventeurs de ces fables jeûnent et meurent de faim ! ».

*Plus loin, il parle du « bourbier noétique » d'où découlent tant de livres ténébreux, comme l'ancienne Kabbale.*
*On voit dont qu'il n'avait pas attendu Rabelais !*

**BRISSOT,** [Pierre] né à Fontenay-le-Comte en 1478 reçut le bonnet de Docteur dans la Faculté de Médecine de Paris en 1514, il fit d'abord une étude sérieuse de la doctrine des Arabes, mais il abandonna bientôt ces premiers maîtres, pour ne s'attacher qu'aux Médecins Grecs, dont il devint le plus zélé partisan. Ce ne fut point par inconscience qu'il changea de façon de penser. Comme il avait remarqué que la plupart des Ouvrages qui portent le nom des Médecins Arabes, ne sont que des traductions informes des Livres Grecs, il ne tarda pas à s'apercevoir encore que la doctrine de l'ancienne École y fût bien souvent mal traitée, quelquefois même déshonorée par les traits de cette vanité Arabesque, dont les Traducteurs avaient parsemé leurs Ouvrages. Ces reproches ne regardent cependant point la généralité des Médecins Arabes ; il en est parmi eux qui se sont distingués de la foule et qui ont fait honneur à leur profession ; mais ils n'en doivent pas moins céder le pas aux Grecs, leurs Maîtres.
Brissot passa un temps considérable en Portugal. L'amour de la Botanique l'avait conduit dans ce royaume ; il était même dans le dessein d'aller herboriser jusque dans le nouveau monde ; mais il s'arrêta à Ebora, où il mourut en 1522. Il ne voulut jamais se marier, de peur d'être distrait de ses études par les embarras du ménage ; et comme il n'était point avide du gain, quand il avait la valeur de deux testons dans sa poche, il refusait souvent d'aller voir les malades chez qui on le demandait. Ce n'était point par humeur qu'il en agissait ainsi ; c'était

par attachement à l'étude qu'il ne quittait qu'avec peine : conduite singulière qui l'exposa à mille reproches. Mais l'amour de la science l'emporta toujours chez lui sur celui des richesses ; dès qu'il avait amassé de quoi vivre, il se renfermait dans son cabinet tout aussi longtemps que de nouveaux soins ne l'obligeaient pas d'en sortir. Nous avons de lui un ouvrage qui fit beaucoup de bruit. Il est intitulé :
*Liber de insisione venae in pleuritide morbo,* Paris, 1525. Ouvrage où il explique et défend sa méthode de saigner dans la pleurésie, uniquement du côté affecté, méthode originale qui allait susciter une véritable controverse.

**CANAPE (Jean)**, médecin français, devint en 1542 médecin de François 1er. Il est le premier qui ait fait des cours de chirurgie en langue française. La Crois du Maine le nomme Lecteur public de chirurgie à Lyon.
Nous citerons parmi ses écrits :
*Le Guidon pour les barbiers et les chirurgiens (1538) ; qui a eu plusieurs éditions.*
*Opuscules de divers auteurs médecins, Lyon, 1552.*
*L'anatomie des os du corps humain par Galien*, Lyon 1541 ; que connaissait et appréciait Ambroise Paré 10 ans après.
*Deux livres des simples de Galien, savoir le cinquième et le neuvième*, Paris, 1555.

*Rabelais empruntera à ce livre une partie de son vocabulaire anatomique. Si Canape dans sa traduction a bien signalé le glottocomon (pour réduire les fractures des membres inférieurs) et le siryngotome (destiné à inciser les fistules) de Galien, c'est bien Rabelais, qui en 1537 et en 1539, montrera aux chirurgiens qui ne connaissent par le grec, comment construire et faire fonctionner ces deux appareils.*

**CARDAN, (Jérôme)** célèbre médecin et philosophe italien, né à Pavie en 1501, mort à Rome en 1576, maître-ès-arts à Venise en 1524, docteur en médecine à Padoue, en 1526, professa les mathématiques à Milan, où la publication de son traité de mathématiques lui a donné une grande réputation. Il continua d'exercer la médecine et fit en 1552 le voyage d'Ecosse pour donner ses soins au primat, Jean Hamilton. A son retour, il visita l'Angleterre, la France, les Pays-Bas, l'Allemagne. Mais les désordres de sa vie et ceux de sa famille le réduisirent à la pauvreté. Il vint professer à Bologne, de 1562 à 1570 ; s'enfuit à Rome où il vécut des bienfaits de Grégoire VIII. C'était l'un des esprits les plus bizarres de son siècle, comme le montre le livre étrange qu'il écrivit *de Vita propria*. Il prétend avoir des visions et un génie familier, comme Socrate ; sa vie est un tissu d'extravagances, d'action incohérentes, viles et parfois criminelles ; il est fou, comme Leibniz l'a déclaré, mais il a parfois des éclairs de génie ; il est hétérodoxe, mais il n'est pas athée ; il est pieux jusqu'à la superstition et ne croit pas à l'immortalité de l'âme. Ses livres les plus célèbres, *de Subtilitate* et *de Rerum varietate*, sont des espèces d'encyclopédie, où il parle de tout sans méthode, un pêle-mêle de bon sens et de superstition, d'ignorance et de savoir. Ses écrits sur la médecine, *Opus novum*, le chapitre XIV du *de Vita propria*, etc., ont plus d'originalité que d'idées vraies, mais il fit faire des progrès aux sciences mathématiques et contribua à la découverte de la démonstration de la formule générale des équations cubiques. Il s'occupa de chimie, d'astrologie, attribua à l'agitation de l'air la scintillation des étoiles. Nicéron a donné une liste complète de ses ouvrages ; on a imprimé 222 de ses traités. Une édition presque complète de ses *Œuvres* a été publiée en 1663, Lyon, 10 vol. in-fol. ; plusieurs ont été traduites en français, le *de Subtilitate* en 1556, in-4, et le *de Sapientia libri* V, en 1661, in-12 (Traité de Sciences Occultes, écrit en 1544).

*C'est à Cardan, tout autant qu'à Agrippa que semble penser Rabelais dans le Tiers Livre XXV, dans les propositions savoureuses d'Her Trippa à Epistemon.*

« Voulez-vous en sçavoir plus amplement la vérité par Pyromantie, … par Aëromantie, … par Hydromantie, … par Lecanomantie, … par Catoptromantie,… par Coscinomantie …, par Alphitomantie …, par Aleuromantie …, par Astragalomantie …, par Tyromantie …, par Gyromantie …, par Sternomantie …, par Libanomantie,…, par Gastromantie …, par Cephaloenomantie …, par Ceromantie …, par Capnomantie …, par Axinomantie …, par Onymantie …, par Tephramantie …, par Botanomantie …, par Sycomantie …, par Ichthyomantie … par Choeromantie …, par Cleromantie …, par Anthropomantie …, par Stichomantie sibylline, … par Onomatomantie …, par Alectryomantie… ».

**CHAMPIER (Symphorien)**, médecin et littérateur, né à Saint Symphorien, près de Lyon, 1472-1533 ; il fut instruit, renommé et écrivit de nombreux ouvrages comme : *La nef des dames vertueuses*, en 4 livres, Lyon 1502 ; réimprimé en 1531, où, au livre des Sibylles, il cite et condamne six espèces de « mancie » (nécromancie, piromancie, aéromancie, hydromancie, géomancie, chiromancie) et quatre espèces de divination artificielle (aruspicine, augure, astrologie et sorts) ; *La nef des princes et des batailles de Noblesse*, Lyon 1502 ; *La vie et gestes du preux chevalier Bayard*, Paris 1525, etc… Il fut médecin du duc Antoine de Lorraine aux côtés duquel il se distingua à la bataille de Marignan, si bien que ce dernier l'arma chevalier sur le champ de bataille. Il fonda le collège des Médecins de Lyon.

Dans ses ouvrages de médecine, il va surtout développer la lutte contre l'empirisme et dénoncer les erreurs des arabes, dans la Botanique notamment (querelle des simples) : « Condamnation des drogues exotiques, pour la plupart inconnues de nos régions ainsi que des médecines vénéneuses que proscrit la loi chrétienne et l'amour du prochain ». Au contraire, il exalte les plantes nationales « bénédictes » qui poussent sur le sol de la Gaule comme l'agaric.

- *Myrouel des Apothicaires*, suivi des *Lunectes des Cyrurgiens*, Lyon, sans date.
- *Historiales Campi*, Bâle, 1532.
- *Castigationes*, Lyon, 1532.

*Hortus Gallicus*, Lyon,1533.
Il a essayé l'un des premiers la biographie des médecins : *De médicinae claris scriptoribus*, Lyon, 1506.

*Que ce soit pour l'évocation des sciences occultes (Pantagruel), pour les controverses entre Galien et Aristote sur l'âme, le sang, le cœur et le cerveau (cité par Panurge), l'empire de « Gaster » (Quart livre), ou les indications des drogues végétales (Tiers Livre, « le fier monument de l'Hortus), Rabelais fait référence à S. Champier.*

**D'ANDERNACH (GONTHIER Jean)**, helléniste et médecin allemand, né à Andernach, 1487-1574, enseigna le grec à Louvain, vint à Paris en 1525, fut protégé par le Cardinal Du Bellay, se montra médecin distingué et fut même attaché à la cour de François 1er. Vers 1527, J.G. d'Andernach succède à Volmar comme professeur de langue grecque, à Paris, au pensionnat de Bérault. Par ses cours publics, par ses dissections et ses découvertes, il a fait faire de grands progrès à l'anatomie. Forcé de s'éloigner comme protestant, il parcourut l'Allemagne et l'Italie. Parmi ses nombreux ouvrages, on cite : *Anatomicarum Institutionum libri IV ; de Victus et Medendi Ratione, tum alio, tum pestilentia commentarius ; Commentarius de Balneis ; de Médicina veteri et nova, 2 vol in-8 ; Cynaeciorum Commentarius de gravidarum, parturientium puerperarum et infantium cura* ; puis des traductions de Galien (notamment le « De Spermate » et le « liber de alimentorum facult. ») et de la plupart des médecins anciens.

**DUBOIS, ou SYLVIUS (Jacques)**, savant médecin du XVIème siècle, se fit estimer par la facilité qu'il avait de parler de tout ce qui regarde sa profession, et par les Ouvrages qu'il donnait continuellement au public. Admirateur des Anciens, il était autant attaché à leurs opinions, qu'il aimait la lecture de leurs écrits. Il remit la doctrine d'Hippocrate en vigueur ; mais il soutint trop opiniâtrement les sentiments de Galien en fait d'anatomie, et prétendit les faire valoir, malgré l'évidence des nouvelles découvertes qu'on avait publiées de son temps. André Vésale, qui s'attacha toute la vie à démontrer les erreurs anatomiques des Anciens, ne manqua pas de censurer la conduite que tenait Sylvius pour les soutenir.

Notre médecin naquit en 1478 à Louvilly, village du Diocèse d'Amiens, dans une famille peu riche et chargée de beaucoup d'enfants. Heureusement pour lui, il avait un frère, nommé François, plus âgé que lui, qui s'était procuré par son travail et par son application un établissement honnête dans l'Université de Paris.

François appela son frère Jacques auprès de lui, dès qu'il fut en âge de profiter de ses leçons. Il l'instruisit avec autant d'attention que de zèle ; et quand il fut en état d'enseigner les autres, il le chargea de l'instruction d'une partie des Écoliers de son Collège. Cet exercice mit Jacques au fait des meilleurs auteurs tant Latins que Grecs ; mais comme il comprit bientôt que ce travail ne le mènerait point à grand-chose il prit la résolution d'étudier la médecine, et se mit à lire avec la plus sérieuse attention les Ouvrages qui traitaient de cette science. Il s'appliqua surtout à l'anatomie, et fit un bon nombre de dissections de cadavres humains. Il devint un des premiers anatomistes de son siècle, et fut celui qui le premier mit en ordre tous les muscles, marqua leurs usages, et donna à la plupart les noms qu'ils portent encore aujourd'hui. Moreau ajoute que Sylvius étudia la Matière Médicale avec le plus grand soin, qu'il fit même différents voyages pour examiner les drogues dans les lieux où elles croissent ; ces voyages ne furent cependant pas bien grands, car on ne voit pas qu'il ait poussé ses recherches au-delà des médicaments les plus communs.

Quand Dubois se crut suffisamment instruit, il entreprit de faire des leçons de médecine aux autres, et s'engagea d'expliquer le Cours entier dans deux ans. Sur ce pied, il ne pouvait être qu'un Abrégé assez court ; ce défaut n'empêcha cependant point les étudiants de se rendre en foule à son école, et de se soumettre au paiement qu'il exigeait pour y être reçu. Mais cette école d'un Maître sans titre donna de la jalousie à la Faculté de Paris, qui trouva mauvais qu'une personne qui n'avait pris des grades sans aucune Université, fit des leçons de médecine dans une ville où il y avait un enseignement public. Les démarches que les Docteurs de Paris firent pour arrêter la continuation de ces leçons, obligèrent Dubois à aller à Montpellier pour y prendre des degrés en Médecine. Il y arriva en 1529 et fut immatriculé le 21 Novembre de cette année.

L'année suivante il fut promu au Doctorat, et ne tarda point à retourner à Paris ; mais comme, suivant les apparences, il fut encore inquiété par les Médecins de cette ville, il se détermina à prendre le premier degré dans leur Faculté. A cet effet, il se présenta pour être reçu au Baccalauréat, ce qu'il obtint le 28 Juin 1531 (il n'alla pas plus loin ainsi que le prouvent les Registres de cette faculté). En 1550, il occupa sur proposition royale d'Henri II, la chaire de chirurgie dans le Collège Royal (en remplacement de Vidus Vidius, célèbre médecin florentin). Il y fit honneur et s'y distingua jusqu'à sa mort qui arriva le 13 janvier 1565, dans la 76ème année de son âge. Sylvius n'avait jamais été marié.

Ce médecin a beaucoup écrit. René Moreau, Docteur de la Faculté de Paris, a fait une collection assez exacte de ses ouvrages, qui a été imprimée à Genève en 1635 en un volume in folio sous le titre d'Opéra Medica.

*Dans sa formation et l'écriture de ses deux premiers livres, Rabelais s'inspira de Sylvius, de sa connaissance d'Hippocrate, notamment dans son explication de l'unité des facultés de l'âme et de la philosophie de la Nature.*

**FALCO**, ou **FAUCON** (Jean) était d'un Bourg du Royaume d'Aragon, nommé Sarinena. Il vint étudier la Médecine à Montpellier sur la fin du

XVème siècle, il y prit ses degrés ; s'y établit et s'y maria. Astruc dit encore qu'il y fut nommé Professeur en 1502, et Doyen en 1529, lorsque Gilbert Griffy fut choisi Chancelier. Ce Médecin mourut en 1532, et laissa deux fils de beaucoup de mérite qui firent fortune, l'un dans la Robe et l'autre dans l'Eglise, par la protection de la Maison de Joyeuse à laquelle ils s'étaient attachés.

Jean Faucon a écrit des Commentaires sur Antoine Guainer et sur Gui de Chauliac, qui ont paru sous ces titres :

*Additiones ad Practicam Antonii Guainerii, Papiae, 1518, in 4*, avec les Ouvrages de Guaner. Lugduni, 1525, in 4.

*Notabilia super Guidonem scripta, aucta, recognita ab excellenti Medicinae dilucidatore Joanne Falcone, Montispessulanae Academiae Decanô.Lugduni, 1559, in 4.* C'est sa veuve qui a fait imprimer cet Ouvrage. Il est écrit moitié en Latin et moitié en Français, et forme un volume aussi gros que le traité de Gui de Chauliac, mais il est encore plus obscur. Il y a une édition en français, sous le titre de « Remarques sur la chirurgie de Chauliac ». Lyon, 1649, in 8.

**FERNEL (Jean)**, médecin, ses contemporains l'ont appelé le Galien moderne. Il naît en 1497 dans le Diocèse d'Amiens et fit ses études au Collège de Sainte Barbe, où plus tard il enseigna la philosophie. Reçu docteur en médecine en 1530, il ne tarda pas à occuper la première place dans la pratique de cet art. Il va jouir d'une notoriété considérable. On dit que les malades affluaient chez lui en si grand nombre qu'il était parfois forcé de dîner debout en rendant ses oracles, « mirait » entre deux bouchées les urines et travaillait dix neuf heures sur vingt quatre. Bien que désintéressé, il devient très riche.

En 1528, il fait éditer sa *Cosma theoria*, traité consacré à la forme et à la taille de la terre. Il y expose son expérience devenue célèbre : en comptant le nombre de tours de roue de sa charrette entre Amiens et Paris, il mesure pour la première fois en France une portion de méridien.

En 1542, il publie *De naturali parte medicinae*, ouvrage de physiologie « hippocratique » en sept livres, dont le premier est consacré à l'anatomie, dans la pure tradition galénique. Le septième livre traite de la génération. Pour lui, la semence est attirée de la veine vers les testicules ; quant à la femme, sa semence est de qualité médiocre ... *De abditis rerum causis* paraît en 1548. Condamnation de toutes les causes et influences magiques dans les maladies, il connaît un succès retentissant :il est réédité soixante-trois fois. Fernel a enfin le grand mérite de publier sous une forme nouvelle un ouvrage d'ensemble intitulé *Universa Medicina*, et divisé en trois sections, *physiologia, pathologia, therapeutica.* Dans la deuxième partie, il ébauche une nosologie des maladies fondées sur l'autopsie. Cet ouvrage eût plus de trente éditions.

*L'influence de Fernel sera grande dans la formation de Rabelais.*

**FONTANON, (Denis),** Docteur de Montpellier, sa patrie, mourut en 1538, selon Astruc dans son Histoire de la Faculté de cette ville ; mais comme cet Auteur dit ailleurs que Fontanon mourut après l'an 1544, on est d'autant plus fondé à se tenir à cette dernière date, que René Moreau rapporte qu'il vivait encore en 1542.
A la mort de Jean Carcin, arrivée en 1502, Fontanon fut pourvu de sa place qu'il remplit avec beaucoup de réputation. En effet, il a dicté et expliqué, dans les écoles, un Traité qui vaut mieux que ce qui avait paru jusqu'alors, quoique la Théorie et la Pratique se ressentissent beaucoup de la doctrine des Arabes. Un médecin, nommé Jean Reinier, le fit imprimer sous ce titre.
*Practica Medica, feu, de morborum internorum curatione Libri IV. Lugduni, 1550, in 8.* Il a été ensuite réimprimé : *Lugduni, 1556, 1605, 1607, in 12 ; Francofurti, 1600,1611, in 8.* Louis Luisini a tiré de cet ouvrage le chapitre intitulé : *Cephalalgiae à Gallico Morbo curatio*, qu'il a inséré dans le premier tome de la compilation de Venise, dans laquelle il s'agit de maux vénériens.

*Il fut un des maîtres de Rabelais à Montpellier et ce dernier en fait l'arrière- grand-père de Grand Gosier dans la généalogie des géants, au chapitre I du Pantagruel, sous le nom burlesque de Fontasnon* **:**

> « ... qui engendra Bruyer, lequel fut vaincu par Ogier le Danois, pair de France, qui engendra Mabrun, qui engendra Fontasnon, qui engendra Hacquelebac, qui engendra Vitdegrain, qui engendra Grand Gosier, qui engendra Gargantua, qui engendra le noble Pantagruel mon maître ».

**FRACASTOR (Jérôme)**, né à Vérone en 1478 d'une famille de médecins, Girolamo Fracastoro ou Fracastor a la chance d'avoir pour maître et ami, à Padoue, Pietro Pomponazzi, averroïste convaincu. Il se lie également d'amitié avec Pietro Bembo, futur cardinal, et surtout Copernic avec lequel il correspond toute sa vie. A la fin de ses études de médecine, il se retire dans sa villa, près de Vérone. Il y acquiert rapidement une telle réputation que Charles Quint le consulte lors d'un voyage. En 1535, il écrit un livre d'astronomie qui fit date : *Homocentricarum, sive de stellis*. Pour la première fois, il y définit les pôles de la terre, il ébauche la théorie de la réfraction de la lumière, enfin, il fait allusion à la possibilité d'utiliser différentes lentilles pour fabriquer un télescope. Mais le plus étonnant est que ce livre est une critique du système de Ptolémée. La terre n'est plus au centre du monde ! C'est ce que démontre Copernic huit ans plus tard.

Sa première œuvre médicale date de 1530 : *Syphilis sive morbus gallicus* est un poème dédié à Pietro Bembo. Si les symptômes de la maladie sont bien décrits, il ne se départit malheureusement pas d'un hippocratisme traditionnel : « ... lorsque le poison de la maladie introduit dans les veines a corrompu la masse des humeurs, et les sucs alimentaires ... ». En 1546, à 68 ans, il publie un livre éblouissant : *De contagione et contagiosis morbis*. Grâce aux *Seminaria contagiosis* que l'on peut assimiler à des animalcules, il définit trois types de contagion. Par contact, en prenant l'exemple de deux fruits, dont l'un, pourri, contamine l'autre. Il insiste ensuite sur la contamination par les objets, notamment à propos de la phtisie. Le plus important est enfin qu'il admet la contagion à distance par l'air et non par la magie. Mais il croit à l'influence des astres, quant à l'apparition des maladies contagieuses, et surtout à l'hérédité de certaines tuberculoses.

Son influence est considérable au XVIIIème siècle : ses œuvres complètes sont éditées à Padoue en 1739. Son *De contagione* est encore traduit en anglais en 1930.A cinquante ans près, Fracastor est toujours d'actualité.

*Il est probable que Rabelais ait rencontré Fracastor, familier des Du Bellay, lors de son dernier séjour à Rome.*

*Les « verollez très-précieux » sont au centre des prologues du Pantagruel, du Gargantua et du Tiers Livre comme dans la suite des textes et on reconnaît souvent les opinions de Fracastor et de Rondelet dans l'infection de l'air et la corruption des aliments ou des humeurs, comme ayant un rôle déterminant dans la maladie (Gargantua, XIV ; Pantagruel XVI ; Quart Livre LI).*

« Puis luy leut le Compost, où il fut bien seize ans et deux mois, lors que son dit précepteur mourut :
Et fut l'an mil quatre- cens- vingt
De la vérole qui luy vint ».

« Un jour que l'on avait assigné à tous les théologiens de se trouver en Sorbonne, il feit une tarte Gourbonnoise composée de force de ails, de galbanum, de assa foetida, de castoreum, d'estroncs touts chaulds, et la destrempit en sanie de bosses chancreuses et de fort bon matin en groissa et oignit tout le treillis de Sorbonne, en sorte que le diable n'y eust pas duré, et tous ces bonnes gens rendaient là leurs gorges devant tout le monde comme s'ils eussent écorché le reguard, et en mourut dix ou douze de peste, quatorze en furent ladres, dix et huict en furent ponâcres et plus de vingt-sept en eurent la vérole ; mais il ne s'en soucioit mie ».

« ... Cas merveilleux. Nos petites caroles et puériles esbatemens achevés, oustans nos faulx visaiges, appareusmes plus hideux et villains que les diableteaux de la passion de Doué ; tant avions les faces guastées aux lieux touchés par lesditz feuilletz. L'un y avait la picote, l'aultre le tac, l'aultre la vérole, l'aultre la rougeole, l'aultre gros froncles. Somme, celuy de nous tous estait le moins blessé à qui les dents étoient tombées ».

**JOUBERT (Laurent)**, né à Valence en Dauphiné, en 1529. C'est dans cette ville qu'il commence ses études de médecin ; il saisit très vite les limites de cette faculté, et demande en 1550 son inscription à l'Université de Montpellier. Reçu bachelier en 1552, mais peu pressé de terminer ses études, il entreprend différents voyages en Italie. De retour à Montpellier en 1558, il obtient le grade de docteur. Il fréquente assidûment Rondelet qui devient son protecteur. Grâce au départ d'un professeur pour la Cour, Laurent Joubert, élu par ses pairs, obtient la charge d'un enseignement dans sa faculté. Il succède à Rondelet, mort en 1566, et devient professeur en titre puis Chancelier de l'Université de médecine de Montpellier. Sa renommée est acquise ; médecin ordinaire du roi de Navarre, il est appelé en 1579 à la Cour de France pour examiner Louise de Lorraine, femme d'Henri III qui souffre de stérilité.

Cet éminent représentant de l'élite réformée meurt à l'âge de cinquante-trois ans, vraisemblablement après un séjour à la Cour de Navarre.

Laurent Joubert laisse une œuvre très variée ; son intérêt pour l'homme l'amène à explorer toutes les disciplines de l'art de guérir. Après Démocrite et Hippocrate, il publie un traité sur une activité capitale de l'homme : le rire « *Traité du ris, contenant son essence, ses causes et mervelheux essais, curieusement recherchés, raisonnés et observés* », Paris 1579.

Deux ouvrages méritent une certaine attention : La Grande Chirurgie de Chauliac, qu'il traduit en français et commente selon la coutume de l'époque. Sa pharmacopée, écrite en français, est toujours utilisée à la fin du XVIIIème siècle. Il propose enfin une réforme de l'orthographe, qu'il intitule « dialogue sur la cacographie française », et qui a pour objet de fixer le langage mouvant inhérent à cette époque.

*La première et la seconde partie des erreurs populaires touchant la médecine et régime de santé*, Paris 1587, est son œuvre essentielle ; il la dédicace à Marguerite de France « Reine de Navarre, fille, sœur et femme de roi ». Il n'a le temps d'écrire que les deux premières parties, la fin de l'ouvrage est élaborée par Gaspard Bachot en 1626, sous les mêmes titres et patronyme. Laurent Joubert se justifie de l'usage de la langue française car il veut atteindre le public et proclame que « c'est un devoir des médecins de dissuader la vulgarité de ses fausses opinions et procédures, et l'instruire de la bonne conduite en ce qui le concerne, et comment servir et garder les malades en les assistant fidèlement sous la conduite et le gouvernement des doctes médecins ».

Le premier livre traite de la médecine et des médecins, et notamment des relations de ces derniers avec leurs malades. Dans le chapitre X, il note, par exemple, que ce n'est pas profit des malades d'avoir plusieurs médecins, car le risque d'accumuler les erreurs de chacun d'entre eux est alors très grand … Dans le chapitre XVI, il affirme que ceux qui savent un peu de médecine font plus de mal auprès des malades que ceux qui ne savent rien. Les quatre livres suivants abordent les erreurs touchant la conception et les enfants. Une femme peut-elle concevoir sans avoir eu ses fleurs (règles) ? A cette question, Joubert répond par une comparaison populaire : « Qui ne fleurit ne graine ». Il reconnaît néanmoins que le cas peut s'observer en période d'allaitement. A ce propos, le sein doit être donné à l'enfant quand il réclame, et il est absurde de vouloir imposer des horaires définis. Tout au long de son ouvrage, Joubert se comporte en folkloriste et en vulgarisateur. « J'ai ainsi contredit les erreurs populaires, je souhaite que le lecteur d'esprit libre et studieux m'envoie des propos semblables. J'espère recevoir de toutes parts les propos vulgaires touchant la médecine et le régime de santé ». Joubert est cependant méconnu, ignoré des sociologues parce que trop médical, ignoré des médecins parce que jugé trop peu sérieux.

*Joubert, comme Paré, Du Laurens ou Félix Platter, a été un grand médecin mais de la deuxième moitié du siècle. Il est donc, ici, hors sujet ... Nous l'avons cependant inclus dans ce répertoire, car beaucoup plus que l'élève, il a été le disciple préféré de Rondelet, dont il a en outre épousé l'une de ses deux filles (mais ce point n'est pas sûr), et traduit en français son livre le plus important, « l'Histoire des Poissons ».*

*Sa doctrine médicale se fonde comme celle de son maître et celle de Rabelais, sur Hippocrate et il aborde des thèmes que l'on trouve déjà chez Rabelais (régime, conception, éducation des enfants).*

**LANGE ou LANGIUS, (Jean)** habile médecin, était de Loewenberg en Silésie, où il vint au monde en 1485. Leipsic, Bologne et Pise admirèrent successivement son ardeur pour l'étude et les progrès qu'il y fit ; la dernière de ces Universités récompensa ses travaux par le bonnet de Docteur qu'elle lui accorda. Lange passa ensuite à Heidelberg qu'il avait choisi pour y déployer ses talents. Il s'y montra avec tant d'avantage, qu'il fut successivement honoré de la charge de premier médecin de quatre Electeurs Palatins, savoir de Louis V, de Frédéric II qu'il accompagna dans ses voyages d'Espagne, d'Italie, de France et même dans la plus grande partie de l'Europe, d'Othon-Henri, et de Frédéric III.

Lange aimait si fort le fromage, qu'on en servait toujours à sa table et qu'il en mangeait à tous ses repas ; il assurait même que c'était sans aucune raison que cet aliment était décrié par les médecins. On a de lui une Epigramme à la louange du lait et du fromage ; tant il est vrai qu'on loue volontiers ce qu'on aime, et que le goût l'emporte presque toujours, dans le Médecin, sur les raisons les mieux fondées de la partie diététique de son Art. Il est cependant à propos de remarquer que les aliments nous affectent différemment par les variétés de leur rapport avec notre constitution : le fromage paraît avoir sympathisé avec celle de Langius, puisqu'il poussa sa carrière jusqu'à l'âge de 80 ans. Il la finit à Heidelberg le 21 Juin 1565. Le plus estimé des Ouvrages de ce Médecin est le premier de ceux dont je vais donner les titres. Ce Livre, qui est rempli d'une érudition variée, est en particulier très utile à ceux qui veulent apprendre l'Histoire de la Nature. On y trouve beaucoup de

choses touchant la Botanique et la Chirurgie, et l'on y remarque que l'Auteur a fait les plus puissants efforts, pour éclairer les Médecins sur l'abus des remèdes chauds et l'avantage des boissons rafraîchissantes dans la cure des maladies inflammatoires : en quoi il a précédé le célèbre Syndenham qui a si hautement condamné les erreurs de son siècle.
*Medicinalium Epistolarum Miscellanea, Basileae, in 4.* Il n'y a que 83 Lettres dans cette édition. Celle de Francfort de 1589, *in 4*, en contient 156, mais les éditions de Hanau de 1605, *in-folio*, et de Francfort de 1605 et de 1689, in 8, sont encore plus amples. Le Recueil de Chirurgie de *Gesner*, qui fut imprimé à Zurich en 1555, *in-folio*, contient *Themata aliquet Chirurgica* extraits de cet Ouvrage de *Langius* ; on y trouve quantité de remarques intéressantes sur les plaies et d'autres maladies chirurgicales.

*Dans sa « Quatorzième épitre », il discute de la nature de la chaleur innée et sur la genèse de la semence (participation du cerveau).*

**MANARD ou MANARDI, (Jean)** de Ferrare, où il était né en 1461, s'appliqua à l'étude de la médecine dès qu'il eut achevé son cours de Philosophie. Il y fit d'autant plus de progrès, qu'il fut dirigé par Nicolas Léonicene qui enseigna ces deux Sciences à Ferrare avec le plus grand applaudissement. Disciple chéri d'un tel Maître, Manard eut l'avantage de voir Léonicene s'intéresser à ses succès par des instructions privées, qui lui facilitaient l'intelligence des leçons publiques de ce Professeur ; mais disciple aussi ingrat qu'il avait été aimé, Manard oublia bientôt les services importants qu'il avait reçus de Léonicene. Sa conduite envers lui l'exposa aux reproches de ses contemporains ; la postérité même l'a accusé d'ingratitude.
Ce Médecin a fait sa profession à Ferrare jusqu'en 1513. L'années suivante, il fut appelé en Hongrie pour remplir la charge de premier Médecin du Roi, Ladislas VI. La mort de ce Prince, qui arriva en 1516, lui fit prendre la route de sa patrie ; mais comme il s'arrêta en Hongrie, en Pologne et en Autriche, il n'arriva à Ferrare que dans le courant de 1518, et ne commença d'y enseigner la Médecine qu'en 1519.Ce ne fut qu'après son retour qu'il mit au jour les Ouvrages que nous avons de lui, sous ces titres :
*Medicinales Epistolae Recentiorum errata et Antiquorum decreta peritissimè referantes.* Ferrariae, 1521, in 4. Parifiis, 1528, in 8. Argentorari, 1529, in 8. Lugduni, 1549, in 8.

Ces lettres furent écrites depuis l'an 1500 jusqu'en 1536, et l'Auteur y censure la pratique des Arabes avec beaucoup de vivacité. On y trouve d'ailleurs de bonnes Observations à travers les discussions les plus inutiles, comme les plus minutieuses.
Ce Médecin épousa dans un âge fort avancé une jeune fille d'une grande beauté. Le désir d'avoir des enfants le porta à des excès qui avancèrent ses jours, et dont il mourut le 8 Mars 1536, âgé de 74 ans.

*En Juin 1532, Rabelais fait paraître chez Sébastien Gryphe l'édition commentée du second tome des « Lettres Médicales » (en latin) de cet auteur, écrites en 1525. Comme le rappelle la préface il avait découvert les premières lettres « Sous les lauriers de Tiraqueau », en Poitou. Bien des affinités lient Rabelais à Manardi qui est l'un des premiers à soutenir que l'expérience est plus indispensable à la médecine que la doctrine.*

**MONTUUS ou DE MONTEUX, (Jérôme)**, fils de Sébastien, naquit en Savoie, selon certains Auteurs, et en Dauphiné, selon d'autres. Il prit le bonnet de Docteur à Montpellier et pratiqua à Lyon ; il se distingua même dans la dernière ville, non seulement par les connaissances qu'il avait de la Médecine, mais encore par celles de la Chirurgie. Si l'on en juge par ce qu'il dit des Opérations Chirurgicales, il les a faites quelquefois ; ses contemporains lui rendent encore témoignage à ce sujet.
Du Cange met Jérôme Montuus au rang des premiers Médecins ; il n'eut cependant que le titre de Conseiller-Médecin de Henri II. Il l'obtint pendant le séjour de ce Prince à Lyon, et il se le donne dans un Traité dédié à François de Lorraine, Duc de Guise, et imprimé à Lyon en 1558, in 4. Il est intitulé :
*Chirurgica auxilia ad aliquot affectus qui repentinam exigunt curationem ; morbi item Venerei, ac eorum qui huic vicini sunt, curationes.*
Il a encore écrit les Ouvrages suivants :
*Compendiolum curatricis scientiae longè utilissimum. Adjecta est Sylloge de purgationibus. Lugdini, 1556, in 8.* C'est un abrégé de philosophie et de Pratique compilé d'après les anciens Médecins.
*Commentaire* sur la conservation de la santé et prolongation de la vie. Lyon, 1559, in 8. Paris, 1572, in 8. C'est la traduction de la première partie du Traité intitulé : *De activa Medicinae scientia.*

*Dans son « Opuscula Juvenilia, de admirandis facultatibus centuria prima », il dresse une liste de prodiges qu'il tire des auteurs anciens, notamment de Pline dont Rabelais se servira pour étayer les inventions les plus invraisemblables de Gaster dans le Quart Livre (LXII).*

« Est advenu que Gaster retirant brain es forteresses s'est veu assailly des ennemis, ses forteresses demolies par ceste triscaciste et infernale machine : son brain et Pain tollu et saccaigé par force titanique : il inventoit lors art et moyen non de conserver ses remparts, bastions, murailles et défenses de telles canonneries et que les boulletz ou ne les touchassent et restassent coy et court en l'air, ou touchans ne portassent nuisance, nes defenses, ne aux citoyens defendens … ».

**PALUDANUS (Carolus),** Il appartient à la même promotion que Rabelais et Sylvius. Etienne Dolet le cite dès 1536 au nombre des six médecins français les plus célèbres.

*V.L. Saulnier (note 2) l'identifie avec Charles des Marais, médecin à Lyon, cité dans le Cinquième Livre (XXX) :*
« Charles Marais, médecin insigne en la noble cité de Lyon sur le Rosne ».
*Il sera en 1535, candidat à la succession de Rabelais au grand hôpital de Lyon.*

**PARACELSE (Philippe-Auréole-Théophraste Bombast de Hohenheim)**, médecin et chimiste, né en 1493, à Einsiedeln, près de Zurich d'un père médecin, parcourut une grande partie de l'Europe pour apprendre à fond l'art de guérir. Rejetant les auteurs grecs et arabes, il étudia directement la nature. Appelé à enseigner la médecine à l'université de Bale, 1527, il fit ses cours en allemand contre l'usage. Une querelle avec les magistrats l'obligea bientôt, 1528, à reprendre sa vie errante. Il ne trouva de repos qu'en Carinthie,1528. Il mourut à Salzbourg, peut-être assassiné, en 1541. On lui doit d'avoir substitué l'étude de la nature à celles des anciens que jusqu'alors on suivait superstitieusement, d'avoir réformé la pharmacopée par l'emploi intelligent de nouvelles préparations minérales (comme l'antimoine). Il a cependant, encore aujourd'hui, la réputation d'un alchimiste et d'un visionnaire parce qu'après sa mort on lui attribua une foule de rêveries, plus ou moins en contradiction avec les principes qu'il avait émis. Dans l'édition de ses Œuvres, Bâle, 20 vol. in fol, 1589, 6 ou 10 traités seulement paraissent authentiques.

*Comme première contestation de l'édifice galénique, Rabelais évoque la médecine des signatures de Paracelse (macrocosme – microcosme) ou la « métoposcopie » chère à Jérôme Cardan : les concordances astrales qui régissent la physiopathologie humaine se peuvent lire sur le front (voir Agrippa et Cardan).*

**RONDELET (Guillaume)**, naturaliste, né à Montpellier, 1507-1566, fils d'un droguiste, étudia la médecine dans sa ville natale, fut reçu docteur en 1537, eut bientôt une grande réputation, et fut professeur royal à la faculté, 1545. Il accompagna le cardinal de Tournon dans plusieurs voyages en France et en Italie (il se lia ainsi avec Aldrovandi) ; il obtint de Henri II la construction d'un amphithéâtre anatomique à Montpellier, et a laissé plusieurs ouvrages savants :

- *De piscibusmarinis libri XVIII,* 1554, in fol. ; *Universae aquatilium Historiae pars allera,* 1555, in fol ; ils ont été traduits en français sous ce titre : *Histoire entière des poissons, tant de lacs, mers, étangs, fleuves que rivières,* 1558, 2 vol in fol., etc.
- *Methodus curandorum omnium morborum,* Lugdunis 1577, Traité de la Vérole, Bordeaux, 1576.

Outre ses travaux remarquables en histoire naturelle, il s'intéressa aux propriétés curatives des sources de Balaruc (à côté de Montpellier).

*C'est probablement lui qui figure, sous le nom de Rondibilis, dans le Pantagruel. La doctrine médicale de Rondelet-Rondibilis sera particulièrement détaillé dans le Tiers Livre (XXXI, XXXIII).*

« ... ça, monsieur notre maistre Rondibilis, depeschez-moi. Me doibs je marier ou non ?

Par les ambles de mon mulet, (respondit Rondibilis), je ne sçay que je doibve respondre à ce problème. Vous dictez que sentez en vous les poignans aiguillons de sensualité. Je trouve en nostre Faculté de Medicine, et l'avons prins de la resolution des anciens Platonicques que la concupiscence charnelle est refrénée par cinq moyens.

Par le vin [...]. J'entends par vin prins intempéramment, car par l'intemperance du vin advient au corps humain refroidissement de sang, resolution des nerfs, dissipation de semence générative, hébétation des sens, perversion des mouvements, qui sont toutes impertinences à l'acte de génération […].

Secondement, par certaines drogues et plantes, lesquelles rendent l'homme refroidy, maleficié et impotent à génération. L'experience y est en nymphaea heraclia, Amerine, Saule, Chenevé, Periclymenos, Tamarix, Vitex, Mandragore, Cigüe, Orchis le petit, la peau d'un Hippopotame, et aultres : les quelles dedans les corps humains, tant par leurs vertus elementaires que par leurs proprietez specificques, glassent et mortifient le germe prolificque, ou dissipent les espritz, qui le doibvoient conduire aux lieux destinez par nature, ou oppilent les voyes et conduictz, par les quelz povoit estre expulsé, comme au contraire nous en avonsz qui eschauffent, excitent et habilitent l'homme à l'acte Venerien […].

Tiercement (dist Rondibilis) par labeur assidu. Car en icelluy est faicte si grande dissolution du corps, que le sang qui est par icelluy espars, pour l'alimentation d'un chascun membre, n'a temps ne loisir, ne faculté de rendre cette resudation seminale et superfluité de la tierce concoction. Nature particuliairement se la reserve, comme trop plus necessaire à la conservation de son individu, qu'à la multiplication de l'espece et genre humain […].

Quartement, par fervente étude. Car en icelle est faicte incredible resolution des espritz, tellement qu'il n'en reste de quoy poulser aux lieux destinez ceste resudation generative, et enfler le nerf caverneux : duquel l'office est hors la projecter pour la propagation d'humaine nature. Qu'ainsi soit, contemplez la forme d'un homme attentif à quelque extrude ; vous voirez en luy toutes les arteres du cerceau bendées comme la chorde d'une arbaleste pour luy fournir dextrement espritz suffisans à emplir les ventricules du sens commun, de l'imagination et apprehension, de la rationcination et resolution, de la memoire et recordation, et agilement courir de l'un à l'aultre par les conduictz manifestes en anatomie sus la fin du retz admirable, on quel se terminent les arteres : les quelles de la senestre armoire du Espagne prenoient leur origine, et les espritz vitaulx affinoient en longs ambages, pour estre faictz animaulx, de mode que, en tel personnaige studieux, vous voirez suspendues toutes les facultez naturelles, cesser tous sens exterieurs : brief, vous le jugerez n'estre en soy vivent, estre hors soy abstraict pazr ecstase, et direz que Socrates n'abusoit du terme, quand il disoit Philosophie n'estre aultre chose que meditation de mort […].

Quintement, par l'acte vénérien, c'est (dist frère Jean) ce que Fray Scyllino, prieur de Sainct Victor lez Marseille, appelle maceration de la chair. Et suys en ceste opinion (aussi estoit l'hermite de Saincte Radegonde, au-dessus de Chinon) que plus aptement ne porroient les hermites de Thebaïdes macerer leurs corps, dompter ceste paillarde sensualité, deprimer la rebellion de la chair, que le feisant vingt-cinq ou trente foys par jour [...].

*En outre Rabelais empruntera à son ami ses connaissances des plantes (quand il parle du « garum », du « scordium », ou de la « scaumonée » comme évacuant énergique) et se livrera avec lui à de fréquentes herborisations sur le littoral méditerranéen, lors de ses deux séjours à Montpellier.*

**SAPORTA (Antoine)**, appartient à une famille connue de médecins et professeurs de médecine à la Faculté de Montpellier. Inscrit le 22 octobre 1521, il passe bachelier en 1527, docteur le 15 novembre 1531 puis part s'installer à Toulouse. De retour à Montpellier, il y est successivement régent (1539) professeur (1540). Il moura en 1573.

*Antonioli voit en lui le Hans Carvel du Tiers Livre : Guiliemus Carvelus, du diocèse de Constance, inscrit en 1525, bachelier en 1530, et licencié en 1532.*

**SCALIGER (Jules-César)**, philologue et médecin italien, né probablement à Padoue, 1484-1558, fils de Bordoni, peintre en miniature et astronome, suivit d'abord le métier des armes et pratiqua la médecine à Vérone, et fut emmené à Agen par l'évêque Marc Antoine de la Rovère dont il était le médecin et le capitaine d'armes. Quant au diplôme dont il s'autorisait pour exercer, ce n'était qu'un vague brevet de maître ès-arts de l'Université de Padoue, en date du 22 juillet 1519, assurément fantaisiste, sinon fabriqué. Il s'y maria, y passa le reste de sa vie, et y composa un grand nombre d'ouvrages, qui lui donnèrent une immense célébrité. Il se fit connaître par l'emportement de ses injures, en attaquant Erasme, qu'il traitait de parricide et d'ivrogne, et par la vanité des éloges qu'il s'adressait à lui-même. En 1540, il publia ses *Causes de la langue latine*, qui renferment beaucoup de vues ingénieuses. Sa *Poétique* est son meilleur ouvrage, 1561, in fol. On cite encore de lui : *de Comicis dimensionibus,* in 8° ; *in Théophrasti de causis plantarum commentarii,* 1566, in fol. ; *Animadversiones in Theophrasti Historias plantarum,* 1584, in 8° ; *Poemata, Epistolae,* etc.

*Rabelais fait sa connaissance lors de son passage à Agen entre 1527 et 1530 où il tenait aux dires de son fils une sorte d'école de médecine. S'il semble que Scaliger n'ait pas épargné Rabelais dans ses Epigrammes sous le nom de Baryoenus (car il était l'ami d'Erasme et de Dolet, que lui-même détestait), ce dernier prit sa revanche dans le prodigieux prologue du Tiers Livre, lorsqu'il parle de « rapetasseurs de vieilles ferrailles latines » ou de « cerveau à bourlet, grabeleurs de corrections » ...*

**SCHYRON, (Jean)** que d'autres nomment SCUTRON, parce qu'il signait ainsi lui-même, était d'Anduse dans le Diocèse de Nîsmes. Selon Astuc, il fut reçu Docteur de la Faculté de Montpellier en 1520, et ne tarda point à obtenir la Chaire vacante par la mort de Pierre Tremolet. Une promotion aussi prompte fait croire que Schyron avait longtemps fréquenté les Ecoles et qu'il était déjà avancé en âge ; car Strobelberger assure qu'il mourut dans une extrême vieillesse en 1556. Il vivait encore lorsqu'on mit la dernière main à l'Amphithéâtre que Henri II fit construire aux Ecoles de Médecine de Montpellier en la même année. Il fut élu chancelier de la Faculté en 1539, à la mort de Gilbert Griffi, et il fut appelé en 1540 par Henri d'Albret, second du nom, Roi de Navarre, et par Marguerite d'Angoulême, sœur de François 1er,sa femme, qui l'honorèrent du titre de leur médecin.
On n'a qu'un Ouvrage de ce Professeur, intitulé : *Methodi medendi, five, institutionnis Medicinae faciendae, unà cum tractatu de curatione febrium putridarum, Libri quatuor*. C'est un volume in 16° que Jean Blezin, neveu de l'Auteur et Docteur de Montpellier, fit imprimer dans cette ville en 1609. Lipenius cite une édition de Genève, 1608, même format, et il y en a encore une de 1623. Suivant l'usage observé du temps de Schyron, il remplit ce Traité de Recettes, mais elles sont un peu moins chargées de remèdes bizarres, que celles des Médecins du siècle précédent.

*En Novembre 1530, il présida au Baccalauréat de Rabelais qui parle de lui d'une manière honorable « le noble Scurron » dans son Pantagruel, quoiqu'en badinant selon sa coutume.*
*Dans le Quart Livre (XLIII) au chapitre de l'île de Ruach, et à propos « ... du bon vent de Languegoth que l'on nomme Cyerce » (vent du Nord-Ouest provençal : cers), il ajoute :*

« … Le noble Scurron, medicin, passant un jour par ce pays, nous contait qu'il est si fort qu'il renverse les charettes chargées. O le grand bien qu'il ferait à ma jambe oedipodicque : Les grosses ne sont les meilleures. – Mais (dist Panurge) une grosse botte de ce bon vin de Languegoth, qui croist à Mirevaulx, Canteperdrix, et Frontignan ».

**SERVET (Michel)**, né à Villanueva (Aragon), 1509-1553, étudia le droit à Toulouse, la médecine à Paris, mais se livra surtout à l'examen des questions religieuses soulevées par la Réforme. Son livre *De Trinitatis erroribus* et ses *Dialogues*, 1531-1532, révoltèrent les protestants eux-mêmes. Il connut alors Calvin et entra en discussion avec lui. Il habita Lyon, Charlieu, Avignon, écrivit pour les libraires, donna une édition de la *Géographie* de Ptolémée, 1535, in fol, une *Bible* annotée, 1542, in fol, etc. C'est à Vienne, en Dauphiné, qu'il publia son grand ouvrage, *Dechristianismi restitutione*, 1553, in 8, où il attaquait le christianisme dans ses principaux dogmes et dans son essence, et professait une sorte de panthéisme. Il avait plus d'une fois blessé l'amour propre de Calvin ; il fut dénoncé au cardinal de Tournon, fut pris, s'évada, et eut la malheureuse idée de s'arrêter à Genève. Calvin le fit arrêter, le dénonça comme hérétique, conduisit le procès, l'attaqua dans plusieurs traités spéciaux, et le fit condamné à être brûlé vif. Servet refusa de se rétracter et mourut dans les flammes.

*Il fut le disciple en médecine de Champier, de Sylvius, et de Fernel. Gonthier d'Andernach en fit même, après Vésale, son auxiliaire de prédilection dans ses travaux d'anatomie et on lui attribue généralement l'idée de la circulation pulmonaire (petite circulation) du sang.*
*C'est en 1537 qu'il écrivit pour la défense de la médecine d'Hippocrate et de Galien contre la médecine des Arabes, son fameux traité des « Sirops » ou purgatifs, qui eut ensuite jusqu'à quatre éditions successives à Venise, ou à Lyon (1545-1548), et fit longtemps autorité.*

**TOLET, (Pierre)** du diocèse de Béziers, s'inscrit à Montpellier le 24 août 1529, médecin du grand Hôpital de Lyon, il fut en estime vers l'an 1534.Il est l'auteur des Ecrits suivants :
*Appendices ad opusculum Pauli Bagellardi de morbis puerorum. Lugduni, 1538, in 8.*
*Proesne au chyrurgien françoys, la chirurgie de Paulus Aegyneta, Lyon 1540. Paradoxe de la faculté du vinaigre. Lyon, 1549, in 8.*

*Actio judicalis ad Senatum Lugdunenfenn in Unguentarios pestilentes et nocturnos fures. Lugduni, 1577, in 8.*
Vertu de la racine de l'Inde de Méchioacan, proprement nommée Rhaindice, in 8.

Il fut un défenseur et un admirateur de Vésale.

**TORELLA (Gaspar)** naquit à Valence en Espagne d'un père qui exerçait la Médecine avec distinction. Lui-même le fit recevoir Docteur en cette Science, ainsi que les deux frères aînés, et il montra tant d'habileté dans sa profession, qu'il parvint à la plus haute estime. Il eut beaucoup de part à l'amitié du Cardinal Roderic de Borgia, qui fut nommé en 1455 à l'Archevêché de Valence par Calixte III, son oncle, et qui succéda en 1492 au Pape Innocent VIII, sous le nom d'Alexandre VI. Torella obtint de lui la charge de Médecin ordinaire peu de temps après son exaltation, et Jules II qui succéda à Pie III le premier Novembre 1503, le nomma aussi au même emploi.
Comme Torella était Clerc, il tira bon parti de la protection de la Cour de Rome, pour s'avancer dans l'état ecclésiastique. Il dit lui-même, dans la préface de son Traité de la vérole imprimé en 1497, qu'il y avait déjà dix ans qu'il était attaché à cet état ; mais on ne sait point au juste en quelle année il fut sacré Evêque de Sainte Justine par Alexandre VI ; on assure cependant que ce fut avant 1497. Cet Evêché est en Sardaigne sous la Métropole d'Oristagni ; et quoiqu'il eût été supprimé en 1504, pour être joint à l'Archevêché de cette dernière ville, Torella en retint toujours le titre. Il le prit encore au Concile de Lattran auquel il assista en 1512, sous Jules II. Je passe maintenant aux titres des Ouvrages de ce Médecin :
*Judicium generale de portentis, prodigiis et ostentis, Romae,* ou selon d'autres, *Tergemfae, 1477, in 4.*
*Tractatus cum consiliis contra Pudendagram, seu, Morbum Gallicum. Romae, 1497, in 4.*
*Dialogus de dolore, cum Tractatu de ulceribus in pudendagra evenire solitis. Ibidem, 1499.* Torella est un des premiers Ecrivains qui aient donné des histoires suivies sur le traitement des personnes attaquées de la Vérole, et si l'on en peut croire Astruc, il employait le mercure dans ce traitement.
*De aegritudine ovillâ Consilium, Romae, 1505.*
*De regimine seu praeservatione sanitatis, de esculentis et potulentis Dialogus. Romae, 1506, in 4.*

# CHAPITRE 9

# LE SAVOIR MEDICAL ANTIQUE : PASSAGE ET CONFRONTATION[1]

## L'exemple de Galien

*L'ignorance des valeurs du passé, l'enfermement dans la contemporanéité, l'intérêt porté à la seule actualité, ont abouti à une ignorance telle que l'on n'ose même plus poser la question : pourquoi ces œuvres furent-elles des fêtes pour l'esprit durant des siècles ?*
Bertrand d'Astorg

Si l'on considère les "autorités" de la médecine scolastique à partir du XIIe siècle dans les trois principales universités européennes : Bologne, Montpellier et Paris, on est frappé par l'omniprésence de Galien. En effet, si à travers la lectio, la quaestio et la disputatio, on analysait et on commentait le Continens de Razès, le Canon et le Poème sur la médecine d'Avicenne, ou le Colliget d'Averroès, on le faisait toujours par rapport à Galien, et la confrontation, dans les années 1270-1320, entre le galénisme et l'aristotélisme (surtout dans les théories relatives à l'anatomie et à la physiologie) est célèbre.
Le savoir médical antique étant immense, on peut se demander pourquoi cette quasi exclusivité ? Pourquoi Galien ? Trois raisons principales peuvent être avancées :

- **Galien de Pergame a vécu au IIe siècle de notre ère**, dans le monde romain qu'il a parcouru en tout sens, sous les règnes des Empereurs Hadrien, Marc Aurèle et Commode[2]. Son œuvre immense (entre 500 et 650 ouvrages ; on en découvre encore aujourd'hui de nouveaux fragments) a couvert toutes les branches de la médecine, une grande partie de la philosophie et la philologie, notamment dans ses rapports

---

[1] Ce chapitre survole des pans entiers de l'Histoire de la médecine : Antiquité, XVIe et XVIIe siècles ! Il n'était pas question d'en établir une quelconque bibliographie qui aurait rempli plusieurs volumes ! Aussi me suis-je contenté d'indiquer quelques références sur les divers sujets pour ceux qui seraient désireux de les approfondir.
[2] Daniele Gourevitch, "Les voies de la connaissance : la médecine dans le monde romain", in : *Histoire de la pensée médicale en Occident*, Tome 1, sous la direction de Mirko D. Grmek, Paris, Seuil, 1995

avec l'histoire littéraire et la critique de textes. C'est un aboutissement du savoir antique, car Galien a tout lu, trié, critiqué, réorganisé. De ce fait, il est devenu une source, et de plus en plus on a considéré qu'il pouvait à peu près remplacer toute la littérature médicale antérieure, y compris celle d'Hippocrate[1] dont il a commenté plusieurs œuvres. D'autre part, avec beaucoup de suffisance et d'agressivité pour les autres médecins de son temps, il s'est lui-même présenté comme un modèle à suivre dans le détail, dévoilant son amour passionné de la science et de la vérité, son désintéressement, ses astuces diagnostiques, ses problèmes de santé et les leçons qu'il en a tirées. Tout ceci a contribué à supprimer chez ses lecteurs l'esprit d'examen et à faire régner le principe d'autorité et le dogmatisme. Nous dirions aujourd'hui qu'il a bien su se vendre, ce qui explique que déjà de son temps, il ait connu dans tous les domaines une gloire extraordinaire auprès de toutes les classes de la société, comme médecin praticien et théoricien et comme philosophe, à Rome comme à Alexandrie.
On s'interroge aujourd'hui si Galien fut un collecteur ou un novateur. Sans doute les deux. Pour sa physiologie par exemple, s'il ne renie pas l'héritage platonicien des trois "pneuma" (ou trois âmes), le "psychique" qui a la charge du cerveau et du système nerveux ; le "vital" ou animal qui règle la marche du cœur et des artères ; le "naturel" ou végétatif qui contrôle le foie et les veines – il y ajoute des forces particulières ou facultés (dynameis), chargées de contribuer à réaliser les grandes fonctions biologiques, digestion, nutrition, croissance, à savoir les "facultés" altérative, attractive, rétentive, expulsive et sécrétive…
Dans la vieille théorie des humeurs, héritée de la médecine hippocratique, Galien introduit les "complexions", les "tempéraments" et les "qualités secondaires", la systématise, l'étend à toute la médecine et lui donne sa forme pédagogique qui aura le succès que l'on sait :

Le corps humain est composé de quatre humeurs : sang, phlegme, bile jaune et bile noire. Celles-ci sont en rapport avec un organe du corps, le sang avec le cœur, le phlegme avec le cerveau, la bile jaune avec le foie, la bile noire avec la rate. Elles sont caractérisées par des qualités, à savoir respectivement le chaud, le froid, l'humide et le sec,

[1] Il faut toutefois ici établir de grandes réserves. Même à la Renaissance, Hippocrate ne s'est jamais confondu avec Galien. Il inspira les doctrines de médecins comme Rondelet, Symphorien Champier, Sylvius et plus tard Laurent Joubert. A l'heure des grandes traductions des textes, il ne fut pas oublié ; en témoigne celle, célèbre, de Rabelais, en 1532, de quatre traités majeurs : les Aphorismes, les Pronostics, la Nature de l'Homme et le Régime dans les maladies aiguës – auquel fut quand même ajouté le « petit art médical » de Galien…

caractéristiques elles-mêmes des quatre éléments constitutifs du macrocosme, le feu, l'air, l'eau et la terre. La santé idéale comporte l'équilibre des quatre humeurs, ou plutôt des qualités qu'elles véhiculent. Si au contraire, il se produit un déséquilibre de ces humeurs, naissent les maladies chaudes, froides, sèches ou humides. On les guérira par des remèdes présentant la composition élémentaire opposée : une maladie froide et humide requiert des remèdes chauds et secs.

Mais il y a aussi prédominance de telle ou telle humeur selon les âges de l'homme et les saisons de l'année : le sang au printemps et dans l'enfance, la bile jaune en été et dans la jeunesse, la bile noire en automne et dans l'âge mûr, le phlegme en hiver et dans la vieillesse. D'autre part, sans aller jusqu'à un déséquilibre pathologique, la prédominance relative d'une humeur explique que quatre tempéraments peuvent se distinguer : tempéraments sanguin, phlegmatique, colérique ou bilieux (du latin colera : bile jaune) et mélancolique.
Enfin, à côté des qualités élémentaires, il existe aussi des qualités secondaires et dérivées comme le subtil ou l'épais, le lourd ou le léger, l'amer et le doux, le fluide ou le visqueux. Ces qualités se retrouvent dans les aliments et la façon dont il se transforment dans le corps, par coction au niveau du foie, ainsi que dans les différentes drogues, et auront des répercussions sur les humeurs qu'ils engendrent (aliments) ou qu'ils traitent (les drogues).
Dans l'anatomie, même dualité : s'il rapporte les connaissances de Hérophile, le célèbre anatomiste de l'école hellénistique d'Alexandrie, il dissèque abondamment singes, cochons, petits mammifères et ses grandes découvertes portent sur les os (os avec et sans cavité médullaire, apophyses, diaphyses, épiphyses, boîte crânienne), les muscles et les tendons (muscles du thorax, tendon d'Achille) et le système nerveux en général (nerfs rachidiens, cervicaux et récurrents).

• **La deuxième grande raison du succès de Galien semble être sa philosophie**. Il crut en un dieu unique au moment où le monothéisme s'imposait ou était sur le point de s'imposer, sur toutes les rives de la Méditerranée. Dieu est l'intellect et l'architecte suprême, céleste créateur de toute vie terrestre et détenteur de puissance, sagesse et beauté. Il faut connaître et révérer la toute-puissance de l'amour infini et la bonté du créateur de l'Être. La foi de Galien s'accorde avec l'essor du christianisme et ne déplaît pas aux gardiens de la religion hébraïque rencontrée pendant ses nombreux voyages à Chypre, à Alexandrie, au Moyen-Orient. Les Pères de l'Église, dépourvus de science médicale propre et fort réticents sur la médecine et les médecins, adopteront sans réserve Galien. Même chose pour l'Islam. On ne s'étonnera pas alors de le retrouver peint comme fresque en compagnie des saints dans les églises, comme en Slovénie, ni dans les limbes de la Divine Comédie, avec Hippocrate, Avicenne et Averroès ! ni même dans l'univers des grands théologiens frères de médecine comme Albert le Grand au XIIIe siècle (voir supra, chapitre 5).

• **La troisième chance de Galien fut l'école byzantine d'Alexandrie**, qui va durer plus de 500 ans (jusqu'à sa fermeture par les Arabes à la fin du VII$^{e}$ siècle) où tous les médecins de Byzance furent ses adeptes et où prit naissance ce que nous appelons depuis le XVIII$^{e}$ siècle, le "Galénisme"[1]. De Rufus d'Ephèse et de Marcellus Empericus à Oribase et Alexandre de Tralles, tous collecteront ou commenteront ses livres. Au VI$^{e}$ siècle, un groupe de médecins alexandrins avait mis au point une sélection d'ouvrages réunissant quatre livres d'Hippocrate et seize livres de Galien qui formait la base de l'enseignement. Cette sélection sera connue au Moyen Age sous le nom de *Summaria alexandrinorum* et sera donc le premier corpus galénique. Il comprenait les traités :

- Des Sectes
- L'Art de la Médecine
- Petit Traité du Pouls
- La Méthode de Guérison pour Glaucon
- L'Anatomie pour Débutants (os, muscles, nerfs, veines et artères)
- Des Éléments
- Des Tempéraments
- Des Facultés Naturelles
- Second recueil : Les Livres des Causes et Symptômes
- Des Lieux Affectés
- Troisième recueil : Les Seize Livres sur les Pouls, les Fièvres et leurs Différences
- Des Crises
- Des Jours Critiques

---

[1] Raymond Le Coz, "L'école de médecine d'Alexandrie – 3$^{ème}$ siècle avant J.C. – 7$^{ème}$ siècle après J.C.", in *Bulletin du CEHM* n° 35, Janvier 2001

- La Méthode des Soins
- De la Préservation de la Santé
- Les livres d'Hippocrate
  - Les Aphorismes
  - Le Pronostic
  - Les Régimes dans les maladies aiguës
  - Airs, eaux et lieux.
  -

## La transmission du corpus galénique

Danielle Jacquart nous dit que « la recherche de l'œuvre authentique de Galien forma la trame des préoccupations médicales »[1]. Ce fut en effet une élaboration complexe réalisée au contact des traditions grecque, arabe et latine.
Deux grands courants de traduction, à partir de l'arabe, y contribuèrent :
-Au XI^e siècle, celle de Constantin l'Africain, dans son monastère du Mont Cassin en Italie du Sud :
L'Ysagogé, c'est-à-dire "l'introduction à la médecine pour les étudiants" de Hunayn Ibn Ishāq (Johannitius en latin) ;
Le Pantégni, "tout l'art" d'Al Magūsi (Haly Abbas), objets de commentaires érudits de l'École de Salerne.
Les deux œuvres précisaient le galénisme alexandrin ainsi que, pour le second, l'anatomie galénique (même s'il y avait beaucoup de termes imprécis, voire de véritables contre-sens).

-Au siècle suivant, celle de Gérard de Crémone, qui apportèrent le plus d'enrichissements à partir d'adaptations arabes de traités galéniques : Des complexions, De la médecine simple, La méthode thérapeutique, De la crise, Des jours critiques ainsi que le commentaire d'Ibn Ridwan de l'Art Médical.

A ce corpus arabo-latin, faisaient écho les traductions gréco-latines, dues à Burgundio da Pisa qui, élaborées également dans la seconde moitié du XII^e siècle, rendaient parfois les mêmes textes.

---

[1] Danielle Jacquart, "La scolastique médicale" in *Histoire de la pensée médicale en Occident*, sous la direction de Mirko D. Grmek, Tome 1
Danielle Jacquart et Françoise Micheau, *La médecine arabe et l'Occident médiéval*, Paris, Maisonneuve et Larose, 1990

-Au XIVe siècle, avec Nicolo da Reggio, entre 1308 et 1345, le corpus galénique gréco-latin s'accrut de façon significative. Par exemple, avec la première version complète du "De l'utilité des parties du corps", qui parut en 1317, ouvrage capital pour l'anatomie médiévale qui offrait des descriptions détaillées et cohérentes. L'œuvre anatomique de Mondino comme la Grande chirurgie de Guy de Chauliac (1343) s'y référèrent.

## La contestation des siècles modernes

C'est paradoxalement par une véritable apothéose de Galien que commence la Renaissance en médecine. Le savant anglais Thomas Linacre, l'un des pères fondateurs du "College of physicians" de Londres, réalise en 1519 une nouvelle traduction du grand ouvrage de Galien "Sur la méthode thérapeutique" déjà cité, qui donnera lieu à treize éditions successives au cours du XVIe siècle. Un peu plus tard, Johann Gunther, un des maîtres de Vésale, traduisit les œuvres de Galien et d'Oribase. Michel Servet, le même qui pressentit la petite circulation (cœur-poumons) et qui fut brûlé vif à Genève en 1553, écrivait : « A notre heureuse époque, Galien autrefois honteusement mal compris, renaît et brille de toute sa splendeur passée. Tel un homme revenant chez lui, il a libéré la forteresse occupée par les forces arabes et a nettoyé tout ce que les corruptions sordides des barbares avaient couvert d'infamie ».

Mais l'événement majeur de cette période est la première édition en 1525 des œuvres complètes de Galien en grec. Cinq in folio, fabriqués à Venise. Travail considérable mené par des médecins humanistes de plusieurs contrées d'Europe. Suivirent d'autres éditions complètes à Venise et à Bâle, dont la traduction latine, donnèrent un nouvel essor à la connaissance de Galien.

Les médecins universitaires du début du XVIe siècle se montraient donc convaincus que "la nouvelle médecine" était en fait celle des Anciens, dominée par Galien et libérée des scories médiévales. Mais à ce moment le retour aux sources textuelles allait susciter une contestation rigoureuse et d'abord en anatomie avec principalement Vésale.

## 1. VESALE ET L'ANATOMIE

Dans la préface de la première édition de son ouvrage de la "Fabrica" (De humanis corporis fabrica libri septem), premier grand traité anatomique basé sur la dissection humaine, parue en 1542 et qui comprend plus de trois cents illustrations, probablement réalisées par des peintres professionnels de l'école de Titien, Vésale critique Galien: il lui reproche de n'avoir jamais disséqué que des animaux, d'avoir méconnu, je cite, « la différence infiniment multiple qui existe entre les organes du corps humain et ceux du singe », de s'être trompé plus « *de* deux cents fois chez l'homme », comme les cinq lobes du foie au lieu de trois. Il rectifie nombre de ses erreurs ou blâme son silence, par exemple sur le diaphragme. Dans la deuxième édition (1555), il corrige Galien en ce qui concerne le "rete mirabile", ce lacis artériel à la base du cerveau qui n'existe que chez certains animaux (les ongulés) et dont il faisait à tort un élément anatomique universel, en raison du rôle qu'il lui attribuait dans l'élaboration du "pneuma" psychique. Même chose pour la "porosité" de la cloison interventriculaire du cœur, qu'il met en doute (Galien croyait que le sang passait d'un ventricule à l'autre par cette cloison).

Par contre, les planches et le texte latin qui les accompagnent reposent sur une leçon de méthode authentiquement galénique, ce qui n'est pas étonnant, vu la formation de Vésale (elles commencent par l'ostéologie et d'abord par la description du crâne et se terminent par les viscères). De la même façon, il ne renie pas la doctrine galénique des humeurs et continue d'attribuer au cerveau la sécrétion du phlegme. Il conserve aussi le classement galénique des nerfs crâniens en sept paires (au lieu de 12), et comme d'ailleurs ses contemporains Columbo, Fallope, Laurentius ou Juan Valverde avouent ne pas pouvoir proposer une autre explication à la pseudo-porosité de la cloison du cœur dont nous avons parlé : « J'hésite à tenter une description tout à fait nouvelle des fonctions du cœur ».

C'est bien là le problème essentiel : une meilleure connaissance de la morphologie interne du corps n'entraîna pas immédiatement la révision des idées sur les fonctions. Et le Galénisme ne régna tant qu'aucun autre système ne vint s'y substituer et tant qu'il demeura globalement l'image la plus cohérente de la médecine. Donc ambiguïté de cette contestation[1].

## 2. Harvey et l'anatomie- physiologie

En 1628, à Francfort, paraît *"Exercitatio anatomica de motu cordis et sanguinis in animalibus"*, le livre fondamental d'Harvey qui introduit la plus grande découverte médicale du XVII<sup>e</sup> siècle : la circulation sanguine, qui allait déclencher la plus fameuse « querelle » d'un siècle qui en compta tant. Dans ce livre, Harvey considère tout d'abord le devenir du sang comme un "cycle" (circulatio) ; puis il assemble tous les témoignages, expériences et preuves dont disposait son époque – par exemple les "mesures" dans le domaine biologique inaugurés par Sanctorius (1561-1636) – pour changer la représentation de la nature et de la production du sang.

Voyons de plus près ce texte fondateur :
« Le sang sortant du cœur est lancé par la contraction du ventricule gauche du cœur dans les artères et dans toutes les parties du corps, comme par la contraction du ventricule droit dans l'artère pulmonaire et dans les poumons. De même, passant par les veines, il revient dans la veine-cave et jusque dans l'oreillette droite et passant par les veines pulmonaires, il revient dans l'oreillette gauche. On peut donc appeler ce mouvement du sang, mouvement circulaire, comme Aristote avait appelé circulaire le mouvement de l'atmosphère et des pluies. En effet, la terre humide est desséchée par la chaleur du soleil ; les vapeurs, à mesure qu'elles s'élèvent, se condensent : alors elles tombent sous la forme de pluies et arrosent la terre, et de cette manière prennent naissance les saisons et les différents météores, grâce au mouvement circulaire du soleil qui tantôt s'éloigne et tantôt se rapproche. C'est ainsi vraisemblablement que grâce aux mouvements du sang, toutes les parties de notre corps sont alimentées, réchauffées, vivifiées par l'afflux d'un sang plus chaud, d'un sang complet chargé de vapeurs et de vitalité, d'un sang pour ainsi dire nutritif. Arrivé aux différentes parties du corps, le sang se refroidit, devient inactif. Il retourne alors à son principe, c'est-à-dire au cœur pour y reprendre toute sa perfection... Ainsi le cœur est le principe de la vie et le soleil du microcosme, comme on pourrait en

[1] Mandressi Rafael, Le regard de l'anatomiste : dissections et invention du corps en Occident, Paris, Seuil, 2003.

revanche appeler cœur du monde le soleil. C'est par lui que le sang se meut, se vivifie, résiste à la putréfaction et à la coagulation. ».

Tout est dit : la séparation définitive cœur droit – cœur gauche, le rôle respectif des oreillettes et des ventricules, l'importance de la contraction de ces derniers pour chasser le sang, la recharge du sang en "vapeurs nutritives" qui sont, bien sûr, l'oxygène.

Harvey substitue ainsi un modèle de son temps, le "cercle", à l'ancien système galénique d'échanges et d'équilibres. Ce qui ne l'empêche pas de se référer – même à titre de comparaison – à Aristote et à ce que Georges Canguilhem appelle le « système macrocosme – microcosme inversé » celui de Copernic[1].
Le seul élément qui lui manque est celui des « capillaires » (qui seront découverts en 1661 par Malpighi). Quand il répond à son opposant le plus acharné – dont pourtant il partage la même culture : Jean Riolan le jeune, il avoue : « Aucune expérience ne nous a jamais montré ni fait voir les anastomoses artério-veineuses. Je les ai cherchées le plus attentivement que j'ai pu et j'ai consacré des nuits et de longs efforts à cette recherche. Cependant, je n'ai jamais réussi à identifier un seul cas de jonction entre artères et veines ». Il pense donc que le sang sorti des artères est "absorbé" par les veines sans continuité avec les vaisseaux.

### 3. PARACELSE ET LA PENSEE IATROCHIMIQUE

Dans la première partie du XVI^e^ siècle, avec Paracelse (1493-1540), le domaine de la "chymie" en Europe va devenir le terrain d'un violent courant anti-galénique. Refusant en bloc tout le savoir des "Anciens" (il brûle publiquement les livres de Platon, d'Aristote, de Galien et d'Avicenne), Paracelse introduit une tradition nouvelle dans la médecine occidentale. Il attaque la philosophie naturelle et la médecine sur plusieurs fronts à la fois :

Aux explications par les quatre éléments, il ajoute, presque il substitue, celle fondée sur les trois *"principes"* (tria prima) : le sel, le soufre et le mercure. Pour la pratique chimique, les "tria prima" semblaient correspondre aux propriétés des substances réelles : goût et solidité (sel), consistance huileuse et caractère inflammable (soufre) et esprit

[1] Georges Canguilhem, *L'homme de Vésale dans le monde de Copernic*, Les Empêcheurs de penser en rond, 1991

volatil (mercure) qui aboutiront par les pratiques alchimiques à la fabrication de nouveaux composés de mercure, d'arsenic, de plomb, d'antimoine, dont nous connaissons aujourd'hui la haute toxicité, même à faible dose, et qui voulaient remplacer la thérapeutique surtout végétale de Galien.
Il rejette totalement la théorie humorale : la maladie n'est pas due au déséquilibre de telle ou telle humeur, mais à « l'archée «, c'est-à-dire au principe directeur de tel ou tel organe. De la même façon, la médecine galénique soignait par les contraires. Paracelse soigne le semblable par le semblable ; la présence d'un poison dans le corps peut être combattue uniquement par un poison identique.
Il accorde une importance accrue à « l'astrologie, » le macrocosme étant considéré à deux niveaux différents : celui des étoiles et des planètes et celui de la terre sous nos pieds.

Dans le même temps, il ne cesse ses invectives contre la médecine universitaire : « … les boucles de mes chaussures sont plus doctes que votre Galien et votre Avicenne et ma barbe a plus d'expérience que toutes vos grandes écoles » (Paragranum II). Bien sûr, il répudie le latin, scolastiquement connoté pour former en allemand un vocabulaire neuf, pur des concepts neufs. Dès lors, les hostilités vont se situer sur le plan social.
En effet, face à l'Église et à l'université, les paracelsiens forment une véritable internationale qui trouve des relais dans de nombreuses cours princières, beaucoup réformés : Rodolphe II à Prague, Ernest de Bavière à Liège, la cour de Copenhague (avec le célèbre médecin Severinus, un autre grand adversaire de Galien), Jacques 1er d'Angleterre et bien d'autres.
En France, Roch le Baillif et Joseph Duchesne, un des plus brillants paracelsiens français, deviendront médecins d'Henri IV. Plus tard, les "chimistes" seront soutenus par Richelieu, vitupérés sans relâche jusqu'à sa mort, par l'éloquent et brillant galéniste Gui Patin (1601-1672), professeur royal et doyen de la Faculté de Médecine de Paris.
Face à l'intransigeance des professeurs de l'université et malgré les tentatives de conciliation de nombreux médecins galénistes qui voulaient composer avec cette nouvelle doctrine ou avec celle de Harvey, la querelle deviendra affrontement, que ce soit avec l'ouverture du « Bureau d'adresses », œuvre caritative de Théophraste Renaudot en 1630, protégé par Richelieu, où Renaudot recommandait l'usage de médicaments chimiques – ou avec la querelle de l'Antimoine.

Mais en France, ce fut pour l'université une bataille d'arrière-garde puisqu'en 1658, le jeune Louis XIV fut soigné à Calais avec un purgatif à base d'antimoine et qu'en 1666, une assemblée de la Faculté de médecine vota à une majorité écrasante (92 contre 10) l'inclusion d'un vin émétique (à base d'Antimoine) dans la liste des purgatifs approuvés. Par ailleurs, avec la création du Jardin du Roi et plus tard de l'Académie des Sciences, s'installa un contre-pouvoir universitaire sous la protection du Roi.

### 4 Le modèle « iatrophysique » ou « mécanique »

Il se propose d'expliquer les évènements physiologiques et pathologiques par les lois de la mécanique et avec l'aide du calcul mathématique ; il s'écarta à la fois du modèle considéré comme tautologique des "facultés naturelles" de Galien et des principes bizarres des paracelsiens. Il fut inauguré par Galilée dès 1632 qui avait appliqué les lois de la mécanique au mouvement des articulations à l'action des muscles, à l'équilibre et à la marche avec l'analogie des leviers, des poulies et des poids suspendus par des cordes. L'autre personnage-clé de ce courant "mécanique" fut vingt ans plus tard Giovanni Alfonso Borelli qui approfondit l'analyse de la mécanique du travail et des relations entre l'activité ostéo-musculaire et le système nerveux central. Après avoir consacré plus de trente ans à établir sur des bases physiques et mathématiques l'étude des mouvements des corps animaux, il résume les résultats de ses investigations dans les deux volumes du "*De motu animalium*" (1680-1681), le premier volume consacré aux muscles et le deuxième au cœur (« muscle à fibres en forme de spirale »).
Il paraît évident que ce nouveau courant, comme le précédent, affaiblira l'autorité galénique. Les deux courants sont quelquefois à tort associés comme par exemple chez les Libertins.

Ainsi, s'il est certain que la doctrine de Galien a bien été battue en brèche au XVIe et XVIIe siècle[1], cette contestation amène quelques remarques.
- Elle fut relative :

Polémiques acharnées entre savants, médecins et philosophes, retour à Hippocrate (face à Galien) avec Sydenham à Londres et Barbeyrac à

---

1 Armelle Debru-Poncet, art. « Galénisme » in *La science classique XVIe-XVIIIe siècle,* Dictionnaire critique, dir. Michel Blay et Robert Halleux, Paris, Flammarion, 1998

Montpellier et surtout coupure presque totale entre médecins « découvreurs » et médecins qui pratiquent leur art (Guy Patin et les « Médecins de Molière » ? ), vont laisser de beaux jours au Galénisme jusqu'à la fin du XVIIIe siècle. Les livres de « Nosologie » de Sauvages, d'Hoffmann ou de Bordeu, en ce siècle sont remplis d'humeurs morbides », de douleurs et de gouttes « froides ou chaudes », « d'acrimonie dominante », &... sans parler bien sûr de la pratique ! Ce ne sont pas les médicaments chimiques qui sauvèrent un seul des milliers de pestiférés du Languedoc, de Londres ou de l'Allemagne ravagée par la guerre de Trente Ans.

- Elle ne fut pas nouvelle :

Si on regarde, par exemple, le demi-millénaire qui sépare Hippocrate et Galien, et en ce qui concerne la médecine, on constate dès l'origine une curiosité insatiable, sans doute germe original et caractéristique de la médecine moderne, qui amena très tôt une expérimentation même embryonnaire[1] et une contestation positive des Anciens, proches ou lointains, qui supposait une étroite familiarité avec eux : Hippocrate est sévère pour la médecine philosophique d'Alcméon et d'Empédocle ; l'école de Cnide ne cesse ses controverses avec celle de Cos ; Hérophile se positionne sur le modèle anatomique d'Aristote mais préfère celui de Dioclès de Caryste ; Galien, nous l'avons vu, critique certains concepts d'Hippocrate et d'Aristote.

- Aujourd'hui la connaissance et l'intérêt pour l'œuvre de Galien ne cesse de grandir, comme en témoigne la première édition des œuvres complètes en français à partir du grec dans laquelle se sont lancés depuis 2001 les Éditions Guillaume Budé[2]. Ainsi que les nombreuses publications françaises et étrangères des historiens de la médecine antique.

[1] Mirko Grmeck, *Le chaudron de Médée. L'expérimentation sur le vivant dans l'Antiquité*, Paris, Synthélabo, 1997

[2] Sous la direction de Véronique Boudon -Millot, (Tome X, *Thériaque à Pamphilianos,* 2021)

# CHAPITRE 10

## LES DRAGONS CHEZ LES NATURALISTES des XVI et XVIIème siècle

*« Savoir n'est rien, imaginer est tout. Rien n'existe que ce qu'on imagine. »*
Anatole France

*« Une chose ne cesse pas d'être vraie parce qu'elle n'est pas acceptée par beaucoup d'hommes »*
Spinoza

Lorsqu'on consulte les volumineux « in-folio » des œuvres des Naturalistes de la Renaissance, on est surpris de voir figurer en bonne place dragons, licornes et basilic au milieu d'animaux familiers comme le hérisson, le lapin ou l'âne, ou plus exotiques comme l'éléphant, l'autruche ou le chameau. Si, le monde antique et les mille ans de culture médiévale imprègnent naturellement leurs sources, on comprend mal qu'ils n'aient pas voulu « dépoussiérer » en même temps que renouveler le savoir ancien. Ne font-ils pas partie de cette fascinante époque (1550-1650) qui vit les prémices de la révolution scientifique, ou vécurent Descartes, Mersenne, Galilée, Vésale, Bacon, Bruno, Peiresc et Copernic ? Nous essaierons donc de comprendre ce paradoxe, en nous aidant des témoignages oculaires des contemporains, et en envisageant le rôle de ces mystérieuses créatures au sein de l'alchimie et de la matière médicale.

### - LES LIVRES -

Notre sujet concerne des œuvres principalement du XVIe siècle (voir tableau I) mais nous l'avons fait déborder sur le siècle suivant, la question des dragons étant encore très présente à cette époque : dans les controverses scientifiques qui nous intéressent ou lorsque l'anglais Topsell et le polonais d'origine écossaise Johnston introduisent les travaux de Gessner dans leurs pays respectifs. Le corpus principal est constitué par les deux « Histoires Naturelles » celles du Suisse allemand Conrad Gessner et de l'italien Ulysse Aldrovandi, deux géants de l'érudition, sur la vie desquels il nous a paru nécessaire de donner quelques précisions pour justement éclairer leurs œuvres

« encyclopédiques » avant l'heure, qui suscitent encore de nos jours une interrogation admirative. Même chose pour l'étrange jésuite Athanasius Kircher.

**OUVRAGES DES NATURALISTES ÉTUDIES***

**XVIe SIECLE**

GILLES Pierre d'Albi (1489-1555)
Ex aeliani historia 1539 **
(Traduction intégrale de l'œuvre d'Élien « de la nature des animaux »)

MUNSTER Sébastien (1489-1552)
Cosmographia Universalis, 1550

THEVET André (1502-1590)
Cosmographie Universelle, 1571

GESNER Conrad (1516-1565)
Historiae animalium, 1551 lib.V. qui est de Serpentium natura, 1587***

BELON Pierre (1517-1564)
Les observations de plusieurs singularitez et choses mémorables... Paris, G. Corrozet, 1553
De aquatilibus, 1553

PARE Ambroise (1517-1590)
Traité des animaux et de l'excellence de l'homme, 1561
Des monstres tant terrestres que marins avec leurs portraits, 1573
Discours de la licorne, 1582

ALDROVANDI Ulysse (1522-1605)
Historiae Naturalis, Serpentum et Draconum historiae, lib. II, 1607

**XVIIe SIECLE**

TOPSELL Edward (1590 ? -1638)
Histoire des Serpents, 1607

KIRCHER Athanasius (1602-1680)
Mundus Subterraneus, lib. II, 1665
Et 1668 pour le deuxième volume.

JONSTON Jan (1603-1675)
Historiae Naturalis, de Quadrupédibus,1652 ; De serpentibus et draconibus, lib. II, 1653

KASPAR Schott (1608-1666)
Physica Curiosa, lib. XII, 1662

* les auteurs sont classés en fonction de la date de leur naissance
** la date indiquée ici est toujours celle de la première édition
*** comme l'indiquent les dates, certaines œuvres sont posthumes

Tableau I

Né à Zurich le 26 mars 1516, il fut de bonne heure orphelin. Après avoir fait ses humanités sous la direction d'un oncle maternel et commencé l'apprentissage de la médecine sous Ammian de Zürich et Thomas Platter, le jeune Conrad se mit à Strasbourg au service de Capiton, y apprit l'hébreu et se fit répétiteur de la langue grecque. Après un passage en France, grâce à une bourse d'études, il revint à la médecine qu'il étudia à Bâle, puis à Montpellier. Il prit le bonnet doctoral à Bâle (1541) et rentra à Zurich où il partagea son temps entre l'enseignement de la philosophie et la pratique de la médecine, les travaux du cabinet et les recherches du biographe et du naturaliste.
Ses goûts de botaniste l'entraînèrent en 1542 en Suisse et en Savoie où il herborisa ; ses investigations ichtyologiques à Venise (1545) et ses travaux d'érudition à Augsbourg. En 1555 il est nommé professeur de sciences naturelles à Zurich. Il contracta la peste au chevet de ses malades et mourut le 13 décembre 1565, à l'âge de 49 ans.

Il a laissé une œuvre colossale. Bibliographe, il publia à 28 ans (1545) sa « Bibliotheca Universalis », énorme répertoire trilingue (latin, grec, hébreu). Philologue, humaniste, il a édité Élien et Martial. Hydrologiste et médecin on lui doit encore des « Epistolae medicinales » et une préface pour les œuvres de Galien ; comme botaniste une version latine du « Kroenterbuch » de Jérôme Bock (Tragus) et surtout l'idée nouvelle et féconde d'une classification végétale fondée sur les fleurs et les fruits. Zoologiste, il élabora une monumentale « Histoire des animaux » en plusieurs in-folio, qu'il laissa inachevé.

**Ulysse Aldrovandi**

Après avoir été page, puis pèlerin de Saint-Jacques de Compostelle, il étudia à Padoue et à Bologne, en 1545 d'abord le droit puis la médecine. En 1549 il fut arrêté, accusé d'hérésie et envoyé à Rome où il fut disculpé, probablement en partie, grâce à sa naissance noble. De retour à Bologne il obtint son diplôme de médecine en 1553 et s'intéressa à la botanique. Il fut nommé professeur en titre d'histoire naturelle et de logique à l'université de Bologne (1560) en raison du grand intérêt soulevé par ses cours, dans lesquels il présentait l'histoire naturelle

comme une étude systématique. Il fonda un jardin botanique à Bologne et en fut nommé conservateur.
L'ambition d'Aldrovandi était de devenir « Illustrator naturae ». Ce plan conçu pour son « Histoire naturelle » était si vaste que d'une vingtaine de volumes projetés (et malgré l'aide financière du pape Grégoire XIII), seuls quatre furent publiés de son vivant (trois volumes sur les oiseaux, imprimés de 1591 à 1601 et un volume relatif aux insectes, imprimé en 1602). Il commença cette publication à l'âge très avancé de 77 ans. Il mourut à Bologne à 83 ans (le 10 mars 1605) et fut enterré avec la pompe qui témoigne de sa célébrité. Il laissa une masse de documents sur l'histoire naturelle, 360 cahiers manuscrits dont certains sont encore inédits, 20 portefeuilles de planches in-folio en couleurs et de clichés sur bois. Légué à la ville de Bologne, son musée de spécimens biologiques classés selon son propre système contribua au développement ultérieur de la taxinomie animale.

Les ouvrages de Gesner et Aldrovandi furent à la base des travaux ultérieurs jusqu'à la fin du XVIIe siècle et même au-delà. Leurs « sommes » furent souvent comparées, avec une légère préférence pour le premier. Buffon reprochait, par exemple, au second (Aldrovandi) malgré les qualités de son travail « une quantité d'érudition inutile ». Mais Grmerk fait remarquer quel avantage représente pour l'histoire des sciences, ce « fatras » qu'aucun qualifie d'inutile[1]. Et cela est particulièrement vrai pour la partie qui nous intéresse.

**Athanasius Kircher**

Né à Geisen, près de Fulda (en Allemagne) il eut une première éducation particulièrement soignée, recevant des leçons particulières d'hébreu en plus du cursus de l'école des jésuites de Fulda. Il entra dans la compagnie de Jésus en 1616. De 1618 à 1622 il compléta ses humanités à Paderborn, tout en étudiant simultanément les sciences naturelles et les diverses branches des mathématiques de son temps. Le début de la guerre de Trente ans et les persécutions anticatholiques le forcèrent à des déplacements successifs. Ordonné prêtre en 1628, il fut nommé professeur de philosophie de mathématiques, d'hébreu et de syriaque à Wierzbourg. C'est là qu'il publia son premier ouvrage « *Ars magnesia* » (1631) consacré à la mesure du magnétisme terrestre. Sur

---

[1] Mirko Gmerk et Daniele Guinot « Les crabes chez Ulysse Aldrovandi, un aperçu critique sur la carcinologie du XVIe siècle », in *Vie et Milieu*, 19, suppl. 1965

la recommandation de Nicolas Peiresc, qu'il avait rencontré dans la ville papale d'Avignon, il est alors nommé par le pape Urbain VII au collège romain tenu par les jésuites, avec la mission spéciale d'étudier les hiéroglyphes et de veiller à la restauration des obélisques des collections pontificales : il y trouvera toute la tranquillité et les moyens matériels et techniques voulus pour continuer ses recherches universelles.

De 1636 à 1638, Kircher voyagea dans l'Italie du Sud, en Sicile et jusqu'à Malte, étudiant l'histoire naturelle et amassant des échantillons. Il vit les éruptions de l'Etna et du Stromboli et alla jusqu'à descendre au bout d'une corde dans le Vésuve en état d'éruption latente.
Nommé professeur de mathématiques au collège romain, il se consacra à la publication de ses ouvrages (plus d'une quarantaine) illustrés de gravure superbes et ésotériques couvrant la quasi-totalité des connaissances du temps. Il sera aidé pour cela par son fidèle disciple et ami Kaspar Schott. Il rassembla aussi des curiosités et constitua un véritable musée d'appareils, de curiosités scientifiques, et d'échantillons d'histoire naturelle qui, à sa mort en 1680, deviendra dans un vaste local du collège romain, le musée Kircheriano, un des premiers exemples d'un musée ouvert au public. Il aurait hérité, dit-on des collections de Peiresc, son ami et correspondant d'Aix-en-Provence.

Kircher n'était pas un spécialiste à proprement parler de la zoologie, mais dans son ouvrage majeur : « Mundus Subterraneus » (2vol., 1665 et 1668), il nous parle longuement des dragons qu'il assimile intimement aux profondeurs de la terre (voir infra). Remarquons aussi que, malgré toutes ses imprécisions et ses absurdités c'est le premier grand traité de géologie et de vulcanologie. L'auteur y décrit un cycle de l'eau par évaporation, pluies, geysers, etc. en liaison avec de vastes réservoirs souterrains et en déduit des théories météorologiques. Il étudia la formation des roches et des pierres précieuses, attaquant vivement à cette occasion les théories alchimiques.

Héritier des « géants » de la Renaissance, cet « encyclopédiste hermétique »[1], a inspiré et stimulé l'imagination d'auteurs comme Flaubert, Calvino, Caillois, ...et récemment Blas de Roblès.

---

[1] Joscelyn Godwin, *Athanasius Kircher, Le Théâtre du Monde*, trad. fr. par Charles Moysan, Paris, Imprimerie nationale, 2009, 302 p. (Nomb. Illustrations). Blas de Robles J.M., *Là où les tigres sont chez eux*, Editions Zulma, 2008

Les sources de nos auteurs furent multiples (tableau II). Mais on peut schématiquement les résumer en deux catégories. La première (longtemps considérée comme la seule) consista en l'étude approfondie et critique des textes antiques et de l'héritage doctrinal médiéval : répertorier tous les animaux de la création connus (ou imaginés), antérieurs à leur époque. La seconde fut l'observation directe des animaux dans la nature, domestiques comme sauvages : ceux rencontré dans leurs pérégrinations dans les Alpes suisses ou en Italie ; ceux signalés par leurs nombreux correspondants en Europe ; ceux rapportés par les voyageurs et explorateurs des déserts africains, des Amériques, de la Perse ou des Indes - qu'ils pouvaient d'ailleurs comparer aux pensionnaires des ménageries royales et princières, ou des vivarium des savants[1] ; enfin, à l'état de spécimens séchés, empaillés ou conservés dans des bocaux, ceux des « cabinets de curiosités »[2] qui fleurissaient alors en Europe chez toutes sortes de collectionneurs (médecins, apothicaires, naturalistes ou riches curieux).

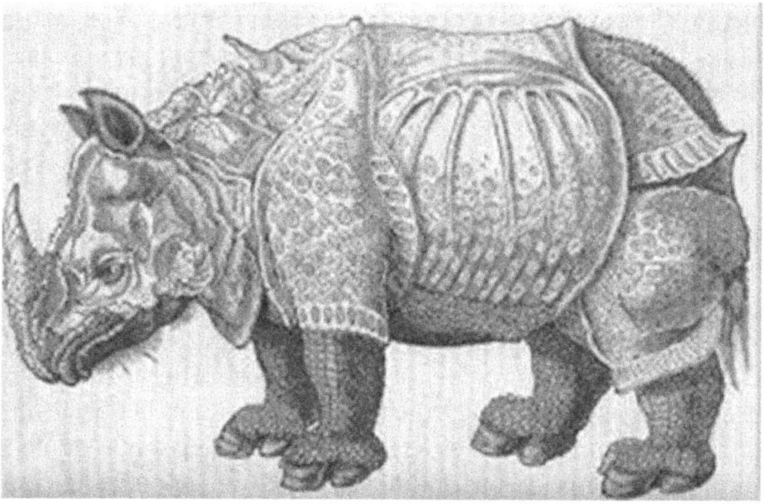

*Fig. 1*
*Rhinocéros, Gesner (1560)*

[1] Paul Delaunay, *La zoologie au XVIe siècle*, Paris, Hermann, (coll. Histoire de la Pensée), 1962, réédition 1997, p.101 à 151 (pour le détail des animaux concernés)

[2] - Patrick Mauries, *Cabinets de Curiosités*, Paris Gallimard, 2002

- Catalogue d'exposition : *Voyage au pays de satin*, Montpellier, Archives départementale octobre 2008. Pour les cabinets de curiosités de Laurent Joubert (1596) et de Laurent Catelan (1624) à Montpellier et de Pierre Borel (1649) à Castres.

L'illustration de Gesner reproduit à l'identique une gravure du célèbre Dürer (l'artiste allemand) de 1515 (soit 45 ans avant). Or Dürer n'avait jamais vu de rhinocéros et il avait effectué sa représentation de l'animal selon la description de Pline l'Ancien dans son « Histoire Naturelle ». Or à la même époque, en 1514 puis en 1517, le Roi du Portugal Emmanuel Ier offrit à la ménagerie du pape Léon X, à Rome, un rhinocéros vivant, rapporté par ses navigateurs. On put voir alors la ressemblance et cela accréditera considérablement le « témoignage des Anciens » comme nous allons le voir pour nos dragons

SOURCES DES NATURALISTES

I – Le Savoirs des Anciens
*Monde Antique*
Ctésias de Cnide - Histoire de l'orient
Aristote - Histoire des animaux
Élien - De la nature des animaux
Pline l'Ancien - Histoire Naturelle (livre VIII, XI, et XIII)
Julius Obsequens – Livre des Prodiges
*Monde Médiéval*
Le Physiologus, un des plus anciens bestiaires – IIe - IIIe siècle
Isidore de Séville : les « Étymologies » (livres XII et XIII) – VIe et VIIe siècle
Hildegarde de Bingen : la Physica – XIIe siècle
Albert Le Grand : De animalibus – XIIe siècle
Thomas de Cantimpré : De Naturis rerum (4 des 20 livres décrivent près de 400 animaux parmi lesquels dragons et phœnix) - XIIIe siècle
Marco Polo : Le Livre des Merveilles – XIIIe siècle
Commentateurs Arabes : les livres des animaux – IXe et XIVe siècle.

II – Les Voyages et les Explorations au XVIe siècle
Meilleure connaissance de l'Europe : Angleterre, Allemagne, Russie
Proche Orient et Bassin Méditerranéen : Turquie, Syrie, Égypte puis Perse
Les Portugais aux Indes orientales
Les Indes occidentales : Amérique du Nord et Brésil
III – Les Cabinets de curiosités
IV – Les Ménageries Royales et Princières

Tableau II

## – LES DRAGONS -

### A - Description :

Dans l'œuvre des naturalistes, on distingue généralement des dragons terriens et volants, réfugiés de préférence dans des grottes mystérieuses, ou dans des souterrains profonds à l'intérieur des montagnes - et des dragons aquatiques, des étangs, des marais, des lacs et des mers lointaines, souvent producteurs d'orage ou d'inondation. Ils sont donc en rapport avec les quatre éléments : terre, air, eau et feu.
La nature reptilienne du dragon est sans doute sa note fondamentale. Lorsqu'on passe en revue les descriptions ou les représentations pourtant hétéroclites des créatures appelées dragons, on trouve toujours des traits anatomiques empruntés au serpent : cela peut être un corps sinueux qui se tord ou se dénoue, des écailles, une langue fourchue ou encore un regard fixe.
Dragon → drakôn → derkonai « regarder avec intensité. »
La deuxième caractéristique est l'hybridité. Les dragons étant à la fois reptiles, oiseaux, poissons, ou mammifères.

Chez Gesner, vingt et une pages du « *Livre des serpents* » concernent les dragons. Chaque espèce est invariablement traitée en huit paragraphes parfois très longs :

- Lexicographie, vocabulaire (latin, grec, hébreu, persan, arabe, français, allemand, anglais, espagnol, italien etc.).
- Origine, habitat, morphologie.
- Aspect et maladies.
- Mœurs.
- Utilité.
- Rôle alimentaire.
- Rôle médical.
- Étymologie, fables et proverbes.

Pour lui, les dragons sont de trois sortes (fig. 2) : les serpents géants, les serpents ailés et les véritables dragons, rares mais survivant dans les Alpes. La troisième variété : créature cornue au museau de crocodile, les dents comme celle d'une scie, avec des ailes de chauve-souris, deux pattes félines et une queue de serpent - ressemble fort au dragon-saurien du Moyen Âge tardif. L'iconographie (fig. 3) reprend celle du « *Traité des animaux* » (1561) œuvre d'Ambroise Paré. Dans son livre, Gesner, là aussi comme A. Paré, reprenant le récit de Pline[1], cite les plus dangereux des dragons, ceux d'Éthiopie qui sont dits « tueurs d'éléphants ».

« L'Éthiopie produit des dragons de 30 pieds de long qui sont dit « tueurs d'éléphants ». Lorsqu'un dragon sait qu'un de ses grands animaux doit brouter les feuilles d'un arbre, le Dragon grimpe sur cet arbre, cache sa queue sous le feuillage et laisse pendre la partie antérieure de son corps. Lorsque l'éléphant se dirige de ce côté pour manger les pousses les plus élevées, le Dragon se jette sur son ennemi lui arrache les yeux et l'enlace dans ses replis… Pline rapporte qu'il y a des dragons si gros qu'ils peuvent enlacer un éléphant dans leurs replis et le faire tomber sur le sol. Le Dragon n'est pas toujours vainqueur ; lorsque l'éléphant se sent enlacé, il lui arrive souvent de se frotter contre les rochers, de façon à écraser son ennemi… »

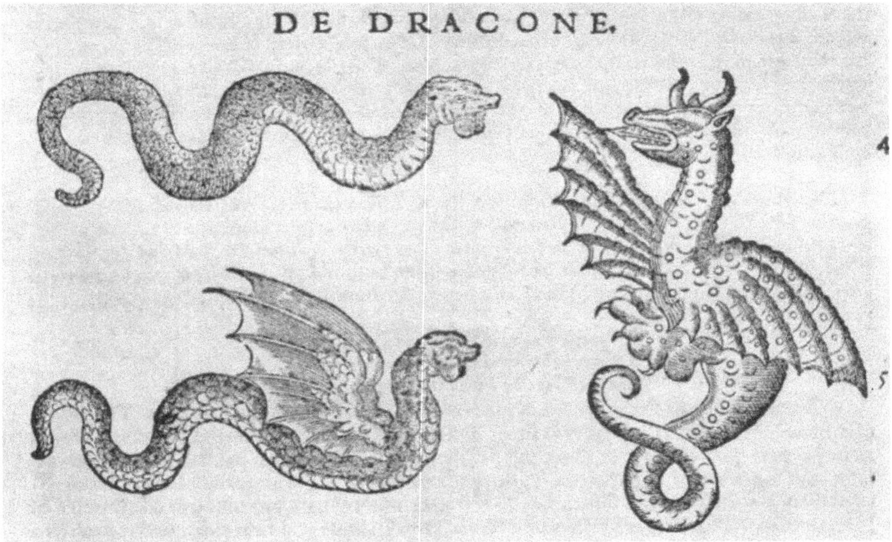


*Fig. 2, Dragons*
*Conrad Gesner*
*Historiae Animalium Lib. V, 1587*

[1] Pline, Histoire Naturelle, Livre VIII, 11.

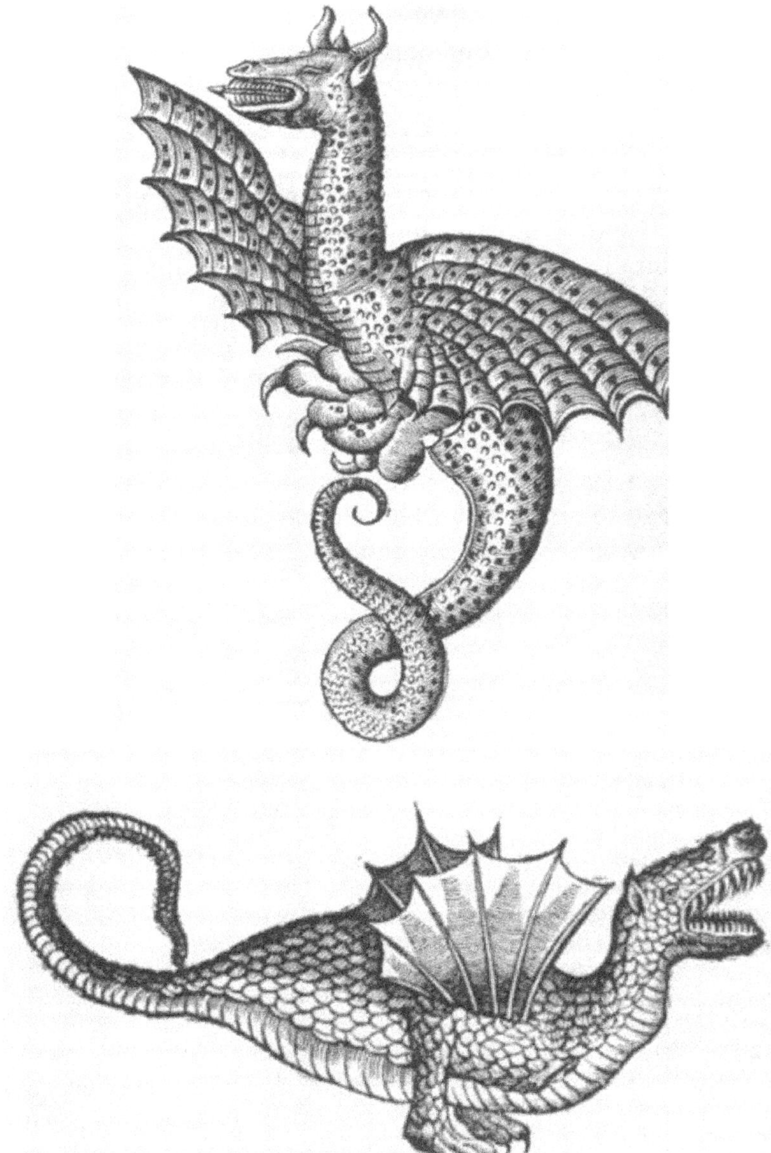

*Fig. 3*
« Deux figures de Dragons qui tuent les éléphants »
Ambroise Paré
Des Animaux et de l'excellence de l'homme (1561)

→ Aldrovandi, lui, consacre cent quinze pages du livre II de son in-folio aux dragons (Dracone). Dans des « généralités », il précise en premier lieu tout ce qui concerne cette « espèce » :

| | |
|---|---|
| Alquivoca | Proverbia |
| Synonyma et Etymol. | Historica |
| Differentiae | Numismata |
| Forme et description | Miracula |
| Mores | Prodigia et praesagia |
| Coitus, Partus | Sommia |
| Locus | Mystica et Allegorica |
| Victus | Moralia |
| Antipathie | Emblemata et symbola |
| Draconis Venenum | Phrenoschêmata |
| Veneni signa et remedia | Insignia |
| Fugandi et capiendi ratio | Symbolicae Allusiones |
| Denominata et cognominata | Simulacre |
| Epitheta, | Medicina |
| Mythologica | |

Puis il étudie séparément le basilic, le dragon python, l'hydre, les dragons bipèdes, et ailés :

- De basilico (p.361 à 376)
- De dracone Pythio (p. 376 à 385, uniquement serpentiforme)
- De Hydra (p. 386 à 400)
- De dracone bipede (p. 401 à 415)
- De draconibus alatis (p. 416 à 427)

→ Au XVIIe siècle Athanasius Kircher dans le livre VIII consacré aux animaux souterrains, de son ouvrage (tableau I) répertorie quatre dragons (fig. 4) :

1. Dragon empaillé autrefois dans le musée d'Aldrovandi.
2. Dragon du musée Barberini. Kircher acceptait la réalité de ce dragon « italien » sur la base du témoignage de Terentio Fabri, mais ne croyait pas qu'il crachait du feu[1]

[1] Pour Kircher « le souffle de braise » du dragon était interprété comme « une exhalaison putride comparable à la phosphorescence du bois mort »

3. Dragon ailé à quatre pattes. Kircher reconstruit un dragon qui selon l'histoire qu'on lui avait racontée serait apparu à Rhodes en 1345 (voir infra).
4.Dragons suisses à deux pattes et ailés, un autre dragon dont Kircher accepta l'existence sur la parole d'un informateur respecté qui le vit en 1619 (voir infra).

Mais comme le fait remarquer Meurger[1] le jésuite n'est pas un simple compilateur (son énumération pourrait le laisser entendre) ; en témoignent ses réflexions sur l'habitat des dragons : le monde souterrain sans lumière et riche en eau, celui des cavernes et des gouffres, où fermentent dépouilles et déchets de la surface, l'incite à penser que cet habitat jouerait le rôle d'un creuset, « d'une énorme cornue » qui engendrerait des créatures émergeant de temps à autre à l'air libre. « Montagnes, cavernes et dragons formant ainsi une trinité indissociable »[2].

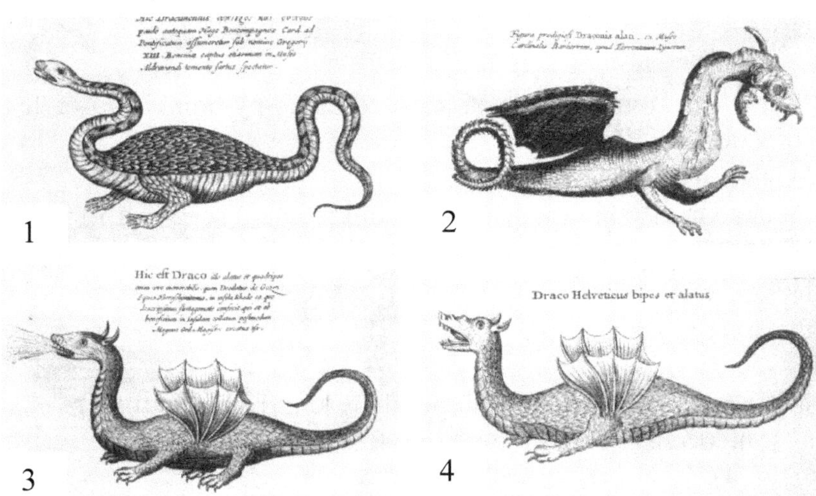


Fig. 4
Quatre dragons
Kircher, Mundus Subterraneus, Lib. II (1665)

[1] Michel Meurger, *Histoire Naturelle des dragons*, Rennes, terre de Brume, 2006, p.100
[2] Ibidem, p.101

## B - Témoignages Oculaires sur les dragons

**1.** Le dragon du Pont de la Reuss qu'aperçurent plusieurs témoins lors de l'inondation de Lucerne (grande crue de 1499). Le dragon est ici associé à un événement exceptionnel : une inondation (ailleurs une tornade). Dans un ouvrage monumental sur l'histoire et la topographie des Grisons, achevé en 1582, le pasteur Ulrich Campell (1510-1582), nous fournit la version populaire des récits des chroniqueurs sur les dragons des crues. Dans la croyance du peuple de l'Engadine, du XVIe siècle, le Dragon vivrait au fond des lacs d'où des magiciens pourraient l'expulser à l'aide de conjurations... C'est bien le serpent qui selon l'informateur de Campell a produit l'orage et l'inondation qui l'ont conduit aux portes de la capitale du Tyrol[1].

**2.** Toujours dans son « Mundus Subterraneus » Kircher rapporte le témoignage de son correspondant Élias Georgius Loretus, « audacieux explorateur de montagnes et de grottes » qui, en en 1666 « aurait vu le Dragon du mont Pilate ressemblant à un feu volant, accompagné pendant trois ou quatre jours de grognements effrayants et de tremblements de la terre qui culminèrent avec la chute d'un gros rocher dans le lac des quatre cantons »[2]. Ce Loretus lui rappelant en outre deux légendes de Lucerne : celle d'un tonnelier enlevé par deux dragons volants dans le mont Pilate et celle du noble Winkelried qui combattit le dragon dans un champ appelé depuis Drakenfeldt « le champ du dragon » (fig. 5 haut et bas).

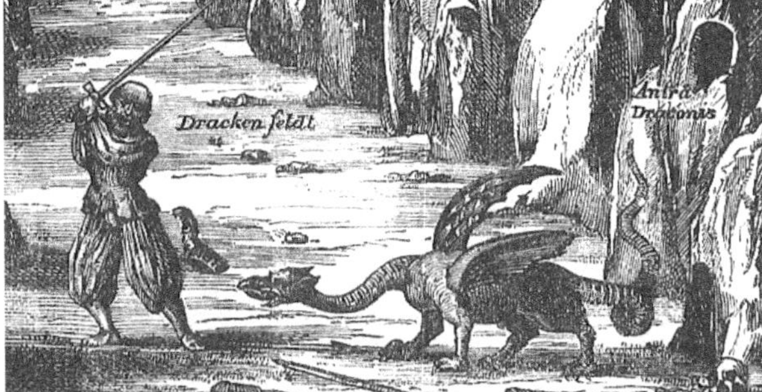


Fig. 5
Image de dragons suisses
Kircher, Mundus Subterraneus, lib. II, 1665

---

[1] Michel Meurger, (2006) op.cit. p. 66

[2] Jocelyn Godwin, 2009) op cit., p.145

**3.** L'exploit de Déodat de Gozon, chevalier de Malte, qui au XIVe siècle combattit avec succès et avec l'aide de ses deux mâtins spécialement dressés, un dragon qui sévissait dans l'île de Rhodes. Le monstre ainsi que le déroulement du combat (sans doute légendaire) est détaillée dans l'histoire de l'ordre de Malte de Giacomo Bosio (1544-1627), dont la première partie parut en 1621. L'histoire sera reprise par Kircher et d'autres érudits (fig. 6).

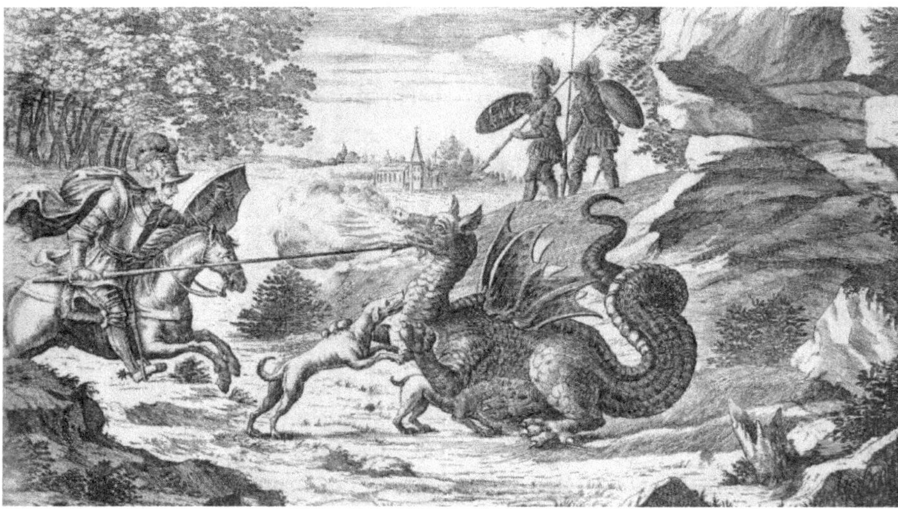

Fig. 6
Combat du Chevalier Gozon contre le dragon
Gravure illustrant l'ouvrage de Kaspar Schott, « Physica curiosa », 1662

**4.** Témoignages oculaires répertoriés par le médecin et naturaliste Johann Jakob Scheuchzer[1], (fig. 7 et suivantes).
- Serpent à tête de chat rencontré par Hans Tinner, d'après J.J. Wagner
- Bête horrible et noire à quatre pattes, à la tête surmontée d'une crête, vue par Hans Bueler
- Lézard couronné, aperçu par Caspar Gilg dans le canton de Zurich
- Dragon volant du Pilate, vu et décrit en 1649 par Cristofer Schorer dans une lettre à Kircher
- Dragon à la tête de serpent, avec un cou et une queue d'égale longueur, rencontré en 1654 par un chasseur, Paul Schumperlin (lettre de Schorer à Kircher)

[1] « Itinera per Helvetiae Alpinas Regiones », 1723

- Dragon aquatique du pont de la Reuss, apparu au moment de la grande crue de 1499 et décrit dans plusieurs témoignages.
- Le dragon « horrible » à langue bifide, rencontré par Hans Egerter d'après Wagner
- Monstre à tête de chat et à double queue, vue par le pâtre Barthélémy Alègre en 1696.

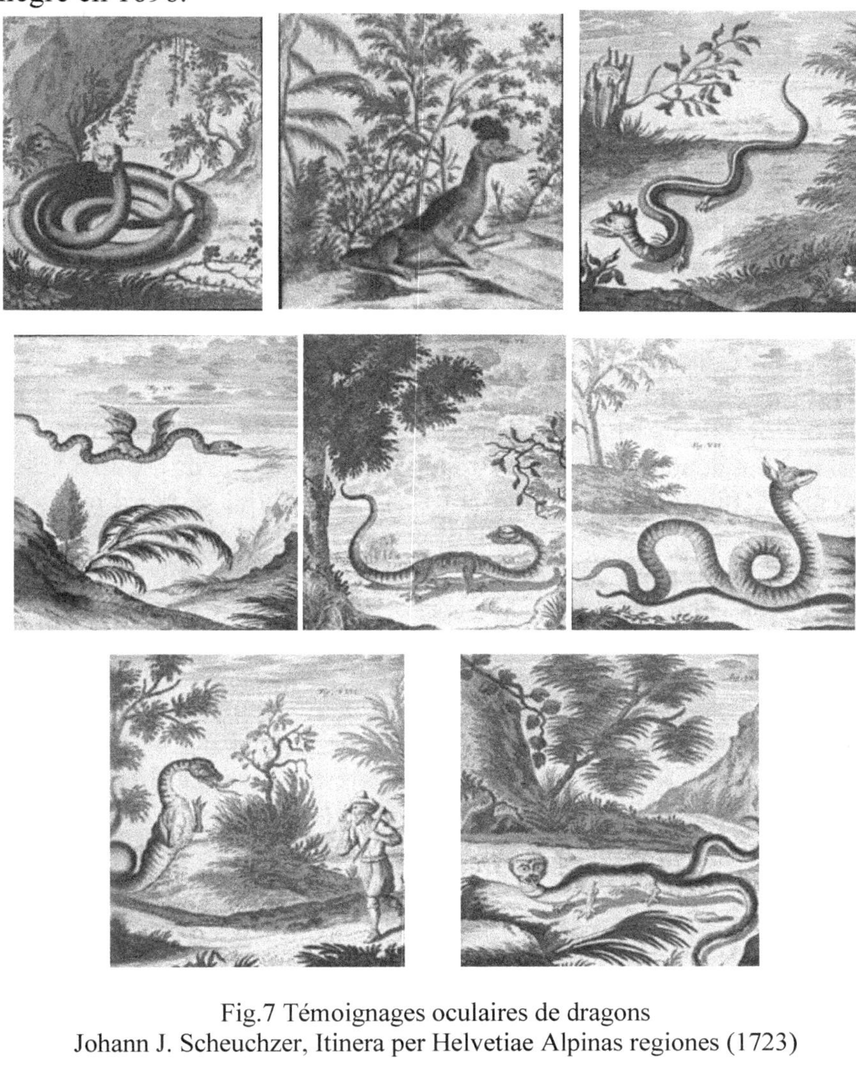

Fig.7 Témoignages oculaires de dragons
Johann J. Scheuchzer, Itinera per Helvetiae Alpinas regiones (1723)

Outre les témoignages déjà mentionnés, l'auteur relate ici à deux reprises ceux de son maître le médecin Johann Jakob Wagner (1641-1695) de Zurich, auteur de « l'Histoire naturelle helvétienne », premier traité d'histoire naturelle ayant la Suisse pour champ d'étude et qui consacre neuf pages à la question des dragons. Ceux-ci sont comme chez ses prédécesseurs (Kircher notamment) classés en divers genres : ailés, aptères, à pattes, apodes et Wagner remarque que la Suisse les abrite tous[1].

Scheuchzer en bon élève, se montre lui aussi convaincu : « on ne peut s'empêcher de convenir qu'il n'y ait dans la Suisse de véritables dragons. J'en ai rapporté trop d'exemples et trop de preuves pour qu'on puisse en douter ».

### C - Alchimie et Médecine

Pour les alchimistes, le Dragon est placé sous le signe du feu, de l'ignition, de la combustion. Nicolas Flamel au XIVe siècle, distinguait le « dragon ailé » le mercure, du « dragon sans ailes » le soufre, toujours affrontés. Matière première « vénéneuse et maligne » de la pierre philosophale, le Dragon est l'image la plus répandue de la littérature alchimique. Dans le « Lamb Springs », par exemple il est symbole de la lutte entre le bien et le mal dans la « seconda figura » et celui de la neutralisation des tendances adverses, du soufre et du mercure alchimique dans l'ouroboros (le dragon qui se mord la queue) de la « sexte figura ». Dans ce dernier cas, le cadre sylvestre entourant l'Ouroboros pourrait aussi signifier le feu des commencements du monde avec celui de sa fin.

La Draconite ou « pierre du dragon » était recherchée pour ses vertus thérapeutiques contre les venins et les tumeurs ; en outre elle apaisait les règles trop abondantes et guérissait même de la peste : ceci est attesté par un document de 1532, où l'on peut lire qu'un certain Anton Huter s'est fait attacher cette pierre sur un bubon, et la Draconite, en une demi-heure, « a sucé le poison et le mal hors de son corps »[2]. Étrange histoire que celle de cette pierre « Luzerner drachenstein » décrite au XVe siècle par un paysan des environs de Lucerne en Suisse, Stampfli : cette concrétion de forme arrondie se serait échappée d'un dragon, celui-ci l'ayant survolé alors qu'il était occupé à faucher un pré. Un exemplaire en est conservé dans le « Musée de la nature » de Lucerne[3].

---

[1] Michel Meurger, (2006) op.cit, p. 107 à 111

[2] Michel Meurger (2006), op.cit. p. 98

[3] Gérald d'Andiran, Pierre de dragon de Lucerne, notice 139, p. 369, du catalogue d'exposition *La médecine ancienne du Corps aux Etoiles,* Paris, PUF 2010 (pour une mise au point moderne sur la question)

Dans le livre d'Edward Topsell, Histoire des Serpents (1607), il est décrit « les propriétés médicinales du corps du dragon » :
- leur graisse est destinée à soigner les ulcères
- leur tête sert à prévenir le strabisme
-leur langue, conservée dans du vin protège des démons cauchemardesques (incubes et succubes). A contrario, dans son premier livre des venins[1] consacré « à la nature des bêtes venimeuses et des thériaques qui sont les remèdes contre leurs morsures », Jacques Grévin (1538- 1570) réserve le chapitre XX aux dragons.

Nous voyons donc que durant la Renaissance et malgré quelques restrictions de nos auteurs, les dragons figurent en bonne place dans le répertoire des animaux peuplant la Terre à cette époque. Même incertitude, au siècle suivant, aggravée par la découverte (et les controverses) des premiers fossiles. La société royale de Londres - la très fameuse « Royal Society » sous la présidence de Newton n'a-t-elle pas alors accrédité une mission chargée de rechercher le dragon dans les Alpes suisses ?
Plusieurs raisons nous semblent pouvoir expliquer ce que, fort justement, Michel Meurger appelle « la naturalisation de l'imaginaire »[2] :

- Le formidable engouement des hommes de la Renaissance pour les œuvres de l'antiquité gréco-romaine, redécouvertes dans leur langue d'origine[3], débarrassées des erreurs et contresens des traductions arabes. Ici, Aristote, Elien, Oppien et Pline remplaceront Hippocrate et Galien pour la médecine. « On tient plus compte des choses lues que des choses vues ».

- L'influence sur Gesner de son compatriote le Pasteur Johann Stumpf (1500-1578) et de sa somme historico-topographique sur la Confédération helvétique, parue en 1548 à Zurich. Celui-ci, Réformé convaincu, évacue le démoniaque des montagnes suisses. Il banalise le

---

[1] Jacques Grévin, *Deux livres des venins auxquels il est amplement discouru des bêtes venimeuses, thériaques, poisons et contrepoisons*, Anvers, Plantin, 1568, (voir notice de Véronique Boudon, du catalogue d'exposition *La médecine ancienne du Corps aux étoiles*, op.cit. p. 265

1 Michel Meurger, la naturalisation de l'imaginaire, communication *au Colloque sur l'histoire de la zoologie des XVIe et XVIIe siècle, muséum national d'histoire naturelle*, Paris, 7-8 novembre 1996.

[3] Apportées principalement par des byzantins fuyants leur ville, assiégée et pris par les Turcs en 1453

dragon sous ses deux formes : le truck et l'intwürm en les transformant en de simples prédateurs de troupeaux, comme l'ours ou le loup[1].

- La découverte dans les mers de poissons aux formes curieuses et la vision par les voyageurs de grands serpents d'Afrique ou des Indes occidentales, ou de volumineux crocodiles n'ont-ils pas pu enraciner la croyance au dragon ? Ou autre variante, ces dragons ne seraient-ils pas des extrapolations mythiques d'animaux qui ont vécu mais qui ont pu disparaître (serpent des Alpes) ? Le bestiaire d'Ambroise Paré, à la fin du siècle, n'est-il pas à la fois fantastique et réaliste ?

- « L'imaginaire a une histoire », nous dit Claudine Cohen, « il ne fait pas que se contempler lui-même, il se met à l'épreuve de la quête. Il se transforme ou même se forme à partir de données nouvelles »[2]. Et il faudra les avancées de la zoologie (le terme est de 1750) qui, au début du XIXe siècle, notamment chez Cuvier dans ses « *Recherches sur les ossements fossiles des quadrupèdes* » (1812) - non seulement mettront en cause l'existence du dragon mais démontreront par l'anatomie comparée son « impossibilité ».
Pour espérer, aujourd'hui, une rencontre réelle avec des dragons, il ne nous reste plus que la confrontation avec l'impressionnant anaconda de la forêt amazonienne, la forme reptilienne pure de l'antique « Draco », ou avec le dragon du Komodo, énorme varan d'Indonésie, capable d'avaler un être humain ou encore avec les monstres marins des abysses, comme les calmars géants des fosses pacifiques au large de l'Alaska : dernier avatar des étranges créatures de Gesner, d'Aldrovandi et de leurs suivants.

---

3 Michel Meurger (2006), op.cit. p. 60 et 61

2 Claudine Cohen, (1994) *Le destin du mammouth*, Paris, Seuil, 1994, op.cit. p.285

# CHAPITRE 11

# L'ETONNANTE AVENTURE DES PREMIERES TRANSFUSIONS SANGUINES AU XVIIème SIECLE

*L'esprit dépend si fort du tempérament et de la disposition des organes du corps que, s'il est possible de trouver quelque moyen qui rende communément les hommes plus sages et plus habiles qu'ils n'ont été jusqu'ici, je crois que c'est dans la Médecine qu'on doit le chercher.*

Descartes

C'est l'époque des « Médecins de Molière » (« *l'amour médecin* » est de 1665, « *le médecin malgrè lui* » de 1666, « *Monsieur de Pourceaugnac* » de 1669), c'est-à-dire de la terrible satire des « médecins de son temps » qui a déconsidéré d'une manière excessive l'ensemble de la médecine du XVIIè siècle, alors qu'il ne s'agissait que « d'un moment » (Molière est mort en 1674) où il fallait surtout « faire rire le Roi »...mais c'est aussi l'époque des médecins des Sociétés savantes, des académies privées, des anciennes aux récentes : celle de Théophraste Renaudot, du Père Mersenne du temps de Louis XIII à celles de l'Abbé Bourdelot, de Habert de Montmort ou de Thévenot sous le jeune Louis XIV, qui deviendront ceux de l'Académie des Sciences et du Jardin du Roi. Apparition d'un nouveau médecin, recherché dans les salons, et dont les amitiés humanistes comptent de moins en moins devant les appuis des gens de la Cour et du monde. Par ailleurs, le latin perd du terrain au profit du français, plus accessible aux mondains et souvent aux dames. C'est justement dans ces « mondanités » que s'inscrivent les expérimentations de Denis à Paris. Dans le journal imprimé d'Olivier Lefèvre d'Ormesson, on peut lire « le jeudi 22 décembre (1667), M. de Montmort me dit que l'on avait fait l'opération de la transfusion du sang sur Saint-Amant qui était à Mme de Sévigné et qui était tombé pour la troisème fois en folie... ».

Depuis les époques les plus anciennes, le sang est considéré par l'homme comme un fluide intimement associé à la force et à la vie, véhiculant les caractères ambivalents de pureté et d'impureté, de sacré et de profane. Fascination du sang dans l'imaginaire collectif avec ses interdits ou ses dérives : comme la dérive du secret chez les alchimistes et les sorciers, cherchant dans le sang le secret de la pierre philosophale et le remède à la vieillesse et à la mort –ou, très voisin, le mythe du vampire, incontestablement fait de fantasmes liés au sang porteur de la force vitale, "morts-vivants" obligés de sucer le sang de leurs victimes pour survivre, que l'on trouve déjà chez les Babyloniens, dans les légendes chinoises du VIème siècle avant notre ère ou dans l'Odyssée, lorsque Ulysse descend au Royaume des Morts ... mais aussi au siècle des Lumières, avec le traité de Don Calmet, synthèse de nombreux rapports antérieurs.[1]

D'un point de vue plus médical, depuis Hippocrate, au IVème siècle avant notre ère et sa fameuse doctrine humorale qui va "expliquer" la médecine pendant 2000 ans, le sang est la première et la plus importante des quatre Humeurs.

Il n'est donc pas étonnant que très tôt, le sang fut utilisé comme thérapeutique. Au Ier siècle, Celse conseille « le sang encore chaud des gladiateurs tués et disséqués dans l'arène, contre l'épilepsie, la maladie sacrée ». Plus près de nous, au XVIIème siècle, un traité de médecine nous dit :

« ...les vertus du sang humain sont presque innombrables : c'est en lui que résident les esprits principaux, animaux et vitaux... Les épileptiques retirent un grand soulagement du sang humain et le docteur Aldrovandi a écrit qu'ils seront tout à fait guéris si, grattés entre les épaules, on en fait sortir avec violence trois gouttes de sang qui seront données à absorber au patient avec un œuf de corbeau à la fin du paroxysme. D'autres, pour libérer d'un mal si dangereux qui tient toujours le malade entre les bras de la mort, coupent les pouces des pieds et pulvérisent le sang qui en sort sur le visage du malade. Le médecin Fallope ordonne que le sang susdit soit distillé sept fois, jusqu'à en faire sortir toute humidité aqueuse, et cela avec l'art et le moyen de la chimie et cette manière ensuite est utilisée pour la résolution des nerfs ».[2]

Mais comment administrer ce sang si précieux ?

- per os, mais au XVIIème siècle, le médecin Boerhaave de Leyde se plaignait que la prise par la bouche dénaturait les vertus bénéfiques du sang :

---

[1] Dom Augustin Calmet, *Dissertations sur les apparitions et sur les revenants et vampires*, Paris 1746, in folio.

[2] O. Scarlatini, *L'huomo e sue parti figurato e simbolico, anatomico, rationale, morale, mistico, politico e legale...* Bologne, Giacomo Monti, 2è partie, 1684, p. 180.

« ...les remèdes que l'on prend par la bouche changent non seulement de nature dans l'estomac et les intestins, mais perdent encore une partie de leur force avant que d'avoir pu se mêler avec la masse du sang. Sans compter les malades qui ne peuvent rien avaler ».

- par voie externe, en application ou friction sur la zone douloureuse, ou entrant dans la composition d'emplâtres ou de baumes, sans aller, bien sûr, jusqu'à la perversion de la célèbre comtesse Bathory, au début du XVIIème siècle, dans son château de Hongrie, qui prenait des douches et des bains de sang (vieux rêve du rajeunissement), obtenu par des tortures horribles sur des jeunes filles qu'elle faisait kidnapper sur ses terres ; plus de 300 victimes auraient été ainsi dénombrées...

Il fallait donc trouver une autre voie d'administration.

## Ière PARTIE ELEMENTS DE CHRONOLOGIE

### 1.Infusion et transfusion

Dans les années qui suivirent la célèbre découverte de la circulation du sang en 1628 par l'Anglais Harvey, prirent naissance la chirurgie dite "infusoire" et la chirurgie dite "transfusoire".

Sous le terme "d'infusoire", on comprenait l'injection dans les veines des animaux de substances les plus diverses, comme de l'eau de vie, de l'opium, du sel, du lait etc... C'est en général à Sir Christopher Wren (1632-1723), architecte de la cathédrale St Paul à Londres, ainsi que de 51 églises détruites par le grand incendie, un collège à Oxford et une église à Cambridge, et savant anglais, un des fondateurs de la Royal Society, qu'on attribue les premières expériences d'infusion : injection de vin, de bière ou de lait à des chiens par voie intraveineuse, en 1656. Johann Daniel Major (1634-1693), professeur de médecine à Kiel, semble, lui aussi, avoir été le premier, en 1662, à avoir donné des drogues par voie intraveineuse à l'homme[1] ; tandis qu'en 1665, Johann Sigmund Elsholtz (1623-1688), médecin allemand, publie un ouvrage où il est fait mention de perfusion de médicaments par voie intraveineuse[2].

---

1 *Chirurgie infusorae Kiloni*, J. Reumanus, 1667.

2 *Clymastica nova ; oder neue Clystier-Kunst*, Berlin, D. Reicher, 1665.

Dans l'histoire de la transfusion, il convient donc d'éviter cette première confusion.

## 2. La transfusion du sang d'animal à animal

Il est incontestable que c'est l'anatomiste anglais Richard Lower (1621-1681) dont nous reparlerons qui, le premier, a fait connaître un procédé complet pour opérer la transfusion en février 1666 à Oxford de chien à chien ; le sang de la carotide d'un chien fut transfusé dans la veine jugulaire d'un autre[1]. Nous possédons une lettre adressée par Lower à son ami Robert Boyle, physicien expérimentateur et chimiste, où il lui explique la manière de faire passer le sang d'un animal dans un autre[2].

Lettre adressée au chimiste irlandais Robert Boyle (1627-1691) par Lower où il charge son ami de communiquer à la Société Royale de Londres, le résultat de ses expériences :
« Premièrement, il faut prendre l'artère carotide d'un chien et la tenir découverte d'environ un pouce. Ensuite faire en sa partie supérieure une forte ligature qui ne puisse se dénouer et, un pouce au-dessous, à savoir vers le cœur, une autre ligature à nœud coulant que l'on puisse lâcher ou serrer selon les besoins ; passer deux fils par-dessous l'artère entre les deux ligatures puis ouvrir l'artère et mettre dedans un petit tuyau de plume, serrer avec les deux fils l'artère par-dessous le tuyau obturé par un bouchon.
Sur un autre chien, on pratique une dénudation de la veine jugulaire sur une longueur d'un pouce et demi, et procéder comme pour l'artère [...].
Ensuite incision dans la veine et introduction de deux tuyaux : l'un dans la partie inférieure pour recevoir le sang de l'autre animal et le porter au cœur et l'autre dans la partie supérieure qui vient de la tête par lequel le sang du second chien sortait et coulait dans un plat.
Cette expérience peut servir à divers usages comme pour faire passer le sang d'un jeune animal dans un vieux, d'un sain dans un malade, d'un froid dans un chaud, d'un hardi dans un timide, d'un apprivoisé dans un sauvage »

---

[1] "The method observed in transfusing the blood out of one animal into another", *Phil. Trans.*, 1665-66, 1 p. 353-358.

[2] En outre, l'ouvrage "*de corde*" écrit en 1669 par Lower, premier traité du cœur d'esprit physio-pathologique contient la description de ses expériences sur la transfusion d'animal à animal puis d'animal à l'homme, dans son chapitre IV ; il sera traduit en français en 1679.

La même année, en France, Denis, professeur de philosophie et de mathématiques, fit une série d'expériences analogues entre deux chiens, en réunissant par des tuyaux l'artère crurale de l'un avec la veine jugulaire de l'autre. Il les complète en faisant passer le sang de trois veaux dans trois chiens, je cite « afin de nous assurer des effets que pouvaient produire le mélange de deux sangs si différents ». Aucun effet nuisible n'est relevé. Assez surprenant !
En 1667, toujours en France, Claude Perrault (1613-1688), médecin, anatomiste et architecte de la célèbre colonnade du Louvre, effectua des transfusions d'animal à animal. Avec son assistant Louis Gayant, il rédigea un traité « *Opération sur la transfusion de sang d'un animal dans un autre* ». Les deux médecins définissent la notion de vitesse d'écoulement et réalisent un système de syphon avec restitution du sang veineux au donneur. Cette fois, l'animal n'était plus "saigné à blanc" comme dans les tentatives anglaises.
Toujours en 1667, mais à Londres à nouveau, un progrès notable fut effectué par le praticien Edmond King (1629-1709) qui put transfuser d'un chien à un autre le sang d'une veine jugulaire de l'un à la veine jugulaire de l'autre. Donc ici transfusion de veine à veine.

La même année, en Italie, Griffoni transfuse le sang d'un agneau dans les veines d'un chien âgé de 13 ans, très faible et sourd. D'après cet auteur, à la suite de cette transfusion, le chien pu courir et mieux, sembla avoir recouvré l'ouïe !
En résumé, transfusions entre animaux de même espèce, puis entre animaux d'espèces différentes, toute cette période de transfusion d'animal à un autre dura environ dix ans, avec une apogée en 1667 qui, nous allons le voir, peut être considérée comme l'année de la transfusion au XVIIème siècle.

## 3. La transfusion de l'animal à l'homme

C'est en France qu'eut lieu la première transfusion du sang d'un animal à l'homme, par Jean-Baptiste Denis, en 1667.
Tout commença, en effet, par un discours qui fut prononcé neuf ans auparavant au mois de juillet 1658 à Paris, dans une assemblée des savants qui se tenait chez M. de Montmor, en son hôtel[1], par Dom Robert Desgabets, religieux bénédictin ; ce religieux né au début du

---

[1] Construit en 1623, actuellement au n° 79 de la rue du Temple à Paris.

siècle, près de Verdun, était l'auteur de nombreux écrits philosophiques, notamment sur le cartésianisme . Desgabets ouvre ainsi son "*Discours de la communication*" ou "*Transfusion*" : « ...La découverte qui s'est faite depuis peu du mouvement du sang, qu'Harvey et autres après lui ont appelé circulation, a donné lieu à une pensée qui paraîtra d'abord fort extraordinaire et peut-être très absurde, touchant un autre mouvement de sang que j'appellerai communication... ». Il poursuit : « par la communication du sang, j'entends un passage effectif du sang d'un homme sain ou de quelque autre animal dans les veines d'un homme faible ou malade ». Ainsi, Desgabets a d'emblée pensé à pratiquer la transfusion sur l'homme. Il en a prévu toutes les modalités mais, semble-t-il, ne l'a jamais réalisée.[1]

Agrégé de la chambre royale, professeur de philosophie et de mathématiques, J.B. Denis avait obtenu à la fin de 1667, le brevet de conseiller et médecin ordinaire de Louis XIV, ce qui lui assurait une certaine notoriété pour développer ses expériences sur la transfusion sanguine. Dans presque toutes celles-ci, il fut assisté par le chirurgien Jean Emmerez.[2]. Son premier malade, le 15 juin 1667, fut un jeune homme de 15 ans, qui présentait une fièvre depuis environ deux mois, pour laquelle les médecins l'avaient fait saigner une vingtaine de fois, le rendant, je cite : « ... si assoupi qu'il en était tout stupide ». Après l'avoir saigné[3], on transfusa « ...huit onces de sang d'agneau" » (250 à 270 grammes environ). L'opération se déroula normalement après incision de la veine au pli du coude. Si l'on excepte une épistaxis légère, quelques céphalées, une sensation de chaleur cutanée, les suites opératoires furent simples et la transfusion effectuée par Denis fut considérée comme un réel succès.

Enhardi par ce dernier, Denis tenta une seconde expérience, beaucoup plus par curiosité que par nécessité. Il s'agissait d'un homme robuste (un porteur de chaise) qui se soumit à la transfusion pour une somme d'argent. On lui tira dix onces de sang et on lui transfusa le double de sang prélevé à l'artère fémorale d'un agneau. Quand la transfusion fut terminée, le sujet écorcha lui-même l'agneau et alla le reste du jour "employer au cabaret" l'argent qui lui avait été donné. Il déclara qu'il ne

---

[1] Geneviève Rodis-Lewis, "Desgabets et la transfusion de sang", in *Revue Marseille* n° 95, 4ème trimestre 1973, p. 111 à 120.

[2] Durant tout le XVIIème siècle, c'était le médecin (théoricien) qui ordonnait et le chirurgien (manuel) qui pratiquait.

[3] On considérait la saignée comme indispensable avant toute transfusion. Denis, ennemi de la première, en général la préconisait donc la plus légère possible.

s'était jamais si bien porté et il pria « qu'on n'en prit point d'autre que lui quand on voudrait recommencer l'opération ».[1]
Une troisième expérience fut moins concluante : le Baron Bond, fils du premier ministre du roi de Suède, se trouvant à Paris, fut attaqué « d'un flux hépatique diurétique et bilieux ». Malgré abondance de saignées, purgations et lavements par ses médecins, son état empira et il perdit l'usage de la parole. Ces derniers mandèrent alors Denis et Emmerez qui , en désespoir de cause, et malgré leurs réticences, tentèrent deux transfusions de sang de veau. Le malade devait décéder deux jours après. A l'autopsie, on constata une gangrène avancée de l'intestin, apparemment sans rapport avec la transfusion.[2]
L'exemple de Denis ne pouvait rester sans suite. Cinq mois après, le 23 novembre 1667, King et Lower firent la première transfusion d'animal à l'homme, en Angleterre.[3] Ces auteurs attendirent longtemps et prudemment l'occasion. C'est Arthur Coga, un pauvre bachelier en théologie, au cerveau parfois un peu "*trop bouillant*" qui s'offrit de lui-même à cet essai. Il reçut de dix à onze onces de sang d'agneau au moyen d'un tube de communication. Au cours et après l'opération, Coga se sentit très bien, louant le procédé, désirant devenir célèbre grâce à lui. Il exigea bientôt une nouvelle transfusion qui fut renouvelée quelques semaines après. Cette fois-ci, il se produisit une légère fièvre. Notons enfin que la transfusion n'eut que peu d'effet sur son état mental, car des années après, il continuait à présenter les mêmes troubles mentaux qu'avant celle-ci.

### *Les années 1668-1670*

En décembre de l'année précédente, à la demande de Habert de Montmor, Denis fut requis à pratiquer la transfusion sur le sieur Mauroy ou Monroy, ancien valet de chambre. « Tombé en démence depuis plus de quatre ans, qui s'est accrue à tel point qu'il courait les rues jour et nuit et faisait des actions de furie, accompagnées de sales et vilains

---

[1] Lettre de Denis à M. de Montmort du 25 juin 1667.
[2] Lettre de Denis à M. l'abbé Bourdelot, médecin, Paris, 8 avril 1667.
[3] Journal des Savants (premier journal scientifique en France), 6 février 1668, p. 24 : "Depuis peu, les docteurs Richard Lower et Edmond King ont pratiqué la transfusion sur un homme, mais d'artère à veine et non pas de veine à veine".
Les "Philosophical transactions" (équivalent du précédent à Londres), n° 30, 9 décembre 1667, relatant l'opération pratiquée à Londres le 23 novembre, assurent que le patient n'a pas ressenti de chaleur comme dans les expériences françaises (p. 557-559).

discours. Ce qui a obligé cette dame de le laisser courir, c'est que souventes fois il voulait mettre le feu dans sa maison, déchirait ses habits, allait nu par les rues « .[1] Bien que les deux premières transfusions de sang de veau, pratiquées (fin décembre 1667) à quelques jours d'intervalle, aient été accompagnées de réactions pénibles (vomissements alimentaires, émission d'urines noirâtres[2], diarrhées, sueurs et lassitude), le malheureux s'était calmé, vaqua à ses affaires et put se confesser et communier pour le grand Jubilé de Noël. Mais alors que le récit de cette guérison[3] paraissait dans le "Journal des Savants" et les "Philosophicals Transactions", le malade, quelques mois après, présenta une rechute et mourut le 6 février 1668, dans des circonstances très controversées : pendant la troisième transfusion, selon la veuve passée dans le clan des anti-transfuseurs pour de l'argent, tandis que Denis soutint qu'il avait renoncé à la tenter malgré les instances de la femme et que son chirurgien n'avait fait qu'une saignée ; il mit en cause la vie désordonnée du patient (il allait d'un cabaret à l'autre, abusait du tabac), le fait aussi que sa femme, malgré les défenses, a couché quatre fois avec lui et lui donnait des bouillons où elle mêlait certaines poudres, et le jugement qui suivit (Denis porta plainte au Lieutenant-criminel) évoqua les accusations d'empoisonnement portées contre la veuve. Le 16 avril 1668, Denis fut réhabilité mais le chatelet rendit un arrêt restreignant la transfusion et précisant « qu'à l'avenir, la transfusion ne pourrait être faite chez l'homme sans l'approbation d'un médecin de la faculté de Paris » (Denis était de Montpellier et la faculté de Paris était dirigée par ses adversaires). C'était le début de la fin. Denis devait encore tenter la transfusion sur une paralytique, semble-t-il avec succès.

Mais à la fin de 1669, malgré une brillante plaidoirie du fils du président Lamoignon, en présence de plusieurs ducs et d'une foule de grands, la transfusion sur l'homme fut condamnée par le Parlement de Paris : arrêt

---

[1] Lettre manuscrite de M. de la Poterie à M. Sorbière à Rome "touchant la nouvelle expérience de la transfusion du sang sur un frénétique", 1667.

[2] Signe, nous le savons aujourd'hui, d'une hémolyse intravasculaire gravissime.

[3] La rémission psychiatrique observée par Denis peut rétrospectivement s'expliquer de la manière suivante : Mauroy était probablement atteint de syphilis neurologique et le conflit immunologique provoqué par le sang incompatible de l'animal a peut-être provoqué un choc thermique capable de détruire les tréponèmes responsables de la maladie (au début du XXème siècle on traitait cette pathologie incurable en provoquant une forte fièvre qui, en détruisant de nombreux tréponèmes, favorisait les rémissions).
Elodie Biet : *Les débuts de la transfusion sanguine*, Le Quotidien du médecin, Histoire de la médecine, 24 avril 2003, p. 9.

du 10 janvier 1670 : « défense à tous les médecins et chirurgiens d'exercer la transfusion du sang à peine de punition corporelle ».
En Italie, en décembre 1667, J. Guillaume Riva à Rome fut le premier à pratiquer trois cas de transfusion du sang d'un agneau à l'homme (un phtysique âgé) ; il fut suivi dans cette voie en 1668 par Paulus Manfredi qui pratiqua également une transfusion analogue.[1] A la suite de résultats malheureux, mais aussi en partie à cause de la propagande faite par des adversaires[2], ces premières recherches furent suivies d'interdiction formelle (condamnation par le Pape).
La première transfusion du sang d'un agneau fut pratiquée en Allemagne en 1668 par un chirurgien de régiment, Balthazar Kaufmann et son élève, Gottfried Mathaus Purman, à Francfort-sur-Oder. Le fils d'un marchand, qui souffrait de la lèpre, aurait été guéri par cette transfusion. D'autres essais se montrèrent moins heureux : deux soldats souffrant de scorbut, d'après Purman, ne purent être guéris.
La tournure défavorable prise en France agit également en Angleterre et la transfusion du sang tomba dans le discrédit et l'oubli : pendant cent cinquante ans.

## 4. La transfusion d'homme à homme

Elle semble n'avoir jamais dépassé le stade théorique. Certains anthropologues ou historiens de la médecine, toutefois, la mentionnent aujourd'hui comme ayant eu lieu ; dans la plupart des cas, il s'agit d'erreurs d'interprétation ou de méconnaissances des sources. Trois exemples :
Dans son ouvrage,[3] Khouri confond l'expérience de Lower et de King (que nous avons citée, avec du sang de brebis, confirmée par Lower dans son traité "*de corde*" de 1669), avec celle de King et un certain Thomas Cox, qui fut effectivement relevée dans les "Transactions philosophiques" de 1667 à Londres, mais où la provenance du sang n'est aucunement précisée.

---

[1] *De nova et inaudita medico-chirurgica observatione sanguinem transfundente de individuo in individuum prius in brutis et deinde in homine experta* (Rome, 1668).
[2] Comme celle de Barthélémy Santinelli qui démontrait ses dangers, par le raisonnement dans son "*Confusio Transfusionis*" (Rome, 1668), (Louis Dulieu, Les premiers essais de transfusion sanguine au XVIIe, *Revue Médicale de France*, 1956).
[3] Robert Khouri, *Références et grandes étapes en cardiologie*, Paris, Ed. Louis Pariente, 1993.

Dans la "Transfusion sanguine"[1] les auteurs écrivent : « En 1667, le major Jean-Daniel de Leipzig pratique pour la première fois la transfusion d'homme à homme ». Il s'agit là d'une confusion entre "infusion" et "transfusion" que l'on retrouve déjà au milieu d'autres erreurs, dans l'Histoire de la médecine de K. Sprengel (traduction Jourdan, Paris, 1815, t. IV). Si Johann Daniel Major et son compatriote Johann Elsholtz se sont bien occupés pratiquement de la première, ils n'ont abordé que théoriquement la seconde dans leurs traités.[2]
Dans un livre "*Le goût du sang*"[3], l'auteur s'appuie sur un écrit de Claude Tardy (1607-1670) : "*Traité de l'écoulement du sang d'un homme dans les venes (sic) d'un autre et de ses utilitez (sic), Paris,* 1667". Or, ce médecin parisien, ami de Denis (voir plus loin) est un chaud partisan de la transfusion pour laquelle il a écrit une sorte d'éloge purement théorique remplie de recommandations mais dépourvue d'expériences réelles. On peut lire par exemple : « Elle se doit pratiquer sur l'hommes avec circonspection... Elle doit être faite promptement et par deux chirurgiens habiles... A défaut de chirurgiens, je peux moi-même sûrement pratiquer la transfusion, m'étant exercé toute ma vie, non seulement aux opérations sur les morts, mais aussi sur les corps vivants ». Tout cela laisse entendre qu'il ne l'a pas encore pratiquée, et on n'en a pas d'autre écho ultérieur.[4]

Déjà au XVIIIème siècle, dans "l'Encyclopédie", l'article "transfusion" nous éclairait :
« M. Tardy proposa une transfusion réciproque dans les hommes qui fut faite de façon que le même homme donnât du sang à un autre homme et en reçût du sien en même temps ; mais cette opération très cruelle et très compliquée n'a jamais eu lieu que dans son imagination ; et il est à souhaiter que les médecins plus avares du sang humain, dont la perte est souvent irréparable, s'abstiennent avec soin de tenter ces espèces d'opérations souvent dangereuses et jamais utiles ».

---

[1] Jacques Ruffié et Jean-Charles Sournia, *La Transfusion sanguine*, Paris, Fayard (coll. Le Temps des Sciences), 1995.
[2] Major, *Deliciae hibernae sive tria nova inventa medica* (Kiel, 1667).
[3] Vanessa Rousseau, *Le goût du sang*, Paris, Armand Colin, 2005.
[4] D'après Geneviève Rodis-Lewis, op.cit.

## IIème PARTIE - LA QUERELLE DE LA TRANSFUSION

On le sait, le XVIIème siècle fut celui des "*querelles*". En littérature, celle des "Anciens et des Modernes", en religion, celle des Jansénistes et des Jésuites ou celle du Quiétisme, en médecine, celle de l'Antimoine, du Quinquina et la plus célèbre, celle de la découverte de la circulation par Harvey lui-même qui –trente ans après- nous l'avons dit, inspira directement la nôtre, car les "circulateurs" furent le plus souvent des partisans de la transfusion comme les "anticirculateurs", des opposants déterminés.
Comme les précédentes, cette dernière querelle fut rude, féroce ; cantonnée au début aux médecins, elle gagna vite la Cour, la ville, les philosophes, les savants, la Faculté de Paris, on le sait déjà hostile aux théories d'Harvey... De la simple polémique, on passa à la haine, aux injures à un véritable combat. Les chefs de file furent d'un côté Jean-Baptiste Denis et Claude Tardy ; de l'autre, Pierre Martin de la Martinière[1] et un certain Lamy. Curieux personnage que ce La Martinière : très jeune apprenti chirurgien sur les champs de bataille, prisonnier des corsaires, explorateur du Grand Nord, alchimiste déçu, enfin médecin de Louis XIV. Disciple de Paracelse, il fut un vrai "médecin d'aventure".
On retrouve trace de tout ce débat dans les dédicaces et le contenu des lettres et des pamphlets destinés à un grand nombre de personnes détenant un pouvoir médical, administratif ou royal comme, pour en citer quelques-uns : le prince de Toscane, Colbert, l'abbé Bourdelot, M. des Jacques, docteur en médecine de la Faculté de Paris et ancien doyen, M. de Launay, "conseiller du Roy en ses conseils" et philosophe, le révérend père Dauty, supérieur des religieux de la doctrine chrétienne, M. Moreau, conseiller médecin, lecteur et professeur ordinaire du Roy... et beaucoup d'autres. Souvent ces lettres sont des réponses aux lettres des adversaires ... !
Traces du débat aussi dans les commentaires du "Journal des Savants"[2], dans les "Philosophical Transactions". La Martinière traite Denis et ses partisans de « ...tireurs et pousseurs de sang, de crocheteurs, de grands saigneurs, d'anthropophages devant être retranchés des autres comme destructeurs du genre humain ... Il faudrait faire la transfusion sur eux

---

[1] Françoise Loux, *Pierre-Martin de la Martinière, un médecin au XVIIe siècle*, Paris, Imago, 1988
[2] En 1668, par exemple, Lamy dénonce les dangers de la transfusion dans deux lettres parues dans le Journal des Savants : lettre à M. Moreau contre les prétendues utilités de la transfusion ; et seconde lettre pour confirmer les raisons apportées dans la première lettre, contre la transfusion

si ce qu'ils avancent est véritable ». Denis lui répond par le mépris total, le traitant de « charlatan, d'arracheur de dents sur le Pont Neuf, ...auquel il ne faut même pas faire l'honneur d'une discussion ».
Plus subtilement, pour rabaisser l'intérêt des expériences de son ennemi, La Martinière exhuma d'anciens auteurs qui selon lui auraient tous été des transfuseurs. Prenons trois exemples cités :
Marsile Ficin, humaniste italien de la Renaissance : déjà Diderot dans son Encyclopédie au XVIIIème siècle fait remarquer qu'il ne parle dans ses écrits que des bains de sang ou de la succion de sang humain.
L'allemand André Libavius[1] ou Andreas Liban, s'il vanta, à Francfort en 1615, ce moyen, toujours pour rajeunir son prochain, ne paraît pas s'y être essayé.
Même chose pour l'italien Giovani Colle, à Venise, en 1628, qui parle dans son traité d'expériences faites (ou à faire) sur des animaux. Ou pour un autre italien, Francisco Folli, en 1654, devant le Grand Duc de Toscane (cité par Castiglioni). Là aussi, d'après la description, on est en droit de penser que cette opération fut faite sur des animaux

Les arguments plus techniques des uns et des autres correspondaient très exactement aux connaissances du temps. Pour les transfuseurs, par exemple, la principale indication n'était pas, comme pour nous, le traitement des hémorragies sérieuses, la saignée restant la thérapeutique incontournable (malgré le scepticisme de Denis, nous l'avons dit), mais le traitement de quelques "maladies chaudes" comme la folie, certaines fièvres, la paralysie : maladies qui proviendraient de l'excès d'échauffement et du bouillonnement du sang de ces malades. La Martinière répondait :
« d'abord toutes les maladies ne sont pas "chaudes" ; il y a les "froides" causées par des excès d'humidité et de froid dans l'alimentation ou l'air extérieur ; donc la transfusion ne sera jamais une "panacée universelle"; ensuite que « ...même dans le cas où il faut refroidir le corps, il préconise l'ingestion de breuvages rafraîchissants, ...lesquels breuvages à cause de leur liquidité s'arrêtant fort peu dans le ventricule où ils perdent leurs crudités, coulant incessamment dans le cœur auquel avant que d'y arriver faisant beaucoup de circulation et de détour autour, y fait comme une douce pluie continuelle, laquelle petit à petit éteignant cette chaleur étrangère qui cause la maladie fait recouvrir au malade la santé qu'il avait perdue ».

---

[1] Libavius, *Appendix ne cessaria syntagmatis arcanorum cheymicorum* , Francfort, 1615

D'un point de vue plus anatomique, Denis étayait son opinion par l'exemple de la nature « qui ne pouvant nourrir le fœtus dans la matrice par la bouche, fait, suivant lui, une transfusion continuelle du sang de la mère dans la veine ombilicale de l'enfant ». Mais Claude Perrault (1613-1688), plutôt pourtant du côté des transfuseurs, conteste cette idée en ces termes[1] : « ...car quoy que le sang de la mère ait une grande ressemblance avec celui du fœtus, néanmoins il ne passe point immédiatement des vaisseaux de la mère dans ceux du fœtus, parce qu'en effet il est un sang étranger, et qu'en cette qualité il ne peut être admis qu'il n'ait été naturalisé par l'arrièrefaix (le placenta) qui étant une partie commune à la mère et au fœtus est capable, comme partie de la mère de recevoir son sang et comme partie du fœtus, de leur envoyer le sang qu'il contient « .
Par ailleurs, le transfert de sang animal à l'homme posait le redoutable problème de "l'animalité". Le sang étant le principe de vie, n'y avait-il pas un risque certain à ce que la personne en ayant reçu d'un animal se trouve en même temps affublée de caractéristiques physiques ou morales inhumaines, comme pour le veau, des poils ou des cornes ? Dans le Journal des Savants de 1668, Lamy écrit : « … Il est à craindre que transfuser le sang d'un veau ne communique à l'homme la stupidité et les inclinaisons brutales de cet animal. Enfin que deviennent dans les veines d'un homme les particules de ce sang que la nature a destinées à produire les cornes ? « Remarquons qu'une telle crainte de l'animalité provoquée par le mélange entre corps animal et corps humain, n'est pas propre à la transfusion et qu'on la retrouve dans les propos sur la vaccine de Jenner (l'inventeur de la vaccination), sur l'allaitement artificiel, et de façon générale, autour de nombreuses pratiques entourant la naissance et la petite enfance, dans la société traditionnelle, à la fin du XVIIIème siècle et au-delà.
Mais, sans doute, le maximum de la querelle porta sur les conditions des expériences et sur les résultats de ces dernières.

Conditions des expériences : cruauté et barbarie pour les adversaires. Il est vrai que cette transfusion n'était pas anodine. Il fallait ouvrir la veine, la dilater avec un « filet courbe » puis introduire l'embout-tout cela à vif.
Plusieurs aides étaient nécessaires pour immobiliser le malade… !

---

[1] Claude Perrault et André Gayant, *Opération sur la transfusion du sang d'un animal dans un autre*, Paris, 1667

Il y avait aussi beaucoup de sang qui se répandait à l'extérieur sur le bras et le corps du malade (sang du donneur et sang du receveur), ce qui impressionnait fort les spectateurs ...et le patient lui-même.

Le résultat des transfusions :

Pour les uns, la mort est la sanction obligée de chaque tentative

Pour Denis, sur cinq cas enregistrés : 3 améliorations durables et 2 décès, qui ne seraient pas dus à la transfusion, mais dans l'un à une affection intestinale aiguë constatée à l'autopsie, dans l'autre à diverses circonstances extérieures : l'affaire du fou.

De plus, Denis faisait ressortir qu'il intervenait la plupart du temps sur des cas désespérés, dans lesquels toutes les thérapeutiques traditionnelles avaient échoué...

Dans cette querelle de la transfusion, qui vit la défaite des "transfuseurs", adoptons l'attitude modérée de Samuel Sorbière (1610-1670) qui en 1668, dans un "Discours touchant diverses expériences sur la transfusion du sang" écrivait à Monseigneur le Duc de Chaulnes :

« ... Il y a bien plus de mystère que l'on ne pense dans cette machine, et tout n'y dépend pas du sang et des esprits qui l'animent ; les organes y font quelque chose sans doute ; et la transfusion du sang n'y répare pas ceux qui sont lésez (...). Je ne veux point desesperer que la transfusion du sang ne devienne utile quelque jour, mais il y a sans doute bien des précautions à prendre, bien des expériences à faire, et il faut qu'il en couste la vie ou le martyre à un grand nombre d'animaux (...). Cela estant, Monseigneur, il est à craindre que ces Abregez que nous cherchons par la transfusion du sang ou par l'injection de quelques autres liqueurs dans les veines, ne troublent plutost qu'elles n'avancent l'ouvrage de la Nature, quoy qu'il ne faille pas laisser de faire des expériences ».

Remarquons enfin que l'interdiction de transfusions n'empêcha pas Denis de connaître une grande notoriété, d'être mandé par de nombreuses cours princières du vieux continent et d'écrire de nombreux ouvrages, comme les "*Mémoires concernant les arts et les sciences*", présenté au Dauphin de France en 1672, dans laquel il explique le principe des transfusions sanguines...

Dans la plupart des Histoires de la Médecine, ces premières transfusions sanguines au XVIIème siècle, ont droit seulement à quelques lignes ou sont même passées sous silence. Loin d'être "anecdotiques", elles me semblent, au contraire, inspirer quelques réflexions essentielles.

Ce sang, substance au centre de beaucoup d'interrogations en matière de médecine, fut sans contredit le fluide, l'humeur, qui suscita le plus de polémiques au XVIIème siècle : à travers la saignée, la circulation, la transfusion, le sang "pharmakon" c'est-à-dire "remède-poison", la grossesse et la nourriture du fœtus, etc…
Toutes ces polémiques, y compris le tabou de l'impureté du sang, se retrouvent dans cette « querelle de la transfusion » qui marque ainsi une fin… mais aussi un prélude aux trente dernières années du siècle qui vont voir se succéder découvertes anatomiques, histologiques et physiologiques, expériences sur les instruments de mesure et recherches botaniques plus précises.

# CHAPITRE 12

## Le journal de Samuel Pepys (1660-1669)
### Ou un regard sur la médecine à Londres au XVIIème siècle

*Mais, grand Dieu ! quelle époque et quel monde !*
*Un homme n'y peut vivre sans jouer le fourbe et l'hypocrite.*

Samuel Pepys

*...Défense de rêver, de flâner, de s'émouvoir !*
*Par bonheur il reste la littérature. C'est la « réserve »*
*Ou le dernier refuge de la délicatesse et de l'affectivité*

François Bott

En 1994, dans la toujours remarquable collections « Bouquins » chez Robert Laffont, paraissait en deux forts volumes l'un de 1365, l'autre de 1740 pages, la traduction française du journal de Samuel Pepys, sous la direction d'André Dommergues. Elle correspondait à la première et définitive édition intégrale du « Journal », entreprise à laquelle s'étaient attachés l'historien Robert Latham de Magdalène Collège à Cambridge et William Matthews, professeur d'anglais à Los Angeles, avec la collaboration de toute une équipe d'érudits.
Dans sa présentation de l'œuvre, André Dommergues indique les thèmes principaux abordés : le Roi et la Cour, la marine, le commerce et la finance, Londres, la peste, le grand incendie, les sciences les lettres et les arts. Mais plus loin dans une autre rubrique il ajoute « ...parfois le corps est mis en scène avec une franchise déconcertante pour les uns scabreuses pour les autres Pepys décrit sans fausse pudeur les petites misères dont il est atteint et en particulier de son moi viscéral ».
Cela m'a donné envie de voir si la lecture du « Journal » à travers l'Histoire de la Médecine ne pouvait pas dégager un véritable « thème secondaire » à la fois sur la santé du diariste mais aussi sur la façon dont un homme parmi d'autres, au milieu de son siècle, vivait la menace ou les atteintes de la maladie chez lui, chez ses proches, à la Cour comme à la ville.

## DE LA SANTE DE SAMUEL PEPYS

Lorsque Samuel Pepys commence son journal en 1660, il a 27 ans ; il le termine neuf ans après en 1669. Il s'agit donc d'un homme jeune et en bonne santé – ce qui nous est confirmé par la date de sa mort en 1703, à l'âge de 70 ans, âge tout à fait respectable pour le siècle.

De toutes les « petites misères » qu'il nous détaille avec abondance, seules deux affections auront pour lui des conséquences sérieuses :

**La gravelle**, ou « maladie de la pierre » (notre lithiase urinaire), dont il s'est fait opérer avec succès en 1658, mais qui le tourmente d'une manière latente : congestion pelvienne, fréquentes gênes à uriner, expulsion de deux calculs en 1665, météorisme dont on sait qu'il est fréquent dans les « équivalents » de coliques néphrétiques[1], infection urinaire en juillet 1664 nécessitant une prescription médicale. Préoccupation constante, il se fait expliquer le mécanisme de la maladie lors de séances de dissection et ne manque pas de célébrer les anniversaires de son opération. Il avait en fait raison de se soucier de cette « pierre », puisqu'elle fut la cause de sa fin.

**Les troubles de la vue** ; c'est en février 1663 qu'il mentionne pour la première fois une fatigue oculaire, accompagnée de douleurs et d'irritation des yeux, lorsqu'il écrit ou lit trop longtemps le soir à la lumière de la bougie. Il s'agissait, semble-t-il, d'un trouble de l'accomodation à base surtout d'astigmatisme, donc impossible à diagnostiquer et à traiter à cette époque. Ses plaintes vont s'accentuer à partir de 1667 : sa femme est obligée de lui faire la lecture et il ne voit presque plus aux représentations de théâtre ; il nous décrit en outre ses tentatives pour se soigner : collyres, visières pour se protéger les yeux, diverses lunettes, « cylindres de vue » adaptés à un masque, pilules, saignée – et plusieurs consultations spécialisées. Finalement, craignant à tort de devenir aveugle et conséquence funeste pour nous, il décide d'arrêter son journal et de prendre quelques mois de vacances.

Gros mangeur et gros buveur de vin et de bières (il adorait passer ses soirées au cabaret avec des amis), notre diariste développa sur un terrain

[1] Précédent célèbre de Montaigne : « … le 21, je continuais mon bain après lequel j'avais les reins for douloureux : mes urines étaient abondantes et troubles et je rendais toujours un peu de sable. Le jugeais que les vents, étaient la cause des douleurs que j'éprouvais alors dans les reins parce qu'il se faisaient sentir de tous côtés… » - *Journal de Voyage en Italie*, Montaigne, œuvres complètes, Paris le Seuil, 1967

favorable une colopathie « venteuse », à prédominance de constipation avec dyspepsie et hémorroïdes. Il nous commente – sans nous épargner aucun détail, l'évacuation (profitable) ou la rétention (horrible) de ses vents (« *rien ne me fait souffrir davantage que les vents* »), ses crises douloureuses de coliques irradiées dans les lombes et – il le reconnaît lui-même – très souvent provoquées par des beuveries intempestives. Il note aussi sa sensibilité au froid « sur son ventre »[1] (« *boire trop froid me fait mal* »), sur ces testicules, sur sa gêne à uriner, sur des douleurs erratiques dans ses jambes et son dos – sensibilité que sa femme attribue à ses calculs rénaux.

Il accuse aussi le froid[2] d'être la cause de ses nombreux épisodes de « rhume » et de « refroidissement » avec toux. Pas moins de dix-sept en neuf ans ; épisodes qui durent longtemps quelquefois plus de dix jours. Il pourrait s'agir de rhinite allergique – d'autant qu'il décrit par ailleurs trois épisodes de « démangeaisons et de rougeurs de tout le corps et le visage », qu'il attribue la première fois à l'ingestion de cornichons (allergie alimentaire ?) et qu'il traite par la sudation.
Les excès d'alcool occasionnent en outre à Pepys des céphalées, des pertes de mémoire, des infections cutanées et aggravent bien sûr sa lithiase rénale (comme le lui dit son chirurgien le Dr Hollier). A contrario, on notera l'utilisation au XVIIème siècle de nombreuses boissons à base de bière, de vin et d'eau de vie, à titre préventif et curatif, y compris chez les jeunes enfants. Pour se soigner, Samuel Pepys utilise l'impressionnant, à défaut d'être toujours efficace, arsenal thérapeutique de son siècle.

1 La « frilosité » des colopathies est un phénomène bien connu, de même que celle des grands fumeurs.
2 Le « froid » était alors considéré par les médecins comme une sorte de « substances morbifique »

***LA CHIRURGIE***
Nous l'avons vu, il eut recours pour sa lithiase[1].

***LES GRANDES PANACEES***

La purgation : il préfère la purgation par voie orale (pilules, électuaires, ou recettes), quinze fois citées aux clystères (mêmes élaborés comme celui du Dr Hollier ou celui au Xérès), quatre fois cités. En tenant compte de la pilule laxative qu'il prend souvent le soir ou le matin (mais qu'il ne considère pas comme une purge), sur une durée de neuf ans, chez un homme naturellement porté à la constipation, on est très loin des terribles excès de la Cour de France, tels que nous pouvons les lire dans le journal de Louis XIII, de Héroard, ou celui de louis XIV, de Vallant et Fagon.
Même chose pour la saignée qu'il ne pratique que deux fois sur la même période (il ne mentionnera qu'une fois la saignée du Roi, celle de Lady Jemima enceinte, celle du Duc d'York après sa variole, celle de Milord Sandwich après son paludisme)[2].
Il connait les vieilles thérapies de la sudation qu'il semble réserver aux épisodes de prurit interne : « Je me suis fait suer modérément ; pris des pilules pour suer », ainsi que la chaleur[3], pour ses douleurs de jambe (tout en remarquant que l'excès de chaleur la nuit n'est pas bon pour son dos !).

***LES DROGUES***
Comme toute la haute société de son temps, il utilise de la même façon, c'est-à-dire anarchique, les ordonnances de ses médecins (peu) et les recettes de *« bonnes femmes »* de ses relations ou de ses serviteurs (beaucoup).

Soins internes

- Recette pour le rhume : une cuillère de miel avec de la noix de muscade râpée que l'on met dans la bouche

---

[1] L'opération de la pierre ou « lithotomie » pratiquée sans asepsie et sans anesthésie était une opération sanglante, douloureuse et grevée de lourdes complications. La « taille » se pratiquait au XVIIème siècle suivant la méthode dite « du grand appareil » : le chirurgien pratiquait une incision au niveau du périnée, repérait le calcul dans la vessie grâce à une sonde métallique intra-urétrale et procédait à son extraction ; dans le dernier tiers du siècle, on privilégia la « taille latérale » (Jacques de Beaulieu, dit Frère Jacques et Jean-Jacques Rau à Amsterdam).
[2] Il semble qu'en Angleterre on saignait davantage le patient lorsqu'il était malade qu'à titre préventif.
[3] Voir note 1, p. 241

- Contre l'insomnie : un lait de poule ou du « Mithridate » (électuaire opiacée)
- Pour se remettre l'estomac : du chocolat (introduit en Angleterre en 1652) ou de l'Hypocras (vin sucrée dans lequel on faisait infuser des épices)
- Bière au smilax de Chine (salsepreille), réputée pour être dépurative et diurétique
- Bière chaude épicée[1], contre le refroidissement
- Thériaque de Venise ou « mélasse de Venise », électuaire fort couteux et très prisé surtout pour la colique
- Un posset[2] additionné de savon de Castille contre la maladie de la pierre
- Liqueur de sureau, comme diurétique
- Pilules de thérébentine pour la pierre
- « Lait de Bristol », contre la fatigue[3]
- « Eaux de peste », distillats de jus de plantes, pour se préserver de la maladie, préparées par les médecins.

Soins externes

- Emplâtre sur un furoncle du visage
- Poudre d'alun dans la bouche, pour un « bouton »
- Décoction de simples en gargarismes
- Cataplasme fait d'une pâte de son, miel, vinaigre et eau, pour une contusion des testicules. (Pepys signale à huit reprises de tels accidents en mettant ses chausses, en montant en carrosse, en étant longtemps assis jambes croisées, ...etc)

Cataplasme pour un traumatisme de son pouce gauche avec arrachement de la peau qui se cicatrise et empêche l'ongle de tomber.
Emplâtre du pied et de la cheville, pour une entorse

***LES EAUX THERMALES***

---

[1] La méthode échauffante ou phlogistique était et est encore considéré comme la panacée de bien des maux : elle consiste à gaver le malade de vin chaud, de thériaque, de tisanes, de sudorifiques afin de provoquer l'exclusions du « levain morbifique » (Note de Latham et Mathews).

[2] Mélange de lait et de bière

[3] Pour les uns, sorte de punch au rhum ainsi nommé parce que Bristol commerçait avec les Indes Occidentales ; pour les autres, du vin de Xérès doux « dont l'appellation viendrait selon la tradition du fait que l'on donnait ce vin à boire aux enfants dès leur plus jeune âge ».

Le 10 juillet 1664, au cours d'une promenade aux environs de Londres, il visite la station thermale de Barnet Common, découverte en 1652. Il boit cinq verres de son eau, il s'en trouve bien…mais il signale une grande transpiration toute la nuit. Il renouvellera cette expérience en août 1667.
Un autre jour en août de la même année, Sir William Balsen lui donne trois bouteilles d'eau d'Epsom (eau minérale riche surtout en sulfate de magnésie) qui le font aller « *maintes fois* » à la selle.
Enfin, en août 1668, au cours d'un voyage de quelques jours dans l'ouest de l'Angleterre, il prend des bains à Bath (sans doute la station la plus à la mode en Angleterre au XVIIème et XVIIIème siècle), avec sa femme et ses domestiques dont il trouve les eaux très chaudes…et très fréquentées.

***LES « CHARMES »***

Sur les conseils d'un de ses amis, il porte toujours sur lui une « patte de lièvre » (ou de lapin) contre la colique et qui « pourrait avoir trouvé son origine selon la doctrine des « signatures » de Paracelse, dans l'usage qui était fait de la plante appelée « *pied de lièvre* », mêlée à du miel et du sel dans la confection des clystères »[1].
Mais à plusieurs reprises, il a l'honnêteté de s'interroger si l'amélioration de son état digestif est dû à sa patte de lièvre, à la prise chaque matin d'une pilule de thérébentine, d'avoir gardé le dos bien à l'air la nuit, …ou les trois à la fois. Ailleurs, il parle des bienfaits de son imagination lorsqu'il serre sa *« patte de lapin »*

A la fin de l'année 1664, il note cependant dans son journal des « charmes » pour :

Etancher le sang
La piqûre d'une épine
Une crampe
Une brûlure

## DE SES PROCHES ET DES SES MEDECINS

Dans les pages de son journal, Pepys n'oublie pas les « malheurs de santé » de ses proches : parents et serviteurs. C'est ainsi qu'il détaille la

---

[1] Note de Latham et Mathews

« maladie de pierre » chez sa mère (avec son traitement par pilules de thérébentine), chez son frère John (forme hématurique), chez sa tante de Brampton (expulsion d'un gros calcul et cause de son décès un an plus tard), et chez son domestique Tom (crise douloureuse).
Son père est porteur d'une hernie inguinale, à plusieurs reprises douloureuses qui se compliquent d'un étranglement heureusement réduit manuellement ; il sera amélioré par le port d'une nouvelle ceinture « renforcée d'acier ».
La chute dans l'escalier de sa nouvelle servante et sa forte commotion cérébrale ; comme l'accident de cheval de sa cousine Kate Joyce au cours d'une crise d'épilepsie. L'apothicaire Mr Battersby conseille à son oncle de faire traiter ses hémorroïdes par des sangsues – pour lui, remède souverain. Il est très impressionné par la syncope d'allure vagale de son frère John dont il note ailleurs qu'il a un tempérament soucieux et angoissé.
Sa tante Mme James, se fait amputer d'un sein pour une « tumeur » qu'elle avait depuis longtemps ; elle meurt neuf mois après...mais de la « pierre ».
Il assiste à deux évènements dramatiques :

- La mort de son frère Tom, en mars 1664, après trois jours de délire ; à cette occasion il a un vif différent avec le Dr Powell qu'il accuse d'avoir colporté à tort que son frère mourrait de vérole.
- Le suicide par noyade de son cousin Anthony Joyce, en janvier 1668.

De sa jeune femme (elle a vingt ans au début du journal), ce qui revient le plus souvent, ce sont ses menstrues douloureuses - qui la forcent à s'aliter et ses « rages de dents » qui se terminent soit par un détartrage, soit par un abcès spontanément ouvert, soit par une extraction.
Plus préoccupant pour lui, le problème vulvaire de sa femme, douloureux lors des rapports sexuels, qu'il mentionne dès le début du journal et qu'il détaille dans un style savoureux en novembre 1663, lorsque le chirurgien envisage avec lui une intervention chirurgicale à domicile. Il optera le lendemain devant l'angoisse de la malade pour le traitement médical (fomentation) qui semble avoir été plus ou moins efficace puisqu'il ne parle pratiquement plus de cette question, durant les six ans qui suivent[1].

[1] Il s'agit pour moi d'une bartholinite chronique qui peut, on le sait, se constituer d'emblée sans passer par l'infection aiguë et qui est fréquemment le siège de poussées aiguës ou d'une fistulation

Par contre, il ne partage pas l'enthousiasme d'Elizabeth Pepys lorsqu'il la voit s'appliquer de « l'urine de jeune chien » sur le visage pour la beauté de sa peau ou recueillir au levé du jour et au mois de mai « la rosée du matin », pour la même indication, avec si possible exposition prolongée « *à l'air glacé du dehors* » !
Que ce soit à son sujet ou à celui de sa famille, Pepys mentionne souvent ses médecins. Le Docteur Thomas Hollier est le plus souvent cité. C'est lui notamment qui l'opère de la « pierre » en 1658 et qui soigne sa femme de son infection gynécologique. Formé par James Molins, c'était l'un des meilleurs lithotomistes de son époque. Il travailla à l'Hôpital St Thomas et à St Bartholomew[1].
Également le Docteur Georges Jollife, médecin de Garlick Hill à Londres, qui le soigne après son opération de 1658, de même que le Dr. John Williams soigne un moment Elizabeth Pepys. Il n'hésitait pas à demander des conseils voire des ordonnances à ses amis médecins Clarke et Pearse que nous retrouverons avec la Royal Society.
Devant l'aggravation de l'état de sa vue, il consulte le Docteur Tuberville Daubigny, oculiste le plus réputé de son époque, docteur en médecine d'Oxford en 1660, dont le Prince Rupert était l'un des patients… et dont la sœur prit la suite à sa mort en 1696 avec autant de succès.
Il appelle le Dr. Thomas Witherley en consultation chez son frère Tom, mourant, mal soigné par le Dr. Powell, comme nous l'avons vu plus haut. Witherley venait de l'Université de Cambridge et fut médecin ordinaire du Roi en 1677.
Signalons ici pour mémoire son cousin, le Dr Thomas Pepys ; il fut admis au Collège Royal des Médecins en 1661 et mourut en 1665. D'après Samuel Pepys, il faisait honte à sa famille et à la profession tant il était sot.

## DU BULLETIN DE SANTE DE LA COUR ET DE LA VILLE

Les « fièvres » furent responsables de la plus grande partie de la pathologie et la mortalité à Londres, et en Angleterre durant tout le XVIIème siècle. Ensemble « mouvant » et imprécis, elles englobaient :
Des fièvres dites :

---

(description précise de Pepys : « *je découvris que ma femme souffrait de son mal habituel à la lèvre de sa chose, qu'elle avait déjà quand nous nous sommes mariés* ».

[1] Toutes les notes sur les médecins reproduisent celles de l'index des noms de personnes de l'Edition de référence.

« *éruptives* » (variole, rougeole, scarlatine, etc…)
« *Putrides* » évoquant plutôt la typhoïde, le typhus et les dysenteries.
« *Pestilentes* », comme la peste ou la suette anglaise.
« *Simples ou intermittentes*, (tierce, quarte) presque toutes sous dépendance de la malaria.

Malgré les descriptions cliniques de plus en plus précises des anglais Willis, Sydenham, et Morton, dans leurs « Traité des Fièvres », rien n'était tout à fait clair – comme nous le verrons dans le Journal. L'épidémie que Pepys signale en août 1661 et dont la note précise qu'elle avait fait 3.490 victimes à Londres cette année-là est-elle l'épidémie de fièvre palustre [1] qui ravagea l'Angleterre entre 1658 et 1664 ?

S'il mentionne la rougeole ou la scarlatine, chez sa servante Suzan, la rougeole chez Lady Sandwich (et l'asthénie quelle conserve longtemps après), la variole mortelle du Duc de Gloucester et celle heureusement moins grave du Duc d'York (futur Jacques II d'Angleterre) – il est très imprécis sur la fièvre éruptive à forme délirante de la Reine en 1663, qui la laisse trois semaines entre la vie et la mort, comme sur celle, autre fièvre éruptive qui entraîne la mort de Samuel Crew en 1661, ou sur le corps du Duc de Cambridge « couvert de boutons et très malade »[2].

Même ambiguïté sur « cette nouvelle maladie », une « fièvre » qui a attrapé Sir Robert Slingsby et qui l'emportera une semaine plus tard.

Il évoque les étiologies « traditionnelles » à son époque à propos de Mr. Newborne qui est mort « d'avoir mangé des concombres » ; dans un contexte épidémique, « j'ai entendu parler d'un cas semblable l'autre jour … », ou à propos de Milord Hinchingbrooke « qui est tombé malade d'une fièvre ; je crains que ce ne soit les fruits », ou encore sur la forte fièvre de Sir Thomas Teddenam qu'il croyait – au début – « causée par la peur que lui fit naguère le Parlement », (mais dont il précise après que le malade décéda 10 jours plus tard d'une inflammation de la gorge et de la bouche) ».

Par contre le paludisme ne fait aucun doute dans les « *fièvres intermittentes* » de Sir John Mennès, de Lord Montagu à Alicante (où

1 Ces fièvres palustres causèrent la mort d'Olivier Cromwell et de son père, médecin bien connu. Selon le témoignage de Sydenham *« l'île ressemblait à un hôpital où en certains endroits on n'en trouvait pas assez d'hommes valides pour soigner les malades »*. De la même manière, Pepys perdit sa femme à l'âge de 29 ans en novembre 1669 d'une fièvre (probablement la typhoïde), trois semaines après son retour d'un voyage aux Pays-Bas et en France.

2 S'agissait-il des manifestations cutanées que l'on rencontre au cours de certaines maladies infectieuses.

il a dû quitter son navire) ou de sa servante Sarah qu'il envoie quand même chez sa mère par peur de la contagion, pour se faire soigner.
Quant à la fièvre de Mme Turner, « souffrant encore d'une fièvre ce qui fait peine à voir », sans doute s'agissait-il d'une infection chronique et non point d'une tumeur, puisque sa maladie dure trois mois et passé ce délai…guérit.
Outre les « *Fièvres* », Pepys relève quelques affections fréquentes dans son siècle et qui frappe ses amis.
La *pierre* de Lord Southampton « qui va le faire mourir » ; celle de Sir Thomas Adams chez lequel on a retiré un gros calcul unique, pesant plus de 25 onces, « alors qu'il n'a eu aucune crise de sa vie »[1].
La *goutte* de Sir William Penn qui l'oblige à utiliser un « fauteuil pour goutteux », (souvent montés sur roue » ou celle de Milord Brouncker qui est persuadé en être affecté pour être venu habiter dans l'appartement d'un ancien goutteux !
La syphilis est évoquée à propos de la mort de son frère Tom, devant les ulcérations de la bouche et du nez de Mme Lowther (dont le mari est soupçonné de l'avoir contaminé)[2] et sur sa thérapeutique par le mercure ou les bains de vapeur.
Pepys rapporte l'anecdote fameuse et vraie du Duc d'York contaminé par sa maîtresse elle-même volontairement contaminée par son mari, grâce à une prostituée – pour se venger de son infortune.

Quelques affections « chirurgicales » retiennent l'attention de notre auteur :
La trépanation du Prince Rupert pour une ancienne blessure de guerre qui se passa bien mais qu'on dut renouveler peu de temps après
Un kyste au foie, apparemment abcédé, opéré par cautérisation chez Lord Cooper Ashley.
Une plaie du front par la vitre de son carrosse qu'elle croyait être descendue, de Milady Peterborough.
Le « *déboîtement* » de la hanche de Lady Mommouth qui, malheureusement entraîna un raccourcissement de son membre inférieur et de ce fait une impotence définitive.
La malformation congénitale de Lady Jemima qui incite le Dr Scott à placer une minerve cervicale.

---

[1] Nous savons maintenant que ce qui étonnait Pepys est un « classique » de l'évolution de la lithiase urinaire.
[2] La maladie était si fréquente et si redoutée qu'à la moindre lésion ou la moindre fièvre torpide, on soupçonnait le malade d'en être atteint.

La fausse-couche de la Reine commentér crûment par le Dr Clarke.

On voit donc que Pepys est très attentif aux maladies graves ou bénignes qui affectent ses amis : bourgeois ou grands seigneurs (il en note la survenue, les soins et l'évolution, qu'elle soit favorable ou fatale), qu'il tire ses informations de ses relations de travail ou de débauche et que hier comme aujourd'hui, les sujets de conversation à caractères médicaux sont toujours fort appréciés par tous.

## DE LA GRANDE PESTE DE LONDRES

Dès que l'on aborde la peste de Londres ou les épidémies de peste en général, on est tenu de se référer au Journal de Pepys : document irremplaçable d'un témoin qui a « vécu » l'épidémie du début à la fin, et qui en a consigné les différents aspects avec beaucoup de précision et d'objectivité. Deux exemples : il a été à la base de la documentation de Daniel Defoe (qui lui avait alors cinq ans) pour son lyrique et génial « *Journal de l'Année de* la *Peste* », écrit en 1722, qui « faisait citer son livre par l'un des médecins les plus célèbres de son temps, Richard Mead, sans se donner la peine de préciser qu'il s'agissait d'une savante compilation »[1].
En 1946, dans son fameux roman « Ambre », Kathleen Winsor va brosser une fresque mémorable de la grande peste – dont tous les détails sont exacts et empruntés à Pépys[2].

### Ce qu'il fait

C'est le 30 avril 1665 qu'il nous fait part de ses premières inquiétudes concernant l'apparition de la peste à Londres. Déjà en 1663, il avait noté l'épidémie qui sévissait à Amsterdam et sur certains navires hollandais, dont il craignait à juste titre la contagion et la mise en quarantaine de tous les vaisseaux en provenance de ce pays. Dès le mois de juin, malgrè la confirmation de la maladie et les premiers morts, il prend la décision de rester et installe sa famille pas loin de Londres, à une quinzaine de kilomètres, à Woolwich sur les bords de la Tamise (il les rejoindra en septembre de la même année) et se rend à Londres tous

[1] Francis Ledoux – *Œuvres de Defoe*, Bibliothèque de la Pléiade, Paris, 1959
[2] Tout comme le grand incendie de 1666 et le personnage d'Ambre, inspiré de la célèbre actrice de Drury Lane, Nell Gwyn, une des maîtresse du Roi Charles II, dont on parle dans le Journal.

les jours par le fleuve[1]. Il sait pourtant le risque qu'il prend (il sera de plus en plus « en grande frayeur de gagner *la* fièvre ») ; à plusieurs reprises il met en ordre ses papiers et sa fortune, refait son testament et prie le seigneur de le protéger, lui et sa famille. Tout en travaillant à son bureau de l'Amirauté (il sera bientôt le seul à s'occuper de la marine de son pays), il se réunit avec quelques rares amis pour boire et s'amuser. Il utilise le tabac comme préventif et accueille avec un grand plaisir le flacon d'élixir que lui donne Lady Carteret.
Il continue son Journal en notant ;

**Ce qu'il voit**

Le nombre de morts, le plus précis possible du jour, de la semaine ou du mois – tout en regrettant son manque d'exactitude en ce qui concerne les pauvres (trop nombreux) et les quakers et autres sectes (qui ne font pas sonner la cloche lors du décès). En comparant ses chiffres, il se livre à une première « approche démographique » d'une épidémie.
La fuite du Roi, de la Cour, des notables et des médecins les plus connus[2], d'abord à Hampton Court, puis à Salisbury, enfin à Oxford – qui fut épargné par la peste.
Les premières maisons fermées et marquées d'une croix rouge signalant les pestiférés (vivants ou morts) à l'intérieur.
La progression dramatique de l'épidémie avec les paroissiens touchés les uns après les autres, et les premiers morts de ses amis comme son médecin le Dr Brunet, un de ses bateliers ou le père de son valet Tom. Il s'étonne toutefois que certains quartiers restent préservés.
La description des *« bubons »* de peste et des tâches noires chez les malades.
Les rues vides où on « *rencontre seulement quelques misérables ou de pauvres malades couverts de plaies* » - des feux « *aromatiques* » allumés sur les places ou aux carrefours pour « *purifier »* l'atmosphère de ses miasmes.
L'herbe » dans la cour de Withehall.
La Bourse presque désertée.
Le spectacle des enterrements d'abord individuels et nocturnes puis vite collectifs et dans la journée, dont il déplore qu'ils soient trop suivis par les gens (alors que le règlement interdisait plus de six personnes).

---

[1] Au XVIIe siècle, les londonniens circulaient fréquemment en barque sur la Tamise.
[2] De nombreux médecins avaient fui Londres pendant la peste notamment Edward Alston, Président du College des Médecins et le célèbre Sydenham.

Le rôle néfaste de la peur (anecdote de l'échevin Bence et de sa femme) et des « *fausses nouvelles alarmantes souvent vite démenties (comme l'arrivée de la peste sur les navires anglais)* ».
Le mauvais comportement de certains qui achèvent les malades pour les voler ou devenus pesteux, qui cherchent à donner leur mal aux autres.
Le non-respect des mesures d'isolement des pestiférés dans leur maison ou même dans les lazarets (anecdote de la domestique de Mr Wright).
A l'acmé de l'épidémie dès le mois de septembre, étouffant et humide, la quasi-disparition des médecins, des apothicaires et des sœurs de charité, décimés par le mal.
Les conséquences économiques de la peste sur le pays en général et la Flotte en particulier (risques de mutinerie des marins qui ne sont plus payés).
Le souci qu'il a des prisonniers rescapés de la peste et qu'il ne peut faire réembarquer par manque de bateaux.
Enfin, à partir de novembre avec l'arrivée du froid, la lente décrue de l'épidémie et le décompte des survivants.

La conclusion que tire Pepys le 31 décembre 1665 montre bien sa détermination à toujours trouver un enseignement ou un bénéfice des pires moments de son existence (peste aujourd'hui, prison demain) ; la peste ne sera pour lui que rarement une « méditation sur la mor*t* » et beaucoup plus une « leçon sur la vie ».
« ...jamais ma vie n'avait été aussi gaie (outre je n'ai jamais gagné autant d'argent) qu'en ces temps de peste, grâce à Milord Brouncker et au Capitaine Cocke qui ont été de bonne compagnie, et à la fréquentation de Mrs Knepps, de Mrs Coleman, de son mari et de Mr Lanier. J'ai organisé chez moi, à mes frais, tant et plus de sauteries (moi-même et ma femme voulions aussi nous faire plaisir). Ma famille au grand complet est en bonne santé, ainsi que, à ma connaissance, tous mes amis – hormis ma tante Bell et des enfants de ma cousine Sarah, morts de la peste. Mais bon nombre de gens que je connaissais bien sont morts.
« ...Dieu fasse que la peste continue à décroître... ».

## DE LA « ROYAL SOCIETY » (R.S.) ET DES CURIOSITES DE SAMUEL PEPYS

Si le journal ne nous parle pas des grands médecins anglais tels que Sydenham, Willis ou Morton – à l'exception du célèbre anatomiste Richard Lower, il nous entraîne plusieurs fois pour notre plus grand plaisir au siège de la fameuse « Royal Society » fondée en 1662, dont il fait partie depuis 1665 et dont il deviendra président en 1684.
Avec lui nous rentrons dans l'intimité de ses premiers membres que ce soit :
Sir William Petty, fondateur de Société, ami de Hobbes, autodidacte il devient professeur d'anatomie à Oxford en 1651 après avoir servi de médecin général de Cromwell en Irlande, ce fut surtout un économiste réputé.
Charles Scarburgh, anatomiste et ami de William Harvey, conférencier au College Royal de médecine en 1656.
Christopher Terne, docteur en médecine de Leyde en 1650, médecin adjoint à l'hôpital St Bartholomew jusqu'en 1656.
William Quatermain, médecin ordinaire du Roi à partir de 1660.
Sir Francis Prujean, un des médecins les plus éminents de son temps.
Daniel Whistler, médecin de Leyde en 1645, auteur du premier livre sur le rachitisme, un des premiers membres.
Alexander Fraiser, déjà médecin ordinaire du Roi en exil.
Jonathan Goddard, médecin d'Olivier Cromwell et inventeur des « gouttes de Goddard » contre l'évanouissement.
Sir Georges Ent, médecin anatomiste et physiologiste, ami d'Harvey, qui fit des publications sur la respiration et la circulation du sang.
Walter Charleton, médecin du Roi, qui s'interessait tout particulièrement à l'anatomie et à l'antiquité.
Plusieurs de ces médecins furent anoblis pour leurs travaux ou leurs découvertes. Praticiens à la mode, ils se hissèrent peu à peu dans la haute société. A la Restauration, certains firent même preuve d'un luxe tapageur.
Et surtout ses deux amis :
Le Dr. Timothy Clarke, médecin du Roi, diplomé d'Oxford, médecin de la maison royale et lui aussi un des premiers inscrits à la R.S.

Le Dr. James Pearse, le chirurgien de la marine le plus distingué de l'époque qui deviendra chirurgien de la Maison du Roi en 1672 et maître de la compagnie des barbiers chirurgiens en 1678[1].

Nous assistons à plusieurs expérimentations sur des chiens[2] et en 1667 à la célèbre transfusion sanguine d'un mouton à un homme par Richard Lower[3] avec de précieux détails sur la personnalité du patient et les suites de l'expérience. Le diariste très au courant, indique l'expérience identique qui avait eu lieu à Paris quelques mois auparavant.
S'intéressant beaucoup au microscope, il achète le livre que vient d'écrire Robert Hooke, physicien et chimiste et secrétaire de la R.S. de 1677 à 1682.
Avec John Evelyn, autre diariste renommé et lui aussi un des premiers membres de la Société, il discute de son projet d'un hôpital maritime pour les marins malades et blessés. James Pearse (voir plus haut) créa aussi les navires-hôpitaux en Angleterre et « le rapport qu'il écrivit en 1687 sur le traitement des malades et des blessés est le document le plus important du XVIIe siècle sur l'organisation du service médical dela marine en Angleterre ».
Pepys est en outre passionné d'anatomie ; il assiste, toujours grâce à ses amis Clarke et Pearse à de véritables leçons d'anatomie données à l'Hôtel des Chirurgiens, à des dissections de plusieurs yeux de bœufs et de moutons, et à des discussions sur la cause de la mort dans la pendaison. De même il nous signale les interrogations de ses confrères sur le mécanisme de la respiration chez l'homme ou sur les rapports existants entre la denture de l'homme et sa nourriture.
Il mentionnera tout au long des pages, des dissections anatomiques devant le Roi, les résultats de l'autopsie de Lady Denham, en 1667 (affaire d'empoisonnement présumé qui avait défrayé la Cour), des malformations et des monstruosités, de la « façon dont on se sert des yeux », des lentilles grossissantes, de la « pierre » des chevaux, du « toucher des écrouelles », ...etc
Sa curiosité semble insatiable !

---

1 Nous n'avons relevé que les membres docteurs en médecine de la R.S. que citent Pepys.
2 La grande originalité de la R.S. fut justement la pratique expérimentale. En 1656, Sir Christopher Wren, l'architecte avait déjà injecté à des chiens du vin et de la bière par voie intraveineuse.
3 Richard Lower avait déjà réalisé en 1665 la première transfusion sanguine d'animal à animal, (voir supra, chap.11).

Ainsi, à la lecture de cet étonnant Journal et en ce qui concerne le thème choisi, Pépys nous donne une moisson de renseignements et d'anecdotes tout aussi originale que précieuse :
- prédominance des « fièvres » (malaria et variole plus encore que peste) dans les pathologies aigües,
- terrible mortalité infantile qu'il ne mentionne que deux fois, tant le phénomène lui paraît normal,
- quasi monopole de la « pierre » et de sa cure dans les affections chirurgicales,
- choix préférentiel du chirurgien dans les épidémies comme dans la pratique journalière,
- précision sur la médecine de Marine sur les vaisseaux anglais,
- polymorphisme des soignants et de leurs thérapeutiques, ainsi que des théories qui les soutiennent,
- discrimination entre riches et pauvres dans l'accès aux soins et plus encore dans la fréquence des pathologies contractées par chacun d'eux,
- rôle paradoxal de la « taverne » comme lieu fréquent de consultation ou de rencontre entre médecins et chirurgiens à la mode,
- enfin séparation plus ou moins marquée entre thérapeutes quotidiens et savants de la « Royal Society », tous deux, cependant, privilégiant « l'expérimentation », quelque soit leur exercice.

# CHAPITRE 13

## ASPECTS MEDICAUX ET RELIGIEUX DE LA PESTE A TOULOUSE AU XVII$^{EME}$ SIECLE

*« ...le sublime est dans les spectacles terribles et déchirants. Il accompagne les grands désastres, les calamités, les fléaux qui battent et écrasent l'espèce humaine. C'est parmi les horreurs de la peste, la rage des combats, l'incendie des villes, les tremblements de terre qu'il étale ses images et qu'il s'offre au pinceau des poètes ».*

Louis Sébastien Mercier, 1784

Au milieu d'une bibliographie exubérante, la Peste à Toulouse ici évoquée, interroge le temps (XVIIè siècle) et l'espace (le Languedoc). Nous sommes alors « au milieu » entre les deux modèles historiques le plus souvent étudié : la « mort noire » du XIVè siècle et la Peste de Marseille de 1720 ; au centre du maelström, célèbré par les historiens et romanciers (inoubliables Manzoni pour Milan et Defoë pour Londres).

A Toulouse, ce sera le « narré de l'épidémie », texte anonyme de 1631 qui va nous faire entendre le « grondement des charrettes des morts, troublant seul le silence de la ville » et frémir devant le charnier des Sept Deniers et l'horreur des crocheteurs, de la famine, de la pourriture et de la mort. Il nous décrira partiellement les troubles et les discordes engendrés par la peste comme les chirurgiens et les religieux s'affairant avec leurs aides, auprès des malades et des mourants, dans les rues, les maisons, l'hôpital ou le camp des bardocles.

Médecins et religieux, dans l'histoire de la Peste, n'ont jamais fait bon ménage. Si quelques malades guérissaient, les seconds s'empressaient d'en attribuer le mérite à Dieu et à ses saints ; s'ils trépassaient c'était, bien sûr, l'incompétence des médecins, qu'ils désignaient !

A l'inverse, les médecins et les chirurgiens de Peste se sont battus au "Conseil de Santé" pour empêcher le clergé d'organiser des cérémonies conjuratoires où la promiscuité pouvait favoriser les contagions par les miasmes.

Pourquoi donc les avoir réunis ? Parce que dans la tourmente, lorsque la mort fait des ravages et désespère les Toulousains et leurs Capitouls, ils sont logés à la même enseigne de l'horreur ; ils assument le même combat. Ils sont aussi ensemble dans l'opprobre. Que n'a-t-on pas dit des médecins[1] et des religieux ! Ils se sont tous enfuis ; s'ils sont restés, ils se sont rendus coupables d'abus et de malversations ; relent de la Peste Noire moyenâgeuse, certains auraient même semé la Peste pour pouvoir la soigner[2] !!

Certes, au début de l'épidémie (que ce soit celle de 1628 ou celle de 1652), médecins et chirurgiens accompagnent dans leur départ précipité officiers du Parlement, gens de loi, procureurs et avocats de Toulouse. Tout le monde fuit devant la Peste ! Les religieux firent de même : ceux de l'ordre hospitalier de Malte, par exemple, se retirent dans leur prieuré de la Ramette. L'archevêque, parti à la Cour avant le début de l'épidémie, rentrera à Paris et attendra Novembre 1631, 3 ans après ! pour écrire aux Capitouls. Aucun prêtre de la ville n'est trouvé par le vicaire Général pour administrer les sacrements aux pestiférés ("400 personnes moururent sans confession", nous dit-on). Et les Capitouls en colère les menacent « de faire saisir le temporel à faute d'y satisfaire ».

Malgré tout cela, cette querelle nous paraît un faux problème :
- parce que tous les médecins et tous les religieux ne se sont pas enfuis,
- parce que certains sont revenus,
- parce que, sinon, ils ont été remplacés,

Et que, dans toutes les Pestes, à Toulouse comme ailleurs, nous retrouverons Médecins et Religieux dans leur dévouement et trop souvent, hélas, dans leur sacrifice.

---

[1] "Pour l'homme du XVIIème siècle, le médecin est à la fois près de lui et près de la mort. On ignore ses secrets, on redoute ses diagnostics. Il est craint, parfois, et peut-être, dans une certaine mesure, haï. Tant il est vrai que la dépendance peut engendrer la haine". A. Soula, *La peste dans l'Ouest du Haut-Languedoc de 1620 à 1660*, mémoire de maîtrise, Faculté des Lettres de Toulouse, 1969, 3v., p. 75.

[2] A propos des "semeurs de peste" en général, voir : E. Littré, *Les semeurs de peste*, In Médecine et Médecins, 1ère éd. 1872, Paris, Didier, 2ème éd. 1873, 492.

A Toulouse, le terme désignait aussi ceux qui étaient accusés d'avoir propagé le fléau par des infractions aux règlements sanitaires relatifs à l'isolement des pestiférés et des infects, aux sépultures, à la vente des vieux meubles et des "hardes" etc… Ces délinquants étaient l'objet de sévères punitions : amendes, fouet et même, dans certaines circonstances, peine de mort. J. Roucaud, *La peste à Toulouse, des origines au XVIIIème siècle*, Thèse de médecine, 1919, p. 466.

En 1629 "…André Poulin dict la chapele et Thomas Terves désinfecteurs trouvés de nuit par la ville sans ordre et semant de laine infecte par les rues et pour de larracins par eux commis feurent imdemprés par sentence du moys d'octobre… à estre pendus et bruslés, laquelle sentence feust confirmée par arrest et exécutée." (Arch. Municipales délibéraux, 10 décembre 1629).

A la même période, deux chirurgiens Olivier Durand et Pierre Gendre, poursuivis comme "semeurs de peste" furent condamnés à la peine du fouet (Annales manuscrites de Toulouse t. VI).

## I. LIEUX D'EXERCICE

Dès le début du XVIème siècle, il existait à Toulouse, deux lieux privilégiés pour les victimes de la Peste : **pestiférés**, c'est-à-dire atteints par la maladie, **infects**, susceptibles d'avoir été en contact avec les précédents et devant subir une quarantaine :

- l'hôpital des pestiférés dit de St Sébastien
- le pré des Sept Deniers.

En 1628, au début de l'épidémie, aucun des deux n'étant prêts, les pestiférés et les infects sont isolés dans une maison située dans le quartier Saint-Aubin, à Terre-Cabade, c'est-à-dire hors de la ville, dans le Capitoulat St-Etienne (*N° 1 du Plan*). Le nombre des pestiférés augmentant, on loue une autre maison et on construit des cabanes. Les morts sont enterrés dans le cimetière de St Aubin et des champs voisins. Le confesseur de Terre-Cabade, l'abbé Pierre Durand, mourut au bout de peu de jours, victime de son dévouement. Quatre ecclésiastiques qui l'avaient remplacé ne tardèrent pas à être emportés à leur tour par le fléau : les pères De La Roque, Douzé, Daumartin et Lomagne.
Un capucin, le Père Gabriel de Saint-Nazaire (dont nous reparlerons)[1] écrit "ce pitoyable camp fut transféré au pré des Sept-Deniers le 5 octobre". Les cabanes ne sont pas brûlées, « de peu »
Durant le même temps, les femmes et les enfants "infects" font leur quarantaine, sous la garde de soldats, au pré de Bourrasol, sur la rive gauche de la Garonne, en face du Pré des Sept-Deniers (*n° 2 du Plan*).
Dès fin octobre 1628, la remise en état des bâtiments ayant pris fin, les pestiférés furent amenés à l'Hôpital Saint-Sébastien. Ce dernier fut construit entre 1508 et 1514, près du fleuve (rive gauche) contre les remparts et à partir de l'ancien hôpital de la Grave du XIIe siècle[2]. Il était divisé en "tinels" où les pestiférés étaient placés. Il avait comme dépendance un jardin, un "patus" et un cimetière.

---

[1] J. Roucaud, op. cit. p. 927.

[2] La construction de la Tour Taillefer (partie inférieure) date de 1516 à 1551, donc plus tardive. Elle fut longtemps réservée aux "quaranteniers" (infects et convalescents).

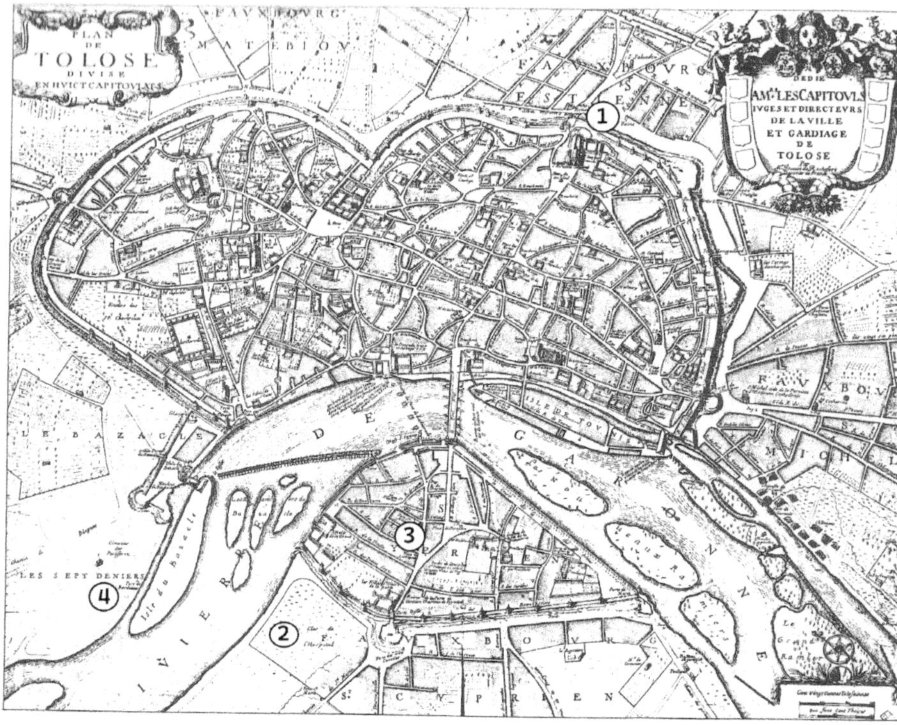


Fig. 1
Plan de Jouvin de Rochefort
Toulouse au début du XVIIème siècle
(Musée d'Histoire de la Médecine de Toulouse)

1. Le quartier St Aubin, à Terre Cabade, hors la ville
2. Pré de Bourrasol, rive gauche de la Garonne en face du pré des Sept Deniers
3. L'Hôpital des pestiférés, dit "de la contagion" ou de St Sébastien
4. Le pré des Sept Deniers

Il renfermait une chapelle pour les malades et le personnel, un puits et des fonds baptismaux plus anciens[1]. Son fonctionnement fut confié aux Recollets et la direction à Glacan, médecin irlandais dont ce fut le premier poste (voir infra). Cela n'empêcha pas une mortalité considérable : tous ceux qui furent soignés à l'hôpital moururent.

[1] Pour le fonctionnement de l'hôpital au XVIème siècle (personnel, mobilier, alimentation, chauffage, éclairage, etc...), voir J. Roucaud, op.cit. p. 329 à 339.

La capacité d'accueil de l'hôpital fut vite insuffisante. Vidé de ses malades, il fut désinfecté le 19 juin 1629 et réservé alors aux "quaranteniers".

Les pestiférés furent aussi et surtout transportés en un autre lieu : le Pré des Sept Deniers (*n° 4 du Plan*).
Il s'agissait d'un vaste terrain communal situé sur la rive droite de la Garonne, en aval du Bazacle. Les Capitouls y avaient vendu des droits de pacage pour sept deniers d'or, d'où son nom. Il était considéré comme le lieu d'isolement idéal. Très étendu, placé près des portes, la proximité de la rivière permettait d'y laver le linge des pestiférés. Et surtout, situé sous le vent, l'autan ne pouvait amener sur la ville les miasmes susceptibles de contaminer la population.
Dans cet enclos existaient déjà en 1628, seize pavillons bâtis en dur et couverts de tuiles, appelés loges, tinels ou bardorques. Certains pour le personnel, d'autres pour les malades : vingt malades chacun ; en 1631, quatre-vingts dix y seront entassés ! Chaque tinel porte le nom d'un saint.
Au centre du pré, se trouvait une chapelle de bois ouverte de tous côtés pour permettre aux pestiférés de voir célébrer la messe. En 1631, les capucins, grâce aux dons de nombreux mourants, firent élever une chapelle en dur qui dépendait de la paroisse Saint-Pierre-des-Cuisines. Existaient aussi des bâtiments de service, hangars, écuries, magasins de vivre. Mais devant l'ampleur des pestiférés (en octobre 1628, déjà 1200 pestiférés doivent être hospitalisés), ce lieu d'isolement va vite devenir un lieu d'épouvante, digne des œuvres les plus noires de Goya. "Le Narré de l'Epidémie" nous dit :

« ...les huttes regorgeaient de morts et de mourants. La peste était si cruelle envers plusieurs pestiférés qu'elle les précipitait en frénésie, en furie, en rage. Les uns se jetaient sur terre, sans vue, sans crier, sans parler, grattaient, rongeaient, mangeaient le pavé, dévoraient leurs emplâtres. D'autres se précipitaient dans le feu, d'autres criaient, meuglaient comme des taureaux, juraient, reniaient, blasphémaient comme des damnés. Les autres frappaient, blessaient, tuaient même ceux qui se présentaient ».

Le lieu de sépulture des pestiférés est au cours de cette épidémie presque uniquement le cimetière des Sept-Deniers (dans la partie voisine de la Garonne), pour les morts du pré mais aussi de la ville. De

jour et de nuit, les cadavres sont apportés entassés dans des tombereaux par les rues étroites Valade, Pargaminières, rue des Blanchers. Les tombereaux sont déchargés dans les fosses des Sept-Deniers où les prêtres de la santé donnent un ultime et rapide absoute.
Les charniers des Sept-Deniers ont été découverts en 1870 lors du creusement du grand canal d'évacuation des usines du Bazacle. Les terrassiers trouvèrent un nombre considérable de squelettes, de tout âge et des deux sexes : 40.000 dit-on (sans doute chiffre excessif, même en comptant les victimes de 1652-1653). Il semble qu'on n'ait pas fait usage de chaux[1]. On m'a signalé un Arrêt du Parlement contre les personnes qui jetaient directement dans la Garonne, les corps des pestiférés.

### Les maisons de la ville

Le dernier lieu où ont exercé médecins et religieux sont bien sûr les habitations de la ville, où les malades se sont laissés enfermer et où ils tentent de survivre.
A Toulouse, l'isolement des pestiférés et des infects dans leurs maisons, était réservé au début de l'épidémie aux personnes aisés qui pouvaient se faire soigner à domicile et à leurs frais ; les Capitouls et le Conseil de santé préférant envoyer les malades à l'hôpital ou au Pré, isoler les quaranteniers et vider les maisons pour les désinfecter. En 1629, interdiction pure et simple. Mais, débordés par l'épidémie, ils acceptèrent que les familles s'enferment dans les maisons et pour les pauvres, firent distribuer quelque nourriture (pain, vin et viande) et du bois pour se chauffer.[2] Ils autorisèrent les chirurgiens à faire des visites à domicile.

## II. LES MEDECINS DE PESTE

On ne les trouve mentionnés que dans les grandes villes. Mais à Toulouse, comme ailleurs, et paradoxalement pour nous, ils ne soignèrent pas ou peu les pestiférés. On leur préférait les chirurgiens sans doute parce que la peste nécessitait par ses manifestations locales

---

[1] G. de Planet, Les fontaines publiques, *Mémoires de l'Académie des Sciences, Inscriptions et belles-lettres de Toulouse, 1872.*
Jacques Fabre, Toulouse pendant la peste de 1628-1632, *Mémoires de l'Académie des Sciences, Inscriptions et belles-lettres de Toulouse*, 1973, pp. 85-109.
[2] J. Roucaud J., op. cit. p. 326.

des soins externes (pansements, incision, cautérisation etc...). Ce qui n'empêchait pas les médecins de tenir les chirurgiens en infériorité aussi bien pour la peste que pour toute autre maladie (cette opinion apparaît très bien dans leurs traités). Pourtant, ils eurent un rôle important dans la Cité, comme conseiller des pouvoirs publics (le Conseil de Santé) face à la "Contagion" et aux mesures à prendre pour enrayer le fléau.
Ce sont eux -associés ou non aux chirurgiens de peste- qui déterminent le premier cas de peste et déclarent officiellement le début de l'épidémie : ici en août 1628, à propos d'un moine jacobin ayant quitté sans permission son couvent de Cahors et logé dans une hôtellerie près de l'église de la Dalbade.
Ce sont eux qui, pour la plupart[1] vont écrire les fameux "**Traités de Peste**", qui contiennent tout ce que chacun doit savoir sur la peste : sa définition ("quelle chose est la peste"), ses causes (entre autres, corruption de l'air, l'ire de Dieu, la conjonction des étoiles), sa prévention (par l'alimentation, l'hygiène de vie, le vêtement, les drogues et les correctifs de l'air), son traitement curatif (par les médications : plus les substances prescrites étaient immondes et répugnantes, plus le pouvoir curatif paraissait grand), ou la curation chirurgicale des bubons.
A Toulouse, le livre du médecin Oger Ferrier[2] "*Remèdes préservatifs et curatifs de la peste*", édité en 1548 et 1562, soit au siècle précédent, faisait toujours autorité. Mais le 30 juillet 1629, « Sur la demande faite par le sieur de Cayras, docteur siégeant en la Faculté de médecine, tendant à ce que le livre qu'il a faict mettre sur la presse, contenant les remèdes pour se préserver de la maladie contagieuse, soict imprimé aux dépens de la ville... », les Capitouls délibèrent que « la somme de soixante livres pour laquelle ladicte impression revient sera payée par le Trésorier de la ville... » La même chose se produira avec ce Traité, en 1652, où le fils de J. de Queyratz, Louis, demandera à la ville d'assurer les frais d'une ré-impression.

Outre l'ouvrage de Jean de Queyratz, pas moins de huit traités médicaux sur la peste furent publiés à Toulouse entre 1620 et 1646 :

Ceux : d'Emmanuel Labadie (1620)
De Guillaume Ader (1628)

---

[1] Seuls, Labadie était chirurgien (il avait été nommé "juré pour la contagion" à Toulouse en 1607 ou 1608 par le Parlement) et Arnaud Baric (ou Barric) religieux

[2] Sur ce médecin (vie et œuvres), voir : "L'Humanisme à Toulouse" (1480-1596), *Actes du Colloque International de Toulouse, mai 2004*, p. 289 à 297, Paris, Honoré Champion, 2006.

D'Emmanuel Alvarus (1628)
De l'Irlandais Nellan-Glacan (1629)
De Pierre Jean Fabre, de Castelnaudary (1629)
De Pierre Bienassis d'Agen (1629)
D'Etienne Dufaug (1630).
Enfin, un peu plus tard, en 1646, celui du Père Arnaud Baric.

Parmi les auteurs de ces Traités, outre Pierre Bienassis, natif d'Agen, qui se trouvait à Toulouse lors de l'épidémie de 1628, au cours de laquelle il soigna des pestiférés « tant dans la ville que dans l'hôpital… quatre ou cinq mois entiers »[1], il faut signaler l'Irlandais Glacan. Médecin itinérant, il s'était spécialisé dans le traitement de la peste. Après un séjour en Espagne et en Quercy, il arriva à Toulouse et se fit payer très cher ses services, ses exigences augmentant tout au long de l'épidémie[2]. Sa notoriété et la qualité des soins méritaient, à ses dires, une place de régent. Les Capitouls eurent la faiblesse de la lui promettre. La chaire enfin obtenue en 1633, cet instable partit peu après en Italie. Il fut alors révoqué à Toulouse pour son absentéisme. A son actif s'inscrivent cependant son dévouement aux malades et ses heureuses innovations en matière de désinfection (voir infra).
Guillaume Ader fut médecin de l'Hôtel-Dieu. Il avait été l'élève de Mercier, médecin du cardinal de Joyeuse. Il a laissé plusieurs ouvrages[3]
Emmanuel Alvarus, d'origine portugaise, vint se fixer à Toulouse dans la seconde moitié du XVIème siècle. Il devint professeur à la Faculté de Médecine. Il mourut en 1621. On ignore si son ouvrage sur la peste de 1628 est une réédition[4].
Jean de Queyratz, né dans la seconde moitié du XVIème siècle à Carpentras, étudia la médecine à Montpellier. Il vint s'établir à Toulouse vers la fin du XVIème siècle. En 1604, il devint professeur à la Faculté de Médecine. Il mourut en 1642.
Etienne Dufaug, docteur en médecine, était un habitant de Rabastens.
Pierre Jean Fabre, né à Castelnaudary vers 1591, étudia la médecine à Montpellier et la théologie à Toulouse, où il exerça pendant quelques années, puis il s'installa dans sa ville natale ; il y était en 1628. Fervent adepte de la doctrine spagyriste, il écrivit pour la répandre de nombreux

---

[1] J. Roucaud, op. cit. p. 359.
[2] Glacan avait demandé d'abord 400 livres de gages par mois, au lieu des 200 livres habituels
[3] J. Barbot, Les chroniques de la Faculté de Médecine de Toulouse du XVIIème au XXème siècle, Thèse Méd. Toulouse, 1905
[4] J. Barbot, op.cit.

ouvrages (vingt-cinq imprimés) qui eurent à cette époque une grande vogue. Il mourut le 9 janvier 1658 (Desbarreaux-Bernard, Notice bibliographique sur Pierre Fabre in Mémoires de l'Académie des Sciences, inscriptions et belles-lettres de Toulouse, 1847 ; R. Nelli, Histoire secrète du Languedoc, Albin Michel, 1978).
Lorsqu'il existe des "apothicaires de Peste", comme c'est le cas à Toulouse, le médecin, souvent accompagné du chirurgien, est chargé de vérifier la quantité et la qualité des médicaments que ces derniers seront chargés de procurer au Conseil de Santé et de distribuer aux malades[1].
Rôle auprès des "parfumeurs", par leur **Traité de Peste**, ils indiquent au Conseil de Santé, qui nomme les parfumeurs, les principes odoriférants ou désinfecteurs qu'il conviendra d'employer dans les feux "purificateurs" de l'air souillé et dans les substances préventives à placer dans les "ouvertures" du corps[2].
Quelquefois, comme les chirurgiens d'ailleurs, ils seront chargés eux-mêmes de cette désinfection si importante pour les hommes de cette époque, pour la curation de la peste.
Le 16 février 1629, par exemple, on prend à Toulouse "pour surintendant au désinfectement des maisons", un médecin nommé Puget qui s'est engagé à entrer le premier dans la maison... pour faire l'inventaire des meubles et des lieux... moyennant un écu de gage par jour et autres avantages ; (inventaire nécessaire avant la désinfection).

---

1 Le 13 novembre 1628, on décide de choisir trois apothicaires de plus pour fournir les médicaments aux pestiférés. J. Roucaud, op.cit.

2 Dans son fameux "*Traité politique et médical de la Peste*", utilisé aussi à Toulouse durant la peste de 1652, le médecin montpelliérain François Ranchin a livré une liste des substances pouvant être employées par les désinfecteurs. Elles appartiennent aux trois règnes des la nature. Les végétaux y tiennent une très grande place, avec "les bois et plantes odorantes" : genévrier, laurier, cyprès, lavande, romarin, thym, cyste, sauge, origan, marjolaine, calament, ambroisie "et semblables", auxquels s'ajoutaient "toutes sortes de bois à brûler". Le foin était également utilisé, après avoir été "arrosé avec du gros vin ou du vinaigre". Nous trouvons aussi dans cette liste, outre le vin et l'inévitable vinaigre, des noix de cyprès, des baies de genièvre et de laurier, ainsi que des gommes et des résines, telles que l'encens, la myrrhe, le storax, le benjoin et le laudanum, toutes substances qui étaient, par ailleurs, employées à des fins médicales. Du règne animal ont été retenus, avec "d'autres", le castoreum, les cornes de bouc, les ongles, le poil et la fiente de vache c'est là un signe de la perdurance de l'héritage médiéval. Les minéraux, quant à eux, participaient à ces opérations de désinfection avec notamment la chaux, le soufre, le bitume, la poix, le jayet, l'antimoine et l'arsenic, substances que nous retrouvons également dans la pharmacopée. Les alchimistes mettaient l'accent sur les vertus du sel calciné et de la cendre, produit de la purification par les flammes et qui était, pour cette raison, censée attirer le venin pestilent par "son sel et feu potentiel". Dans ces listes, chacun pouvait choisir les produits qui lui paraissaient susceptibles de purifier l'air empesté. Il en résultait des coûts très différents d'une ville à l'autre. Ces dépenses étaient supportées par les habitants, du moins par ceux qui étaient solvables. (H. Ricalens, La peste et la ville, in : *Journées de l'Association culturelle du Razès (ACR) sur la peste*, 20-21 octobre 2001).

Au mois d'avril, ayant désinfecté toutes les maisons infectées, il pourra faire sa quarantaine.

## III. LES CHIRURGIENS DE PESTE

Ce sont eux qui assureront le travail le plus pénible et le plus dangereux et le "Conseil de Santé" de chaque bourgade n'aura de cesse de s'en procurer au moins un, de la ville ou de l'extérieur, d'en assurer le logement et les honoraires, souvent fort coûteux, et d'user si besoin de la manière forte pour le garder.

En temps normal, dès le XVIème siècle, il y a à Toulouse trois chirurgiens de peste : deux "chirurgiens visiteurs" ordinaires et celui qui avait été délégué pour soigner les pestiférés hospitalisés à St Sébastien. Mais en 1628, ce personnel n'est pas suffisant (en plus, la plupart se sont enfuis (voir supra) ; les Capitouls désignent alors un personnel "extraordinaire" de chirurgiens de peste, aux mêmes appointements que les titulaires, ainsi que des "compagnons chirurgiens" à qui il était promis leur maîtrise à la fin de l'épidémie[1], pour les aider d'abord et leur succéder ensuite s'ils venaient à mourir de la contagion.

Il y eut très vite une très grande rivalité entre les maîtres chirurgiens jaloux de leurs privilèges et leurs collègues, les chirurgiens de peste, rivalité qui ne cessa de s'accroître.

Quatre chirurgiens de Cahors sont nommés en décembre 1628 à Toulouse, aux gages de 460 livres par mois pour tous les quatre.

Les Capitouls sont aussi chargés d'examiner les propositions du sieur Hierome Martin Gilles, « grand opérateur et chirurgien du Roi » qui offre « d'azarder sa vie, celle d'un sieur frère et d'autre ses parens » pour soigner les pestiférés de la ville du Pré et de l'Hôpital.

Parmi les chirurgiens qui furent en fonction pendant la première période de l'épidémie (août 1628 – juin 1629), ont pu être recueillis les noms de : Augustin Lalaisse, Gérard Teyssier, Jean-Claude Quinssac, Bernard Dorgueilh, Pierre Soulier, Antoine Buscallion, Gabriel Pagès, Michel Cardeillac. Pendant la deuxième période (août 1629 – juin

---

[1] Le 21 juillet 1631, en présence de Laurant Guilhemet et Gervais Royer, bayles des maîtres chirurgiens, on accorde la "maîtrise de chirurgien au faict de la contagion" à Antoine Marquet, compagnon chirurgien qui a déjà servi à l'hôpital Saint-Sébastien et au pré des Sept-Deniers et qui sera employé le plus tôt possible, à soigner les pestiférés de la ville, qui est affecté au service du Pré. J. Roucaud, op. cit., p. 180.
Même chose le 1é août pour François Reps, ibid, p. 186.

1630), au Pré des Sept-Deniers, il y eu successivement Jean Matha, Michel Cardeillac et Gérard Teyssier.
On faisait à Toulouse le "distinguo" entre :

Les **chirurgiens visiteurs**, chargés de vérifier si les malades qui les appelaient avaient bien la peste (car, on l'oublie trop souvent et pour compliquer les choses, d'autres maladies sévissaient en même temps que la peste). Ainsi, en 1631, pendant une accalmie de la contagion, la ville est attaquée, je cite « ...de certaines maladies populaires et mortelles, jusques à la fin du moys de juin, durant lequel temps il n'y eust quasi maison dans Tholose qui n'en fut gravement atteinte. Ces maladies estaient des fièvres continues très violentes, accompagnées de mal de tête, vomissements, défaillance de cœur, mal de rein, frénésie et autres accidents semblables aux accidents de peste et ce qui est à considérer, c'est que ce n'était pas ni une maladie contagieuse, ni la peste ».

Les **chirurgiens soignants**[1] qui donnaient les soins aux pestiférés enfermés dans leurs maisons.

Les **chirurgiens de l'Hôpital St Sébastien ou du Pré des Sept-Deniers** (mais les deux premiers pouvaient être à tour de rôle affectés au Pré, quelquefois contraints par la force : le chirurgien Matta refuse son tour de service au Pré ; il est menacé s'il n'obéit pas, d'une amende de 500 livres et il y sera conduit enchaîné par les corbeaux). Rappelons-nous les conditions effroyables et souvent mortelles du travail au Pré. Les chirurgiens comme leurs aides avaient besoin d'un grand courage et d'une haute valeur morale.
On nommait souvent un chirurgien de peste pour surveiller les "quaranteniers".

Dès le début de l'épidémie, tous ces chirurgiens de peste étaient logés en des lieux bien précis (collèges, maisons louées dans divers quartiers) où ils étaient isolés de leur famille. En service, la plupart portaient des

[1] Une "pièce à l'appui des comptes", datée du 29.X.1628 contient une liste de diverses fournitures achetées pour les chirurgiens chargés de "pencer et médicamenter" les pestiférés dans leurs maisons. Il est fait mention notamment de l'achat de "linge blanc pour l'usage des mallades... ung mourtié de boix, un quintal foing pour parfumer... une livre de poudre pour parfumer... ung pega vinnaigre... herbes laxactifves...".

habits de "bocassin"[1], c'est-à-dire un survêtement de toile cirée nommé aussi "treillis" de couleur bleue[2], qui les couvraient de la tête aux pieds ; chausses et hauts de chausse étaient en soie.
Pas de trace à Toulouse ni dans le Languedoc du fameux habit de peste à bec de corbeau employé à Marseille en 1720, et devenu l'image caricaturale de la peste (imaginé cent ans avant par Charles Delhorme, médecin de Louis XIII).
A Toulouse, les chirurgiens affectés au service de la ville, se rendaient auprès des malades soit à cheval, soit à pied, souvent la nuit[3], accompagnés par un garde extraordinaire qui les précédait en agitant une clochette. Ils portaient à la main un bâton blanc comme signe distinctif de leur fonction. En fait, accompagnés seulement de leurs serviteurs "garson ou vallet", car il semble qu'il y ait eu une grande différence entre la théorie du Traite de Peste et la douloureuse pratique. Dans celui d'Augier (Oger) Ferrier, il est dit par exemple à propos du chirurgien-visiteur :
« … Le suspect est amené sur le seuil de la porte, le chirurgien n'entre pas dans la maison. Il se contente de regarder à la lueur d'un fanal, l'aspect de la gorge et de toucher avec son bâton les aines et les aisselles. Toute douleur à la pression indique la réaction ganglionnaire et fait porter le diagnostic de peste ».
Pour le chirurgien soignant, voilà les précautions que Ferrier lui conseille de prendre :
« Arrivé près de la maison du malade, demandez à quelqu'un qui s'y trouve d'ouvrir grandes portes et fenêtres de sa chambre… Demandez aussi qu'on allume un grand feu et qu'on dispose une "échauffette" permettant de confectionner une fumigation d'agréables odeurs, vous exigez surtout que l'on tienne à votre disposition une baguette de bois inflammable et odoriférant". Plus loin : "… Vous vous approcherez du

---

[1] Bocassin ou mieux "Boucassin", d'après Furetière : étoffe de coton ou de lin qui est entre le treillis et le bougran, qui sert aux doublures, qui est mise en œuvre comme la laine.

[2] Treillis, signifie aussi une toile gommée et épaisse dont on fait la garniture d'un corps de pourpoint pour l'affermir. Il se met entre l'étoffe de dessus et la doublure (Furetière).
"Le XVIIème siècle se caractérise essentiellement par la généralisation du survêtement de toile cirée nommé aussi "treillis". Accompagné de l'éponge ou du mouchoir imbibé de vinaigre ou de la "pomme de senteur" maintenus sur le nez et la bouche, il constitue l'équipement le plus habituel recommandé par les auteurs aux médecins et chirurgiens de peste" (Bazin Janine, *L'évolution du costume du médecin de peste en Europe de 1348 à 1720*, Thèse Médecine, Paris, 1971).

[3] Il est fait mention de l'achat de "deux lanternes de boys et corne pour barbiers et faissiers allant de nuit en ville" (Deliberations capitulaires).

malade en lui tournant le dos, et votre main tournée en arrière, vous toucherez le pouls du malade…etc. ».

La réalité était souvent plus rude.

Le pestiféré que le chirurgien voyait pour la première fois gisait sur son grabat, en proie à une fièvre dévorante ou à un délire causé par la maladie, dans un local insalubre, quelquefois dans ses déjections, et souvent seul. On se souvient de l'anecdote d'Ambroise Paré qui, découvrant le malade dont les bubons étaient spontanément ouverts, tomba en syncope devant l'odeur épouvantable et reprenant ses esprits quelques minutes après, fut pris d'une hémorragie nasale qui, dit-il « ...empêcha les miasmes de pénétrer dans son corps ». Et pourtant, Paré avait l'habitude des charniers des champs de bataille ! Il y avait aussi, après l'échec des "emplâtres", l'ouverture chirurgicale des bubons que l'on conseillait de faire comme traitement de la dernière chance… et, si le malade le supportait, qui semble avoir été dans plusieurs cas efficace.

## IV. LES RELIGIEUX

Comme dans la plupart des cités, grandes ou petites, en proie à la peste, les Religieux, à Toulouse, vont jouer un rôle considérable : un rôle d'assistance.

**Assistance spirituelle**, aux malades comme aux infects : exhortation, confession, communion. On se souviendra qu'au XVIIème siècle, comme au XIVème, ce qui terrorisait les hommes et les femmes, c'était surtout de mourir sans les derniers sacrements en état de péché mortel. Si la représentation picturale de l'enfer s'estompe au XVIIème siècle, par contre le thème de ses supplices, de ses horreurs, de la damnation éternelle est au centre de la prédication dans les églises et à la Cour.

**Assistance matérielle**, soin du corps des malades (aide précieuse aux chirurgiens de peste), distribution de remèdes, distribution aussi, lorsqu'elle était possible, de rations alimentaires (pain, vin, fèves) et de vêtements. Quelquefois, ils enterrent eux-mêmes les cadavres des pestiférés.

**Assistance financière** à la dépense considérable que représente pour la ville, la lutte contre la peste et l'endettement considérable des municipalités : désorganisation de l'économie.

Devant la défection du clergé séculier[1], devant l'isolement des ordres savants : dominicains et bénédictins s'enfermant dans leurs couvents, ce sont les ordres mendiants qui vont se mettre à la disposition des Capitouls : Recollets[2] qui vont organiser les soins à l'Hôpital des Pestiférés en 1628 et dont la plupart périrent ; certains Cordeliers[3] et certains Carmes[4] qui s'occupèrent des hordes de mendiants qui encombraient la ville (prédication et nourriture) ; surtout les Capucins[5] qui sont le plus souvent cités dans toutes les archives dans la lutte contre la peste. Le capucin se fait le serviteur du pestiféré « ne cherchant que son Dieu et ne songeant pas au monde ainsy que doibt faire un capucin qui a donné toute sa vie en bon exemple de St Augustin ».[6]

Au sujet du rôle des Capucins à Toulouse et dans tout le Languedoc, nous avons un document précieux pour nous guider : "*Les chroniques des Capucins de la province de Toulouse*", écrites par le P. Gabriel de Saint-Nazaire[7]. Ce dernier énumère longuement les Pères qui quittent leur couvent, situé alors à l'angle de la rue Valade et de la rue des Puits-Creusés à Toulouse, aujourd'hui détruit. On récite l'office des morts, on leur donne l'absolution puis ils partent vers le Pré des Sept-Deniers. Ceux destinés au service de la ville furent logés au collège des Secondats, qui était pourvu d'une petite chapelle, vis-à-vis du couvent ; le frère quêteur leur fournissait les objets nécessaires à la vie. Le frère Sébastien de Gaillac, comme le frère François de Moussouleux, moururent de peste au Pré en octobre 1628, et le frère Antoine de

---

1 Comme pour les médecins, il y eut de nombreuses exceptions. Citons par exemple, à partir de 1652, la figure de proue que fut Gabriel de Ciron, devenu curé de la cathédrale St-Etienne, qui se dévoua sans compter à la confession des pesteux, à la consolation des sacrements et aux soins des orphelins. Il fut qualifié par Vincent de Paul en 1656 "d'intendant des affaires du Bon Dieu à Toulouse".

2 Recollets : religieux réformés dans l'ordre de St Augustin (1588 en Espagne) et dans celui de St François (XVIème siècle en France).

3 Cordeliers : autre nom de certains Franciscains (à cause de la corde qui leur ceignait les reins) dont les couvents vont se multiplier à Paris et dans toute la France, à partir du XVème siècle.

4 Carmes déchaussés : ordre mendiant institué en Syrie vers le XIIème siècle dont une réforme complète fut entreprise et menée à bien par Jean de la Croix (1564) ; ils marchaient pieds nus dans des sandales de cuir (d'où leur nom).

5 Capucins : ordre nouveau (ils se séparèrent des Franciscains pour former une communauté obéissant aux principes de la vie qu'avait voulu St François d'Assise) apparu au XVIème siècle (1528) sous l'influence de la Contre-Réforme et du Concile de Trente, puis de la nouvelle spiritualité qui va éclairer le XVIIème siècle, sous l'impulsion d'un Bérulle et d'un St Vincent de Paul. Ils commencèrent à s'établir en Languedoc en 1581.

6 Raoul de Sceaux in Les capucins au service des pestiférés, Rome, 1964.

7 Chronique publiée en partie par le P. Apollinaire de Valence, dans son *Histoire des Capucins*, Toulouse, Edouard Privat, 1897.

Villeneuve d'Agen en mars 1630. D'autres, comme le Père Onofre de Bonnes, le Père Salvi ou le frère Juvenal de Marseillan furent atteints par la maladie quelque deux fois, survécurent et repartirent au Pré ou la ville encore convalescents[1].
Le frère Juvenal avait été chirurgien dans le siècle et possédait un talent spécial pour traiter la peste. Même dévouement exemplaire du Père Philippe de Francon (ou de Françoy, un ermite de St Hilaire). On a donc eu raison de parler de l'héroïsme des Capucins à Toulouse, et dans les petites villes alentour : Cazère, Rieux, Grenade, Lavaur etc... où ils furent si présents.
Les religieux ont eu d'autant plus de mérites que leurs couvents nombreux sont la plupart du temps ravagés par la peste. Qu'on en juge :
En juillet 1628, c'est le couvent des Cordeliers qui est atteint, et le 16 octobre de la même année, les progrès de la peste sont tels que l'on décide la fermeture complète du couvent et l'attribution de secours de vivres.
Le 27 octobre 1628, le Conseil de Santé ordonne la clôture du couvent des "Carmes déchaussés" et décide de les secourir pendant leur quarantaine.
Au cours du mois de mars 1629, la peste gagne le couvent des Capucins.
A partir du 5 mai 1631, la peste se réveille à nouveau et envahit le couvent des Chartreux, et un mois plus tard, en juin 1631, à nouveau celui des Carmes et des Recollets.
Cette intrusion de la peste posait des problèmes considérables aux Consuls :

- Isolement des malades, généralement à l'infirmerie du couvent ;
- Enterrement des morts dans les jardins de l'infirmerie du moins au début ;
- Recherche de subsides de nourriture par la ville lorsque la fermeture était complète ;
- Surtout, séparation des moines soignants, de la communauté :

---

[1] On a alors des descriptions cliniques précieuses de la manière dont la peste se manifestait : "elle apparaît sous forme de tasches noires, de marques sur le corps, de pustules, ou même de "tasches de pourpre". Ainsi, le père Côme avait sur le corps "quatre grandes tasches de pourpre". Bientôt une plaie s'ouvre : alors la "peste flue". On distingue deux sortes de taches ou plaies, les "bubons" et les "charbons". Ainsi il est dit du père Vincent de Talmont qu'il fut "blessé de deux bubons et de sept charbons". Le charbon s'étend considérablement jusqu'à couvrir toute la poitrine, comme celui qui emporta le père Antoine. Le plus souvent, ces plaies s'ouvrent aux bras ou aux épaules ; on les recouvre alors de linges et d'emplâtres."

Nécessité d'une quarantaine avant de regagner le couvent (les Capucins se rendaient pour cela, par exemple, au collège des Irlandais, voisin de leur couvent).

Dans son étude sur la peste, Frédérique Audouin-Rouzeau[1] donne deux explications pertinentes à cette invasion si fréquente des monastères des villes :
La construction beaucoup plus modeste que les demeures particulières des riches, de la plupart des édifices religieux collectifs, un entretien plus sommaire, des réserves de grains, toute chose favorisant la fréquentation et l'infestation par les rats noirs ;
La robe de bure[2] des moines : je la cite : « une revue des entrées de la peste dans les localités d'Occident montre que l'arrivée d'un marchand de tissus ou de peaux est la cause majoritaire de l'introduction de la maladie, suivie de celle de colporteur d'habits de hardes, ou encore d'un soldat, ou d'un moine »
Plus loin : « Ce n'est pas tant l'homme qui fait pénétrer la maladie dans un lieu, mais bien ce que transporte l'homme », c'est-à-dire la puce du rat, les rats nichant près ou dans les entrepôts de tissus. La crainte des hommes du XVIIème siècle, comme celle des siècles précédents, pour les laines, les peaux, voire les perruques[3] lors de l'épidémie, était donc justifiée, quoique empirique.
Les Religieux furent aussi des désinfecteurs réputés, "désinfection" dont nous avons dit l'importance (et qui empiriquement contribua au développement d'une meilleure hygiène des corps et des villes). Citons le Père Tamisier, jacobin du couvent de Notre-Dame de Liesse à Fleury d'Aude, à Narbonne en janvier 1629 et plus tard à Rodez. Jean de Paule et Ambroise Picou, religieux de l'ordre des frères prêcheurs réformés à Millau ou le Père Philippe de Francon, à Cazères en 1631.
A Toulouse, c'est le père Ribeyron, religieux du Tiers-Ordre de St-François à St-Guilhem-le-Désert qui va jouer un rôle exemplaire. Il avait été appelé par le Capitoul Le Mazuyer le 17 avril 1631[4], alors que

---

[1] Frédérique Audouin-Rouzeau, *Les chemins de la peste, le rat, la puce et l'homme*, Presses universitaires de Rennes, 2003.

[2] Grossière étoffe de laine brune (Dictionnaire Le Robert).

[3] Samuel Pépys, Journal : "3 septembre 1665 à Londres. Jour du Seigneur. Levé, mis mon habit de soie de couleur, fort élégant et ma nouvelle perruque, que je n'avais encore point osé porter car il y avait la peste à Westminster quand je l'ai achetée. Pour ce qui est des perruques, c'est à se demander quelle sera la mode une fois l'épidémie terminée, personne n'osant acheter des cheveux de peur d'être contaminé, craignant qu'on ne les ait pris sur le crâne des pestiférés".

[4] Qui devait mourir deux mois plus tard, victime de son dévouement, pleuré par toute la ville.

tout paraissait désespéré, devant l'ultime offensive de la peste –et que sa réputation de "désinfecteur" était grande. Sa méthode fut rigoureuse et gratuite. Les produits étaient connus et fournis par la ville. Dirigeant une centaine d'employés, l'ermite entreprit la désinfection de la ville, quartier par quartier. Il commença par St Cyprien. Toutes les maisons furent ouvertes, même en l'absence de leurs propriétaires. Un poêlon, tenu à la main dans lequel brûlait avec une grande fumée le produit désinfectant, établissait un écran protecteur devant le désinfecteur. Celui-ci faisait le tour de la maison en ne négligeant aucun recoin. Cette première opération terminée, des femmes emportaient le linge pour le laver à la rivière ou le passer aux étuves.
Aux plantes aromatiques utilisées déjà par les parfumeurs, il avait ajouté de l'arsenic, des sels de mercure, du soufre, toutes substances antiseptiques et insecticides.
Au début de 1632, la violence de l'épidémie décrue. Le 5 février, les collèges d'enseignement rouvrirent leurs portes. En mars, le Père Ribeyron estima sa mission terminée.
Devant les supplications des Capitouls qui voulurent le retenir, il resta à Toulouse une dizaine d'années, logé à l'Hôpital St-Sébastien. Il exerça son office de désinfection à Albi, Gaillac, Lavaur. En 1664, il quitta définitivement Toulouse et mourut l'année suivante en Picardie en luttant contre une épidémie de peste qui ravageait l'armée royale.
Un autre religieux se distinguera comme parfumeur à Toulouse, mais dans l'année 1652 : le Père Arnaud Baric. Ce prêtre missionnaire apostolique, fondateur de l'Hôpital général Saint-Joseph de la Grave à Toulouse[1], avait rencontré dans cette ville le Père Ribeyron qui lui avait transmis ses procédés de "désinfection" et livré les "secrets" de sa thérapeutique, en quittant Toulouse pour Paris en 1644. Il s'en souviendra en écrivant son traité de peste en 1646, véritable précis de désinfection (le premier au XVIIe siècle)[2]. Alors qu'il se trouvait à Alet, il est rappelé par les Capitouls en juillet 1652, la peste ayant été constatée le 8 juillet au faubourg St Michel.
Le 4 août 1652, sa fonction de "prebstre Intendant au désinfectement des maisons de la ville et faubourgz" est reconnue officiellement. Ce

[1] En 1647, Arnaud Baric proposa que les deux hôpitaux existant à la Grave, l'hôpital ancien et celui des pestiférés soient transformés en un seul hôpital général ouvert aux miséreux qui encombraient les rues de Toulouse ; ce projet fut accepté par les Capitouls.
[2] Tous les renseignements sur Arnaud Baric sont tirés de l'article de Marguerite-Marie Shibano : Arnaud Baric, missionnaire apostolique : un prêtre toulousain en guerre contre la pauvreté, la peste et les Jésuites (vers 1607-1668), in *Annales du Midi*, T. 150, N° 182, Avril-Juin 1988.

même jour, Jacques de Queyratz, capitoul, transmet à ses collègues les requêtes d'Arnaud Baric :
« ...Outre les drogues nécessaires au désinfectement, que la ville doibt fornir, d'estre nourri aux despans d'icelle et prie les sieurs Capitouls de luy vouloir achapter un cheval pour qu'il puisse vaquer à leur service avec plus de diligence... »
Affaire conclue, le même jour. Le "traicté" que les capitouls passent avec Arnaud Baric stipule « ... que le désinfectement des maisons des personnes aisées sera faict à leur despans. La ville n'entend fornir les drogues que pour les maisons des pauvres... »

Malgré quelques démêlés avec les Capitouls : un arrêt du Parlement du 16 septembre 1652 lui reprochera d'agir contrairement à sa "profession" de prêtre en se chargeant de la "désinfection" des pestiférés et lui interdira de s'en occuper désormais, il continuera sans sourciller ses travaux de désinfection, comme le prouvent les comptes du trésorier de la ville et malgré la présence à Toulouse d'autres désinfecteurs comme Henri de Rochas "escuyer, sieur de Blun, conseiller et médecin ordinaire du Roy", auteur de divers ouvrages de médecine, qui a passé une convention avec la ville de Toulouse. Il continuera en même temps de se dévouer au service des pauvres.
L'épidémie ayant pris fin en novembre 1653, on perd sa trace et on le retrouve à Paris en 1655 auprès de Gabriel de Ciron, député du second ordre pour la province de Toulouse à l'Assemblée du Clergé. Il retournera à Toulouse en 1659, mais on ignore le lieu de sa mort en 1668, à l'âge de 61 ans.

## V. LA VIE RELIGIEUSE

Quoique gênée par les mesures sanitaires : interdiction des réunions publiques, fermeture des églises,[1] elle reste intense et au contraire va croître avec les recrudescences de la maladie. N'oublions jamais que pour les hommes du XVIIème siècle -médecins compris-[2] la première cause de la peste dans la cité est le courroux de Dieu contre les hommes pêcheurs, et qu'il convient donc d'implorer son pardon, seule issue

[1] Le 24 décembre 1628, le vicaire général a accordé aux Capitouls "qu'il n'y aurait point de messe de minuit, en tout cas, les portes fermées, pendant la célébration des offices..." J. Roucaud, op.cit., p. 142.
[2] Depuis le XVIème siècle, tous les "*Traités de peste*" commencent par une invocation à Dieu et conseillent le recours à des actes de piété.

possible à la fin de la "contagion", et de faire pénitence, pour au moins bien mourir. Pour cela, on aura recours aux intercesseurs : les Saints Guérisseurs de la peste et la Vierge Marie[1], puisqu'à partir du XVème siècle, et surtout en France, le culte marial va venir se superposer à celui des saints guérisseurs, ou le compléter.
A Toulouse, où les pratiques religieuses que les épidémies de peste suscitèrent furent particulièrement nombreuses et importantes, on retrouve le culte des deux grands saints de peste, l'un ancien St-Sébastien (dès le VIIème siècle en France), au Sud de la ville, dans l'église du même nom, l'autre plus récent St-Roch (culte à partir du XVIème siècle) à l'Eglise des Minimes au Nord de la ville. Comme il était difficile de se rendre hors de la ville, les habitants prièrent ces saints dans le grand cloître des Augustins.
Mais Toulouse (comme chaque ville ou village) n'oublia pas ses saints locaux et ses anciennes dévotions : pour St Saturnin (St Sernin), depuis toujours défenseur et protecteur de la cité, culte rendu aux corps saints, pour Notre-Dame la Noire au prieuré de la Daurade (en 1630) et pour Notre-Dame de Garaison (en 1631)[2].
Par contre, il n'y eut pas à Toulouse, semble-t-il, de culte des nouveaux saints guérisseurs de la peste qui apparurent au XVIème siècle, principalement sous l'influence du Concile de Trente[3] (1545-1563), comme par exemple :

- Saint Nicolas de Tolentin, moine augustin du couvent de Tolentin dans la Haute-Italie et qui vivait dans la deuxième moitié du XIIIème siècle.
- Rose de Viterbe, qui vivait en Italie au XIIIème siècle et à qui on attribue une foule de guérisons miraculeuses.
- Saint Charles Borromée (1538-1584), archevêque de Milan, modèle du bon évêque.

---

1 La représentation de ce culte au XVIIème siècle dans la peinture et la sculpture, notamment italienne, mériterait e à elle seule une étude approfondie qui sort de notre propos.
2 Notre-Dame de Garaison était réputée pour protéger de la peste. Lors de l'épidémie de 1628, les consuls de Rodez lui avaient offert "une chasuble de velours rouge et de satin bleu aux armes de la ville d'une valeur de 55 livres (Mouysset Sylvie, La peste de 1628 en Rouergue, in *Annales du Midi*, Tome 105, Juillet-Sept. 1993, p. 340).
A propos de ces deux dernières invocations, nous faisons comme Soula qui pense qu'il faut les rattacher à celles des saints locaux, plutôt que d'y voir un important culte marial. A. Soula, op. cit., p. 140.
3 Ces nouveaux saints seront contemporains du mouvement de développement et de création d'ordres nouveaux, d'une ampleur sans précédent, tant masculins que féminins et dont beaucoup concernèrent les malades, les pauvres et les orphelins.

- Sainte Françoise Romaine qui outre de nombreuses guérisons de son vivant, soignait les pestiférés dans Rome et fonda en 1437 le couvent des Oblates dans la même ville. Elle fut canonisée en 1608.

*Comme au Moyen-Age (voir supra chapitre 6) le culte est fait :*

**De prières**

- Privées ou publiques avec des hymnes et des chants liturgiques spéciaux contre la peste,
- Légèrement différentes d'un saint à l'autre,
- Surtout bien récitées pour être efficaces (le miserere mei, deux fois par jour, à 8h et à 16h par exemple),
- Souvent accompagnées de confession et de communion.

**De processions**, avec souvent translation de reliques du saint d'une église à l'autre, ou autour de la cité, pour constituer une sorte de ceinture protectrice contre la peste.
En l'année 1631 (le 29 juillet), le Parlement de Toulouse ne chercha point à éviter le contact de la foule, quoique la ville fût en proie à une épidémie des plus meurtrières. Il y eut une procession générale à laquelle tous les parlementaires assistèrent en robe rouge : le greffier Malenfant en a donné successivement le récit :
« ... la Cour se rendra à St Etienne avec les robes rouges où, étant assemblés en corps Messieurs suivront la grande messe et communieront tous six par six à la fois d'icelle, et après iront en procession, suivant le St Sacrement, à l'église de St Sernin et de là reviendront jusqu'en l'église de St Etienne ».

Il dut y avoir une grande affluence en l'église de peuple. Cette fois, ses membres ne craignirent point de s'exposer au danger de la contagion. Ils assistèrent bravement à la procession et leur courage ne se démentit par un instant.[1];
De la même façon, le 20 novembre 1653, les Capitouls ordonnèrent une procession générale pour le dimanche suivant 23 novembre, afin de remercier Dieu de la cessation de la peste, « que les vœux publics ont obtenue de sa Divine Majesté, par l'intercession de Saint Raymond ». Injonction fut faite « ... à tous habitans... de s'y trouver, faire nettoyer les rues et tapisser le devant de leurs maisons avec inhibitions et

---

[1] Victor Fons, *Mémoires de l'Académie des Sciences, inscriptions et belles-lettres de Toulouse*, 1878.

défenses d'exposer aucuns tableaux déshonnestes et prophanes, sur les peines portées par les réglemens(sic)… »

Les quatre confréries des Pénitents de Toulouse : blancs (XIIIème siècle), bleus, gris ou noirs (XVIème siècle) jouèrent un rôle important dans l'organisation de ces processions conjuratoires ou d'actions de grâces.[1]

**Des vœux en action de grâces**, scrupuleusement réalisés par les Consuls à la fin de l'épidémie sur la ville ; la réalisation du vœu pourra prendre plusieurs années en fonction de l'importance de ce dernier.

Il pourra être fait :

- De cierges
- De pèlerinages dans la ville ou hors de la ville
- De dons d'objets précieux : lampes ou chasses en argent
- De la construction d'un autel dans une chapelle, ou d'une chapelle entière dédiée à un saint protecteur
- De l'élévation d'une "colonne de peste" (comme celle célèbre de Vienne en Autriche).

Ainsi, à Toulouse, les Capitouls firent des vœux dont l'importance augmentera avec la gravité du mal. En 1628, ils promettent une lampe d'argent de 300 livres à Notre-Dame la Noire ; en 1631, une chasse[2] d'une valeur de 4000 livres à St Edmond[3] pour placer ses reliques. « ... lorsqu'il aurait plus à Dieu d'apaiser son ire et nous deslivrer de ce grand fléau de peste, la quarantaine après la guérison expirée sans

[1] Lorsque la célèbre secte des Flagellants (XVIème siècle) eut été condamnée, les Pénitents qui se donnaient la discipline à découvert dans les rues "se résolurent, dit Bienassis (Traité de peste), d'avoir habits à capuchon pour continuer en cet estat leur pénitence : ce qui se pratique encore pour le présent dans nostre France et mesure dans nostre ville…". J. Roucaud, op.cit p. 464.
Une autre confrérie religieuse –la confrérie des Cinq Plaies- avait été fondée à Toulouse, sous l'influence des épidémies de peste en l'an 1498 ; plus ou moins abandonnée à la fin du XVIème siècle, elle fut rétablie en 1631 (Archives Municipales deliberations capitulaires, 21 août 1631). Notons enfin le rôle particulier des Pénitents Noirs à Toulouse dans l'ensevelissement des morts par la peste.

[2] Il existe une épure de cette chasse, tracée par Jean Chalette en 1631, aux Archives Municipales de Toulouse. Le dessin représente une église.

[3] Il s'agit de St Edmond, roi d'Estanglie en Angleterre, mort en 870, décapité par les Danois qui avaient envahi son Etat, et non de St Edmond, archevêque de Canterbury en 1234, qui mourut en France et fut canonisé en 1249.

rechute ». Il s'agit donc ici de donnant-donnant, un véritable marchandage ![1].
En février 1653, à la suite d'une délibération du conseil de Bourgeoisie réuni la veille, ils font, au nom de la ville, le vœu de l'élévation des reliques de St Raymond, un autre saint local[2]
On retrouvera ces « vœux de peste », scrupuleusement respectés des années durant, dans beaucoup de villes de la région, comme Castelnaudary, Carcassonne, Limoux, Cazères, Rabastens, Moissac, Rodez, … et bien d'autres. Ils nous montrent des hommes et des femmes obsédés par l'omniprésence du péché et du châtiment et développant ce que Jean Delumeau[3] appelle « une véritable névrose de culpabilité » ; encouragés par le discours de l'église « qui est alors le seul qui soit capable de donner à un phénomène inexplicable une signification d'ordre supérieur ».[4] Dans son manuel *De la maladie* publié en 1677, l'évêque d'Agen, Claude Joly, écrit : « Les peines que mérite le péché sont les guerres, les pestes, les famines, les afflictions [...] Dieu purifie par là ses élus, c'est un père qui corrige et qui châtie. Ainsi les maux deviennent de grands biens ». En écho, le prélat janséniste Nicolas Pavillon écrit, dans les *Instructions du rituel d'Alet* : « Dieu envoie la peste pour punir toutes sortes de péchés, principalement ceux qui sont publics et scandaleux (blasphèmes, jurements, adultère, concubinage, sensualité, excès de festins, fréquentations de cabarets, profanation des fêtes) ». Il faut apaiser sa colère « par une véritable pénitence et par une confession sincère des péchés »[5].

---

[1] L'élévation du corps de St Edmond fut faite le 13 novembre 1644 ; lors de cette solennité qui dura huit jours, il y eut processions de toutes les églises du diocèse et tous les ordres religieux y assistèrent.

[2] Il s'agit de Raimond, chanoine de St Sernin, mort en 1118 dont seul le martyrologue du chapitre cathédral de Narbonne fait état (celui de St Sernin ayant été perdu).
Cent ans plus tard, au XVIIIè siècle, nous savons que : "La dix-neuvième station des oraisons… se fait à la chapelle du collège de St Raymond, où repose le corps de ce saint, renfermé dans une caisse d'argent, donnée par la ville de Toulouse en 1656, en conséquence du vœu qu'elle avait fait en 1653 pour être délivrée de la peste, par l'intercession de ce saint".
Antiennes et oraisons à l'usage de ceux qui auront la dévotion de visiter les sacrées reliques qui reposent dans l'insigne église abbatiale St Sernin de Toulouse, Toulouse, J. Henry Guillemette, 1762.

[3] J. Delumeau, *Le péché et la peur. La culpabilisation en Occident, XIIIème – XIXème siècles,* Paris, Fayard, 1993.

[4] F. Hildesheimer, *Fléaux et Société : de la Grande Peste au choléra, XIVème – XIXème siècles*, Paris, Hachette, 1993, p. 109.

[5] deux citations in F. Hildesheimer, op. cit., p. 110.

Mais n'est-ce pas, à l'inverse, l'idée que la colère de Dieu était aveugle qui poussait certains au rejet de l'Eglise et de ses prédications, et les livraient aux interdits ?
« Une recherche effrénée de jouissance et de sensations violentes s'empara de la plupart ; les uns noyaient leur douleur dans l'ivresse, d'autres donnaient libre-cours à leurs instincts » écrit en 1628, un médecin de Sauveterre, que cite Sylvie Mouysset[1]. Comme le dit si bien Bartolomé Bennassar[2] à propos de la peste en Espagne à cette époque : « Il faut essayer de comprendre ce qu'ont pu être ces mois, ces années, pour les populations menacées. Un tremblement de terre choisit en un instant ses victimes, les perd sans avertissement préalable, n'empoisonne pas leurs derniers jours, ne leur donne pas à penser et à craindre ». La peste agit différemment « par sommations successives. Les gens assistent à la mort des autres et, une fois atteints, ils se regardent eux-mêmes mourir. Ils ont le temps des dernières jouissances, plus probablement celui des remords, des élans de piété, des legs charitables, des ultimes dévotions… »

Ainsi, lorsque nous comparons le rôle des médecins et des religieux au XVIIème siècle dans la peste de Toulouse à celui qu'ils eurent dans les petites villes du Languedoc (ou dans d'autres villes en France), nous sommes vite en présence d'un paradoxe : similitude et différence. Même présence du chirurgien, du désinfecteur, du prêtre ou du moine mendiant ; même souci de sauver le plus possible de corps et d'âmes ; mêmes recommandations sanitaires et de pratiques de soins ; même recours à Dieu, comme ultime espoir lorsque l'épidémie redouble, par les mêmes prières et processions.
Et pourtant, que de différences dans les consignes du Conseil de Santé, dans le choix des lieux d'isolement des pestiférés et des infects (réutilisation, par exemple, d'anciennes léproseries), dans les lieux de sépultures, dans la qualification du désinfecteur (médecin, apothicaire, chirurgien ou religieux), dans les saints évoqués, dans les vœux choisis (de la simple prière à la construction d'une chapelle ou la fabrication d'un objet précieux). Surtout différence de l'évolution de la "contagion" (déterminant tout le reste) qui peut disparaître assez vite ou au contraire s'installer pour plusieurs années ; toutes ces différences nous incitant à

1 S. Mouysset, *La peste de 1628 en Rouergue*, Annales du Midi, tome 105, n° 203, Juillet-Septembre 1993, p. 143.
2 B. Bennassar, Une fin du monde : la peste des années 1647-1654, in : *Histoire des Espagnols VI-XXème siècle*, Paris, R. Laffont (Bouquins), 1992, (1ère éd. 1985), p. 446.

continuer à explorer documents et archives pour mieux "cerner" le vrai visage de la peste et des hommes face à la peste, en Languedoc ou ailleurs.

# CHAPITRE 14

## ENTRE DEVOTS ET LIBERTINS
## Les médecins du Grand Siècle et la sexualité[1]

*Entre l'histoire et la médecine, il n'y a guère de différences : c'est l'homme qui est au cœur, c'est l'homme dans sa totalité.*
Claude Gauvard

Parler de sexualité au XVIIe siècle pose d'emblée un problème. Ce mot, en effet, n'a aucun sens pour les sujets des rois Louis XIII et Louis XIV. Si l'on se fie au dictionnaire *Le Robert*, « sexualité » n'a fait son apparition dans notre langue qu'au XIXe siècle, en 1838, précisément… Et encore ne s'agit-il que d'une définition purement biologique : « Caractère de ce qui est sexué, ensemble des caractères propres à chaque sexe ». Consultons l'un des grands dictionnaires du XIXe siècle, le *Littré*, rédigé entre 1860 et 1876. Cherchons « sexualité » Pas d'entrée à ce mot. Enfin, presque, car à l'article « sexualisme », Littré – qui était, ne l'oublions pas, médecin et traducteur d'Hippocrate – précise que « sexualité » peut s'employer comme synonyme de « sexualisme ». Dans le dernier tiers de ce siècle, le vocable ne semble donc pas bien fixé dans le lexique courant.

Quoi qu'il en soit, « sexualisme » comme « sexualité » restent étroitement liés à l'étude de la différence anatomique et physiologique des sexes masculin et féminin.

En fait, il a fallu attendre 1924, pour que s'élargisse le sens du mot sexualité : « Ensemble des comportements relatifs à l'instinct sexuel et à sa satisfaction (qu'ils soient ou non liés à la génitalité) ».

Il y a donc moins d'un siècle que le monde médical, et à sa suite le reste de la société, ont donné à la vie sexuelle des hommes et des femmes une autre dimension, physiologique et surtout psychologique, que celle liée à l'acte de la procréation. Il est vrai, qu'entre temps, un certain docteur Freud s'était mêlé de la question...

---

1 Avec l'aimable participation de M. Didier Foucault, Professeur émérite d'Histoire Moderne à l'Université de Toulouse Jean-Jaurès, Laboratoire Patrimoine, littérature, histoire (Érasme)

Au XVII$^e$ siècle, à défaut de sexualité, parlait-on au moins de sexe ? Un autre monument de la lexicographie, le dictionnaire de Furetière, publié en 1690, permet de le vérifier :

SEXE. *s. m.* Partie du corps humain qui fait la difference du masle & de la femelle. Cette personne est du sexe masculin, celle-là du feminin. Il y en a pourtant d'hermaphrodites, qui ont les deux sexes, mais imparfaitement. Le sexe viril est le plus fort. On excuse la foiblesse du sexe. On a tout passé au fil de l'espée sans distinction de sexe ni d'âge. Les Fideles de l'un & de l'autre sexe. Il est expressément deffendu par la Loy de Moyse, de desguiser son sexe.

SEXE, absolument parlant, se dit des femmes. C'est un homme qui aime le *sexe*, c'est à dire, les femmes. Il faut avoir du respect pour le *sexe*, pour le beau *sexe*, pour les Dames. St. Augustin les appelle le « *sexe dévot* ».

À lire cette définition, parler de sexe au temps de Furetière était soit s'attarder sur les différenciations anatomiques entre les mâles et les femelles, bref s'intéresser au genre ; soit caractériser métaphoriquement les hommes et les femmes, sachant qu'il allait de soi que le « sexe fort » désignât les premiers et le « sexe faible », le « beau sexe », le « sexe dévot » ou, tout simplement, le « sexe » les secondes !

Mais il ne s'agit ici que de mots ! C'est-à-dire de la conceptualisation de choses qui doivent être au préalable parvenu à un certain stade de conscience rationnelle. Le fait de ne pas avoir trouvé de désignation propre à ce que nous entendons aujourd'hui par sexualité n'exclut donc pas que, dans l'expérience des individus vivant au XVII$^e$ siècle, il n'y eût rien qui n'en relevât. Remarque d'autant plus importante que nous considérons aujourd'hui que la sexualité est une donnée structurante, fondamentale dans la formation de la personnalité des êtres humains… Qu'elle a une dimension universelle, qui transcende les siècles et les civilisations.

## DÉVOTS, LIBERTINS, MÉDECINS : TROIS RAISONS DE SE PRÉOCUPER DU SEXE...

En se reportant au XVII$^e$ siècle et à la culture de l'Europe occidentale, il est donc essentiel de se demander comment, faute de concevoir comme telle la sexualité, les hommes du temps ont parlé de ce qui s'y rapporte ; ou... ont essayé de le taire.

### *La prohibition des plaisirs : une obsession des dévots de tous bords*

Le facteur religieux, essentiellement chrétien, apparaît comme une donnée primordiale. Un fonds de références qu'il faut examiner de près car il imprègne, dès le plus jeune âge, les individus de toutes conditions. Un fonds de références où l'exercice des plaisirs terrestres – et notamment ceux du sexe – renvoie au péché et où le seul véritable bonheur serait la félicité en l'au-delà, récompense de ceux qui ont vécu avec une foi intense et ont eu une conduite sans tache. Un fonds de références qui prend, à l'Époque moderne, une place particulière, quasi obsessionnelle, dans les préoccupations des autorités religieuses et de leurs ouailles.
Après la Réforme et les guerres de Religion qui ont suivi, amplifiant un mouvement de normalisation sociale enclenché dès la fin du Moyen Âge, les protestants – à l'exemple de Calvin à Genève – et les catholiques imbus de principes réaffirmés au concile de Trente, ont entrepris de mieux encadrer les populations pour discipliner leurs conduites sociales et privées, canaliser leurs pulsions et ériger en idéal de vie l'austérité des mœurs. Consistoires réformés comme compagnies dévotes catholiques ont tenté de prohiber les fêtes, les carnavals, les danses et les jeux de société, comme de fermer les tripots, les cabarets et les bordels... Ils ont – tels le Tartuffe de Molière – pénétré les foyers des particuliers, instauré une surveillance des quartiers et des villages pour contraindre hommes et femmes à mener une vie réglée. Leur succès a été réel mais incomplet car cette entreprise s'est heurtée, dans la haute noblesse, mais aussi dans la bourgeoisie et dans une partie du peuple, à des résistances sourdes ou ouvertes.
Dans le même temps, catholiques et réformés se sont trouvés débordés par des franges non négligeables de la société, lassées des querelles doctrinales ou sensibles à des courants de penser inspirés des philosophies antiques fort en vogue à la Renaissance. D'un côté comme de l'autre, on a stigmatisé ces rebelles, qui affichaient un détachement sceptique ou épicurien envers les dogmes et étaient au mieux des déistes, au pire des athées.
Pour les dévots de tous bords – et de ce point de vue, il n'y a pas de différence majeure entre catholiques et protestants – combattre ces

deux formes d'insoumission est devenu, dans la seconde moitié du XVIe siècle, une urgente priorité.
Ainsi, même si tous les débauchés n'étaient pas des mécréants et tous les mécréants des débauchés, pour leurs adversaires leur volonté de « s'affranchir » des croyances et des règles communes les rangeait, indistinctement, dans une même catégorie, celle des « libertins »...

### *Qu'entendre par « libertin » ?*

Quelques remarques liminaires sont nécessaires pour s'en persuader avant d'entrer dans le vif du sujet[1].
Le mot « libertinage » fait son apparition dans la langue française vers 1600. Son emploi devient vite courant et a été précédé, dans la dernière moitié du XVIe siècle, par la généralisation de l'usage du mot « libertin ». Qu'entendait-on par-là ? Et pourquoi, précisément à cette époque, notre langue s'est-elle enrichie de la sorte ?
En fait, le mot libertin dérive du latin *libertinus*, qui désignait les esclaves affranchis. Affranchis... les libertins modernes l'étaient. Revenons à Furetière pour préciser les contours de ce singulier affranchissement :

LIBERTIN, INE. *adj. & sub. Qui ne veut pas s'assujettir aux loix, aux regles de bien vivre, à la discipline d'un Monastere. Un escolier est libertin, quand il frippe ses classes ; quand il ne veut pas obéir à son Maistre. Une fille est libertine, quand elle ne veut pas obéir à sa mère ; une femme à son mary. Les Moines libertins sont ceux qui sortent du Couvent sans permission.*

LIBERTIN, se dit aussi à l'égard de la Religion, de ceux qui n'ont pas assez de venération pour ses mystères, ou d'obéissance à ses commandements. Le Père Garasse a fait un Livre contre les Athées & les *libertins*, qu'il appelle la « *Doctrine Curieuse* ». Dans l'Histoire & dans le Droit Romain on appelle *libertin*, un esclave affranchi, par relation à son patron.

De fait, le sens de libertin et de libertinage se trouve, dans les années 1600, polarisé autour de deux acceptions majeures, souvent lancées

---

[1] Pour de plus amples développements : Didier Foucault, *Histoire du libertinage*, (Paris, 2007) Paris, Perrin / Tempus, 2010.

comme des accusations par les adversaires des libertins, parfois revendiquées par les plus effrontés d'entre eux :
- Était considéré comme libertin, tout individu qui, sans trouble de conscience, s'éloignait du christianisme et méprisait les croyances, les cérémonies et tout ce qui pour les chrétiens – catholiques et protestants confondus – était considéré comme sacré…
- Était également libertin, celui qui se jouait des règles de conduite morales inculquées par le christianisme et cultivait, sans se préoccuper de l'au-delà, les plaisirs de la vie terrestre : plaisirs de la table, de la bouteille, du jeu et plaisirs de la chair…

La singularité du mot libertin, tel qu'il est entendu au XVII$^{e}$ siècle, est ainsi d'associer étroitement irréligion et débauche.

***Les médecins : un héritage culturel ambivalent***

Quant aux médecins, ils occupent, eux aussi, une place particulière – pour ce qui concerne leur intérêt pour la sexualité – dans ce dispositif centré sur les dévots et les libertins.

Leur préoccupation est de poser le regard du « savant » sur tout ce qui touche au corps humain. C'est-à-dire de puiser dans un autre fonds que celui de leur formation religieuse pour observer les organes – et notamment les organes sexuels –, comprendre leurs fonctions physiologiques, étudier les maux qui les affectent et les conséquences que ces dérèglements peuvent avoir sur la santé physique et mentale de leurs patients. Or ce fonds, au XVII$^{e}$ siècle, n'appartient pas à un patrimoine chrétien. Son origine est plus ancienne. La médecine étudiée et pratiquée pendant l'Ancien Régime s'est développée dans d'autres aires de civilisation – celles de la Grèce, de Rome, du monde arabo-musulman médiéval – avant d'être adoptée par les écoles de médecine de l'Europe chrétienne. C'est donc à partir d'un autre système de valeurs que celui forgé à partir de la Bible, de l'enseignement des apôtres et des pères de l'Église, que le médecin, dans sa réflexion comme dans l'exercice de son art, abordait les questions touchant à ce que nous entendons de nos jours par sexualité.

Les médecins se trouvaient ainsi tiraillés entre leurs croyances de chrétiens et leurs exigences intellectuelles de savants, imbus de doctrines antiques païennes, sensibles aux progrès du rationalisme et de la démarche expérimentale de la science moderne en pleine gestation. Qui plus est, le regard professionnel qu'ils jetaient sur le corps de leurs malades – hommes comme femmes –, les conduisaient à connaître leur intimité physique et à se pencher sur leur conduite privée... Ce regard n'avait rien à voir avec la curiosité culpabilisante du confesseur. C'était un regard distancié qui ne cherchait ni à juger en fonction des normes morales ni à infliger des pénitences. Telle n'était pas la fonction du médecin : quelle que fût la pénibilité du traitement qu'il prescrivait, son but n'était pas de mortifier son patient mais de soulager, en fin de traitement, les maux dont il souffrait... Et cela, en plaçant les choses du sexe sur un même plan que celles qui affectent d'autres fonctions organiques, en ne s'en tenant qu'à des considérations purement scientifiques.

Les médecins se trouvaient ainsi en première ligne de la crise de conscience qui s'est amorcée au Grand Siècle et qui a éloigné durablement la science de la religion. Rien d'étonnant que leur réputation fût alors des plus sulfureuse. Pour Saumaise, qui a fréquenté de près les libertins avant de devenir bigot, « c'est l'ordinaire de tous les médecins de n'être pas fort zèlés pour aucune religion ». Quant à l'opinion commune, elle suivait de près ce proverbe latin : « *Ubi tres Medici, duo Athei* » : « Là où il y a trois médecins, il y a deux athées »[1]. Cette dichotomie mentale, propre aux médecins ou à ceux qui possédaient une culture médicale assez poussée, est primordiale pour qui se penche sur la question du libertinage au XVII^e^ siècle et sur les milieux qui se rapportent à ce phénomène de société.

En fait, si les aspects doctrinaux et philosophiques du libertinage des médecins sont relativement bien connus, leurs rapports avec le libertinage de mœurs et plus particulièrement avec tout ce qui touche à la sexualité, n'ont pas donné lieu à autant d'études.

## LA NATURE CONTRE LE PÉCHÉ ?<br>DIFFÉRENTES MANIÈRES D'ENVISAGER « LA CHOSE »

Ainsi, bien que théologiens, libertins et médecins du XVII$^{e}$ siècle ne conçussent pas la sexualité comme un objet propre, en lui donnant l'importance anthropologique qu'on lui accorde aujourd'hui, ils s'intéressaient beaucoup à la « chose » ; les uns et autres, il est vrai, à partir de considérations très éloignées !

---

[1] René Pintard, *Le libertinage érudit dans la première moitié du XVII$^{e}$ siècle*, (Paris 1943) Genève-Paris, Slatkine, 1983, p. 82.

***Péché de chair et devoir de procréation***

Parmi tous les plaisirs de ce bas monde, ceux de la chair ont très tôt retenu l'attention des penseurs et des autorités chrétiennes.

Pendant des siècles, la problématique dominante en Occident a été celle que Paul de Tarse, le saint Paul des catholiques, avait posée dans ses épîtres et qu'avaient développée les principaux pères de l'Église. Elle s'articule autour de trois pivots :

– La chasteté, le célibat et l'austérité des saints ; idéal réservé à une minorité, que le clergé catholique est censé s'imposer par vœux solennels.

– La procréation, soit exclusivement l'acte sexuel dans le but d'assurer sa descendance et dans le cadre sacré du mariage. Une imperfection, certes, mais autorisée par l'Écriture pour les simples fidèles qui ne peuvent prétendre avoir la force morale des saints. La Bible n'avait-elle pas conseillé : « Croissez, multipliez et remplissez la terre [1]» ?

– Le péché, autrement dit, toute autre activité sexuelle n'entrant pas dans ces carcans. Cela comprend bien sûr les « crimes » passibles de peine capitale comme la sodomie ou la bestialité. Mais l'éventail des « péchés contre nature » est bien plus large que ces cas extrêmes. L'émission de « semence » hors du « vase » génital féminin (les termes sont ceux de théologiens et des confesseurs) est également prohibée : masturbation, fellation ou coït interrompu, par exemple. Plus généralement, est considérée comme un péché la recherche du plaisir charnel pour lui-même. La seule position acceptée par l'Église est celle du mari couché sur son épouse. Les autres postures érotiques – et notamment celles où la femme abandonne son rôle « passif » en « chevauchant » son mari – sont réprouvées. Est évidemment condamnée la sexualité hors mariage, de la simple fornication (entre célibataires) à l'adultère (où au moins l'un des partenaires est marié).

Voilà la théorie.

Mais pour se conformer à de telles exigences, les fidèles devaient triompher de la « concupiscence », autrement dit de ces puissantes et imprévisibles pulsions libidinales qui s'emparaient de leur corps et de leur âme. Qu'on pense aux multiples figurations de la « tentation de saint Antoine » dans l'iconographie du temps. Qu'on pense aussi au pouvoir séducteur de la femme. Depuis Ève, elle représente, dans l'imaginaire chrétien, la tentatrice par excellence ; celle que le démon

---

[1] *Genèse*, I, 28.

possède avec le plus de facilités ; celle qui peut entraîner dans sa chute fatale l'âme de celui qui, oubliant ses devoirs de chrétiens, tombe sous ses charmes pervers. Certes, quelques-uns parvenaient à surmonter ces obstacles, mais d'autres, beaucoup d'autres, non. D'autant que dans toutes les strates de la société – le clergé ne faisant pas exception – ils étaient nombreux ceux qui contrevenaient à ces impératifs moraux sans avoir une claire conscience de la gravité de leurs actes.
Aussi, à côté des discours des théologiens à l'universite et des prêches des moines rigoristes, un certain laxisme – mélange de tolérance bonhomme et de cécité hypocrite – prévalait en bien des lieux au Moyen Âge et à la Renaissance. Les autorités civiles et religieuses ont fermé les yeux et accepté que, dans la vie quotidienne, de multiples accommodements atténuent ces sévères prescriptions.
En France, autour de 1620, un brusque changement s'est opéré. L'idéal de vie austère qui ne concernait que des minorités – les communautés calvinistes et certains cercles catholiques – tendit alors à s'imposer en règle commune. Sans entrer dans le détail de ce processus, qui culmine à la fin du règne de Louis XIV et que l'on désigne généralement par l'expression de Contre-réforme, disons que l'Église romaine, dans le cadre d'une vaste entreprise de normalisation idéologique, a réussi à imposer son ordre moral à tous les niveaux de la société civile. Le catéchisme a été instauré et généralisé pour les enfants. Petites écoles, collèges et universités sont passés sous le contrôle étroit du clergé. La fréquentation de la messe, la confession et la communion régulières sont devenues des obligations auxquelles il était difficile de se soustraire. De nombreuses compagnies dévotes se sont développées, depuis les confréries de métiers jusqu'à la puissante compagnie du Saint-sacrement. Même les milieux les moins christianisés ont fait l'objet de missions d'évangélisation intérieures, tandis que les pauvres se sont vus internés dans des hôpitaux généraux et soumis, entre autres, à de strictes contraintes religieuses…

### *Nature et perpétuation des espèces dans la médecine galénique*

Issus des milieux de la bourgeoisie, les médecins qui officiaient au XVII^e siècle ont baigné dans cet univers mental saturé de christianisme. Ils ont fréquenté les collèges ouverts, jusque dans les petites villes, par les Jésuites, les Oratoriens ou les Doctrinaires. Notables dans les cités où ils s'installaient et où ils trouvaient l'essentiel de leur clientèle, ils devaient participer aux cérémonies civiles et religieuses qui émaillaient le cours de l'année et dans lesquelles une place éminente était consacrée à la célébration de Dieu, de la Vierge ou des saints...

Mais ce qui distingue les médecins du reste du corps social, c'est que pour exercer leur art, ils ont dû suivre un long cursus de formation dans des facultés spécialisées. L'enseignement qu'ils y ont reçu est souvent regardé – non sans raisons – comme purement livresque, archaïque et ignorant des progrès qui commençaient à mettre en crise la médecine ancienne. Le pédantisme des régents qui dissertaient gravement en chaire, les formules latines des praticiens, leurs diagnostics abscons et l'inefficacité de la plupart des traitements qu'ils prescrivaient à leurs patients ont tant de fois été brocardés qu'il n'y a pas lieu ici d'y revenir en forçant le trait... Si sur ce chapitre la cause semble entendue, ce serait commettre une grave erreur de se contenter d'une telle caricature du monde médical.

La première erreur consisterait à prendre en bloc ce milieu et à ignorer que – comme dans toute communauté humaine – il existait d'un individu à l'autre de grandes différences de personnalité. Qu'aient sévi au XVII^e^ siècle des Diafoirus et des Purgon, bornés et imbus de leur savoir, pourquoi en douter ? À condition toutefois de ne pas omettre que leur profession comptait également des savants plus ouverts aux progrès de la science et de la philosophie. Car à cette époque s'opère une importante mutation intellectuelle et, parmi les acteurs de cette entrée dans la modernité, les médecins sont légion...

Une autre erreur serait de confondre l'enseignement des anciens, socle immuable du savoir médical, avec l'obscurantisme. L'on vénérait, certes, plus que de raison, Hippocrate et Galien. L'esprit critique et les évidences de l'observation anatomique et clinique s'inclinaient trop souvent devant l'autorité de vérités établies de toute antiquité. Rien dans ces assertions n'est contestable... Mais, là encore, ce n'est qu'une vue partielle[1]. En examinant comment sur les questions se rapportant à la sexualité, l'enseignement médical classique posait les problèmes, l'on pourra mesurer combien, loin d'enfermer les esprits des praticiens dans le champ clos des idées reçues et de stériliser leur sens critique, la pensée des anciens pouvait leur ouvrir des perspectives stimulantes, novatrices et, à biens égards subversives.

Lorsque le médecin s'intéresse à l'anatomie comme à la physiologie de l'appareil reproducteur, c'est avec d'autres préoccupations que celles du théologien. Il observe un ensemble d'organes et tente de comprendre

---

[1] Voir supra, chapitre 9

une série de mécanismes qui relèvent avant tout d'un ordre naturel. En ce sens, l'enseignement de Galien est éloquent. Écoutons-le présenter le chapitre consacré aux organes génitaux dans son traité *De l'utilité des parties du corps humain* :

La nature a donné à tous les animaux des organes pour la conception, et elle a attaché à ces organes une certaine force spéciale de plaisir pour la génération, elle a rempli l'âme de l'être qui doit en user d'un désir étonnant et inexplicable de leur usage…[1].

Nulle répulsion dans le propos du médecin. Au contraire : une admiration face à un tel dispositif qui, à défaut de donner l'éternité aux individus, l'apporte à leur espèce. On est loin de la dramaturgie culpabilisatrice de la Genèse. Adam et Ève, après la chute, privés de l'éternité que leur donnaient les fruits de l'arbre de vie en paradis, étaient rendus mortels par la punition divine de leur faute[2]. En revanche, dans la tradition grecque – que Galien suit après Aristote et de nombreux autres[3] –, la mort, loin d'être un châtiment, est une fatalité que le processus générationnel permet de subvertir. Ce dernier n'est donc entaché d'aucune faute originelle ; mieux, c'est un « expédient » ingénieux et – il faut le remarquer, car c'est là encore une différence fondamentale avec le schéma biblique – commun à l'homme et aux autres animaux.

Ce dispositif naturel – cet « admirable moyen », pour reprendre les termes de Galien – repose sur l'articulation de trois données complémentaires : en premier lieu des « organes » appropriés et différenciés chez le mâle et la femelle ; le « désir » ensuite et, enfin, le « plaisir », qui résulte de l'accomplissement de l'acte vénérien. Ces trois données placent ainsi les médecins sous un angle d'approche de la sexualité différent de celui des hommes d'Église[4].

Au paradigme de la faiblesse peccamineuse de la chair, l'enseignement des Grecs oppose celui d'une nature qui accomplit son œuvre dans la succession des générations. Le regard que pose le médecin galénique sur les organes reproducteurs n'est ni impudique ni concupiscent ; c'est au contraire d'un œil froid et distancié, que le savant les examine pour

---

[1] « De l'utilité des parties du corps humain », XIV, I, traduction Charles Daremberg, in Galien, *Œuvres médicales choisies*, éd. André Pichot, Paris, Gallimard, 1994, t. I, p. 254-255. Les mots entre guillemets dans les lignes qui suivent sont empruntés au même passage.

[2] Genèse, III.

[3] Voir, par exemple, le *Traité de l'âme* d'Aristote, II, III, 415 a-b (p. 151-152, de l'édition de Richard Bodéüs, Paris, GF-Flammarion, 1993).

[4] On pourra lire, sur ces points les analyses éclairantes de Michel Foucault, *Histoire de la sexualité, Le souci de soi,* Paris, Gallimard, t. 3, p. 127 et s.

comprendre leur fonctionnalité et la cause des dérèglements qui les affectent. Le désir n'est plus le subterfuge d'un diable tentateur mais une aiguillon puissante qui pousse les êtres vivants à se projeter vers un but qui les dépasse. Enfin le « plaisir très vif » que procure l'acte sexuel apparaît comme « le seul appât qui pût assurer le salut et la conservation de la race ».

### *La nature, paradigme déculpabilisant de la sexualité libertine*

Que les praticiens des règnes de Louis XIII et de Louis XIV se soient sentis en accord avec les libertins de leur temps ou qu'ils aient condamné leurs excès, lorsqu'ils se penchaient sur les problèmes de la sexualité, ils se trouvaient de fait, dans un univers mental qui n'était guère éloigné du leur…

L'opposition entre les enseignements de la nature et ceux de la religion est, en effet, un thème récurrent des discours libertins se rapportant à la sexualité. Autant dans les ouvrages savants que dans les œuvres de fiction plus légères.

Le *Theophrastus redivivus*, recueil demeuré manuscrit, datable du milieu du XVII<sup>e</sup> siècle, est l'un des textes philosophiques les plus audacieux écrits en son temps. Son sixième traité s'intitule « De la vie selon la nature ». Dès les premières pages, l'auteur anonyme énonce les principes qui guident sa conduite :

« Nous, qui secouons ici le joug des religions, et qui n'adhérons à une secte qu'avec l'approbation de la raison vraie et naturelle, montrerons ce qu'il faut penser du bonheur en nous laissant conduire et instruire non par l'opinion, mais par les sages et la raison. Donc, mener une vie heureuse, c'est vivre selon la nature, et en conformité avec elle. Tel est le but unanimement privilégié par tous les sages[1]. »

Plus explicitement centré sur les choses du sexe, le roman érotique, connu sous différents titres – *Alosia Sigea, Les dialogues de Louisa Sigéa, L'Académie des dames, le Meursius français* –, attribué à Nicolas Chorier et paru à Grenoble en 1680, justifie, à sa façon – c'est-à-dire dans une perspective naturaliste, irréligieuse et totalement déculpabilisatrice – la situation des organes sexuels féminins :« Admire, Octavie, la situation de cette partie […]. Ne croit pas qu'elle soit placée entre les cuisses pour aucune marque d'ignominie qu'elle porte avec soi, comme pensent nos dévots, mais

---

[1] *Libertins du XVII<sup>e</sup> siècle*, éd. Jacques Prévot, Paris, Gallimard – La Pléiade, 2004, t. II, p. 221.

seulement pour en rendre l'usage plus facile et plus voluptueux[1] ». Ne croirait-on pas lire Galien ?
« Chez la femelle, la nature a établi les matrices au-dessous de l'estomac, région qu'elle avait reconnue comme la plus propice à la copulation, à la réception du sperme, et encore à l'accroissement de l'embryon ainsi qu'à l'expulsion du fœtus arrivé à l'état parfait. Vous ne pourriez trouver, en effet, dans tout le corps de l'animal une région plus convenable pour aucun des actes qui viennent d'être énoncés »[2].

Du Galien ? Ou presque, car alors que le médecin grec insiste sur l'utilité proprement biologique de l'emplacement des organes génitaux, le dialogue de *L'académie des dames*, lui, préfère se focaliser sur son utilité spécifiquement érotique !
Écoutons encore Saint-Évremond. Esprit libre s'il en fût, cet épicurien et ancien frondeur refusa hautainement, depuis son exil anglais, un pardon de Louis XIV qui l'eût contraint de s'enfermer dans la « cage dorée » de Versailles. Son petit traité *Sur les plaisirs* montre quels autres enseignements le sage libertin peut, en suivant l'ordre de nature, tirer des préceptes médicaux de son temps :
« La Nature porte tous les hommes à rechercher leur plaisir, mais ils les recherchent différemment selon la différence des humeurs et des génies. Les sensuels s'abandonneront grossièrement à leurs appétits, ne se refusant rien de ce que les animaux demandent à la Nature.
Les voluptueux reçoivent une impression sur les sens, qui va jusqu'à l'âme. Je ne parle pas de cette âme purement intelligente, d'où viennent les lumières les plus exquises de la raison ; je parle d'une âme plus mêlée avec le corps, qui entre dans toutes les choses sensibles, qui connaît et goûte les voluptés »[3].
Qu'on ne se méprenne pas, pour les hommes du XVII^e^ siècle, cette insistance à prendre la nature comme référence n'a rien d'indifférent. C'est quasiment un aveu d'irréligion. Lorsque le poète Théophile de Viau est emprisonné en 1623, parmi les chefs d'accusation que le procureur au Parlement de Paris a tenté de constituer pour le perdre lors de son premier interrogatoire, l'on peut lire « qu'il est chargé de faire profession d'athéisme et ne recognoistre autre Dieu que la nature »[4].

---

[1] In Œuvres érotiques du XVII^e^ siècle, L'enfer de la Bibliothèque nationale, Paris, Fayard, 1988, t. 7, p. 416.
[2] Galien, *op.cit.*, t.1, p. 256.
[3] Libertins du XVII^e^ siècle, op. cit., t. II, p. 658.
[4] Frédéric Lachèvre, *Le Procès de Théophile de Viau, Libertinage au XVII^e^ siècle*, (Paris, 1909) Genève, Slatkine Reprints, 1968, t. I, p. 370.

Charges, qui, si elles avaient pu être mieux argumentées, auraient immanquablement conduit Théophile sur le bûcher.

## DIVERS USAGES DE LA CONNAISSANCES ANATOMIQUE DES ORGANES DE LA GÉNÉRATION

Parler de sexualité, c'est d'abord s'intéresser aux organes de la génération. Sur ce terrain, là encore, les médecins ont des approches qui convergent davantage avec celles des libertins qu'avec celles des théologiens.

### *Nudité et pudeur*

S'agissant des organes de la génération, il n'est pas inutile de souligner qu'ils étaient généralement considérés comme des « parties honteuses », frappées de la plus ancienne malédiction biblique. Selon la Genèse, sitôt leur faute commise, Adam et Eve « reconnurent qu'ils étaient nus, et ils s'entrelacèrent de feuilles de figuier et s'en firent de quoi se couvrir ». Dieu, ensuite, apprenant leur désobéissance, « fit des habits de peaux dont il les revêtit »[1].
En dépit de ces antiques prescriptions, de nombreux témoignages confirment qu'à la fin du Moyen Âge et jusqu'aux premiers temps du XVII^e^ siècle, la nudité était relativement tolérée dans le monde chrétien. On se baignait nu dans les rivières. Quant aux étuves, où régnait une grande promiscuité des corps dénudés, c'étaient des lieux très fréquentés. Ne vit-on pas également, à l'époque de la Ligue, des centaines de fidèles de tous âges et de tous sexes, peu ou pas vêtus, défiler dans les grandes processions qui sillonnaient les rues de la capitale ? Processions catholiques, ultra catholiques même, qui ne soulevèrent alors que peu de réprobation dans le clergé[2] !
Or, à peine quelques décennies plus tard, du fait d'une pression religieuse obsédante, mais aussi des progrès des codes de la « civilisation des mœurs », les corps disciplinés devaient échapper à la vue d'autrui. Si Tartuffe s'écrie au milieu du siècle : « couvrez ce sein que je ne saurais voir », ce qui vaut pour le sein de la pauvre Dorine, s'impose avec encore plus de force aux autres parties intimes de l'anatomie humaine. N'oublions pas que c'est à cette époque que, de la chapelle Sixtine au château de Fontainebleau, dont les décors étalaient

---

[1] Genèse, III, 7 et 21 ; traduction Arnauld d'Andilly.
[2] Voir Pierre Darmon, *Mythologie de la femme dans l'ancienne France*, Paris, Seuil, 1983, p. 78 et s.

sous tous les angles des nudités masculines et féminines, qu'on recouvrit les tableaux et les sculptures de voiles pudiques et de ridicules feuilles de vignes... quand on ne les détruisit pas purement et simplement.
Pierre Charron, disciple de Montaigne et auteur tenu en grande estime par les libertins, avait, dès la première année du siècle, montré ce que cette évolution des sensibilités avait d'antinaturel. Bien que chanoine, il pensait que l'enseignement de nature poussait à la nudité :
« Il y a grande apparence que la façon d'aller tout nud, tenüe encores par une grande partie du monde, soit l'originelle des hommes et l'autre de se vestir artificielle et inventée pour esteindre la nature. [...] Nature ne nous a point apprins y avoir des parties honteuses, c'est nous mesmes qui par nostre faute nous nous le disons[1] ».
Le médecin, lui, se trouvait dès ses premières études anatomiques, puis dans le cours de sa pratique auprès de sa clientèle, affranchi de ces préventions et familiarisé avec la vue des organes sexuels.

***Progrès de l'observation anatomique de Fallope à Leeuwenhoek***

Même si elle restait réglementée, la pratique de la dissection était désormais intégrée au cursus de formation des futurs praticiens.
Les grands anatomistes de la Renaissance ont commencé à examiner avec soin les organes de la génération. Pour certains, ces observations n'étaient que de simples illustrations des dires de Galien, mais d'autres, moins prisonniers des préjugés de leur caste, y virent le moyen de vérifier les idées reçues, de les compléter, et même de les corriger. On pense à Vésale, dont l'audace souleva de vigoureuses critiques, ou, pour ce qui nous intéresse ici, à Fallope, qui découvrit la trompe utérine qui porte depuis son nom. Dans les facultés ouvertes à toutes les novations, comme le *Studio* de Padoue, où ont enseigné Vésale et Fallope, mais aussi Colombo, Acquapendente, cette façon de concevoir la dissection était devenue courante dès la fin du XVI^e^ siècle.
L'on possède ainsi de magnifiques planches anatomiques, gravées ou peintes en couleur sous la direction d'Acquapendente. On y voit reproduits, avec un grand souci de précision, les organes de la reproduction. Les planches se rapportant à l'abdomen, présentent différents états de l'ouverture des testicules et des canaux qui les relient au reste de l'organisme. Mais Acquapendente, l'ami de Galilée, le

[1] Pierre Charron, *De la sagesse*, Paris, Fayard, Corpus des œuvres de philosophie en langue française, 1986, p. 73.

médecin à qui l'on doit l'installation du premier théâtre anatomique permanent, le découvreur des valvules veineuses et le maître de Harvey... Acquapendente donc, s'est distingué dans les deux premières années du XVII$^{e}$ siècle par ses travaux d'anatomie comparée consacrés à *La formation du fœtus* (1604) et à *La formation des œufs et des petits animaux* (1621). Ces deux traités, qui participent du lancement du long débat qui agitera le monde savant pendant plusieurs siècles, sur les processus de la génération des êtres vivants, sont illustrés et ne laissent rien échapper à la vue des particularités de l'appareil génital féminin ou des différents stades de formation du fœtus dans l'utérus[1].

Pourtant, jusqu'aux années 1670-1680, pour ce qui concerne l'appareil reproducteur, peu de découvertes nouvelles sont venues enrichir le savoir médical. En témoignent les grands traités de Jean Riolan (le fils) – la *Scola anatomica* (1606) – et de Gaspar et Thomas Bartholin – les *Institutions anatomiques* (1647) – où rien de bien nouveau n'est offert au public savant en la matière. Il n'en demeure pas moins, que les descriptions de l'appareil génital masculin comme féminin se font plus précises. Quelques sujets occupent les spécialistes. L'on discute toujours beaucoup de l'hymen : sa réalité demeure parfois contestée et l'on ne s'accorde guère sur sa nature et sur son positionnement à l'entrée du vagin. Le clitoris qui, sans être ignoré des anciens, n'avait pas attiré beaucoup leur attention, devient un sujet d'observation pour les anatomistes. Fallope a fait figure de pionnier. Dans son sillage on s'interroge sur la substance et la structure de la partie « fourchée », essentiellement interne. Le rôle des cavités quelle comporte dans l'érectilité de l'ensemble de l'organe, et notamment de sa partie « ronde » extérieure, poussent à la comparaison avec le pénis.

Il est vrai que deux obstacles empêchaient la réalisation de découvertes majeures :

- un obstacle physique, celui des limites de l'observation oculaire ;
- un obstacle épistémologique, celui des théories sommaires et incertaines sur le rôle des différents organes dans la génération.

Lors de la dissection des cadavres, ni l'opérateur ni l'assistance ne disposaient d'autres moyens d'observation que leurs yeux. Certes, l'usage de lunettes palliait les défauts de la vision, mais ce secours ne permettait guère de dépasser ce qu'une bonne vue donnait à voir naturellement. Décrire et dessiner de manière correcte la verge, les

---

[1] Voir notamment, Tiziana Quirino *et alii*, *Les siècles d'or de la médecine. Padoue XV$^{e}$-XVII$^{e}$ siècles*, Milan, Electa, 1989, p. 124 et s.

testicules, le sein, le vagin ou l'utérus étaient choses relativement aisés pour qui avait un minimum d'expérience, mais l'exercice devenait plus difficile quand on s'attaquait aux nerfs, aux vaisseaux ou aux glandes de ces organes – sans parler des cellules, dont Hooke commence à peine à soupçonner l'existence ! Et encore, fallait-il prendre en compte l'état de conservation, souvent dégradé, des cadavres : problème récurrent de tous les théâtres anatomiques, qui, dans bien des cas, cantonnaient les dissections dans la période hivernale.

Pourtant, depuis les premières décennies du XVII^e^ siècle, le microscope – dont Galilée fut un des initiateurs – donnait au monde savant le moyen de pénétrer plus avant dans l'intimité de la matière vivante. Mais les progrès furent lents et les pionniers – Stelutti, Odierna, Fontana, Kircher, Hooke ou le Castrais Pierre Borel – eurent beaucoup de peine à conquérir l'estime de leurs pairs.

Leeuwenhoek ne fait pas exception ; et cela, bien que sa découverte des spermatozoïdes soit considérée comme une des plus importantes de son siècle. C'est en 1677 que le savant autodidacte hollandais a fait état pour la première fois de l'observation des « animalcules spermatiques » dans une lettre à la *Royal Society* de Londres.

Malgré la description assez précise de ces « petits animaux » ou de ces « vers », comme on disait alors en France, malgré leur observation dans les canaux des testicules, c'est par un scepticisme prudent que cette curiosité fut accueillie dans notre pays. Pourtant, Thomas Bartholin avait eu rapidement vent de la découverte et Christian Huygens en avait fait état à l'Académie royale des Sciences dès 1678.

Il ne suffisait pas, en effet, d'observer les spermatozoïdes dans l'humeur spermatique, encore fallait-il leur donner une fonction physiologique précise. Depuis Harvey – autre novateur de haute stature – l'on était persuadé dans les milieux médicaux les plus en pointe que toute génération venait d'un œuf. En croyant – à tort – que les spermatozoïdes étaient comme la préfiguration microscopique du futur embryon et, au-delà, de l'être fait, Leeuwenhoek renversait cette théorie. À défaut d'avoir les clés épistémologiques pour dépasser le débat entre « ovistes » et « animalculistes », la médecine du XVIII^e^ siècle s'enferra dans une querelle qui resta longtemps sans issue[1]...

Il n'en demeure pas moins que le monde savant se passionnait pour des questions dont le traitement supposait à tout moment qu'on fît appel à

[1] Voir notamment : Jacques Roger, *Les sciences de la vie dans la pensée française au XVIII^e^ siècle*, Paris, Albin Michel, 3^e^ édition, 1993

des considérations que la bienséance des codes religieux et de la civilité mondaine réprouvait avec vigueur dans le reste de la société.
Leeuwenhoek, par exemple, a eu conscience du caractère équivoque de ses recherches. Il en aurait conçu certains scrupules. Le fait d'observer du sperme humain, l'aurait ainsi fait hésiter – par pudeur – de pousser plus avant ses investigations : « Parce que j'étais dégoûté de poursuivre ma recherche et plus encore de la raconter, je n'en parlai pas alors », avoua-t-il dans sa première communication[1].
Quel vocabulaire employer pour ne pas heurter la sensibilité du public, en laissant croire que la curiosité scientifique pourrait cacher des motivations moins avouables et moralement malsaines ? Devançant ces reproches au début de ses *Nouvelles découvertes sur les organes des femmes, servans à la generation* (Lyon, 1674), Louys Barles, médecin à l'hôtel-Dieu, dont le premier chapitre s'intitule significativement « Des parties honteuses des femmes », n'omet pas de s'expliquer sur cette difficulté :
« J'ay fait ce que j'ay pû pour m'exprimer honnêtement en traitant cette matière ; Et s'il m'est échapé quelque terme qui semble choquer la pudeur, je proteste que je ne m'en suis servy que pour faire comprendre plus facilement ou la composition, ou l'usage de quelques parties ; que je n'ay point d'autre dessein dans ce petit Ouvrage que de rendre service aux personnes de mon art [...] ; c'est pourquoy je prie le Lecteur de ne point imputer d'intention criminelle à cét égard ; et de croire que je n'ay point d'autre vüe en tout ce que je fais, que celle de mon salut et de l'utilité publique[2] ».
Tous les médecins étaient-ils d'ailleurs totalement innocents, en traitant pour le grand public de certains sujets scabreux ? Notamment quand ils s'abstenaient d'utiliser le filtre linguistique du latin, qui laissait planer l'illusion que seuls les érudits seraient au-dessus de tout soupçon. La question peut, par exemple, se poser pour ce Jacques Duval, auteur d'un *Traité des hermaphrodites, parties génitales et accouchements*, paru à Rouen en 1612 ; en un temps où le sujet était encore de mode et donnait lieu à des publications comme *L'île des Hermaphrodites* (1605), inspirée des débauches de la cour des Valois au temps des « mignons » d'Henri III.
Ces réserves faites, pour la majorité des médecins, leurs premières répulsions de jeunes étudiants passées, traiter de ces matières devenait

---

1 Cité par J. Roger, *op.cit.*, p. 295.
2 Louys Barles, Nouvelles découvertes sur les organes des femmes, servans à la generation, Lyon, 1674, préface.

une chose aussi indifférente que de s'intéresser à d'autres domaines de leur art.

## STATUT DU DÉSIR ET DU PLAISIR

À propos du désir et du plaisir sexuel, théologiens, médecins et libertins trouvaient, on s'en doute, de nouveaux terrains où confronter leurs points de vue.

### *Le plaisir sexuel est-il licite ? Timides évolutions du discours théologique*

Paradoxalement, alors que la Contre-réforme tend à réprimer plus durement la sexualité des fidèles, s'amorce, dans son sillage même, un infléchissement du discours des théologiens, dans un sens que l'on pourrait qualifier de « plus libéral ».
En fait, ce ne sont pas toutes les pratiques qui sont concernées mais celles des époux unis par les liens du mariage chrétien[1].

Le concile de Trente (1545-1563), événement majeur de l'histoire du catholicisme à l'époque moderne, a joué un rôle décisif dans cette évolution. Parmi les points qui ont été débattus et qui étaient essentiels face à la contestation du protestantisme naissant, celui des sacrements de l'Église. Des sept sacrements catholiques, Luther et Calvin n'en retenaient que deux : le baptême et la communion. Le mariage n'avait plus de valeur sacramentaire et, par voie de conséquence, ne participait pas au salut de l'âme.
Les catholiques, à Trente, choisirent de réaffirmer la validité de leur doctrine. Ils la renforcèrent même. Ainsi, alors que, selon les protestants, seule la foi comptait dans l'économie du salut et que les élus étaient prédestinés de toute éternité par Dieu, ils continuèrent à accorder aux « œuvres » – autrement dit aux bonnes actions – une valeur sanctificatrice.
Sur le point précis des conduites sexuelles des fidèles, la conséquence était double :
- D'un côté la sacralisation du mariage renforçait sa valeur sociale, avec par contrecoup une condamnation plus vigoureuse des relations sexuelles hors mariage.

[1] Maurice Daumas, Le mariage amoureux. Histoire du lien conjugal sous l'Ancien Régime, Paris, Armand Colin, 2004, p. 118 et s.

- De l'autre, parce que les époux avaient été touchés par la grâce propre au sacrement qu'ils ont reçu, les péchés qu'ils commettaient dans le cadre de l'exercice de leurs « devoirs conjugaux » prenaient un caractère différent de ceux commis entre fornicateurs ou partenaires adultères.

La plupart des théologiens du XVII^e^ siècle – sauf les plus rigoristes comme les jansénistes – eurent donc tendance à amoindrir le caractère peccamineux de certains écarts sexuels, à condition que ceux-ci se déroulassent pendant une union conjugale. Cette casuistique tendait ainsi à trouver des circonstances atténuantes aux conjoints qui se laissaient déborder par des désirs peu canoniques !

L'on invoquait, par exemple, le renforcement du lien affectif entre les époux ; ce qui évitait au mari de chercher une compensation auprès de prostituées, de jeunes filles ou de femmes mariées ; on justifiait certaines caresses ou préliminaires érotiques en y voyant des stimulants qui favoriseraient la procréation... De la sorte, de telles fautes vénielles se trouvaient considérées, soit comme un moindre mal en regard d'autres péchés plus graves, soit comme la cause d'un grand bienfait.

En langage clair, explique l'auteur ecclésiastique de l'*Instruction chrétienne sur le mariage par le dialogue d'une mère à sa fille* (Lyon, 1683), la femme peut faire au lit les quatre volontés de son mari sans commettre de péché, à condition que les deux ne pèchent pas « contre la volonté du sacrement », c'est-à-dire ne cherchent pas à éviter la procréation, par exemple en pratiquant la sodomie ou le coït interrompu. Quant au mari, son goût pour la chair ne lui coûtera qu'une pénitence légère, puisqu'il s'agit d'un péché véniel[1].

De cette manière, le plaisir n'était plus un simple accident, facultatif – notamment pour l'épouse – qui surgissait lorsque deux êtres concevaient un enfant. Il trouvait une relative licéité. Le célèbre théologien jésuite Thomas Sanchez n'hésitait pas à autoriser « les embrassements, baisers et attouchements coutumiers entre les époux pour témoigner et renforcer leur mutuel amour »[2]. Quant à François de Sales, il admettait que, si pratiquer l'acte sexuel « pour le simple plaisir de l'appétit sensuel » n'était pas un acte « louable », il n'en était pas moins « supportable », quand il visait à « conserver la mutuelle conversation et condescendance que nous nous devons les uns aux autres » au sein d'un couple chrétien[3].

---

[1] Cité par M. Daumas, *op.cit.*, p. 123.
[2] Cité par Jean-Louis Flandrin, *L'Église et le contrôle des naissances*, Paris, Flammarion, 1970, p. 68.
[3] D'après M. Daumas, *op.cit.*, p. 131.

Cette timide ouverture de la pensée chrétienne ne peut, en tout cas, pas être interprétée comme un changement radical d'attitude. Ce que les théologiens et les confesseurs concèdent dans le cadre étroit du mariage n'a de sens que rapporté à l'intensification de la pression religieuse et sociale sur toutes les autres pratiques sexuelles et, plus largement, sur tous les autres plaisirs et divertissements mondains.

Mortification, austérité et rejet de toute recherche du bonheur en ce bas monde demeure les idéaux des dévots du Grand Siècle. Ils ne peuvent alors se douter des liens pervers qu'entretiennent de telles pratiques avec la sexualité. Il est vrai que ni Sade ni Sacher Masoch n'ont encore soulevé ce voile obscur et inquiétant de nos pulsions inconscientes !

### *Désir, plaisir et procréation dans l'enseignement médical*

Galien, cela a été signalé, accorde au désir sexuel et au plaisir vénérien une fonction essentielle dans le processus naturel qui conduit à la génération, c'est-à-dire la perpétuation de l'espèce, par-delà la mortalité des individus qui la composent. Cette œuvre de nature est chez le médecin grec à proprement parler une œuvre divine !
Si ce désir, si cette jouissance existent chez les animaux, ce n'est pas seulement parce que les dieux créateurs de l'homme ont voulu leur inspirer un violent désir de l'acte vénérien, ou attacher à son accomplissement une vive jouissance ; mais parce qu'ils ont disposé la matière et les organes pour obtenir ces résultats[1].
Laissons les dieux de la Grèce de côté, pour retenir que les organes et les constituants physiologiques ne sont pas de simples composants d'une mécanique strictement procréatrice. Certes, si l'on se réfère à la seule « cause finale », à son but ultime, il n'est pas faux d'affirmer cela, mais si l'on s'attache à la « cause matérielle et organique », Galien assigne une autre fonction à ces parties du corps humain.
Pour Galien – qui, ne l'oublions pas traite en bloc des hommes et des animaux – si l'objectif de la nature est d'assurer une survie à l'espèce, ce dessein échappe aux individus qui vont mettre en œuvre un tel programme. Comment les animaux, privés de raison, pourraient-ils consciemment faire leur un si noble dessein ? Quant aux hommes, serait-il sérieux de considérer que tous leurs actes sont déterminés rationnellement ? La faculté procréatrice est donc indépendante de la

[1] Galien, *op.cit.* p. 279.

faculté rationnelle. Pas plus que l'animal, ce n'est pas par un acte volontaire que l'homme et la femme concourent à la reproduction de leur espèce.

Il faut donc que, tant du point de vue anatomique que physiologique, leur constitution favorise l'émergence du désir et la sensation du plaisir : « C'est là la concupiscence de la génération qui a esté donnée par la nature à toutes les choses vivantes[1] », résume Jean Fernel, médecin de la Renaissance, dont les œuvres, rééditées et traduites souvent au XVIIe siècle, ont connu un grand rayonnement dans le monde médical.

Les médecins du XVIIe siècle, comme Louys Barles, conservent cette façon de voir et l'intègrent dans leurs analyses anatomiques et fonctionnelles des organes sexuels. Citons pour illustrer cela quelques-uns de ses propos.

La nature du mont de Vénus d'abord :

« La substance externe de cette motte, ou si vous aimez mieux de la partie plus élevée du *pubis* est faite seulement de la peau & de la membrane du cuir. Mais il n'en va pas ainsi de sa Partie Interne, puis qu'elle est presque toute de graisse : Ce qui est fait exprez pour la rendre épaisse, spongieuse & fort éminente, principalement dans les jeunes filles, où cette substance douce, & delicate, est tres-propre pour servir d'oreillers à Venus, de peur que l'os *pubis* des deux sexes se froissans ensemble s'opposât au plaisir qu'on doit trouver dans le congrés. »[2]

Comparant le gonflement du clitoris à l'érection du pénis, Barles trouve de semblables justifications :

« Nous dirons qu'en suite du sang, de la chaleur & des esprits qui luy sont donnez en quantité, il doit étre capable de se dilater quelquefois ; que par le sentiment fort sensible qui est attaché à son gland, il doit estre propre à donner de l'amour, causer cette douceur de Venus, & cet agreable châtoüillement qui doit se rencontrer dans le Congrès. »

Et Barles d'ajouter cette raison supplémentaire, véritable reconnaissance de la spécificité du plaisir féminin, comme mobile plus puissant que le bien peu enthousiasmant « devoir conjugal » des

---

[1] Jean Fernel, *La physiologie* (1554), traduction de Charles de Saint-Germain (1655), Paris, Fayard / Corpus des œuvres de philosophie en langue française, 2001, p. 572.

[2] Op.cit. p.10

moralistes ou la soumission à l'injonction évangélique de multiplier l'espèce humaine :
« Quoy pourrait-on nous faire accroire que les femmes voulussent s'exposer à porter durant neuf mois un si pesant fardeau, à souffrir les douleurs des accouchemens, & à se chagriner du soin qu'elles prennent pour bien élever leurs enfans, si la Nature n'avoit imprimé un sentiment de douceur à toutes les parties du *pudendum.*[1] »

Quant à Dionis, le célèbre médecin à qui Louis XIV avait confié l'enseignement des théories circulationnistes dans le Jardin du Roi, il renchérit sur le sujet en apportant des précisions qui ont certainement intéressé plus d'un apprenti libertin :

« Il est inutile de rapporter tous les noms que l'on a donnez à cette partie, que l'on dit estre le siege principal du plaisir dans la copulation ; il est vray qu'elle est fort sensible, & il y a des femmes qui sont d'un tempérament si amoureux, que par friction de cette partie, elles se procurent du plaisir qui supplée au defaut des hommes ; c'est ce qui la fait appeler par quelques-uns, les mépris des hommes.

[...] On l'appelle aussi la verge de la femme, parce qu'elle luy ressemble en beaucoup de choses ; Il y a des femmes qui l'ont extrement gros, & à qui il sort hors des lévres. Il y en a d'autres qui l'ont si long, qu'il a la grandeur de la verge d'un homme, & celles-là peuvent en abuser avec d'autres femmes[2] ».

### *Le discours médical comme justification de l'érotisme libertin*

Si l'on se rappelle qu'au XVII$^{e}$ siècle, par libertin on entend aussi bien mécréant que licencieux, certaines personnes que l'on a qualifiées ainsi peuvent avoir eu des conduites privées plus édifiantes que celles de contemporains, honorés par ailleurs comme des modèles de vertu par l'Église[3]. Il n'en demeure pas moins que, même pour les libertins érudits, réputés plus austères et moins dissipés que les « jeunes veaux » (Garasse) de l'aristocratie et des cercles débauchés qui gravitaient

---

[1] *Op.cit.* p. 23.
[2] Pierre Dionis, L'anatomie de l'homme suivant la circulation du sang, Paris, 1690, p. 269.
[3] Parmi les contre-modèles de conduite auxquels se référaient les libertins, l'enseignement des philosophies antiques pouvait se traduire par une certaine austérité de vie (stoïciens) ou par le rejet de l'excès dans la recherche du plaisir (épicuriens).

autour d'elle, le fait de se sentir affranchis des contraintes morales du christianisme et de ne pas croire aux châtiments de l'au-delà ne les incitaient pas à s'infliger d'inutiles pénitences. Débridé et scandaleux ou bien discret et modéré, l'hédonisme et sa composante proprement érotique doivent être considérés comme des caractères majeurs du libertinage du XVII^e^ siècle.

Pour ces libertins, le discours médical sur le désir et le plaisir a une double fonction :
- À un premier degré, il est repris tel qu'il s'exprime dans les traités d'anatomie et de physiologie et, non sans avoir subi un certain gauchissement, sert de justification au libre usage des plaisirs des sens.
- Mais, à un second degré, on le trouve parfois parodié dans une sorte de jeu rhétorique qui vise à subvertir les codes de la décence.

Illustrons successivement ces deux manières d'instrumentaliser l'enseignement des médecins, pour construire une érotique proprement libertine.

*Le philosophe chrétien* est un texte clandestin du XVII^e^ siècles, conservé dans les papiers de l'érudit parisien Valentin Conrard. Le titre ne doit pas tromper et, comme l'a proposé son éditeur, Jean-Pierre Cavaillé, dans une publication récente, il doit s'entendre par antiphrase : *Le philosophe* anti*chrétien.* S'opposant aux « bigots, [...] si tétriques [renfrognés], et si sombres, qu'il semble qu'ils ne soyent nez que pour les deserts de la Thebaïde[1] », voici comment, l'auteur de ce traité reprend les arguments médicaux pour proposer une conduite tout opposée :
« Je voudrais bien demander pourquoy, puisque la nature n'a considéré dans l'acte vénérien que la [re]production ; les enfans non encore capables d'engendrer, ont-ils le mesme prurit, que l'on sent avec les femmes ? À quoy bon l'amour des garçons et les autres secours de la nature, qu'ont les mâles et les femelles, sans avoir nécessité les uns des autres ? Vous voyez combien la nature a eu soin du plaisir des femmes, leur ayant donné des conduits particuliers, pour, pendant la grossesse, les rendre susceptibles des mesmes chatoüillemens. Or est-il de croire que si simplement cette mère commune ne se fût proposé que la multiplication, elle auroit sans doute preveû à retrancher toutes ces différentes sortes de plaisirs, qui n'ont pour sujet que la sensualité[2] ».

---

[1] Éd. Jean-Pierre Cavaillé, Paris, Les amis de Paris-Zanzibar, 2001, p. 13.
[2] *Ibidem*, p. 15.

On le voit, l'enseignement de la médecine, en donnant un statut relativement autonome au plaisir sexuel, ouvre la perspective d'un dépassement de l'interprétation strictement finaliste de Galien. Les médecins du XVII$^{e}$ siècle n'ont pas manqué de remarquer que, dans certains cas, le plaisir sexuel ne pouvait être relié – même indirectement – à l'acte de procréation. À ce niveau-là, la nature – singulièrement du fait des différentes complexions des individus – donnait aux uns et aux autres unes plus ou moins grande propension à faire usage de ces plaisirs. Les causes peuvent être organiques, comme le constatait Dionis à propos de certaines conformations du clitoris, mais, de manière plus générale, c'est surtout affaire de « tempérament ». Autrement dit, dans la langue médicale du temps, d'une certaine proportion des humeurs. Suivre nature, n'est-ce pas aussi suivre les inclinations physiologiques de sa propre nature ? *Le philosophe chrétien* n'omet pas de rappeler cette vérité première :

« Il est bien difficile à un homme sanguin, qui se sent d'une forte et vigoureuse nature, de se contenir envers les femmes, non plus qu'à celuy qui a grand foy[1], de s'abstenir de beaucoup manger. De tous ceux que j'ay connus dans le monde, j'ay toujours observé, les mœurs et les actions estre extrémement conformes à leur habitude corporelle[2]».

Et comme chez cet auteur, à l'instar des autres libertins, les barrières morales du christianisme ont été renversées, il en résulte une acceptation sans trouble de conscience, de ces états de fait. Chacun se trouve ainsi invité à suivre ses propres penchants, comme résultant d'une sorte de nécessité organique :

« Cherchons d'autres douceurs dans la vie. Nous avons dequoy choisir. Les manières de satisfaire à ses désirs sont différentes, et de plusieurs sortes ; chacun peut suivre son humeur. Les uns chérissent la liberté du Bordel ; les autres ayment les Dames de condition ; aucuns n'estiment surtout la commodité d'une concubine. C'est ici l'ordre, ce me semble, que la plupart suivent dans leurs plaisirs. Les jeunes-gens, à l'entrée de leur adolescence ne se peuvent arrester en aucun lieu, ni se donner la patience qu'il convient prendre pour l'acquisition d'une honnête femme [...]. Et véritablement, n'estoient certains accidens[3], il faudrait

---

[1] Il s'agit, évidemment ici, du foie !
[2] Le philosophe antichrétien, op.cit., p. 11-12.
[3] Allusions aux maladies vénériennes et principalement à la syphilis.

confesser, que cette vie du bordel, ne serait pas la moins plaisante. Cette grande facilité, ce changement ordinaire de visages, de tailles, de corps, et d'humeurs, ne sont point de médiocres appas, ni de foibles remèdes pour exciter et réveiller notre nature »[1].

L'érotisme, la libre et sereine satisfaction des désirs des sens, pour les libertins les plus raffinés, ne sont pas des fins en soi. Ils s'intègrent dans une véritable conception de la vie, dont la liberté constitue le socle immuable. Les limites ne peuvent venir d'aucune autorité extérieure. Aux dévots et à leurs prétentions tyranniques d'imposer leur règle de vie au reste de la société, l'auteur du *Philosophe chrétien* rétorque : « Tout ce monde n'est qu'une République ; chacun de droit n'y a rien de plus que l'autre[2] ». Les seules limites sont propres à chaque individu et ne dépendent, au bout du compte, que de sa nature physiologique :
C'est pourquoi nous vivrons librement, sans nous laisser obséder ni captiver aux opinions d'autrui. Chacun a ses humeurs particulières et son tempérament. Que les mélancoliques souffrent la gaieté, et les autres la rêverie ; Que les vieillards s'accommodent à nos passetemps, et ne s'estonnent point de nos festins, de nos jeux, ni de nos amours ; comme aussi ne trouvons rien à dire aux humeurs des vieilles gens...
Belle leçon de sagesse et de tolérance, rare en ce siècle. Nous sommes loin des dénigrements des dévots qui ne voyaient dans les libertins que des gens sans cervelle, esclaves de la fureur de leurs sens !
Il est vrai que, parfois, les enseignements des médecins servent de prétextes à des dissertations plus frivoles. Cela devient un plaisir en soi que de travestir les discours sérieux et pédants pour traiter de questions obscènes. Et ce ne sont pas nécessairement les auteurs réputés légers qui se sont livrés à de tels exercices de style. François La Mothe Le Vayer, un temps précepteur du frère de Louis XIV, érudit grave dont le peu de foi était de notoriété publique, en offre de beaux exemples.
Le recueil, intitulé *L'hexaméron rustique*, publié à la fin de sa vie et promptement mis à l'*Index*, contient deux de ces gaudrioles. Laissons de côté les considérations instructives sur les « parties honteuses aux hommes et aux femmes », pour nous arrêter sur « l'Antre des Nymphes ».
L'objet de ce discours est le commentaire de onze vers de l'*Odyssée*. Homère y dépeint une grotte qui servait de refuge aux nymphes. À première lecture, ce court passage n'a rien d'équivoque. Mais pour le

---

[1] Le philosophe antichrétien, op.cit., p. 21.
[2] *Ibidem*, p. 24.

sagace (et quelque peu salace !) Le Vayer, qui anticipe à sa manière l'interprétation symptomatique que la psychanalyse fera de nos fantasmes, le poète grec n'avait d'autre intention que de décrire le sexe de la femme[1]. Pour justifier cette curieuse interprétation, notre érudit se livre à de savantes analyses étymologiques : par exemple, il remarque que, s'agissant des nymphes, ce mot, dans la langue médicale, désigne les petites lèvres qui ferment le vagin ou, pour suivre notre auteur, ces « deux membranes aislées, qui servent à la conduite des eaux jusque sur les bords de l'Antre dont nous parlons »[2].
Affectant de rester dans un registre sérieux, Le Vayer ne convoque pas moins d'une trentaine d'auteurs et de savants anciens de toutes disciplines (géographes, philosophes, grammairiens...) pour expliquer ces onze malheureux vers homériques. Et puisque, au bout du compte, c'est d'anatomie qu'il s'agit, les médecins ne sont pas en reste ! Ainsi, s'arrêtant sur le passage où Homère évoque les « abeilles [qui] déposent leurs rayons de miel », après avoir rappelé combien il était courant de comparer le sexe de l'homme à un dard, Le Vayer poursuit, d'un ton faussement docte :
« Quant au miel, qui va-t-il qui ne convienne avec cette douce liqueur qui perpétue le genre humain ? Quelques Physiciens la font descendre du cerveau, d'autres de l'épine médullaire seulement, et il y en a qui assurent qu'elle vient de toutes les parties du corps[3] ».
Ce qui, du strict point de vue des débats qui agitaient les spécialistes sur la formation du sperme, est exact : ces trois hypothèses divisaient les médecins depuis l'Antiquité et provoquaient entre eux des disputes sur le rôle de la semence masculine dans la procréation.
Par-delà toute considération scientifique, nous sommes ici dans un pur exercice littéraire de divertissement. Tous les lecteurs du Grand Siècle n'avaient pas pour livres de chevet des recueils de psaumes ou de vie des saints ! Par des biais très variés, la littérature érotique réussissait à passer entre les mailles de la censure des dévots pour égayer les méditations des libertins. Quitte, pour leurs auteurs, à se travestir avec la longue robe et le bonnet pointu de Diafoirus !

---

[1] Parmi les justifications de cette interprétation, La Mothe Le Vayer fait appel à « ce qui occupait le plus agréablement l'imagination » – autrement dit : les fantasmes – de ce prince qui avait dû subir « vingt ans d'absence » et autant de frustration de se trouver loin de la couche de Pénélope. Voir : François La Mothe Le Vayer, *L'hexameron rustique*, éd. Gabriel Loz d'Urizen, Paris, Paris-Zanzibar, 1997, p. 123.

[2] *Ibidem*, p. 125.

[3] Rappelons que « physicien » – comme c'est encore le cas pour l'anglais *physician* – signifie médecin et que l'« épine médullaire » est la colonne vertébrale.

## Médecine, libertinage et « régime de santé »

Issu de la tradition grecque, la médecine du XVII^e^ siècle considère les activités sexuelles comme des facultés physiologiques qui participent de la santé, autrement dit d'un l'équilibre humoral propre au tempérament de chaque individu. Si la tâche du médecin consiste à soigner le malade, c'est-à-dire à rétablir l'équilibre naturel des humeurs après qu'il a été perturbé dans l'organisme, son rôle ne se limite pas à cela. Depuis Hippocrate, la médecine se veut également préventive. Le thérapeute doit avant tout veiller à la préservation de la santé de ses patients. Pour cela, il leur apporte des conseils d'hygiène de vie.

Tel est l'objet du traité hippocratique intitulé *Du régime*. Ce texte insiste d'une part sur les règles que l'on doit suivre pour s'alimenter correctement et, d'autre part, sur les exercices physiques qu'il faut pratiquer régulièrement. À ce dernier titre, une place particulière est réservée à l'activité sexuelle. Celle-ci se trouve ainsi intégrée à un régime général qui varie en fonction des paramètres physiologiques de chaque individu, mais aussi de données géographiques, climatiques ou saisonnières, susceptibles de modifier les qualités des humeurs : le froid, le chaud, l'humide et le sec. En suivant Michel Foucault[1], les prescriptions du régime hippocratique ou des autres régimes grecs qui nous sont parvenus, peuvent se ramener à quelques données essentielles :

- L'activité sexuelle y trouve sa part, mais une part modeste, à côté de conseils diététiques, d'autres exercices physiques et des bains.
- Elle est conseillée mais doit rester modérée. En effet, « le coït amaigrit, humecte et échauffe » l'organisme. Il peut donc avoir des effets salutaires, en participant au rétablissement permanent des équilibres humoraux qui s'attachent aux facultés physiologiques mises en œuvre. La nature, ne l'oublions pas, ne fait rien en vain : il serait contre nature de ne pas permettre à ces facultés de fonctionner normalement. Ainsi, l'abstinence totale, telle que la prône le christianisme pour les religieux, ne saurait être sans danger pour la santé. Mais il en va de même pour l'excès inverse. Un usage effréné des plaisirs sexuels, à l'exemple des pratiques des débauchés, présente au moins autant de risques.
- Enfin, les médecins grecs ne se penchent pas sur les différentes pratiques sexuelles. Celles-ci n'entrent pas dans leurs préoccupations,

[1] Michel Foucault, *Histoire de la sexualité, L'usage des plaisirs*, Paris, Gallimard, 1984, t. 2, p. 111 et s

d'autant que leur civilisation se montrait très permissive ; ce qui constitue une différence majeure avec les sociétés chrétiennes ultérieures.
La médecine du XVII$^{e}$ siècle s'inspire de ces principes. Elle s'accorde avec eux, particulièrement, sur la dangerosité des excès vénériens qui peuvent, à cause d'une trop fréquente effusion de la semence, épuiser l'ensemble des forces de l'homme. D'autant que, depuis la Renaissance, la syphilis fait peser une lourde menace sur ceux – et celles – qui s'abandonnent sans retenue aux jouissances de la chair.
Ainsi, par ce biais, le discours médical se rapproche de celui des dévots qui n'hésitent pas à user des mêmes arguments pour combattre la licence des mœurs et stigmatiser les pratiques présentées – à l'instar de la masturbation – comme très dangereuses pour la santé.
Ce discours médical s'éloigne-t-il totalement de celui des libertins ? On ne peut apporter à cette question qu'une réponse nuancée.
Incontestablement, un fossé se creuse – il s'élargira considérablement au XVIII$^{e}$ siècle, lorsque des médecins comme le docteur Tissot entreront en lice – entre les médecins qui prônent l'usage modéré des plaisirs et les partisans d'un érotisme débridé : ces derniers seront nombreux au siècle des Lumières ; un siècle qui s'ouvre avec les « fêtes galantes », les « soupers fins » et les « petites maisons » de la Régence et qui se clôt avec les romans de Sade.
Mais cet érotisme, même s'il n'est pas totalement étranger au XVII$^{e}$ siècle – comme en témoignent les recueils de poésies « gaillardes » du temps de Louis XIII, les quelques romans qui ont été écrits ensuite ou les nombreuses anecdotes des mémorialistes de la noblesse et de la cour–, n'est certainement pas le trait dominant du libertinage de ce siècle.
S'il fallait le définir, ce serait certainement du côté des épicuriens qu'il faudrait chercher.
Épicuriens ?
Entendons-nous : le mot est souvent tenu comme synonyme de débauchés par les adversaires des libertins ; toutefois, il était entendu différemment par les disciples du philosophe grec fondateur de l'école du Jardin. Et ces disciples étaient nombreux au XVII$^{e}$ siècle, dans le sillage de Pierre Gassendi et du médecin Pierre Bernier. Les moindres d'entre eux n'étant pas Cyrano de Bergerac, Saint-Évremond, Molière ou La Fontaine.
Or qu'enseignait Épicure ? Un libre usage des plaisirs ? Certes. C'est même cela qui choquait le plus les dévots. Mais, un usage fuyant les

excès, pour éviter que de ceux-ci naissent des tourments plus puissants. Revenons à l'auteur du traité *Le philosophe chrétien*. Que propose-t-il comme alternative à l'austérité des dévots ? Que chacun se laisse aller sans contrainte ni honte là où le conduisent ses penchants naturels. Cela a été dit. À une réserve, cependant qu'il convient de mentionner pour terminer :« Sur tout, néanmoins, conservons la modération en toutes conditions. Pendant que nous sommes jeunes, tempérons nos plaisirs, et les prenons sans ruiner notre santé, ni dissiper nos biens. Puis lors que nous deviendrons vieux, que la bizarrerie ne nous maitrise point.
[...]
Ce sont, à mon avis, les moyens convenables, pour heureusement couler nos jours, selon les voies de la Nature, qui nous est une mère si charitable et libérale [...]. L'avarice, l'ambition, et la superstition ne nous donnant aucun relâche, ce sont nos assassins ordinaires et nos bourreaux, essayons de nous affranchir, et d'accorder la vertu avec la volupté, lesquelles seules peuvent rendre l'homme heureux, autant qu'il se peut humainement[1] ».

Un tel credo de sagesse hédoniste – dont l'auteur restera sans doute à jamais anonyme – recueillait, n'en doutons pas, sinon l'accord de la totalité des médecins du Grand Siècle, tout au moins celui d'un grand nombre d'entre eux...
Et ce message mérite peut-être encore d'être entendu...

[1] Le philosophe antichrétien, op cit., p. 26-27.

# XVIII$^{e}$ et XIX$^{e}$ siècles

# CHAPITRE 15

# LA MEDECINE DE MARINE AU XVIII$^{ème}$ SIECLE

*Médecins et marins redoutaient davantage les maladies que les blessures, sachant que six morts sur sept étaient dûs aux premières, en particulier quand un grand nombre d'hommes vivaient ensemble pendant longtemps.*
Gaston Blandin

## Les chirurgiens navigants

C'est l'appellation courante des médecins du Service de santé de la Marine, qui étaient à la fois médecins, chirurgiens et bien souvent apothicaires. Au XVIII$^{ème}$ siècle, leur formation et leur recrutement seront réglementés. En 1722, création de l'école de Chirurgie et de Médecine Navale à Rochefort[1] qui assurera l'enseignement des trois spécialités. Très grand développement de l'Anatomie et de la Botanique Médicale. En 1737, création de l'école de Santé Maritime de Brest qui sera bientôt dotée d'une Académie et en 1775 deviendra « Collège Royal de Chirurgie de la Marine ». En 1755, fondation de l'école de Santé Navale de Toulon.

Mais en temps de guerre (et il n'en manqua pas !), les effectifs furent insuffisants pour faire face aux besoins, et on fit appel aux civils. Il existait donc à bord deux types de chirurgiens les chirurgiens « entretenus » (école) et les chirurgiens de « levée » (civil). On distingue les grades d'aide-chirurgien, chirurgien en second, chirurgien aide-major, chirurgien major. Ils reçurent pour la première fois un uniforme en1767. Sur les vaisseaux de guerre (La Royale), on codifie le nombre de chirurgiens ou d'apothicaires suivant l'importance du vaisseau (mesurée à son artillerie et donc au nombre d'hommes d'équipage) ; ainsi par exemple, pour un vaisseau de 74 et 80 canons : un chirurgien major, deux seconds chirurgiens, deux aides-chirurgiens,

---

1 Elle s'installa dans le premier hôpital de la ville édifié entre 1681et 1683 et Jean Cochon Dupuy en fut nommé « professeur » par le Grand Amiral Comte de Toulouse. Son cours d'anatomie, étayé par une Collection de pièces anatomiques et un sujet de dissection pour chaque élève, deviendra vite célèbre et l'on viendra d'un peu partout y assister.
Pierre-Marie Niaussat, L'école de marine de Rochefort : une pépinière de grands naturalistes au XIXe siècle, *Publications de l'Université Francophone d'été,* 17500 Jonzac, 1998, t. 8, p. 9-31

un apothicaire, soit au total six membres du corps de santé. Seul le chirurgien major fait partie de l'état-major, mais avec très peu de considération ; quant à ses aides ils sont considérés comme des domestiques.[1] Les chirurgiens sont logés habituellement dans la Sainte-Barbe, local où sont également stockées armes et poudre, et où ils font transporter leur coffre.

L'infirmerie est située dans le faux-pont au centre du navire, dans un lieu appelé le « théâtre ». Dix cadres avec matelas sont prévus pour les malades dans la batterie basse entre la grande écoutille et l'écoutille avant. Le premier rôle du chirurgien sera avant le départ et durant la traversée de s'occuper, avec les officiers responsables, de l'alimentation (rations, stockage) et de l'hygiène à bord. La prévention avant la thérapie ! Les deux étant bien sûr très aléatoires, comme nous allons le voir[2].

## *L'alimentation et l'hygiène*[3]

*Le biscuit de mer* ; la présentation usuelle en est la galette
*Les viandes* ; pour l'essentiel des salaisons de bœuf et de porc
*Les poissons* ; la morue séchée rendue responsable par les matelots d'intoxication est retirée des rations à la fin du siècle ; la consommation du poisson frais à bord n'est qu'occasionnelle.
*Les fromages* ; des fromages à pâte cuite sont quelquefois embarqués.
*Les animaux vivants* sont le privilège exclusif des officiers de bord : bœufs, porcs, moutons, dindes et poules. Logés le plus souvent dans l'entrepont, au même niveau que les hommes, ils aggravent considérablement la mauvaise hygiène du bord.

**Les boissons** ;
- *l'eau* ; se présente sous deux conditionnements distincts :

---

[1] Jean Boudriot, *Le vaisseau de 74 canons,* Collection archéologique navale française, Paris, 1988
[2] Courcelles (E. Chardon de), *Essai sur les maladies qui attaquent le plus communément les gens de mer.* Marseille, 1766, in 12°
Duhamel Dumonceau J.P., *Moyens de conserver la santé aux équipages de vaisseaux*, 214 p., chez H.L. Guérin et L.F. Delatour, Paris, 1749
Lind J., *Essai sur les moyens les plus propres à conserver la Santé, aux gens de mer.* Chez Antoine Boudet, imprimeur du Roy rue Saint Jacques, Paris, 1758
[3] François Grosse, *De la conservation des vivres à bord, à la fin du XVIIIe siècle,* Thèse vétérinaire, Faculté de médecine de Créteil, 1992

Le « charnier », fût disposé sur le pont à l'avant du navire, renouvelé théoriquement tous les deux jours - mais souvent putride au bout de trois jours de navigation ; elle devra être filtrée avec un linge.
L'eau de « fond de cale », réserves d'eau douce stockées dans la cale (à la fin du siècle, on découvrit le moyen de dessaler l'eau de mer par la distillation : Bacon de Virulam, Irvin et Lind

- *les boissons alcoolisées* ; servies à chacun des trois repas, le vin et l'eau de vie sont les plus fréquentes. Le rhum était en principe réservé aux malades et aux blessés.

Il existe malheureusement une très grande déperdition de ces vivres ; « en quelques mois de mer, les mouvements du navire, la chaleur, l'humidité des cales, les insectes et les rongeurs transforment les rations en pourriture ». Ainsi, seule la possibilité et la chance d'escales favorables apportant eau, légumes verts, fruits et viande fraîche pourront sauver les équipages.
Il faudra veiller au nettoyage fréquent des cales, à l'aération des entreponts par les sabords et les écoutilles (en dehors du mauvais temps), à la « purification » de l'air par l'usage des parfums (genièvre, vinaigre surtout, ou poudre à canon), au travail et au sommeil des matelots.
Le chirurgien devra également surveiller l'hygiène personnelle des marins (et des soldats) : lavages fréquents du corps à l'eau de mer

## *Les coffres de mer*[1]

Ils constituent un véritable « hôpital de campagne embarqué ». Dès la fin du XVIII$^{\text{ème}}$ siècle, une législation sur ces coffres va apparaître pour tenter d'en régulariser et d'en coordonner l'utilisation :

- obligation de visite par les apothicaires ou par les chirurgiens major de l'Amirauté avant le départ et à l'arrivée avec chaque fois certificat descriptif.
- obligation pour le chirurgien navigans (sic) de tenir un registre portant journellement le nom des malades à bord, le type de leur maladie et la dose de chaque remède prescrit.

---

1 Yves Romieux, *De la hune au mortier,* Nantes, Éditions A.C.L.,1986 ; *id.*, Les coffres de mer, *Plantes et pharmacie,* tricentenaire du jardin des apothicaires de Nantes, Nantes, octobre 1988.

En 1765 ; Pierre Poissonnier, nommé inspecteur et directeur de la médecine dans les hôpitaux maritimes, rédigea un tarif uniforme fixant la nature et la quantité de drogues et médicaments à embarquer sur chaque espèce de navires.

**Le coffre à médicaments**[1]

Le nombre de médicaments emporté est lié à la longueur du voyage, aux pays visités, au nombre d'hommes d'équipage embarqués, aux habitudes et à la personnalité du chirurgien major.
Dans l'ensemble, la consommation à bord est très importante, mais il existe des fraudes et des trocs, dues à un chirurgien indélicat.

Ces produits issus des trois règnes : végétal (en majorité), minéral (surtout utilisés en préparations externes) et animal (plus rares), sont classés en deux grands groupes : les drogues simples et les drogues composées :

***- drogues simples :*** Quelques exemples

- Rhubarbe
- Ipécacuanha
- Jalap en Rouelles
- Aristoloche longue et ronde
- Réglisse en bâtons
- Salsepareille
- Gayac
- Quinquina (écorce)
- Camomille
- Mélilot
- Roses rouges
- Alun de roche
- Vif argent
- Fleurs de pavot rouges
- Safran oriental
- Benjoin
- Graine de lin
- Graine de moutarde
- Graine de genièvre
- Gingembre
- Ellébore blanc
- Séné du levant
- Aloès
- Semen-Contra
- Mouches cantharides
- Encens fin
- Camphre raffiné
- Racine de guimauve
- Agaric
- Plantes aromatiques
- Amandes douces
- Écorce de Gayac

[1] Cochon-Dupuy J., *Formulaire des médicaments de Monsieur Cochon-Dupuy*, Médecin du Roi et de la marine au port de Rochefort. Manuscrit 2é, 1737

- Tamarins
- Anis vert

*- drogues composées :*

Y. Romieux étudiant une liste type d'apothicairerie des vaisseaux de compagnie des Indes, les classe sur plusieurs rubriques

- Les électuaires et confections (dont la fameuse thériaque)
- Les opiats et extraits
- Les poudres ou pilules
- Les trochisques et pierres
- Les sels
- Les miels et sirops
- Les eaux simples et composées
- Les teintures et esprits
- Les huiles
  Les baumes et onguents
- Les emplâtres
- Les préparations diverses

Il nous fait également remarquer que « en ce XVIII$^{ème}$ siècle, la complexité était sans aucun doute le maître mot de la thérapeutique utilisée ». Ces drogues étaient prescrites en même temps que la saignée, la purge, les vésicatoires, la diète, selon les besoins.

**Pots et bouteilles**

Les pots de faïence ou de terre, les bouteilles de verre et de terre avaient une forme préférentiellement carrée pour mieux se loger dans les coffres Et mieux résister au « mauvais temps », plus les ventouses de verre.

**Caisse d'instruments de chirurgie** [1]

Les instruments de l'amputation :
-une grande scie montée, toujours accompagnée de sa lame de rechange.
- un grand couteau courbe

[1] Yves Romieux, De la hune au mortier, op.cit., p. 237 et s.

- un scalpel
- un couteau droit à amputation

Les instruments de la trépanation
- un vilebrequin ou arbre de trépan
- le trépan lui-même ou couronne dentée avec plusieurs variétés
- un tire fond
- un ganivet lenticulaire (pour retirer les petites esquilles osseuses)

Divers instruments, comme
- tire-balles, ciseaux, bistouri, davier, speculum auris, aiguilles à sutures, trocarts, canules, tourniquets (bande de laine peignée serrée dans une vis à molette) et bien d'autres.

- **Le Boettier du chirurgien major**

⇒ Renfermant :
- des onguents, des baumes et d'autres produits (comme l'alun calciné) tous destinés aux pansements post-opératoires.

Il fut, semble-t-il l'apanage du chirurgien major.

## *Les maladies*[1]

Leur nombre et leur fréquence variaient en fonction de la durée du voyage (même les campagnes de guerre : Antilles, Indépendance des E.U. sont très longues), de l'état de santé de l'équipage avant l'embarquement, (on embarque souvent des hommes déjà malades ou dénutris), des conditions de vie de l'équipage, de la discipline et de l'humanité du capitaine.

**Le scorbut**

Le scorbut n'était pas un mal nouveau au XVIII$^{ème}$ siècle. Il sévissait depuis longtemps sur mer et sur terre. Vasco de Gama en 1497, le voit apparaître au bout de quatre mois. Depuis Joinville en 1249, les descriptions de ses spectaculaires lésions sont innombrables, surtout les atteintes bucco-gingivales, l'odeur repoussante des malades, les œdèmes et les escarres des membres, les hémorragies ...

[1] Carré A., Essai de synthèse des maladies des gens de mer au XVIII$^e$ siècle et leur évolution au début du XIX$^e$, *91$^e$ congrès des sociétés savantes,* Rennes, 1966, p. 13-25.

C'est Jean de Weir qui l'étudia pour la première fois (« *Observations Rares* », 1557), suivi par de multiples publications du monde médical. Mais ce dernier va rester enfermé dans une idéologie compliquée et stérile. L'humidité du bord, l'air vicié de l'entrepont sont les premiers accusés ; le sel marin servant à conserver les viandes et les conserves, est le deuxième ; l'atteinte morale, la « neurasthénie » est le troisième. Conséquence directe, la maladie continue ses ravages. Pour ne citer que deux exemples parmi des centaines, en 1740 l'anglais G. Ansons part en expédition pour quatre ans. Très tôt, son propre bateau le « Centurion » perd 292 hommes, les autres les trois-quarts de leur effectif (1100 sur 1800 embarqués)

En 1779, le scorbut ravage la flotte d'Orvilliers et empêche le débarquement des français en Angleterre.

En 1757 paraît le fameux « *Traité du Scorbut* [1]» du médecin de marine anglais Lind, qui passant en revue toutes les publications antérieures, consignant des expériences personnelles sur les scorbutiques, arrive à la conclusion révolutionnaire qu'il s'agit bien d'un trouble alimentaire, et que ce trouble inconnu est guéri par l'ingestion de citrons et d'orange et n'a rien à voir avec le sel. Malheureusement, il dilue sa découverte dans de vertigineux commentaires sur « l'air humide », et c'est la seule notion d'acidité qui sera retenue avec la prescription de vinaigre, de moutarde, d'élixir de vitriol, de vins anti scorbutiques. Il faudra attendre 25 ans dans la Navy et 50 ans dans la Royale pour que la prescription de citrons devienne systématique.

« On peut dire que le scorbut est une des constantes de l'existence du marin à bord des vaisseaux au cours du XVIII$^{\text{ème}}$ siècle »

***Les fièvres***

Véritable chaos nosologique (P. Darmon), elles constituent un ensemble de pathologies redoutables, en mer comme au retour. On les classe empiriquement par « signes « ou par circonstances de survenue, à défaut de toute étiologie exacte (voir supra, chap.12, III).

Fièvres pestilentes ou malignes ; sans doute paludisme pernicieux.

Fièvres simples ou intermittentes (tierce, quarte) ; qui correspondraient à la malaria (beaucoup de moustiques dans l'eau croupissante du fond de cale).

---

[1] Lind J., *Traité du scorbut*, Paris, Ganneau Libraire, 1771, in 12°, 2 vol.

Fièvres putrides ; référence vraisemblable à la typhoïde et souvent au typhus (nombreux poux du corps en raison de la malpropreté des hommes), appelé à l'époque « fièvre des vaisseaux ».
Fièvres éruptives : rougeole, variole, scarlatine (bien décrites et isolées par Sydenham dès le XVII$^{ème}$ siècle).

***Les diarrhées***
Diarrhée simple
Dysenterie alimentaire, souvent à bord
« Flux de sang », dysenterie amibienne, avec selles fréquentes, glaireuses, sanguinolentes et odeur insoutenable.

***Les maladies vénériennes***
Gonococcies, avec lésions ophtalmiques et rhumatologiques fréquentes
Syphilis

Le traitement (nous l'avons vu avec la composition du coffre de mer) est celui appliqué à terre : saignées, sangsues, vésicatoires, purgatifs, émétiques, toniques, apéritifs, stomachiques, fébrifuges (heureusement, on a l'écorce de quinquina).
Notons que « le retour » des équipages décimés par la maladie des grandes escadres de vaisseaux de guerre posait au port qui les recevait de graves problèmes : personnel soignant et locaux et surtout propagation de l'épidémie dans la ville.
« ... les maladies à Brest sur l'armée navale de Monsieur du Bois de la Motte ne diminuent pas, la mortalité fait frémir. Les églises sont pleines de malades, les prêtres, médecins, chirurgiens, gardes qui en approchent tombent tous dans le même accident : il est des jours qu'on en enterre jusqu'à 50, il y a plus de 80 officiers sur le grabat, de ceux mêmes qui étaient arrivés et sont restés à terre pendant plusieurs jours en santé[1] ».
Le 10 septembre 1779 toujours à Brest :
« ...Nous vîmes rentrer l'armée combinée des flottes françaises et espagnoles. Elle était composée de plus de cent vaisseaux de guerre. On ne peut se faire l'idée d'un coup d'œil plus majestueux, plus imposant. Mais on était douloureusement affecté en apprenant que notre seule escadre rapportait plus de huit mille malades. Le premier soin fut de les débarquer et en peu de temps, il en périt un grand nombre. Je voyais passer continuellement sous mes fenêtres les voitures couvertes qui

---

[1] Portefeuille d'Argenson sur F° 60, décembre 1757, batailles navales (cité par Arlette Farge, *Les fatigues de la guerre*, Paris, Gallimard, 1996).

portaient les morts en terre ... Quant aux malades, c'est la population d'une ville ; il faut les transporter jusqu'à Landernau et chasser les sœurs de trois couvents pour leur faire place[1]. »

## *La Chirurgie*

Elle s'applique aux accidents de la vie à bord (chute des haubans, traumatismes au cours de manœuvres, surtout par gros temps) et aux blessures de guerre

**Les fractures et les luxations**

Le traitement en sera la réduction et la contention. La consolidation sera grevée souvent de complications (déplacement secondaire par infection, nécessitant l'amputation).

**Les hernies d'effort**

Très fréquentes ; utilisation de bandages ou « Brayer ».

**Les traumatismes crâniens avec hématomes**

Ils seront évacués par trépanation. Malgré son côté spectaculaire la trépanation, geste simple était bien maîtrisée par les chirurgiens du XVIII^ème^ siècle (mais avec relativement beaucoup de séquelles tardives).

**Les amputations**

C'était le dernier recours laissant au blessé quelques chances de survie. Contrairement à ce que l'on a prétendu, elle n'était pas systématique, mais pratiquée seulement en cas de grosses plaies avec fracas osseux, de gangrène ou d'infection. Le blessé est solidement tenu par des aides (à moins qu'il ne soit en état de choc ou évanoui, la médication opiacée de Sydenham étant réservée aux officiers) l'opération a lieu sous garrot ; après la section du membre, l'hémostase est assurée par ligature.

La cicatrisation et donc la fermeture du moignon s'effectuera en deux mois environ, sous réserve de complication infectieuse entraînant toujours la mort.

**L'extraction de corps étrangers**

Généralement balles de Mousquet ou éclats de projectiles (ou de bois)

---

1 Mémoires du chevalier de Mautort, publiés par le baron Tillette de Clermont-Tonnerre, Paris, Plon, 1895 (cités par Claude Manceron, *Les hommes de la liberté*, t. II, Laffont, 1974).

## Navires de commerce et négriers [1]

Il y a peu de différence avec la « Royale » ou la « Navy ». Le chirurgien navigans(sic) ici est presque toujours seul. Par contre, c'est le troisième officier à bord après le capitaine et le lieutenant, et il est beaucoup plus apprécié. Il est dans l'ensemble plus jeune et sans fortune.

Dans sa remarquable bande dessinée « *Les passagers du vent* », François Bourgeon campe le portrait fort juste de Jean Rousselot, « modeste chirurgien embarqué sur un négrier, afin de se procurer les ressources nécessaires à l'achèvement de ses études. Au service d'un commerce qu'il condamne, il s'emploie à soulager ceux qui souffrent, sans prétendre rebâtir le monde »[2].

Ce portrait est ressemblant grâce à l'énorme documentation réunie par l'auteur. Le coffre de mer est à l'identique pour l 'essentiel. Il existait également un journal de bord obligatoire à tenir par le médecin. Les maladies seront toutes aussi redoutables car le voyage est long (Océan Indien, Inde, Chine) pour la Compagnie des Indes par exemple, et encore plus long pour l'équipage du « Négrier » dans le fameux voyage « triangulaire » : France - Afrique - Antilles.

La cargaison de ce dernier, le sinistre « bois d'ébène », posait à l'évidence des problèmes particuliers de santé. Les esclaves devaient le plus possible arriver en bon état pour rentabiliser le voyage. C'est pour cela qu'outre les consignes habituelles d'hygiène que nous avons décrites, le code noir « recommandait de leur donner à boire souvent et l'occasion de se laver, de se brosser les dents avec un morceau de canne à sucre, de leur distribuer de l'huile de palme pour éviter que leur peau ne se dessèche, de les visiter deux fois par jour, surtout de leur faire prendre de l'exercice le jour sur le pont supérieur, par temps calme ». Malheureusement toutes ces précautions ne remédiaient pas aux affreuses conditions de leur logement dans l'entrepont où ils étaient couchés, enchaînés, entassés « comme des sardines dans une boîte » (ils pouvaient atteindre 600 sur les bateaux « spécialisés » de la fin du

---

1 Boudriot J., Le navire négrier à la fin de l'Ancien Régime, *Les anneaux de la mémoire,* Catalogue d'exposition, Nantes, Château des Ducs de Bretagne, 1992-1994

Chiche M.C., *Hygiène et santé à bord des navires négriers,* Thèse de médecine, Paris, 1957

Deveau J.M., Les chirurgiens négriers, *La médecine navale au XVIIIe et XIXe siècle,* Publications de l'Université Francophone d'été, Jonzac, 1993, T. 8, p. 51-63

2 . Thiébaut M., *Les chantiers d'une aventure. Autour des « Passagers du vent » de François Bourgeon*, Paris, Casterman, 1994.

siècle). Elles n'empêchaient pas non plus des épidémies meurtrières qui se développaient bien souvent à partir de « maladies tropicales » qu'ils amenaient à bord avec eux : dysenterie amibienne, malaria, « ver de Guinée » sans compter les maladies vénériennes et la variole importées d'Europe - épidémies qui affectaient également les membres de l'équipage affaibli. La mortalité variait entre 5% et 26%.

Le XVIII$^{ème}$ siècle est l'âge d'or de la marine à voile[1]. Guerres de course, guerres tout court, commerces, traites négrières, conquête de nouveaux territoires, explorations et voyages scientifiques, les vaisseaux ne cesseront de sillonner les mers. Ces vaisseaux, véritables « cathédrales flottantes » sont les Dieux de la mer. Forêts, rivières, paysans, villes, arsenaux, corderies, poudreries, charpentiers, forgerons, gouverneurs, équipages, tous et toutes sont à leurs services.

La médecine ne fait pas exception puisqu'elle n'est au fond qu'une « pratique » à bord d'un vaisseau, d'un savoir à une époque donnée. Elle sera donc uniforme quel que soit le type et la vocation du navire et, dans ce cadre, ne pourra varier qu'en fonction des circonstances de la traversée et du talent, et de la personnalité du chirurgien navigans.

Ce dernier fut souvent « homme des Lumières », c'est à dire à la fois médecin, philosophe, naturaliste, ou botaniste. On n'en connaît que les plus illustres comme Vives, Bonpland, Audubon, Quoy, Lesson,

---

1. Bluche Fr., *Dictionnaire du Gand siècle,* articles : constructions navales, course, navires de guerre, officiers de vaisseaux, Rochefort, Paris, Fayard, 1990
Brune P., *Dictionnaire de marine,* Amsterdam, 1702

Guilloux, par le compte rendu des grandes expéditions scientifiques ; ou alors de plus anonymes par l'étude de papiers privés ou de journaux de bord. Mais il est indiscutable qu'ils contribuèrent tous au bon déroulement des « campagnes de mer », essayant toujours d'améliorer la vie et le moral des équipages dont ils partagèrent les dangers et l'aléatoire destinée.

# CHAPITRE 16

# L'ERGOTISME AU XVIIIe SIÈCLE

*Ergot, Bled cornu. Termes d'agriculture*
*Maladie qui affecte le seigle et qui donne à ce*
*Grain quelque ressemblance avec l'ergot d'un*
*Coq. Langius observe que le pain où il se trouve*
*Abondamment de ce grain malade, est très Funeste.*

Noêl Chomel

L'ergotisme alimentaire est une intoxication par le seigle ergoté, c'est à dire parasité par un mycélium : le claviceps purpurea, venu d'Asie Centrale. Elle se manifestait par des épidémies (ici dans le sens de « nombreux cas » et non, bien sûr, d'affection contagieuse comme on le crut longtemps) soit de forme aigues convulsives soit de formes plus lentes de gangrène sèche pouvant être précédées toutes les deux par des troubles psychiques particuliers : « l'ivresse ergotique » (rappelons qu'un alcaloïde de l'ergot, découvert par Hofmann au XXème siècle, est à la base du L.S.D.). En cas de persistance de l'intoxication, la maladie évoluait vers la mort dans le délire dans le premier cas, avec la perte d'un ou de plusieurs` membres, au milieu d'atroces souffrances dans le second.
Sous le nom de « feu sacré », de « feu St Antoine », de « *Feu* St Marcel », de « Mal des Ardents », ces « épidémies » apparurent en Europe dès le IXème siècle et furent un des fléaux les plus redoutés de tout le Moyen Age - au même titre que la lèpre et que la Peste. Le mal fut à son apogée au XIIème siècle. (Voir supra, ch. 6)

**I. Alors que l'ergotisme n'avait pratiquement jamais disparu, en France** notamment (Marcel Lachiver[1] nous dit que « bon nombre des amputés qui déambulaient au XVIIème siècle étaient des rescapés de cette maladie »), il y eut au siècle suivant des épidémies[2] considérables

[1] Lachiver M., *Les années de misère,* Paris, Fayard, 1991, p. 32-33, p. 176-177

[2] Lebrun F., Les épidémies en Haute Bretagne à la fin de l'Ancien Régime, 1770-1789, *Annales de Démographie Historique,* 1977, p.181-206
Poitou C., Ergotisme, ergot u seigle et épidémies en Sologne au XVIIIé siècles, *Revue d'Histoires modernes et contemporaines*, 1976, n° 3, p.354-368

qui mobilisèrent médecins, agronomes et intendants pour tenter de mieux appréhender le fléau et d'y apporter - si possible - une solution.
En France, en 1700, quelques foyers épars dans l'Orléanais et dans le Blésois annoncent le retour offensif de la maladie qui débute en 1709 en Dauphiné, Orléanais, Blésois et Sologne, avec des milliers de cas qui affluent vers les hospices et les hôpitaux lorsqu'ils ne meurent pas en chemin.
C'est en 1747 que commence la grande épidémie qui va sévir presque tous les ans jusqu'en 1764. Elle touche la Flandre, l'Artois (Lille surtout en 1749), la Sologne, le Gâtinais, le Limousin et l'Auvergne.
En Sologne enfin, la maladie réapparait en 1770, 1772 et de 1775 à 1777. Sa dernière manifestation sera en 1790 dans les environs de Montpellier[1]
A l'étranger de nombreuses épidémies sévissent en Suisse (1709 et 1716 à Lucerne), en Suède (région de Smolandd en 1754, puis en 1775) en Allemagne surtout à Fribourg (1702), dans le Slesvig-Hostein (1777), le Meklenbourg, la Lusace, la Silésie (1745), le Hanovre (1771). En Russie, l'ergotisme décime les troupes de Pierre Le Grand. Dans tous ces pays d'Europe, c'est curieusement la forme convulsive » qui prédominera.
Sous l'influence, au siècle précédent, de ce que l'on appela le « Néo-hippocratisme », celui de Sydenham à Londres ou de Barbeyrac à Montpellier, et dans le cadre de l'éclosion puis de la constitution des sciences de la vie, la médecine, comme la botanique, l'histoire naturelle, la chimie et la physiologie naissante devint essentiellement une observation ; il s'agissait d'observer, de décrire, de classer pour essayer de comprendre. Théophile de Bordeu[2] disait : « c'est bien l'observation qui est la plus productive dans toutes les sciences ».
Et de ce fait la plupart de ces épidémies, étudiées soit par des médecins ou des savants locaux soit par des envoyés des Académies ou des Ministères parisiens, donnèrent lieu à des « Observations », celles-ci furent regroupées dans des « Mémoires » pour être lus et commentés devant l'Académie Royale des Sciences puis celle de Médecine, ou alors publiées dans des ouvrages de médecine ou d'agronomie. Les plus célèbres et les plus originaux d'entre eux - dont l'étude a fourni l'essentiel de ce texte, furent ceux :
- du médecin Denis Dodart, lettre imprimée dans le « Journal des

[1] Biraben J.N., L'homme devant la maladie et la mort, *Histoire de la population française, T. 2, De la Renaissance à 1789* de Jacques Dupâquier, Paris, PUF, 1988, p. 251-252
[2] Bordeu (de) TH. Recherche sur quelques points de l'Histoire de la Médecine,1764

Savants », de 1676 à propos de ce que l'on appela la « gangrène des Solognots », en 1670 puis en 1676.
- des médecins Le Comte et Gassoud, ainsi que celui du frère Bossan, chirurgien, rapports qui figurent aux archives de l'abbaye de Saint-Antoine du Viennois, en Dauphiné (le fondateur de l'ordre des Antonins au XIle siècle).
- de Noël[1], chirurgien de l'Hôtel-Dieu d'Orléans en 1710.
- de Nicolas Langius, médecin et sénateur à Lucerne en Suisse, en 1717.
- de Duhamel de Monceau[2], médecin de la généralité d'Orléans, en 1748, devant l'Académie Royale des sciences.
- de Monsieur de Salerne[3], agrégé lui aussi au Collège des Médecins d'Orléans, en 1755.
- de MM. Read[4] de Metz et Vétillart[5] médecin du Mans.
- celui, sans doute le plus célèbre, soutenu en 1776, devant l'Académie Royale de Médecine par MM. de Jussieu, Paulet, Saillant et l'abbé Tessier[6].
Nous avons donc ici avec ces Mémoires une première tentative d'approche scientifique de l'ergotisme.

**II. La lecture de ces mémoires montre que toutes les questions qui se posaient alors à ces observateurs, à ces chercheurs, peuvent se répartir en trois groupes principaux que j'ai appelé à la façon du XVIIIème siècle** :

De la multiplicité des symptômes et d'une tentative de nosologie,
Du rapport avec l'ergot,
De l'origine et de la façon d'agir de l'ergot.

**De la multiplicité des symptômes et d'une tentative de nosologie**

Le bref rappel des formes cliniques de l'intoxication par l'ergot de

---

1 Noël, Sur le bled cornu appelé ergot, *Histoire de l'Académie Royale des Sciences*, année 1710, Paris, 1712
2 Duhamel de Monceau, Traité de la conservation des grains et en particulier du froment, Paris, 1753
3 Salerne M. Mémoire sur les maladies que cause le seigle ergoté, *Mémoires de mathématique et de Physique*, T. II, Paris, 1755
4 Read, Mémoire sur le seigle ergoté, Paris, 1771
5 Vétillart, Mémoire sur une espèce de poison connu sous le nom d'ergot, Paris, Imprimerie royale, 1770
6 Jussieu, Paulet, Saillant, Abbé Tessier, Recherches sur le Feu de Saint-Antoine, *Histoire de l'Académie Royale de Médecine*, 1776

seigle, précédemment décrits n'allait pas de soi pour les médecins du XVIIIe siècle. Ils essayèrent d'abord de voir ce que représentaient les anciennes dénominations médiévales feu sacré, feu St Antoine, etc. (déjà certains médecins du XVIème siècle, comme Ambroise Paré, pensaient que le « Mal des Ardents » désignait des formes de peste bubonique et non point l'ergotisme); de débrouiller l'écheveau fort complexe de tous les signes que pouvaient ou non présenter les malades qu'ils voyaient: douleurs, délire, œdèmes , aspects de la peau ... Dès le début du siècle, ils s'accordent pour séparer la gangrène sèche, qui sera la caractéristique des lésions de l'ergot, de la gangrène humide - différentiation bien codifiée en 1749 par Quesnay dans son « *Traité de la gangrène*[1] ».
En 1748, Duhamel et Boucher[2] donnent une description méthodique de la symptomatologie de l'ergotisme gangréneux, qui deviendra vite la référence. Ils décrivent à la maladie quatre périodes

A la première période
« Un homme sain, robuste, gai, devient tout à coup sombre, mélancolique, presque stupide; il sent un malaise, un brisement dans les membres et un accablement général pendant le jour; pendant la nuit, il est agité de rêves effrayants qui l'éveillent en sursaut: il est dans une agitation continuelle au lit et d'une pâleur presque livide; il ressent des douleurs vagues au dos et surtout aux jambes; il éprouve des mouvements involontaires ou des contractions spasmodiques dans les membres qui sont quelquefois douloureuses comme des crampes; parfois une chaleur cuisante et momentanée envahit la partie qui doit éprouver les effets du mal. Le pouls commence alors à s'animer un peu, mais quelquefois il ne se dérange pas du tout, l'appétit se soutient ; le ventre est un peu dur et tendu, mais libre, quelquefois douloureux ; les urines toujours libres et abondantes mais couleur de paille et limpides. C'est ainsi que la maladie débute pour l'ordinaire et cet état en est la première période ». -

A la deuxième période
« La seconde période s'annonce par l'augmentation des accidents dont on vient de parler : les membres qui avaient été en convulsions sont pesants, engourdis ; dans ceux qui sont menacés de gangrène, il y a une douleur vive et poignante qui, lorsqu'elle est très forte, donne au pouls

---

[1] Quesnay M., *Traité de la gangrène*, Paris, 1749
[2] Duhamel et Boucher, *Mémoires de la Société de Médecine,* 1776, p. 295 à 298

une fréquence momentanée et fait naître une sueur à la tête et à la région épigastrique. On observe constamment que dans cet état l'air froid diminue la douleur des membres. Si on saigne alors le malade, on en tire un sang noirâtre, visqueux et sec ; la ténacité de ce sang est quelquefois si forte qu'on a autant de peine à le couper qu'une chair durcie. Tout le sang est constamment couenneux et d'une épaisseur extrême. Chez quelques sujets, on aperçoit une rougeur érysipélateuse aux membres qui tourne bientôt au violet, c'est ce qu'on appelle le Feu Saint-Antoine dans les campagnes, mais cet accident est néanmoins rare. Le pouls se resserre de jour en jour et devient très faible et très petit. L'appétit se soutient encore quelquefois dans cette seconde période, mais tous les aliments chauds fatiguent l'estomac ; une moiteur douce ou une légère sueur est alors bon signe et une preuve que les remèdes agissent avec succès. Les malades ont froid et pâlissent, ils se remuent avec peine et cet état dure plus ou moins de temps ».

A la troisième période
La troisième période s'annonce par le changement subit de la douleur vive que les malades sentent aux pieds ou aux mains, douleur qui se transforme en froid glacial : alors le sentiment s'éteint entièrement dans la partie souffrante. La douleur se communique de proche en proche, de la main à l'avant-bras, de l'avant-bras au bras, etc.
« La même progression de la douleur a lieu dans les parties inférieures, lorsqu'elles sont attaquées ».
« Le membre affecté devient livide et semble avoir été trempé dans de l'eau glacée ; la partie diminue de volume et se dessèche, les malades pâlissent, jaunissent, se refroidissent peu à peu, le blanc de leurs yeux est jaune ; alors le pouls devient si faible et si petit qu'on a de la peine à le sentir. Le meilleur signe qu'il y ait de cette période est un fourmillement dans la partie malade qui annonce un commencement de vie. Il incommode beaucoup les malades, mais bien moins que l'engourdissement auquel il a succédé ou qui pourrait le suivre. La chaleur y renaît, le pouls se ranime et le visage reprend sa couleur naturelle ».

A la quatrième période
« La quatrième période se remarque au moment où le membre malade, qui était livide, est devenu comme une chair boucanée et noire, et que le sentiment et la vie n'y existent plus. Quelquefois le membre affecté a perdu sa couleur naturelle et parvient à cet état sans qu'il ait été

précédé d'aucun érysipèle sensible. Le pouls se fait alors à peine sentir : l'abattement est extrême. Le membre devenu noir n'est pas fétide.il est comme durci et desséché au feu, sans vie et sans sentiment et sa séparation du reste du corps est désirable. La nature l'opère souvent d'elle-même, surtout aux articulations et on connaît ses efforts à une bande plus ou moins large en forme de cordon rouge et enflammé qui circonscrit le membre affecté et borne la gangrène ».
« Il s'établit à cette ligne une suppuration qui détache peu à peu la partie morte et le membre sphacélé tombe souvent de lui-même. Quelquefois, il reste attaché par quelques tendons plus difficiles à rompre que les autres parties. Cette séparation se fait toujours sans hémorragie. L'hémorragie n'est même pas à craindre en cas d'amputation, ce qu'on attribue soit à la coagulation du sang soit à l'état gangreneux des vaisseaux sanguins ».
« Quelquefois la gangrène passe d'un bras à l'autre ou même elle gagne le tronc ».

Ils envisagent ensuite trois manières de terminer la maladie
« Ce mal a trois manières de se terminer : ou bien il ne passe pas au quatrième temps et alors le malade guérit, ce qui est annoncé par un fourmillement qui succède à l'engourdissement des membres ; ou bien le mal né aux extrémités les plus éloignées s'arrête à une certaine hauteur ; ou bien il monte et la mort est inévitable. »

« Dans le premier cas, le fourmillement dans la partie affectée est du meilleur augure : le pouls se ranime, la chaleur revient avec l'appétit, la gaieté et la joie ».

« Dans le second cas, la suppuration s'établit à l'endroit de l'arrêt : le pouls qui était très petit se relève peu à peu, le visage perd sa lividité, se ranime à mesure que la suppuration s'établit, les forces et la gaieté reviennent et après un certain temps on guérit parfaitement ».
« Mais si la déperdition de substance par la suppuration a été trop considérable, les malades, quoique rétablis, retombent après un certain temps dans une sorte d'étisie accompagnée de fièvre lente qui les consume peu à peu et ils meurent comme d'inanition. Quelquefois, ils se rétablissent parfaitement malgré la maigreur ».

« Dans le troisième cas, c'est à dire lorsque le mal gagne le tronc, le pouls d'abord plein devient insensible et finit par disparaître, les yeux s'enfoncent, le visage, surtout le nez, devient livide et d'un froid glacial, l'abattement est extrême, le malade insensible et un délire sourd et quelques défaillances sont les avant-coureurs de la mort ».

« Tous ces accidents varient néanmoins et sont souvent relatifs à diverses circonstances provenant du tempérament, de l'âge, du sexe et de la quantité plus ou moins grande du corps pernicieux dont on fait usage. On a vu un des malades éprouver tout à coup les symptômes de la deuxième et de la troisième période sans avoir éprouvé sensiblement ceux de la première et de la seconde ».

En 1778, Saillant[1] lui, isolera la « maladie convulsive épidémique », d'après les observations des allemands et des suédois (comme nous l'avons vu) où il n'y a pas de gangrène. Il signale que Linné, par ses expériences sur les poules, pense que cette maladie serait due à une plante à graines, appelée « Raphanistrum » ; mais d'autres savants suédois penchent pour l'ergot.

En ce qui concerne le traitement, bien que sans illusions, les médecins emploieront comme Langius[2] par exemple « les émétiques, les cordiaux, les sudorifiques l'intérieur, et les cataplasmes résolutifs, les spiritueux (eau de vie camphrée) extérieurement lorsque la gangrène n'est pas formée. Lorsqu'elle l'est, il recommande l'usage des digestifs, des emplâtres et des poudres capables de consolider les plaies. II défend au malade l'usage des vins, celui des aliments de digestion difficile ainsi que les passions violentes et les affections d'esprit. Les saignées seront modestes et uniquement dans le premier temps ».
Une seule controverse : fallait-il ou non amputer le membre gangrené. Certains chirurgiens étaient pour comme Quesnay, mais dans l'ensemble on s'accorda pour dire qu'elle était inutile voire presque toujours mortelle.

**Du rapport avec l'ergot**

II semble que dès le début du XVIIème siècle, les médecins locaux des régions particulièrement touchées comme la Sologne ou le Dauphiné,

---

[1] Saillant, Recherches sur la maladie convulsive épidémique attribuée par quelques observateurs à l'ergot et confondue avec la gangrène des Solognots, *Histoire et mémoires de la Société Royale de Médecine,* 1776, p. 303

[2] Langius, *Mémoires de la Société* Royale *de Médecine,* 1776, p. 283 et 284

aient fait le rapprochement entre la maladie et la farine du seigle ergoté.

• Thuillier, docteur en médecine de la faculté d'Angers, signale qu'en 1630, son père étant à Sully, auprès de feu M. de Sully, avait appris d'un médecin et d'un chirurgien mandés de Gien que le seigle ergoté produit ces gangrènes et qu'ayant voulu s'assurer si ce grain vicié en était véritablement la cause, il en avait fait donner à plusieurs animaux de la basse-cour, qui en étaient morts.
• En 1676, le médecin parisien Denis Dodart, dans son rapport déjà cité arrive aux mêmes conclusions ; bien plus, il préconise des mesures préventives et indique la voie à suivre : amener les pouvoirs publics à informer les populations rurales des dangers de la consommation de cette farine, obliger les paysans à cribler le seigle pour en séparer l'ergot, interdire aux meuniers de moudre le seigle-impur.
Mais ces remarquables mesures qui auraient à l'évidence supprimé la maladie ne furent pas appliquées suffisamment. Pourquoi ?

Les paysans des régions concernées vivaient le plus souvent dans une extrême misère [1]; couverts de haillons, ils n'avaient pour se nourrir que du pain de seigle ; les autres céréales de l'époque: froment (blé), méteil (mélange de blé et de seigle), mil (millet) employé en galettes, maïs (apparu à Toulouse au XVIIe siècle, mais cultivé surtout dans le sud du pays), ne pouvant pousser que difficilement sur des sols argileux alternant avec des landes et des marécages ; phénomène naturel aggravé par la pesante habitude des paysans français à cultiver le seigle. Arthur Young[2], dans son célèbre « Voyage en France » notait en 1789 : « La surabondance de seigle dans toutes les parties de la France, même dans les plus riches, est probablement l'une des plus grossières absurdités de l'agriculture européenne ; le froment en est presque partout taché, selon le mot des cultivateurs ».
Il suffisait donc de mauvaises conditions climatiques (abondance des pluies de printemps surtout qui pourrissait une partie de la semence et faisaient proliférer le parasite) pour que le paysan ait le choix entre mourir de faim ou risquer la gangrène pas toujours certaine (si par exemple il pouvait accéder en octobre à une maigre récolte de sarrazin (ou blé noir) consommé en galettes (en Bretagne, céréale principale), qui stoppait le processus de l'intoxication). Car c'était surtout l'ergot

[1] Lachiver M., *Les années de Misère*,1991, op.cit.
[2] Young A., *Voyages en France en 1787, 1788, 1789,* (traduction complète et critique par H. Sée, Paris, Armand Colin, 1931

nouveau, qui était redoutable, consommé en juillet, Août et Septembre, juste après la récolte de Juillet.

«.. Par quelle fatalité arrive-t-il que les hommes persuadés qu'il peut leur faire du mal, ne font aucune difficulté de laisser l'ergot dans les grains dont ils se nourrissent ? demandait l'abbé Tessier[1]. Car je ne puis douter de la manière de penser des habitants de la Sologne sur l'ergot. Tous ceux que j'ai interrogés dans le pays m'ont cité des exemples de ses funestes effets sur des personnes de leurs familles. Quelle peut être la cause de leur indifférence sur un point aussi essentiel, sinon leur extrême misère qui les rend sourds aux cris du danger ? ».

Donc on le voit, l'ergotisme au XVIIIe siècle était essentiellement un problème d'ordre économique et social.

## De l'origine et de la façon d'agir de l'ergot

L'ergot du seigle avait été décrit par les naturalistes au XVIème siècle. Il se présentait comme une excroissance de certains grains de seigle en forme de corne assez ressemblante à l'ergot d'un coq, violacée dans les premiers temps, franchement noire par la suite. On l'appela « bled cornu » en Gatinois et ergot en Sologne. Tout au long du XVIIIème siècle, on s'interrogea sur la question de son origine.

• Déjà à la fin du siècle précédent, Fagon, premier médecin du Roi, attribuait la formation de l'ergot « aux brouillards et à la destruction de l'enveloppe des grains ».

• Langius, en 1717, décrit ce « vice du seigle » avec beaucoup de soins. Il note « qu'on observe lors de leur formation une humeur visqueuse, c'est à dire une sorte de miel ou miellat qui adhère à leur surface et que c'est principalement à une espèce de rouille dont ce vice est une mite, qu'on doit attribuer cette monstruosité du grain et ses qualités pernicieuses ».

• Pour Vétillart, comme pour Tessier, il s'agit d'une dégénérescence de la graine provoquée par l'humidité « qui va détruire les ressorts des nerfs et des vaisseaux artériels ».

• Pour Mr. Tillet, directeur de la monnaie de Troyes, le responsable est une « piqûre de quelque insecte » comme celle qui donne la « galle » du chêne.

• Pour Mr. Aymen, d'un défaut de fécondation,

---

[1] Tessier (Abbé), *Mémoire sur la maladie du seigle appelé ergot*, 1777. *Traité des maladies des grains*, Paris, 1783

• Pour Diderot[1], qui résume toutes ces opinions dans son article « ergot » » dans l'Encyclopédie, il pencherait pour un défaut de génération.

La question ne devait être tranchée qu'au début du XIXème siècle par le célèbre naturaliste De Candolle qui démontra que l'ergot est un champignon vivant en parasite sur certains grains de seigle.

**III.Quelles furent les conséquences démographiques de l'ergotisme à cette époque ?**

II semble aujourd'hui que la mortalité proprement dite ait été souvent exagérée par les mémorialistes de l'époque. J.N. Biraben[2] pense que l'on pourrait avancer pour les années les plus funestes comme 1709, environ 2500 morts en Dauphiné et 800 en Sologne.
Mais la question est beaucoup plus ardue :
- parce qu'à deux reprises nos épidémies recoupent les « grands hivers » de la fin du Grand Siècle, bien connu des historiens qui provoquèrent de terribles famines et un nombre de décès considérable (1693 - 1694) (1709 - 1710) [3]
- Parce que les contrées de landes et de marécages étaient propices au paludisme et à la typhoïde (« fièvre putride ») qui tuaient également beaucoup de monde et dont la recrudescence avait lieu justement en septembre-octobre comme pour l'ergotisme[4].
- Parce que si la coïncidence entre mortalité et cherté des grains est nette au XVllème siècle, la courbe des décès et celle des prix des céréales évoluent plutôt indépendamment l'une de l'autre après 1710.
- Enfin, beaucoup plus important, au point de vue démographique, est que l'intoxication même légère et passagère par l'ergot a des effets abortifs bien connus. Ce fait pourrait expliquer et la faible fécondité et la proportion importante de prématurés qu'on observe dans les régions où, nous l'avons vu, l'intoxication est presque habituelle. Si l'on ajoute à cette prématurité fréquente le fait que l'ergotisme arrête le lait chez

---

[1] Diderot D., art. « ergot », *Encyclopédie ou Dictionnaire raisonné des sciences, des arts et des métiers,* Tome XII, in 4°, Paris, 1777
[2] Biraben J.N., op. cit., 1988
[3] Lachiver M., *Les années de misère,*1991, op.cit.
Fage R., *La vie à Tulle au XVII et XVIIIé siècles*, Paris, A. Picard et Fils, 1902 (Notes sur les maladies et la médecine : Peste et mal des Ardents)
[4] Desaive J.P., article J.P., Le Roy Ladurie, et coll. *Médecins, et épidémies à la fin du XVIIIè siècle*, Mouton, La Haye, 1972

les nourrices, on comprend mieux les taux de mortalité infantile exceptionnellement élevés qu'on relève certaines années dans les villages affectés. Le fait est attesté, par exemple, dans la région de Montauban.

« Toutes les nourrices perdirent le lait et moururent beaucoup de petits enfants comme par famine ... Il eut pendant 3 ou 4 mois, savoir depuis le mois de juillet jusque vers l'automne ... un certain mal de pieds et de jambes qui, outre la douleur très aigue et la très grande puanteur, pourrissait tellement la chair que les pieds et les jambes et même les bras ... tombaient d'eux-mêmes et qu'il se trouva plusieurs personnes sans bras ni jambes[1].

Au cours du XIXe siècle, le fléau disparaît. Les progrès de l'agronomie, l'assainissement des sols par des plantations de pins, notamment (exemple fameux de la forêt des Landes), la culture progressive du froment et surtout le développement de celle de la pomme de terre[2], transformant complètement la nourriture des paysans. Ne persiste aujourd'hui que l'ergotisme médicamenteux, lui aussi redoutable bien que rare, mais qui sort de notre propos.

Aussi, à travers cette « épidémie » si particulière du siècle des Lumières et les nombreuses « enquêtes » auxquelles elle a donné lieu, on devine l'importance grandissante de l'alimentation et surtout des céréales (on se souvient du rôle du blé avant et pendant la Révolution Française).

La naissance avec Quesnay[3] qui était le médecin de Mme de Pompadour, de la « Physiocratie » qui est « le gouvernement par les lois de la nature » et son fameux « *Tableau économique* » en 1758, imprimé à Versailles et qui inspirera tant Condorcet et Mirabeau.

Le foisonnement des ouvrages d'agronomie :

- Réimpression du Théâtre d'Agriculture d'Olivier de Serres ou des traités de La Quintinie du Jardin du Roi.
- Les nombreuses « Maisons Rustiques ».
- Le Dictionnaire Économique de Chomel.

---

1 Chaumartin H. Le Mal des Ardents et le Feu Saint- Antoine, Vienne la Romaine, 1946

2 Bourde J.A., Agronomie et agronomes en France au XVIIIe siècle, 3 vol., Tome II, p. 601-618

3 Cartelier J., *François Quesnay : Physiocratie, droit naturel, Tableau économique et autres textes*, Paris, G.F. Flammarion, 1991

- Le Cours Complet d'Agriculture de l'abbé Rozier
- Les planches d'Agriculture de l'Encyclopédie et les articles correspondants.
- Les multiples traités dont ceux que nous avons évoqué.
- Les compte-rendu de « Voyages » décrivant les pratiques d'agriculture et d'économie politique des pays traversés en France et en Europe : le plus célèbre, déjà mentionné, d'Arthur Young, ou celui moins connu mais tout aussi passionnant d'un autre anglais, Tobias G. Smollet [1]

Si l'ergotisme au XVIIIème siècle marque la fin d'une longue et douloureuse histoire de près de mille ans, c'est aussi - n'en doutons pas - une convergence des Lumières

---

[1] Smollet T.G., Voyages à travers la France et l'Italie, 1766

# CHAPITRE 17

## LA MALADIE DES VAPEURS AU XVIII$^{e}$ SIECLE

*Vous ne voulez donc pas qu'on dise « Vapeurs » ;*
*Mais que ferons-nous si vous ôtez ce mot ?*
*Car on le met à tout : en attendant que vous en ayez*
*trouvé un autre, je vous demande permission de m'en servir.*

Madame de Sévigné
Lettres, 543

**Les Prémices, ou des humeurs aux vapeurs**[1]

Tout semble commencer au tout début du siècle précédent. A partir de la vieille théorie humorale hippocratique et s'inspirant des découvertes sur la pression atmosphérique[2], les humeurs vont se transformer en vapeurs et migrer à travers le corps, soit de bas en haut (théorie utérine, l'antique « suffocation de matrice ») soit de haut en bas (théorie du cerveau et des esprits animaux). A coup de savants traités les médecins vont s'affronter dans les deux camps. C'est à Jean Fernel[3](1497-1558) que l'on impute d'avoir développé le premier la théorie des vapeurs à partir des considérations de Galien sur les fermentations utérines. Les différents organes peuvent être tour-à-tour ou simultanément infectés par des émanations putrides qui déterminent des symptômes spécifiques d'une malignité croissante « ...quand cette vapeur est parvenue jusqu'au cerveau, tantôt elle fait ce qu'on appelle fureur utérine avec caquet, colère et inquiétude ; ou excite quelques autres formes de folie, remplies de crainte et d'horreur ; tantôt elle cause un profond assoupissement qui fait tomber les personnes et demeurer sans aucun sentiment »[4]

Daniel Sennert[5] (1572-1637), dans son traité suit de près les idées de Fernel sur les vapeurs provenant de l'utérus. Mais, contrairement à lui,

---

[1] Hoffmann Pierre. Les maladies des vapeurs in : *La femme dans la pensée des lumières*, Paris, Oparys, 1977

[2] Salomon de Caus (1576-1626) fait la théorie de l'expansion et de la condensation de la vapeur. Huygens, le maître de Denis Papin (1647-1714) expérimente sur le vide en 1673.

[3] Jean Fernel. Médecine Universelle. 2ème édition, Paris, 1661.

[4] Jean Fernel, *op.cit.*

[5] Daniel Sennert. *Médecine Pratique*, 1628-1635

il insiste sur le rapport qu'il voit entre la maladie et la sexualité féminine (la plupart des cas attestés chez des jeunes filles en âge d'être mariées ou chez de jeunes veuves). Même chose pour Jean Varandee[1], autre partisan de l'origine utérine, et spécialiste des maladies des femmes auxquelles il consacre son ouvrage.
A partir de Vieussens[2] (1641-1726), le médecin de Montpellier, on va s'éloigner au contraire de l'origine utérine des vapeurs qui ne sont donc plus une maladie spécifique de la femme : leur cause est une stase des humeurs dans les viscères, d'où se dégage une sorte de « fumée » qui, remontant au cerveau y dérange le cours normal des esprits animaux et les « empêche de soutenir abondamment la tension naturelle des fibres ». Très inspiré par les descriptions physiologiques de Descartes, il représente les esprits comme un fluide circulant à l'intérieur de tubes creux entre le cerveau et les organes internes et transmettant à ceux-ci impulsions et mouvement. Les vapeurs seraient un fluide « grossier », le produit de distillations imparfaites à partir de sang épaissi de matières mais de même nature que les esprits, de sorte qu'il peut emprunter les mêmes voies qu'eux. Les symptômes hystériques ou vaporeux ont donc une origine cérébrale. Vieussens a sans doute été influencé également par l'école anglaise : l'anatomiste Thomas Willis[3] (1621-1675). Ses idées sur la localisation cérébrale des vapeurs et le rôle déterminant attribué aux esprits animaux plus précisément pour Willis, le cerveau joue le rôle de relais et de distributeur d'un mal dont l'origine est viscérale ; Thomas Sydenham (1624-1689), « le nouvel Hippocrate » comme on l'avait surnommé, qui dans sa classification de la pathologie subdivise les maladies chroniques en deux groupes[4] : celles qu'on peut qualifier de régulières ou essentielles, dépendant des humeurs, et les autres : l'hystérie et l'hypocondrie dépendant des vapeurs et des esprits animaux ; ici même maladie sous deux aspects un peu différents : l'hystérie étant à la femme ce que l'hypocondrie était à l'homme.

---

[1] Jean Varandee. *Traité des maladies des femmes*, Paris, 1666.

[2] Raymond Vieussens. « De l'affection hypocondriaque », in le volume 1 de son : *Histoire des maladies internes, suivie de la névrographie*, 3ème édition, Toulouse, 1774-1775, 3 vol. Vieussens fut le médecin en chef de l'hôpital principal de sa ville et conseiller et médecin du Roi Louis XIV. Auteur de travaux remarquables sur l'anatomie du cœur et du mouvement circulatoire.

[3] Thomas Willis. *Pathologia cerebri et nervosi generis spaecimen,* Oxford, 1667

[4] Sydenham. *Médecine Pratique*, Londres, 1682 traduction française par Jault, 2 vol. Montpellier 1816.Il exerça la médecine principalement à Londres.

A la fin du siècle, Lange propose dans son traité[1] une théorie des vapeurs qu'il affirme « nouvelle », mais qui montre encore l'ambiguïté et le flou du concept, à la fois mécaniciste cartésienne et iatrochimique, succession de distillations, « d'effervescences ». Il distingue quatre sortes de ferments susceptibles de provoquer des vapeurs : a) les ferments volatils, peu différents des esprits animaux siégeant dans le cerveau ; leur fermentation prompte et violente » dégage des vapeurs qui se communiquent avec rapidité dans tout le système nerveux et produisent des mouvements violents et involontaires : c'est l'épilepsie essentielle ; b) les ferments glandulaires dont les vapeurs déterminent des manifestations viscérales (hypocondrie); c) les ferments spléniques qui dégagent des vapeurs mélancoliques; d) les ferments séminaires qui dégagent des vapeurs hystériques. Les effets produits par ces différentes vapeurs dépendent de la façon dont elles diffusent dans l'organisme par l'intermédiaire des nerfs : « Les nerfs sont les seuls canaux qui puissent transmettre le mouvement des vapeur[2]. Donc théorie « totalitaire » ; les vapeurs sont censées rendre compte de toutes les pathologies. Par contre dans le cas des ferments séminaires, reprenant la vieille théorie utérine, il insiste sur l'importance d'une sexualité épanouie surtout chez la femme – supposant une continuelle et bénéfique « dissipation » de ces ferments, et établit même une physiologie de l'amour et des passions.

**Originalité du XVIIIe siècle, ou de la théorie des vapeurs à sa disparition**

Curieusement, dans la première moitié du siècle, ne paraît aucun traité médical important sur les vapeurs. Chastelain[3] se contente de reprendre la théorie humorale de l'hystérie fondée sur l'idée d'une perturbation du cours des esprits ; Dumoulin[4] qui est solidiste et mécaniste, celle qui attribue les vapeurs à une insuffisante tension des fibres musculeuses Viridet[5] entreprend de reconstituer à propos des « vapeurs qui nous arrivent » une dialectique des alcalis et des acides, dont le mouvement et les rencontres violentes dans le cerveau et les nerfs provoquent les signes de l'hystérie et de l'hypocondrie.

---

1 Lange. *Traité des vapeurs, où leur origine, leurs effets, leurs remèdes sont mécaniquement expliqués*, Paris, Denis Nion, 1689.
2 Lange, *op.cit.*1689
3 Jean Chastelain. *Traité des Convulsions et des mouvements convulsifs qu'on appelle à présent vapeurs*, Paris, 1691
4 Jacques Dumoulin. *Nouveau traité du rhumatisme et des vapeurs*, Paris, 1703
5 Jean Viridet. *Dissertation sur les vapeurs*, Paris, 1716.

Il faut attendre 1756 et le traité de Pierre Hunauld[1] pour ouvrir le bal, au propre et au figuré. En effet dans sa préface, l'auteur indique son désir de s'adresser aux patients et en particulier aux femmes pour « diffuser une connaissance ». Construit selon un procédé littéraire classique au XVIII$^{e}$ siècle (voir Fontenelle), le livre s'articule autour de six entretiens entre un médecin appelé Asclépiade et une jeune, adorable et spirituelle marquise, Sophie, qui se plaint à son thérapeute et ami « ...d'une maladie qui la tourmente à l'excès tantôt d'une façon et tantôt d'une autre », la maladie des vapeurs, devenue très à la mode. Dès les premiers entretiens s'inscrit l'originalité de Hunauld : les vapeurs sont vues à travers le prisme de la sensibilité et non celui du pathologique. Elles sont des formes de réaction et de provocation dans lesquelles le sujet déjoue toute attente[2]. Ce sont des causes qu'entretient une raison retorse qui voit dans la maladie une façon d'obtenir d'autrui intérêt et sollicitude[3]. En bon médecin du XVIII$^{e}$ siècle, il réinterprète toutefois les vapeurs comme une forme de « transpiration » qui se diffuserait depuis le centre du corps dans tous les organes « par laquelle ce qu'il y a de plus volatil –qui l'est trop pour être de quelque usage, s'exhale continuellement »[4]. Son interprétation de la maladie en termes d'acidités, de crudités, et de fermentations l'inscrit dans le mouvement des iatrochimistes[5] et relie sa théorie à celle portant sur l'hypocondrie, reprenant à plusieurs reprises les conceptions de Vieussens. Même s'il ne voit pas les femmes comme les seules victimes, il libère la maladie d'une association immédiate avec la sexualité[6].

Après avoir constaté que la maladie des vapeurs est devenue « un véritable fléau social et une maladie endémique dans les grandes

---

[1] Pierre Hunauld. *Dissertation sur les vapeurs et les pertes de sang*, Paris, 1756. Hunauld (1664-1728), fils de médecin fut conseiller et médecin ordinaire du Roi. Pour ce texte comme pour celui de Paumerelle (voir infra), j'ai utilisé la remarquable et érudite édition de Sabine Arnaud : *La philosophie des vapeurs*, Paris, Mercure de France, 2009, abondamment citée.

[2] Sabine Arnaud. « L'art de vaporiser à propos » pour parler entre un médecin et une marquise vaporeuse. In : *revue Dix-huitième siècle*, n° 39 (2007).

[3] Dans le même ordre d'idée, pour Vandermonde dans son traité : « *Essai sur la manière de perfectionner l'espèce humaine* », Paris, 1756, 2 vol. Il existe un accord virtuel entre l'âme et le corps, que l'on retrouve particulièrement dans les vapeurs :

« Il est constant qu'il y a entre le corps et l'âme un rapport immédiat, que la moindre altération de l'un se communique à L'autre et que la bonne ou mauvaise conformation influe beaucoup sur notre esprit ».

[4] Hunauld, *op.cit.* 1756

[5] Les chimistes revendiquent l'autorité des textes de Paracelse (1493-1541), Van Helmont (1614-1699) et Sylvius (1614-1672)

[6] Sabine Arnaud, *La Philosophie des vapeurs,* op.cit. 2009

villes », Raulin, dans son traité[1] se livre à une sévère critique des théories de ses prédécesseurs :

- Celle de Lange (voir *supra*), chez lequel il regrette que l'on ne parle « que d'esprits prolifiques séminaux ou autre esprit du même genre, principaux moteurs des effervescences du sexe ; que de propriétés germinantes, que levains, aux fermentations aigres ou sulfurées… ».

- Celle des esprits animaux, ce sont des « êtres de raison, anciens restes des qualités occultes plus propres à favoriser l'ignorance qu'à servir aux fonctions du corps ».

- Celle des ferments partant de l'utérus pour monter vers le haut, pure invention de l'esprit : « comment ces prétendues fumées, en supposant leur existence, pourraient-elles se frayer des routes opposées à la direction de leur courant ? »

II faut donc cesser de théoriser ; les vapeurs ne sont que le retentissement sur le corps des passions, ces excès de joie, de tristesse, de colère, qui ne sont que des désirs contrariés. Dans sa physiologie, il y a conjonction entre la sensibilité des nerfs et « l'excessive délicatesse » des fibres musculaires, source « d'une infinité de symptômes vaporeux et souvent des vapeurs les plus violentes » qu'il décrit abondamment (voir *infra*).

A l'inverse la théorie de Pomme[2] se fonde sur une organogenèse : le racornissement des nerfs, qui débouche sur une cure spécifique par l'hydrothérapie (voir *infra*). « J'appelle collection vaporeuse cette affection générale du genre nerveux qui en produit l'irritabilité et le racornissement. Elle est appelée hystérique chez les femmes parce que les anciens regardaient les différents dérangements de l'utérus commue l'unique cause de ses maladies…. On l'appelle hypocondriaque chez les hommes parce que les mêmes auteurs en ont assigné la cause dans les hypocondres et les viscères du bas ventre ». Et plus loin : « qu'on imagine un parchemin trempé, mou et flexible, tels doivent être les nerfs dans leur état naturel… Les physiologistes savent que les tuyaux excrétoires de différentes glandes, dispersées ça-et-là, séparent du sang le suc qui arrosera le nerf pour entretenir la souplesse naturelle et cette

---

1 Joseph Raulin. *Traité des affections vaporeuses du sexe*, Paris, 1758 / Raulin (1708-1784) praticien parisien de grande notoriété, a été médecin du louis XV et inspecteur des eaux minérales.

2 Pierre Pomme, *Traité des affections vaporeuses des deux sexes*, Lyon, 1760
Pomme (1735-1812) médecin praticien, essentiellement amusant et râleur, son traité eut un très grand succès, réédité en 1765 à Lyon.

flexibilité qui les rend propres à exécuter librement leurs fonctions. Par défaut de ce suc, le parchemin se raidit et par sècheresse totale il se raccourcit ». L'optimisme du docteur Pomme s'accompagne, alors, de la certitude que les effets de la cure l'emporteront sur l'influence des causes morbifiques[1].
Contrairement à son titre, Whytt[2] ne consacrera que 250 pages sur 1000 de son traité aux vapeurs », terme qu'il juge dépassé et qui regroupe des affections dues « à une constitution faible ou contre-nature des nerfs ». Ce qui est important chez lui c'est sa connaissance plus précise de l'anatomie du système nerveux grâce à laquelle il peut affirmer qu'il n'existe aucun espace permettant la circulation d'un fluide ou d'un gaz. Comme pour Raulin, la théorie des vapeurs et celle des esprits animaux deviennent alors caduques. Il désigne, faute de mieux par le mot de « sympathie » (terme ancien employé déjà chez Galien), la propriété des nerfs de transmettre des sensations d'un point un autre et il s'intéresse aux effets des émotions sur le système nerveux ; de grandes colères, des peurs intenses, de grands chagrins provoquent quantité de modifications physiologiques[3].

Même attitude chez Cullen, chez qui les humeurs comme les vapeurs appartiennent au passé, remplacée par les « névroses » (première mention du terme) ou maladies des nerfs. Dans l'un de ses derniers ouvrages, *Médecine Pratique*[4], on ne trouve le mot mentionné que dans le chapitre III du tome second : « *de l'hypocondrie ou de l'affection hypocondriaque, communément appelée vapeurs*, où il précise que « les vapeurs sont fréquemment combinées avec la dyslexie, même dans des circonstances très différentes en apparence ». Il s'agit alors de tout autre chose que notre sujet : un simple symptôme d'une maladie organique
Peu à peu la maladie des vapeurs va quitter le domaine médical et devenir l'affaire de la société, affection dont l'origine doit être recherchée du côté des mœurs plus que du côté de la médecine.

---

[1] Pierre Hoffmann, 1977, *op.cit.*
[2] Robert Whytt. *Les vapeurs et maladies nerveuses hypocondriaques et hystériques*, Londres 1764. Paris 1767 (pour la traduction française) 2001. Whytt (1714-1766) médecin et physiologiste écossais, est un spécialiste des maladies du système nerveux dont il étudie l'anatomie et la physiologie dans son traité.
[3] Pressavin dans son « *Nouveau traité des vapeurs* », Lyon, 1770, reprend beaucoup des idées de Whytt.
[4] William Cullen. *Éléments de Médecine-Pratique*, en 2 vol. Traduit de l'anglais par M. Bosquillon, Paris, 1787 (1ère édition)
Cullen (1712-1790), médecin et philosophe écossais. En 1776 dans « *Premières règles de la pratique médicale* » l'auteur exprimait sa conception du tonus nerveux et de son rôle en physiologie générale.

Exemple significatif du livre de Bethmont de Paumerelle[1], si bien analysé par Sabine Arnaud[2]. Dans son ouvrage, il propose en effet une approche toute nouvelle des vapeurs ; prenant la forme d'un court roman épistolaire, composé de vingt-cinq lettres d'une aristocrate à sa protégée qui vient de faire son entrée dans le monde, il nous montre comment utiliser les vapeurs « pour prendre en embuscade l'entourage », « suggérer des désirs et les faire deviner », gagner les faveurs de quelqu'un ou séduire un auditoire. Avoir des vapeurs alors, c'est savoir jouer avec le sens de la gestuelle et des émotions, connaître les symptômes comme un vocabulaire « dont les règles sont aussi rigoureuses qu'une syntaxe ». Il n'y a pas de malade chez Paumerelle, il n'y a que des acteurs, des spectateurs et des vaporeux(ses) qui se distinguent par une étonnante maîtrise de leur corps. Autre différence essentielle avec les traités médicaux : la « redéfinition » de la femme ; loin d'une féminité faible et fragile, elle devient la reine du discernement de la maîtrise et de la tactique. Si l'homme vaporeux est dissocié de sa virilité dans l'imaginaire du XVIII$^{e}$ siècle (voir infra), « la femme vaporeuse est pour Paumerelle à la fois sensible et raisonnée, émotive et calculatrice[3] ». Il y a enfin à la lecture de ces lettres, à travers gestes et émotions des vapeurs, des aventures des deux épistolières, tout le raffinement de la société de l'Ancien Régime, (« où le plaisir absorbait tout ») « Que l'on est heureux, ma chère bonne, d'avoir la fibre aussi irritable que vous et moi *!* »[4].

**Malades et Symptômes**

Si la théorie est difficile à saisir, difficile à lire et à comprendre, les descriptions et l'abondance des divers cas de « vapeurs » sont extrêmement bien retranscrites dans les livres de nos savants. Elles montrent que certaine fragilité, certaines conditions de vie prédisposent à cette affection : « …les vapeurs attrapent surtout les gens oisifs qui se fatiguent peu par le travail manuel mais pensent et rêvent beaucoup, les gens ambitieux qui ont l'esprit vif et entreprenant fort amateurs des biens et des aises de la vie, les gens de lettres, les personnes de qualité,

---

[1] Claudio Giustino de Bethmont de Paumerelle, *la philosophie des vapeurs ou lettres raisonnées d'une jolie femme sur l'usage des symptômes vaporeux*, 1774- réédité en 1784. (Voir note 3, p. 394)
[2] Sabine Arnaud, 2009, *op.cit*
[3] Sabine Arnaud, 2009, *op.cit*
[4] Paumerelle, *op.cit.* lettre XXIV

les ecclésiastiques, les dévots, les gens épuisés par la débauche, les femmes oisives qui mangent beaucoup… Bien des gens pensent que cette maladie attaque plutôt l'esprit que le corps et que le mal réside dans l'imagination. Il faut avouer en effet que la première cause est l'ennui et une folle passion mais qui, à force de tourmenter l'esprit, oblige le corps à se mettre de la partie : soit l'imagination, soit réalité, le corps en est réellement affligé »[1] Whytt précise les choses en insistant sur la vulnérabilité des femmes : « les femmes chez lesquelles le système en général a plus de mobilité que chez l'homme, sont plus sujettes aux maladies nerveuses »[2].

Les plus touchées sont les femmes de la ville, celles qui sont élevées dans la mollesse ct qui mènent une vie sédentaire ou celles qui ont de longues abstinences sexuelles ; les femmes de la campagne sont épargnées, « elles sont robustes, leurs nerfs sont brisés et assouplis par les diverses contractions du muscles »[3]. Quant aux hommes qui, « vaporisent », précieux, maniérés, mondains, débauchés de préférence, mais pas exclusivement, ils présentent la forme hypocondriaque des vapeurs : « il est vrai que les vapeurs de cette sorte d'homme sont moins tracassantes que les nôtres. Ils bâillent, rougissent, soupirent, gémissent, pleurent. Ils se sentent oppressés, engourdis, se plaignent de charges dans la tête, de maux d'estomac »[4].

Quelles frappent hommes ou femmes, les vapeurs sont présentées comme une maladie qui change de forme à tout instant, apparaissant et disparaissant sans que l'on sache trop pourquoi, aux symptômes diffus et polymorphes, non une maladie que l'on puisse localiser mais un malaise général, une disposition morbide de tout l'organisme dont l'âme n'est pas préservée. Un texte peu connu[5] nous a paru bien résumer les signes de l'accès vaporeux et de ses variantes :
« En général, dans les accès de vapeurs le sang est comme coagulé, son mouvement ralenti, sa circulation irrégulière : le pouls s'éteint. Et alors on sent une pesanteur dans la poitrine, des grouillements ou borborygmes dans le ventre, des nausées ; on vomit quelquefois des choses aigres, ou âpres, ou amères et d'autrefois des choses insipides :

---

[1] Diderot et d'Alembert. Encyclopédie ou dictionnaire raisonné des arts des sciences et des lettres, 1751-1772.
[2] Whytt, 1777, *op. cit.*
[3] Whytt, 1777, *op. cit.*
[4] Hunauld.1756, *op.cit.* Entretien I
[5] Noël Chomel *Dictionnaire Oeconomique*, nouvelle édition corrigée et augmentée par M. de la Marre, Paris, 1766, Tome troisième, Art. Vapeurs

les yeux se troublent, et se ferment ; l'excès de faiblesse ou l'on se trouve fait qu'on ne peut presque pas se soutenir. Il y a des malades qui s'évanouissent même, et demeurent quelques temps sans connaissance ; quelquefois aussi sans aucun sentiment. Après ces accès le pouls revient peu à peu, le visage reprend sa couleur naturelle et le corps la chaleur qu'il avait auparavant ; les yeux se rouvrent ; on soupire ; et l'on sort ainsi de l'accès par degrés.

On en voit qui ont, durant l'accès, le ventre tendu comme un tambour, les hypocondres enflées, et les malades croient y sentir quelque corps étranger, qui va de côté et d'autre. Il y en a qui crient. D'autres font entendre des paroles entrecoupées, mal articulées et un son qui approche du mugissement.

Souvent l'accès de vapeurs commence par un frisson, qui se fait sentir dans le dos et qui occupe ensuite tout le corps. Ce grand froid attaque quelquefois plus particulièrement les cuisses, et y cause une espèce de paralysie, qui continue même durant l'accès de chaleur qui succède au frisson, ainsi qu'il soit plus ordinaire de sentir alors une grande démangeaison en cette partie, à cause de la fermentation qui s'y fait dans le sang, et des autres mouvements qui contrastent avec le froid subit dans les liqueurs et dont les solides avaient été frappées.

L'espèce de fièvre qui suit le frisson est accompagnée d'un battement violent des muscles et des artères, on ne respire que difficilement, on sent comme un corps étranger monter dans la gorge, et presque suffoquer. L'on éprouve des mouvements compulsifs, on est étourdi : en sorte que le cerveau sent un tournoiement, un mouvement d'ondulation, de vertige ou une espèce de délire. De là un grand mal de tête, souvent accompagné de vomissement. Il y a palpitation du cœur. Quelquefois la crise de chaud est si violente que l'on retombe à diverses fois dans plusieurs des accidents ci-dessus, l'on voit des malades, écumer de la bouche, durant leurs vapeurs. On observe assez ordinairement que moins le frisson se fait sentir, plus il y a de violence et de complication de symptômes dans l'accès chaud qui le suit.

Quelques malades sentent une violente contraction du diaphragme et des muscles intercostaux : leur poitrine et le bas-ventre sont sensiblement élevés et demeurent longtemps en cet état. Et tant qu'il dure, la respiration est très gênée, on en a même vu ne pouvoir donner aucun signe de vie et de respiration pendant trois jours entiers. Il y en a dont les mâchoires, les dents et les lèvres sont si fortement serrées les unes contre les autres et les narines si comprimées, que la vie est dans un danger éminent. Un crachement fréquent et abondant durant

plusieurs semaines est dans quelques personnes un état habituel de faibles vapeurs, et d'autres c'est une toux continuelle.
Beaucoup de ces malades sont mornes et mélancolique. Il y en a au contraire qui se mettent tout d'un coup à pleurer ou à rire avec une sorte d'extravagance, sans qu'il paraisse que rien n'ait donné lieu. On en voit qui ont une faim dévorante, ou un appétit dépravé, qui porte à rejeter toute nourriture ordinaire, pour manger de la craie, du charbon, etc.
Les autres symptômes des vapeurs sont tantôt des douleurs aux reins et à la vessie, approchant de celles qui occasionnent la gravelle ou la pierre, tantôt des coliques violentes. Le bâillement est un des plus communs indices. Quelques naturalistes prétendent que le plaisir qu'on ressent à s'allonger tout le corps est aussi un signe de cette indisposition. Un sommeil agité et accompagné de signes effrayants, peut être mis plus certainement dans cette classe. On voit des personnes à qui l'état des vapeurs occasionne l'enflure des gencives, des épaules, des mains, des cuisses ct des jambes. II y en a qui ont la vue très fixe pendant leur accès.
Celles en qui les vapeurs sont invétérées ont souvent des angoisses mortelles et une profonde mélancolie, on les voit sans cesse occupées d'objets inquiétants, effrayants, capables de les troubler. Elles sont inconstantes et changent de volonté et de goût à chaque instant. La moindre contradiction les met en colère et à la fin elles croient que leur mal est sans remède, D'où vient leur emportement contre ceux qui veulent tenter de les soulager et la répugnance pour tout ce qui serait propre à les divertir.
Au reste, il suffit que quelques-uns des symptômes indiqués ci-dessus reviennent par intervalles pour que l'on soit bien fondé à dire qu'une personne a des vapeurs : supposé néanmoins que ces symptômes ne paraissent pas appartenir à d'autres maladies. Lorsqu'on prend soin des personnes qui ont des vapeurs, on doit se souvenir que dans cette indisposition le mal de cœur, les nausées et le vomissement d'humeurs colériques mêlées d'autres matières soit verdâtres soit recuites, sont des présages de jaunisse. Les vapeurs sont dangereuses pour les femmes en travail d'enfant et quelques temps même encore après l'accouchement. ».

**Thérapie des vapeurs**

Peu de médecins prétendent assurer un succès complet dans le traitement des vapeurs car on pense qu'elles ne disparaissent complétement qu'à un âge avancé[1] ; de plus elles sont d'autant plus difficiles à guérir que les femmes qui en sont atteintes refusent bien souvent d'admettre que ce dont elles souffrent soit un mal. Quoi qu'il en soit le premier traitement, qu'il soit préventif ou curatif, est l'antique « régime » hippocratique, c'est-à-dire le régime de vie : une nourriture légère et équilibrée, prise surtout au déjeuner ; il faut bannir le poisson qui ne contribue pas à la force du corps ; il faut choisir ses mets en fonction de ses goûts car on digère mieux ce que l'on aime, boire avec discernement du vin plutôt vieux et beaucoup d'eau ; pratiquer l'exercice, la marche, l'équitation, le jardinage, toutes choses qui fortifient le corps ; bien dormir donc ne pas veiller trop souvent : avoir une activité sexuelle sans excès. Enfin se distraire avec de la musique, de la danse, un spectacle ou un voyage qui relâchent le cerveau des vaporeux.

Ecoutons par exemple les conseils du D^r^ Hunauld[2] :

« ...Il ne m'en faut pas davantage, dit Sophie, et puisque nous voici embarqués, poursuivons avec nous, et parlons des remèdes.

Ce n'est que par nécessité, répliqua Asclépiade, que la nourriture entre dans l'ordre de nos besoins, et ce n'est qu'autant que ces besoins l'exigent que son choix et sa quantité doivent être mesurés. Aussi l'expérience fit-elle connaître que, bien loin qu'une telle obligation doive faire un des objets de notre volupté, de nos délices, c'est par rapport à la qualité de nos exercices et à la mesure des dissipations dont nous souffrons, que nous en devons régler l'usage. II convient que nous mangions moins que lorsque les veilles et l'assiduité des exercices et des travaux en exigent davantage.

Une autre règle, que vous n'en trouverez pas moins sévère, est que dans le choix des aliments nous préférions toujours ceux qui conviennent davantage à cette complicité si exacte qu'affecte la forme : ceux-là sont les meilleurs qui sont les plus doux, les plus veloutes, ou mieux liés dans leur substance et moins chargés de principes âcres, volatils, et d'une activité pénétrante. De là vient qu'il n'est pas moins admirable de voir de combien eu de choses la nature se sert pour la réparation de notre substance, que de considérer les moyens qu'elle emploie pour y réussir. La nécessité du sommeil n'est pas moins que celle de manger. Elle en devient une conséquence et je pourrais vous démontrer que ce

---

1 « *Oh ! interrompit Sophie, ne le croyez pas. Vous les avez pu suspendre pour quelques temps, mais des vapeurs on n'en guérit jamais. Elles reviendront, Monsieur, et peut être d'un autre caractère ; car de leur part ce sont de perpétuels déguisements...* » (Hunauld, 1756, *op.cit.*)

2 Hunauld, 1756, *op.cit.*

n'est que pendant le sommeil que se fait l'emploi de la nourriture qui s'est préparée pendant la veille. Ce qui fait que les alternatives de la veille et du sommeil sont si exactement mesurées que pour cela il s'est fait une succession du jour et de la nuit qui est également mesurée, et à tel point, que l'un et l'autre sont subordonnés à des agents différents, dont les mouvements qui se passent en nous reçoivent tout exprès des déterminations très différentes.
Aussi, Madame, ce sont les hommes dont la vie est plus régulière et qui jouissent aussi de la plus parfaite santé, qui la conservent le plus longtemps, qui l'emploient à des travaux plus pénibles et plus assidus. De si heureux effets pensent sans doute être des preuves bien certaines que tant de régularité qu'ils observent est bien dans l'ordre qu'exige la nature. Et que, puisque nous ne vivons que sous son bon plaisir, permettez-moi cette expression, ce ne doit être qu'autant que nous en suivrons les lois avec fidélité qu'elle nous départira ses faveurs ».

Toutefois certains malades qui respectent ce régime, mais qui sont affligés de désordres internes, peuvent présenter, pour cette raison des symptômes vaporeux. Il faut alors passer à une autre thérapeutique, si possible toujours naturelle. C'est l'eau qui est la grande découverte du siècle (avec sans doute l'électricité) et qui va devenir le médicament par excellence : « Elle est le lieu de tous les thèmes thérapeutiques possibles formant une inépuisable réserve de métaphores opératoires »[1]. Hunauld, par son porte-parole Asclépiade, la recommande dans les grandes vapeurs hystériques.

« Je me souviens que, faisant un matin ma visite dans l'Hôtel-Dieu, j'y entendis d'abord les clameurs horribles d'une femme agitée par ces sortes de vapeurs furieuses. Elle y était très sujette, et elles faisaient son plus grand mal. Depuis une heure on essayait divers remèdes, dont elle paraissait plutôt irritée que recevoir quelque soulagement. Ce fut ce qui m'obligea à lui faire sur le champ le même remède que j'ai coutume de pratiquer dans les plus furieux accès de folie. Elle me semblait de complexion forte ct vigoureuse, grosse brune, assez fraîche et de l'âge de quarante ans.

Ainsi je fis emplir une cuve d'eau la plus fraîche et sur-le-champ je l'y fis baigner jusqu'à la ceinture. A peine en eut-elle senti le froid que tout

---

[1] Michel Foucault, Histoire *de la folie à l'âge classique*, Paris, Gallimard, 1972

fut calmé, et on la vit aussi étonnée que si tout d'un coup elle se fut trouvée une autre personne. Le succès de ce premier essai fit que dans la suite on eut souvent recours à ce remède, qui lui devint ensuite familier parce qu'elle était très sujette à ces violentes vapeurs.

Dans le même mois je fis pratiquer le même remède à une autre encore plus maltraitée, car les vapeurs lui avaient tellement troublé le cerveau qu'elle en était devenue folle furieuse. Elle se croyait en enfer, brûlée, tourmentée par toutes les puissances infernales ; il avait fallu la lier dans son lit. Mais dans le moment qu'elle fut baignée, tant de fureurs, de cris, d'extravagances terribles cédèrent. Je pourrais, Madame, vous citer bien d'autres exemples de ce remède, qui ne réussit pas moins heureusement en beaucoup d'autres maladies. »

Dans les années 1760, c'est Pomme qui va relancer la thérapeutique dite des « humectants », tels que les bains, les lavements, les tisanes, etc. Dans son ouvrage[1], il cite le cas de M$^{lle}$ X, religieuse ursuline de vingt-deux ans, sujette depuis trois ans à « des attaques de suffocation hystérique qui revenaient très régulièrement au temps critique de ses règles ». Les saignées « prodiguées d'un point qu'il eut été bien difficile de s'en rappeler le nombre », ont été inutiles, tout comme les potions anti hystériques, les pilules purgatives ; bien au contraire, le mal est porté à son plus haut degré.

« La tisane de poulet et les lavements froids furent les premiers remèdes que je mis en usage, en attendant le premier paroxysme ; dès qu'il fut arrivé, j'ordonnai le pédiluve (bain de pied) froid, qui la calma en un instant. Les règles auparavant supprimées coulèrent un peu le lendemain et emportèrent le paroxysme. La malade prit ensuite les bains domestiques tièdes. »
Le même traitement est poursuivi pendant quatre mois consécutifs et la malade est guérie. Une autre hystérique, dame de qualité, victime aux dires de Pomme de nombreux remèdes inutiles, « des meurtres commis par les Empiriques en un mot », entre le 15 juin 1763 « dans le bain froid pour la première fois », à raison de huit heures par jour pendant cinq mois consécutifs tandis que sa seule boisson est l'eau de poulet :

[1] Pierre Pomme, 1760, *op.cit.*

« On observa : 1° que la malade surnagea pendant deux mois, au bout duquel temps on la vit enfoncer dans le bain ; 2° la froidure de l'eau fut constamment tempérée par la chaleur du corps, cette température fut portée même plus d'une fois à un point qu'il fallut renouveler l'eau froide, et en arroser la tête pour apaiser l'extrême chaleur du cerveau. » Grâce à ce traitement – dont le caractère « humectant » ne saurait être mis en doute ! – la malade voit ses accès hystériques s'espacer puis disparaître. « Alors la malade sortit du lit, resta toute la journée sur son fauteuil (rappelons qu'il s'agit d'une dame de qualité) et fut en état de se dissiper au jeu ».

Des bains froids prolongés sont donc l'essentiel de ce traitement. Pomme cite un autre cas où il prescrivit des bains de douze heures par jour pendant dix mois entiers, en ajoutant que le terme ne serait pas long pour peu qu'on veuille bien considérer que depuis neuf ans que le mal durait, les intervalles lucides avaient été fort peu nombreux. Sans aller jusqu'à ces extrêmes – ces abus, diront même certains de ses confrères – on pourra avec profit, retrouver l'eau dans la fréquentation des villes thermales ou dans des bains quotidiens domestiques.

La thérapeutique traditionnelle ne sera pourtant pas oubliée. D'une manière générale sont délaissés saignées, vomitifs, purgatifs, tandis que leur sont préférés sirops rafraîchissants, juleps, bouillons[1] et diverses eaux de fleurs (nénuphar, rose, oranger, mille-fleurs). Plusieurs recettes sont proposées, comme les amers et le quinquina mélangés avec l'écorce d'orange, du vin blanc et de la cannelle, la teinture de myrrhe (depuis six gouttes jusqu'à quinze), l'esprit de vin camphré (depuis deux gouttes jusqu'à huit), l'esprit volatil huileux aromatique (depuis six gouttes jusqu'à vingt). Quelques minéraux aussi font merveille, comme le fer ; il communique sa force si on avale quinze à vingt grains de limaille qui vont échauffer le corps (Sydenham). Une recette conseille une infusion à froid de limaille de fer dans du vin du Rhin, à laquelle on ajoute du sucre de façon après cuisson, à confectionner en sirop. L'opium, le laudanum peuvent être employés provisoirement et surtout dans le cas de vapeurs douloureuses. Whytt en fait un médicament de premier rang : « quand une quantité suffisante de cette

[1] Recette de bouillon pour les vapeurs :
Prenez des feuilles mauves de guimauve, de bétoine, de mercuriale, d'armoise, et d'oseille ; de chacune une poignée. Le tout épluché, nettoyé, lavé et coupé menu sera mis à bouillir dans trois chopines d'eau qui se réduiront à la moitié. On en fera deux bouillons : dont on prendra l'un à jeun ; l'autre quatre heures après avoir diné. Dans celui du matin, on délayera six grains de castorium récemment pulvérisé on ne mettra rien dans celui du soir. On en usera ainsi pendant quinze jours.

substance est appliquée aux nerfs d'une partie douée de sentiment, non seulement elle diminue leur faculté de sentir, mais elle affaiblit aussi au moyen de la sympathie, celle de tout le genre nerveux »[1].

La cure par les plantes pourra se personnaliser

- Lorsque la vapeur est l'effet de quelque passion violente, il peut être utile de choisir des plantes particulières, relativement à l'espèce de la passion, quoiqu'après le premier accès toutes les autres passions réveillent le mouvement de la vapeur.

- Si c'est la frayeur qui a occasionné le premier accès, la rhue est un remède spécifique. Elle supprime aussi la fièvre et les autres accidents qui peuvent être survenus.

- Pour le chagrin, il faut de la sauge ou de la mélisse, selon quelques auteurs, Van Helmont conseille seulement l'armoise, l'ortie blanche, le marrube noir.

- L'assa-foetida, a l'odeur exécrable (et sans doute à cause de cette odeur) pour les vapeurs qui ont originellement pour cause la colère.

- La valériane et le « nepentha » pour celle de haine, le millepertuis dans les accès de fureur.

- L'agnus castus et le fuccin, lorsque l'amour est la cause des vapeurs.

**Controverses servant de conclusion**

La « maladies des vapeurs » est celle d'un temps : celui des siècles classique et baroque, où elle trouvera son apogée et sa fin. Que ce soit dans son aspect médical puis social, il nous faut prendre soin de la conserver dans ce contexte. S'il paraît logique de l'évoquer dans l'histoire générale de l'hystérie[2], on se rappellera que cette dernière – toujours proche ici de la vieille « fureur utérine » hippocratique et des imaginaires du manque d'homme chez la jeune fille ou la veuve – est plus proche du « mal d'amour » des comédies de Molière que de l'hystérie « fin de siècle » de Bernheim, de Babinski ou de Janet.

[1] Whytt.1764, *op.cit.*
Pour la justification de l'opium comme panacée au XVIIIe siècle, voir le traité de P. Hecquet, *Réflexions sur l'usage de l'Opium, des calmants, et des narcotiques*, Paris, 1726.
[2] Etienne Trillat. *Histoire de l'hystérie*, Paris, Seghers 1986

De la même manière, cette « maladie » ne concerne ni la théorie (le magnétisme) ni la pratique (le baquet) de Mesmer[1]; ce que le « fluide magnétique » veut provoquer pour marquer son efficacité, c'est justement une « crise » salutaire très analogue à celle que les belles vaporeuses avaient couture d'éprouver. II s'agit d'autre chose, le magnétisme étant présenté comme un moyen universel et inoffensif de soigner tous les patients, sans distinction d'âge, de sexe, de maladie ou de nature. Mesmer ne semble pas, d'ailleurs, avoir été très heureux dans le traitement des affections proprement hystériques de ses patientes (voir infra).

Enfin, s'il est vrai qu'affections hystériques et hypocondriaques deviennent des maladies « du genre nerveux » autour de 1770, comme nous l'avons vu – autrement dit que les théories fondées sur une causalité organique ont cédé progressivement le pas à l'interprétation psychogénétique – jamais elles ne seront assimilées à la « folie », comme semble le prétendre Michel Foucault[2]. Pour les hommes du XVIIIe siècle, les vapeurs sont radicalement séparées de ce que l'on appelle « folie » pour être vues comme simple déséquilibre passager.

A l'époque prérévolutionnaire, avec les « maladies de l'âme », de même que lors du célèbre différent entre Mesmer et la faculté de médecine de Paris, de grands médecins comme Beauchêne, Bordeu, Tissot ou Pinel auront définitivement oublié « les vapeurs ».

---

1 Sur Mesmer (1734-1815) voir Infra. (Chap. 18, Mesmer ou le triomphe du magnétisme)

2 Michel Foucault.1972, *op.cit.*

Jean Starobinski, La maladie comme infortune de l'imagination, *La relation critique,* Paris, Gallimard (Tel), 2001

# CHAPITRE 18

## Franz Anton Mesmer
## OU LE TRIOMPHE DU MAGNETISME

Un badaud flânant sur la place Louis le Grand, l'actuelle place Vendome[1] à Paris, un matin du mois de mai 1780, aurait été surpris de l'animation qui régnait devant un des hôtels particuliers de la place[2] : va-et-vient incessant de carrosses et de phaétons, de cochers et de laquais, de belles dames et de messieurs somptueusement vêtus.
S'approchant un peu plus, il aurait pu distinguer sur les carrosses les armoiries de plusieurs personnages importants de l'aristocratie. S'il avait pénétré à l'intérieur de l'hôtel, notre badaud aurait été encore plus stupéfait : une grande salle où régnait une ambiance de pénombre, de parfums et de musique, décorée de tentures et de miroirs ; une dizaine de personnes, hommes et femmes, qui formaient une chaîne autour d'un baquet en bois, d'où partaient des tiges de fer et des cordes ; le maître des lieux, le célèbre Docteur Mesmer, tenant une baguette de fer à la main et en somptueux habit de soie lilas et jabot de Malines, officiait auprès de ses patients, touchant les uns de sa baguette, imposant les mains à d'autres, attendant la venue des signes qui signaient souvent l'efficacité thérapeutique...

Qui était donc ce Mesmer chez qui le Tout-Paris courait ?

PREMIERE PARTIE

### *VIENNE*

Franz Anton Mesmer, né en 1733, était le fils du grand veneur de l'archevêque de Constance. Il accompagnait souvent son père lors de son travail de valet de chien monté des chasses de ce dernier où il faisait merveille par ses talents de sourcier. Il bénéficia très tôt de la protection bienveillante de l'archevêque qui lui fit apprendre la musique, l'enrola chez les jésuites de Dettingen puis à l'université jésuite d'Ingolstadt en Bavière, d'où il sortit "docteur emeritus studiosis" en philosophie. Il

---

[1] Quartier de Paris, alors très retiré.

[2] Hôtel tenu par les frères Bourret.

devint de même docteur en théologie avant d'entamer à Vienne des études de droit et de médecine, tout en poursuivant ses leçons de musique. Il s'intéressa rapidement à l'alchimie au sein de sociétés ésotériques de l'époque et s'engagea aux côtés des francs-maçons[1].

En 1766, à l'âge de 32 ans, il passa sa thèse de médecine (troisième thèse) devant des sommités de l'époque : van Swieten, le célèbre fondateur de l'école de Vienne et von Stork son assistant. Sujet : "*Dissertatio physico-medica de planetarum influxu*" ou dissertation sur l'influence des planètes.

S'il n'y est pas encore question du magnétisme animal, toutes les pierres sont posées pour la doctrine à venir : les corps célestes agissent sur tous les corps de notre planète qui, à leur tour, réagissent sur eux. Cette force universelle, qui est la cause de la gravitation, est donc aussi celle de tous les phénomènes corporels, élasticité des solides, irritabilité des fibres, etc... Il la nomme "gravité animale", en pensant à Newton[2]

En épousant en 1767 la baronne Marie-Anna von Bosh, jolie veuve de dix ans plus âgée que lui et mère d'un jeune garçon –et ses 30.000 florins d'or de rente, il éleva son niveau de vie et organisa des fêtes dans les jardins de sa somptueuse maison de la Landstrasse sur le Danube, courues par toute la haute société viennoise et ses musiciens célèbres, Haydn, Piccini, Glück et Mozart[3] ; étant lui-même devenu un talentueux musicien, il les accompagnait parfois au clavecin ou à l'harmonica de verre (nouvel instrument de musique perfectionné par l'américain Benjamin Franklin).

Mesmer fit la connaissance, lors de l'une de ces soirées, du père jésuite Maximilien Hell, professeur d'astronomie et directeur de l'Observatoire Royal de Vienne, qui joua un rôle dans son apprentissage en lui suggérant que l'influence des corps célestes pouvait s'apparenter à un

---

[1] Il fut initié à la loge La Vérité et l'Union, de Vienne.

[2] Pour F.A. Pattie, Mesmer aurait plagié l'œuvre d'un médecin anglais "le plus célèbre du Royaume en son temps", membre de la Royal Society, Richard Mead (1673-1754), consacrée à l'action du soleil et de la terre sur le corps humain, parue à Londres en 1704. Pattie, Mesmer's Medical Dissertation and its debt to Mead's. *De imperio solis ae lunae. Journal of the history of medicine and allied sciences,* XI, (1956), 275-287.

[3] Mozart écrivit pour l'une de ces fêtes sa première comédie lyrique en un acte, Bastien et Bastienne, dérivé du "devin du village" de J.J. Rousseau, dont la première représentation eut lieu en 1768 dans le théâtre privé de son hôte et qui eut un très gros succès à Vienne.

"magnétisme", tel celui observé avec les aimants. Au cours d'un séjour à Vienne, Lady Wilcox, jeune anglaise, proche de Marie-Thérèse d'Autriche, tomba malade, se plaignant de douleurs épigastriques et de vomissements. Apprenant que son médecin anglais soulageait ces manifestations par l'apposition d'un aimant sur l'estomac, on rechercha donc un aimant auprès du Père Hell qui invita Mesmer à aller l'apposer lui-même. Le succès fut immédiat et la nouvelle fit rapidement le tour de Vienne. Mesmer s'aperçut cependant, qu'en définitive, l'aimant n'était d'aucune utilité, ayant renouvelé l'expérience avec autant de succès sans aimant chez une autre patiente. A partir de ce moment, il se persuadera que c'était son propre magnétisme animal qui jouait le rôle de l'aimant.[1]

Si le succès public fut immédiat, emplissant ses cabinets et ses consultations, la reconnaissance scientifique de ses pairs fit cruellement défaut. Plus grave, l'archevêque de Vienne condamna les pratiques de Mesmer l'accusant « de mêler la médecine à des divertissements et à des scènes mal accordées avec la gravité de cet art ». Mesmer entreprit dès lors de multiples voyages en Europe, dans son pays natal sur le lac de Constance, puis à Munich chez le prince-électeur, guérissant de nombreux patients psychosomatiques parmi lesquels figuraient des célébrités de l'époque.

Puis vint l'affaire Paradis. Maria-Thérésa Paradis que Mesmer entreprit de soigner, était une jeune fille de 18 ans, aveugle depuis l'âge de 3 ans et demi, à la suite d'un choc psychique. Fille d'un fonctionnaire riche et influent, elle était très douée pour la musique, ce qui lui avait valu la protection sociale de l'impératrice Marie-Thérèse. Elle avait été traitée sans succès pendant plusieurs années par les meilleurs médecins de Vienne (notamment par l'électricité). Malgré un semblant d'amélioration (elle ne voyait qu'en présence de son thérapeute !), la malade retomba dans sa cécité et un conflit s'installa avec la famille, par ailleurs très irascible, attisé par l'hostilité des autres médecins et une rumeur portant sur la nature des relations entre le thérapeute et sa patiente. Est-ce pour fuir le scandale ou plutôt, comme le pensent ses biographes, en raison d'un état d'instabilité et de dépression que, selon ses propres dires, il traversa, six mois après Mesmer se sépara de sa

[1] Même conclusion envers les résultats thérapeutiques obtenus par le célèbre guérisseur souabe, J.J. Gassner (1727-1779) : les exorcismes pouvaient être avantageusement remplacés par le magnétisme animal.

femme, qu'il ne reverra plus, et quitta Vienne pour Paris où il arriva en février 1778.

***PARIS***

L'atmosphère que Mesmer trouva à Paris était toute différente que celle qu'il avait laissée à Vienne. « ... La vie y était étrangement agitée. Sous un roi faible et une reine frivole, le pouvoir était instable et la situation financière catastrophique. La concussion, la spéculation et le jeu engouffraient des sommes énormes. La philosophie des Lumières avait pris une tournure révolutionnaire et anti-religieuse »[1]. C'était le Paris du comte de St Germain et de Cagliostro, mais aussi de Franklin et des premiers vols en montgolfière de Pilâtre de Rozier[2], un Paris prêt à tout écouter et à tout accepter, le bien comme le mal, le vrai comme le faux.

« Incapable de distinguer le réel de l'imaginaire, le public parisien s'emballait pour toute hypothèse pseudo-scientifique qui permet d'expliquer les merveilles de la nature ; il affluait aux conférences, aux réunions scientifiques, annoncées dans les journaux ; il s'inscrivit dans les lycées et musées scientifiques institué par Pilâtre, Condorcet et les autres... Dans tous nos cercles, dans tous nos soupers, aux toilettes de nos jolies femmes comme dans nos lycées académiques, il n'est plus question que d'expériences, d'air athmosphérique, de gaz inflammables, de chars volants, de voyages aériens »[3]. Comme le dit Robert Darnton : « La science inspira un tel enthousiasme pendant les années 1780 qu'il effaca presque la limite (jamais très distincte avant le XIXème siècle) qui sépare la vraie science de la pseudo-science ».[4]

Après une alliance avec Charles Nicolas d'Eslon (ou Deslon), son premier élève, médecin régent de la Faculté et premier médecin du Comte d'Artois, qui lui obtint au début les faveurs de la Cour, Mesmer acquit rapidement une grande vogue à Paris et pas seulement auprès des aristocrates et des mondains[5], mais aussi auprès du "bon peuple". Au

---

[1] Henri F. Ellenberger, *Histoire de la découverte de l'inconscient*, Paris, Fayard, 1994, p. 91 et 92 (1ère édition en français, 1974 chez Simep Éditions).

[2] Premier vol humain le 15 octobre 1783.

[3] J.H. Meister, in *Correspondance littéraire philosophique et critique* par Grimm, Diderot, Raynal, Meister, etc. Ed. Maurice Tourneux (Paris, 1880), XIII, 344.

[4] Robert Darnton, *La fin des Lumières, Le mesmérisme et la Révolution*, Paris, Odile Jacob, 1995 (1ère éd. 1968 en anglais).

[5] On retrouve ainsi les noms des Duc de Lauzun, de Nesle, de Chevreuse, de Montmorency comme celui de la Comtesse du Barry (elle fut "sublimement magnétisée" selon sa propre expression !).

début, à Paris comme à Vienne, Mesmer magnétisait une personne à la fois. Assis en face du malade, genoux contre genoux, il appliquait ses deux mains sur ses parois thoraciques, les deux pouces se rejoignant dans le creux épigastrique. Il fallait se concentrer sur "l'équateur du corps", au niveau des hypocondres et des parties latérales de la région supérieure du ventre où il situait le "sensorium" général.

Mais très vite, dépassé par son succès, il forma à la hâte des disciples : les "valets toucheurs" avant d'inventer le fameux baquet[1] capable d'assurer simultanément le traitement d'une trentaine de patients.

*Le baquet de Mesmer*
C'est une grande cuve en bois de chêne de 2 m de diamètre (dix pieds) parfaitement hermétique et clos par un couvercle métallique maintenu par des vis ; elle est remplie d'un mélange de verre pilé et de limailles de fer, sur lesquels sont disposées 33 bouteilles d'eau magnétisée en rayons de roue séparées par une épaisse couche de centaurée ; 8 tiges métalliques en sortent et des cordes en proviennent que saisissent les patients.
Ce baquet a été ramené de Paris à Lyon dans les dernières années du XVIIIème siècle par le pharmacien Lanoix, installé et utilisé dans son officine de la rue St Dominique (près de la place Bellecour).
Ce serait lui qui pour en augmenter l'efficacité aurait ajouté au système magnétique le système électrique : 1 bouteille de Leyde[2] au centre du

---

Par contre, le traitement ne réussit pas à Marie-Thérèse Louise de Savoie-Carignan, la jolie princesse de Lamballe, sujette depuis plusieurs années à des convulsions, des pamoisons et des vapeurs... Elle était veuve du fils du Duc de Penthièvre, un débauché qui devait mourir de vérole onze mois après s'être marié.
Son médecin, un allemand au service de la famille d'Orléans, le Dr Geoffroy Seiffert, nous décrit une de ses crises en 1785 : "... ses paupières s'abaissèrent par trois fois puis se fermèrent. Après des tiraillements rapides des muscles oculaires, le corps fut secoué violemment, puis les lèvres de se clore tout à fait. Je ne découvris pas la moindre écume, ni bave comme l'épilepsie, les ébranlements convulsifs durèrent deux heures et vingt minutes. Quand ils cessèrent, une somnolence complète leur succéda. Les membres de la malade devinrent si raides qu'ils gardèrent la position dans laquelle je les avais assujettis. Cet état léthargique dura sept heures. La malade jeta un sifflement guttural suivi d'un triple clignement des paupières puis ouvrit les yeux... complètement revenue à elle, elle se plaignit seulement de courbatures de tous les membres". Une vraie indication pour Mesmer !
Charvet F. et Bonnet H., « le baquet de Mesmer » in *Catalogue Exposition L'Ame au corps, arts et sciences*, 1793-1993, Paris, Gallimard, 1994
1 "... Le mesmérisme, en effet, n'est rien sans le baquet. Le mesmérisme sans baquet, ce serait la noblesse sans blason, la poésie sans images, la rhétorique sans figures, la diplomatie sans protocoles, la géométrie sans axiomes, la médecine sans clinique et la religion sans symboles."
Louis Figuier, *Histoire du Merveilleux dans les temps modernes*, Tome 3 : Le magnétisme animal, 1860.
2 Premier condensateur électrique inventé en 1745 par les Hollandais.

baquet dont l'axe sort par le tube de verre central, ainsi que 7 couches de plantes médicinales, tout cela avec l'aval de Mesmer lui-même.

Dans la nouvelle maison plus spacieuse où il va s'installer, l'hôtel de Gullion, rue du Coq-Héron, entre la rue Montmartre et la rue J.J. Rousseau, il y aura quatre "baquets" dont un pour les pauvres, répartis dans diverses pièces. Il va même jusqu'à magnétiser un arbre, dans la quartier du faubourg St Martin pour les indigents, auxquels ces derniers pouvaient se faire attacher pour guérir. Un tel succès alla de pair avec la constitution d'une solide fortune, car Mesmer aimait beaucoup l'argent.

Mais la renommée et l'argent ne suffisaient pas à Mesmer : il rêvait d'être considéré comme une sorte de bienfaiteur de l'humanité et il espéra, comme à Vienne, la reconnaissance de la Faculté.
Pour théoriser sa pratique, il avait publié à Genève en 1779, un "*Mémoire sur la découverte du magnétisme animal*", où il exposait son système en 27 points.

Les 27 propositions de Mesmer[1]

1. Il existe une influence mutuelle entre les corps célestes, la terre et les corps animés.
2. Un fluide universellement répandu[2] et continué de manière à ne souffrir aucun vide, dont la subtilité ne permet aucune comparaison, et qui, de sa nature, est susceptible de recevoir, propager et communiquer toutes les impressions du mouvement, est le moyen de cette influence.
3. Cette action réciproque est soumise à des lois mécaniques inconnues jusqu'à présent.
4. Il résulte de cette action des effets alternatifs qu peuvent être considérés comme un flux et un reflux.
5. Ce reflux est plus ou moins général, plus ou moins particulier, plus ou moins composé, selon la nature des causes qui le déterminent.

---

[1] Dictionnaire encyclopédique des sciences médicales de Dechambre, Paris, T 7, p. 147 et 148, 1873

[2] Sur l'image du fluide, on lira avec profit : "Sur l'Histoire des fluides imaginaires", de Jean Starobinski in *La Relation critique*, Gallimard, 2001 (1ère éd. Gallimard 1970).
Azouvi F., Magnétisme animal, La Sensation infinie, in *Dix-huitième siècle*, n° 23, Physiologie et Médecine, PUF, 1991, p.107 à 118

6. C'est par cette opération, la plus universelle de celles que la nature nous offre, que les relations d'activité s'exercent entre les corps célestes, la terre et ses parties constitutives.
7. Les propriétés de la matière et du corps organisé dépendent de cette opération.
8. Le corps animal éprouve les effets alternatifs de cet agent, et c'est en s'insinuant dans la substance des nerfs qu'il les affecte immédiatement.
9. Il se manifeste, particulièrement dans le corps humain, des propriétés analogues à celles de l'aimant ; on y distingue des pôles également divers et opposés, qui peuvent être communiqués, changés, détruits et renforcés ; le phénomène même de l'inclinaison y est observé.
10. La propriété du corps animal qui le rend susceptible de l'influence des corps célestes et de l'action réciproque de ceux qui l'environnent, manifestée par son analogie avec l'aimant, m'a déterminé à la nommer *magnétisme animal.*
11. L'action et la vertu du magnétisme animal, ainsi caractérisées, peuvent être communiquées à d'autres corps animés ou inanimés. Les uns et les autres en sont cependant plus ou moins susceptibles.
12. Cette action et cette vertu peuvent être renforcées et propagées par ces mêmes corps.
13. On observe à l'expérience l'écoulement d'une matière dont la subtilité pénètre tous les corps, sans perdre notablement de son activité.
14. Son action a lieu à une distance, sans le secours d'aucun corps intermédiaire.
15. Elle est augmentée et réfléchie par les glaces, comme la lumière.
16. Elle est communiquée, propagée et augmentée par le son.
17. Cette vertu magnétique peut être accumulée, concentrée et transportée.
18. J'ai dit que les corps animés n'en étaient pas également susceptibles ; il en est même quoique très-rares, qui ont une propriété si opposée, que leur seule présence détruit tous les effets de ce magnétisme dans les autres corps.
19. Cette vertu opposée pénètre aussi tous les corps ; elle peut être également communiquée, propogée, accumulée, concentrée et transportée, réfléchie par les glaces et propagée par le son ; ce

qui constitue non-seulement une privation, mais une vertu opposée positive.

20. L'aimant, soit naturel, soit artificiel, est, ainsi que les autres corps, susceptible du magnétisme animal, et même de la vertu opposée, sans que, ni dans l'un ni dans l'autre cas, son action sur le fer et l'aiguille souffre aucune altération ; ce qui prouve que le principe du magnétisme diffère essentiellement de celui du minéral.
21. Ce système fournira de nouveau éclaircissements sur la nature du feu et de la lumière, ainsi que dans la théorie de l'attraction, du flux et du reflux, de l'aimant et de l'électricité[1].
22. Il fera connaître que l'aimant et l'électricité artificielle n'ont, à l'égard des maladies, que des propriétés communes avec une foule d'autres agents que la nature nous offre ; et que, s'il est résulté quelques effets utiles de l'administration de ceux-là, ils sont dus au magnétisme animal.
23. On reconnaîtra par les faits, d'après les règles pratiques que j'établirai, que le principe peut guérir immédiatement les maladies des nerfs, et médiatement les autres.
24. Qu'avec son secours, le médecin est éclairé sur l'usage des médicaments, qu'il perfectionne leur action, et qu'il provoque et dirige les crises salutaires[2], de manière à s'en rendre le maître.

---

[1] L'électricité (électrisation) est à la mode durant la fin du XVIIIè siècle. Célèbres expériences de l'Abbé Nollet devant le Roi et la cours utilisant une bouteille de « Leyde » et donnant des soins couronnés de succès à des malades hémiplégiques en 1747.

Le Docteur Marat dans son *mémoire sur l'électricité médical* en 1784, précisera un des premiers les indications de l'électrothérapie.

Benjamin Franklin captera l'électricité atmosphérique à l'aide de cerfs-volants et affirmera que le fluide ainsi reccueilli est de même nature que la foudre.

Voir : Devaux P., *Histoire de l'électricité*, PUF, n° 7, Que sais-je ? (1ère éd. 1941)

[2] Déroulement de la crise (cette crise n'a jamais été cliniquement décrite par Mesmer ou Deslon ; elle nous est connue par le rapport secret des commissaires du Roi).

1er stade : rien.

2ème stade : baillements, frissons, sueurs, agitation d'entrailles (peut-être à la suite de la prise de potion légèrement laxative de crème de tartre).

3ème stade : on crie, on pleure, on s'endort, on s'évanouit. La sueur coule par tous les pores. Les éclats de rire deviennent plus saccadés et les frissons plus convulsifs.. Sur les bancs circulaires, ce sont mille gestes bizarres, mille attitudes diverses, effrayantes ou grotesques. Regards fascinateurs de Mesmer, ou harmonica.

4ème stade : la crise, violente attaque de nerfs. Gémissements douloureux, torrents de pleurs entrecoupés de hoquets effrayants, râles, faciès hippocratique annonçant la suffocation prochaine. Les corps se renversent, se crispent, convulsion suprême. Les plus jeunes femmes sont en proie à une fureur démoniaque. Certaines doivent être emportées par Mesmer ou son valet Antoine dans une pièce voisine spécialement matelassée : la chambre des crises.

25. En communiquant ma méthode, je démontrerai, par une théorie nouvelle des maladies, l'utilité universelle du principe que je leur oppose.
26. Avec cette connaissance, le médecin jugera sûrement l'origine, la nature, et les progrès des maladies, même des plus compliquées ; il en empêchera l'accroissement et parviendra à leur guérison sans jamais exposer le malade à des effets dangereux ou des suites fâcheuses, quels que soient l'âge, le tempérament et le sexe. Les femmes, même dans l'état de grossesse et lors des accouchements, jouiront du même avantage.
27. Cette doctrine, enfin, mettra le médecin en état de bien juger du degré de santé de chaque individu, et de le préserver des maladies auxquelles il pourrait être exposé. L'art de guérir parviendra à sa dernière perfection.

Mais, malgré l'aide de Deslon, la faculté de médecine rejetta toutes les publications scientifiques des deux amis, qui se séparèrent, C. Deslon exerçant désormais le magnétisme pour son propre compte, à la grande fureur de Mesmer. En 1782, ce dernier, avec deux disciples et admirateurs, l'avocat Nicolas Bergasse et le financier Korman, fonda alors la Société de l'Harmonie Universelle : celle-ci, véritable secte dont la mise en scène s'inspirait de l'esprit maçonnique, était chargée de recueillir des fonds auprès d'actionnaires (riches, si possible, car la somme exigée de cent louis (2400 livres) était considérable) qui deviendraient possesseurs du « secret » et pourraient eux-mêmes diffuser la doctrine. Installée chez Mesmer, à l'hôtel de Coigny, la Société fut un succès. Parmi les souscripteurs figuraient des membres des plus anciennes familles aristocratiques tels que les Noailles, les Montesquieu et le marquis de Lafayette[1], ainsi que d'éminents magistrats, juristes et médecins (Cabanis, les trois frères Puységur, Claude Berthollet médecin chimiste). Elle étendit ses activités dans diverses villes de France puis d'Europe, notamment à Strasbourg, Lyon et Bordeaux.[2]

---

1 Lafayette, s'engagea en avril 1784, à propager le mesmérisme dans l'ancien et le nouveau monde et à essayer de convaincre son ami Washington.
Autre membre, le bailli des Barres, de l'ordre de Malte, devait introduire le magnétisme auprès des chevaliers de Malte.
2 Dans cette dernière ville, un moine augustin, grand prédicateur, le Père Hervier, qui se disait guéri par Mesmer et disciple enthousiaste, causa un scandale en faisant de la publicité pour lui en chaire

DEUXIEME PARTIE

***Année 1784***

C'est l'année où tout bascule pour Mesmer. D'abord, en mars, devant l'effervescence grandissante autour du personnage, le Roi nomma une commission d'enquête composée de cinq membres de l'Académie des Sciences et de quatre médecins de la Société Royale de Médecine. Faisaient partie de cette commission, les savants les plus illustres de ce temps : l'astronome Bailly, le chimiste Lavoisier, l'ambassadeur des jeunes Etats-Unis Benjamin Franklin, parmi les médecins, les docteurs Guillotin et Cabanis. Ils conclurent dans leur rapport que "les attouchements et l'imagination étaient les vraies causes des phénomènes observés et que rien ne prouvait l'existence du fluide animal ni son utilité". C'était une condamnation sans appel du magnétisme.[1].

Le rapport fut tiré à 20.000 exemplaires.

Une autre commission, celle des membres de la Société Royale deMédecine, aboutit aux mêmes conclusions. De plus, un rapport complémentaire secret fut adressé au Roi mettant en garde contre les dangers de l'influence érotique exercée par le magnétiseur homme sur ses patientes magnétisées.[2]

En réponse à ces attaques, les mesmeristes indignés, publièrent une multitude[3] d'articles et d'ouvrages pour défendre leur cause « contre une cabale d'académiciens soucieux de leur intérêt personnel »[4]. Ils

(allant même jusqu'à magnétiser une jeune femme tombée en convulsion pendant l'office !). Il fut désavoué par son archevêque et frôla la Bastille.

[1] La commission condamna le magnétisme à travers la pratique et la personnalité de Deslon. Mesmer, ayant été reçu docteur à Vienne, ne dépendait pas de la juridiction de Paris. Cette condamnation n'empêcha pas les deux médecins rien qu'au cours des premiers mois de 1784 de traiter à eux deux, plus de huit mille malades !

[2] La ressemblance de la crise avec l'orgasme avait frappé la plupart des magnétiseurs. Puységur et Deleuze reconnaissaient la « soumission et l'attachement de la personne magnétisée pour son magnétiseur » et Mesmer lui-même n'était pas éloigné d'avouer les « dispositions galantes avec lesquelles quelques-unes de ses clientes entraient dans la salle des crises ». Mais tous niaient la moindre trace d'immoralité dans leurs pratiques. Ce qui semble historiquement avoir été le cas.

[3] J.B. Bonnefoy, Analyse raisonnée des rapports des commissions chargées par le Roi de l'examen du magnétisme animal (Lyon, 1784).

J.M.A. Servan, Doutes d'un provincial proposés à MM. les médecins commissaires chargés par le Roi de l'examen du magnétisme animal (Lyon, 1784).

J.F. Fournel, Remontrance des malades aux médecins de la faculté de Paris (Amsterdam, 1785).

[4] Robert Darnton, *La fin des Lumières, Le mesmérisme et la Révolution*, Paris, Odile Jacob, 1995 (1ère éd. En anglais, 1968).

dénoncèrent le parti-pris dont la commission avait fait preuve en refusant d'approfondir la méthode orthodoxe pratiquée par Mesmer et la négligence des faits essentiels qui témoignaient du pouvoir du fluide : les centaines de guérison qu'il avait accomplies.

Bien plus, J.S. Bailly, auteur du rapport de la Commission Royale condamnant le mesmérisme soutenait des théories scientifiques qui, comme le notent les pamphlets mesmériques, ressemblaient d'une manière embarassante à celles de Mesmer, et les lecteurs pouvaient même confondre le traité sur l'énergie thermique de Lavoisier, autre membre de la commission, avec l'exposé de Mesmer sur son fluide.[1]

Louis Sébastien Mercier, dans son Tableau de Paris (Amsterdam 1782-1788), qui reflète la plupart des nuances d'opinions du Paris pré-révolutionnaire, écrivit :
« ...Ils ont lâché le pied devant le défi solennel que leur a porté le docteur Mesmer. Après ce refus, ils auront du moins la pudeur de garder le silence sur les opérations inconnues de leur adversaire, et d'attendre du temps ce qu'il doit prononcer à cet égard. Mais, quelle que soit l'issue, ils auront toujours à se reprocher de n'avoir pas été au-devant d'une découverte utile, ou de n'avoir pas démontré l'erreur, lorsque le cri général y invitait et lorsque leurs invectives, leur emportement et leur fureur contre l'auteur de la découverte exigeaient une sorte de justification publique.
Ils ont mieux aimé persécuter un de leurs confrères, qui leur disait modestement : j'ai vu ; examinons ; nous ne savons rien ; point de précipitation ; rappelons-nous l'histoire de toutes les découvertes, etc...
Il y a à parier dix contre un que le confrère a raison contre la Faculté et que le magnétisme animal a vraiment quelque chose d'extraordinaire et de merveilleux. Je suis porté à le croire, par tout ce qui est parvenu à ma connaissance. Si je suis plus instruit, j'en parlerai encore avec plus d'assurance, soit dans cet ouvrage, soit ailleurs ; car je me suis voué à la défense de la vérité, autant qu'il est en moi de l'apercevoir et de militer pour elle. On s'est expliqué, dira-t-on un peu vivement contre les

---

Se joignirent à ce combat des hommes comme Jean-Pierre Brissot ou Jean-Louis Carraff ou les Rolland, futurs révolutionnaires, qui se piquaient de physique mais qui s'étaient vu exclus des cercles savants et des Académies.

[1] Robert Darnton, 1995, op.cit., p. 44.

médecins ; mais ils s'attaquent à nos santés et à nos vies. Quoi de plus funeste ? »[1]

L.S. Mercier deviendra vite le champion du mesmérisme.
De graves dissensions apparurent entre Mesmer et ses disciples même les plus proches, comme Bergasse, qui finirent par se rebeller contre lui ou se retirèrent déçus. Bergasse le peignit comme « un homme foncièrement égocentrique et méfiant, fantasque, despotique, cupide et parfois même malhonnête »[2]. La situation s'aggrava pour Mesmer et sa doctrine, lorsque parurent pamphlets, libelles, poèmes, pièces de théâtre (comme *Les docteurs modernes... suivi du baquet de santé* de Jean-Baptiste Radet, représentée à la Comédie Italienne et qui eut un énorme succès), enfin caricatures qui le ridiculisèrent.

Méprisé par la Cour, qui ne lui pardonna pas d'avoir refusé en 1781 une proposition de pension fort honorable de 20.000 livres, faite par le ministre M. de Maurepas, au nom de Louis XVI et de Marie-Antoinette, vilipendé par la population et en pleine dépression, comme en 1777, âgé de 58 ans, Mesmer quitta Paris, probablement au début de 1785 –non sans emporter la fabuleuse somme de 300.000 livres qu'il avait gagnée avec sa Société. Ses disciples ignoraient où il était. Le bruit courait qu'il vivait en Angleterre sous un nom d'emprunt. Il y fit en effet un bref séjour.

Nous savons fort peu de choses sur sa vie au cours des vingt années suivantes. Seulement quelques renseignements épars sur ses pérégrinations à travers l'Allemagne, la France, l'Italie et l'Autriche. Il retournera quelquefois à Paris (il y fut aperçu, dit-on, dans une des plus fatale journée de la tourmente révolutionnaire, c'est-à-dire le jour de l'exécution de l'infortuné Bailly) et réussira même à obtenir du Gouvernement français une rente, en dédommagement de ce que lui avait fait perdre la Révolution. A l'automne 1793, il ira à Vienne où son épouse est morte mais où il a toujours sa maison de la Landstrasse. Il y fera d'ailleurs scandale et sera arrêté comme un émissaire des hommes de la Terreur.
Il se fixa en Suisse, dont il acquit la nationalité. » Des recherches récentes ont mis au jour des témoignages de personnes qui l'avaient

---

[1] L.S. Mercier, *Tableau de Paris*, chapitre CXXXV, "Médecins" Tome I, p. 324 à 328, Edition du Mercure de France (sous la direction de J. Cl. Bonnet), Paris, 1994.
[2] Bergasse N., Observations de Monsieur Bergasse sur un écrit du docteur Mesmer ayant pour titre : *Lettre de l'inventeur du magnétisme animal à l'auteur des réflections préliminaires,* Londres,1785

connu à cette époque. Ils le décrivent comme un parfait homme du monde, mais nourrissant un profond ressentiment à l'égard du monde, qui n'avait pas accepté sa découverte, des médecins qui l'avaient rejetté, et de ses disciples qui avaient déformé son enseignement.[1] »
Un ou deux ans avant sa mort, Mesmer alla s'installer à Miersbourg sur les bords du lac de Constance, à quelques kilomètres de son village natal.
Il mourut le 5 mars 1815, âgé de 81 ans. Sa tombe érigée selon ses volontés au cimetière de la ville témoigne de ses affinités avec la franc-maçonnerie.

TROISIEME PARTIE

***Le magnétisme sans Mesmer, de 1785 à 1789.***

En 1784, un des disciples les plus fidèles de Mesmer, le marquis Chastenet de Puytségur, fit une découverte qui allait profondément modifier le concept du magnétisme. Alors qu'il magnétisait, dans son château familial de Buzancy, un de ses serviteurs le jeune Victor Race agé de 23 ans, qui souffrait « de troubles respiratoires bénins », celui-ci présenta une crise particulière (sans convulsions ou autres désordres) : il tomba dans une sorte de sommeil étrange où il semblait, paradoxalement, plus éveillé et plus conscient que dans son état de veille habituel. Il parlait à haute voix et répondait aux questions.

Puységur reproduisit cette forme de crise chez Victor, puis entreprit avec succès de la provoquer chez d'autres. Une fois dans cet état, les malades étaient capables de faire le diagnostic de leurs propres malaises, d'en prévoir l'évolution et d'en indiquer le traitement approprié
Il s'aperçut également de la ressemblance entre ce sommeil magnétique et le somnambulisme naturel et lui donna le nom de "somnambulisme artificiel"[2]. Il comprit enfin et c'est le plus important que le véritable agent de la guérison était la volonté du magnétiseur.
L'effet des découvertes de Puységur fut considérable. On se mit partout à imiter les merveilleuses cures de Buzancy. Un fossé de plus en plus profond sépara alors les "mesmériens" orthodoxes qui demeuraient

---

[1] Henri H. Ellengerger, op.cit. p. 98.
[2] Un somnambule désordonné ? Journal du traitement magnétique du jeune Hébert, du marquis Armand de Puységur, Paris, "Les Empêcheurs de penser en rond", 1999.

fidèles à la théorie de la crise et du fluide et les sectateurs de Puységur qui se rallièrent à une théorie psychologique du somnambulisme artificiel.[1]
A la même époque, les maçons affiliés aux sociétés magnétiques vont accentuer ce mouvement et donner au mesmérisme une tournure spiritualiste. Maçons hermétistes, théosophes, cabalistes, ils intègrent le magnétisme à leur quête mystique.[2]
De nombreux Strasbourgeois affiliés à la loge des "Amis Réunis" sont aussi membres de la Société Harmonique de Strasbourg, étroitement liée à la Société Philanthropique swedenborgienne de Stockholm.
A Lyon, la société mesmériste "La Concorde" rassemble les maçons des plus hauts grades de la loge "La Bienfaisance" sous l'influence de Willermoz, lui-même en correspondance à l'étranger avec Charles de Hesse et le duc de Brunswick. Les maçons mesméristes de la Société Harmonique de Bordeaux conduits par le Dr Mocet, étudient Paracelse et se passionnent pour les religions égyptiennes.
A Paris, dès 1786, la Société de l'Harmonie elle-même est guidée par les spiritualistes, notamment Savalette de Langes, qui exige de ses membres une profession de foi en Dieu et en l'immortalité de l'âme.[3]

Bien que favorables aux idées révolutionnaires, ou simplement à un renouvellement de la société de l'Ancien Régime, la plupart des membres de ces loges, nouveaux mesmériens, furent balayés par la tourmente de la Révolution et périrent sur l'échafaud. Plus chanceux que nombre de ses amis, Puységur survécut à ces convulsions ; il mourut dans son lit en 1825, mais lui aussi totalement oublié. C'est Charles Richet qui le redécouvrit en 1884, cent plus tard, et montra que la plupart des découvertes que ses illustres contemporains pensaient avoir faites, à propos de l'hypnose, se trouvaient déjà dans les écrits de Puységur.

Après Puységur, s'arrête l'histoire proprement dite du magnétisme remplacée par celle de ce que l'on a appelé (nous l'avons vu avec un contre-sens) le mesmérisme, c'est-à-dire l'ensemble des phénomènes culturels déclenchés par Mesmer et ses disciples jusqu'à la première

---

[1] Mesmer ne put empêcher, même dans ses écrits tardifs de 1784, que ne se réintroduise au cœur du mesmérisme tout ce que celui-ci s'efforçait de maintenir en-dehors de lui. François Azouvi, *Magnétisme animal*, op.cit. 1991.
[2] art. "mesmérisme", *in Encyclopédie de la Franc-Maçonnerie* (sous la direction d'Eric Saunier), la Pochothèque, 2000, p. 566.
[3] Ibidem, (2000) p. 567.

moitié du XXème siècle en Europe et aux Etats-Unis. Elle a été parfaitement traitée ailleurs, notamment dans le livre définitif d'Ellenberger, cité plusieurs fois, et elle sort de notre propos.

Signalons seulement quelques pistes :

1. D'un point de vue philosophique et médical, on y retrouvera :

- L'abbé Faria (*fig.1*) prêtre portugais, installé à Paris en 1813, rendu célèbre par le roman de Dumas, le Comte de Monte-Christo et que Janet a désigné comme le véritable ancêtre de l'Ecole de Nancy.
- J.P.F. Deleuze à qui il faut attribuer la renaissance du magnétisme en France autour de 1810.
- Les mesmériens allemands comme Kluge ou Justinus Kerner et sa célèbre "malade" ou voyante Friedericke Hauff.
- Le médecin de Manchester, James Braid, qui en 1843 créa le terme d' "Hypnotisme " et d' "Hypnose".
- La déviation aux Etats-Unis, dans les années 1850, vers le spiritisme[1], qui devint vite un mouvement très important et ré-exporté vers l'Angleterre, l'Allemagne et la France.
- Jusqu'au discrédit total des années 1860-1880 où on ne parla plus de magnétisme ni de mesmérisme. La grande éclipse avant la résurrection… de Charcot, de Janet et de Freud.

[1] « …les techniques du spiritisme évoluent : les verges et chaînes magnétiques subsistent mais les baquets sont abandonnés, les miroirs sont perfectionnés de sorte qu'ils montrent les esprits au lieu de renforcer uniquement le mouvement du fluide… Les anciens masseurs magnétiques ont cédé la place aux Somnambulistes ».
R. Darnton, op.cit. p. 151.

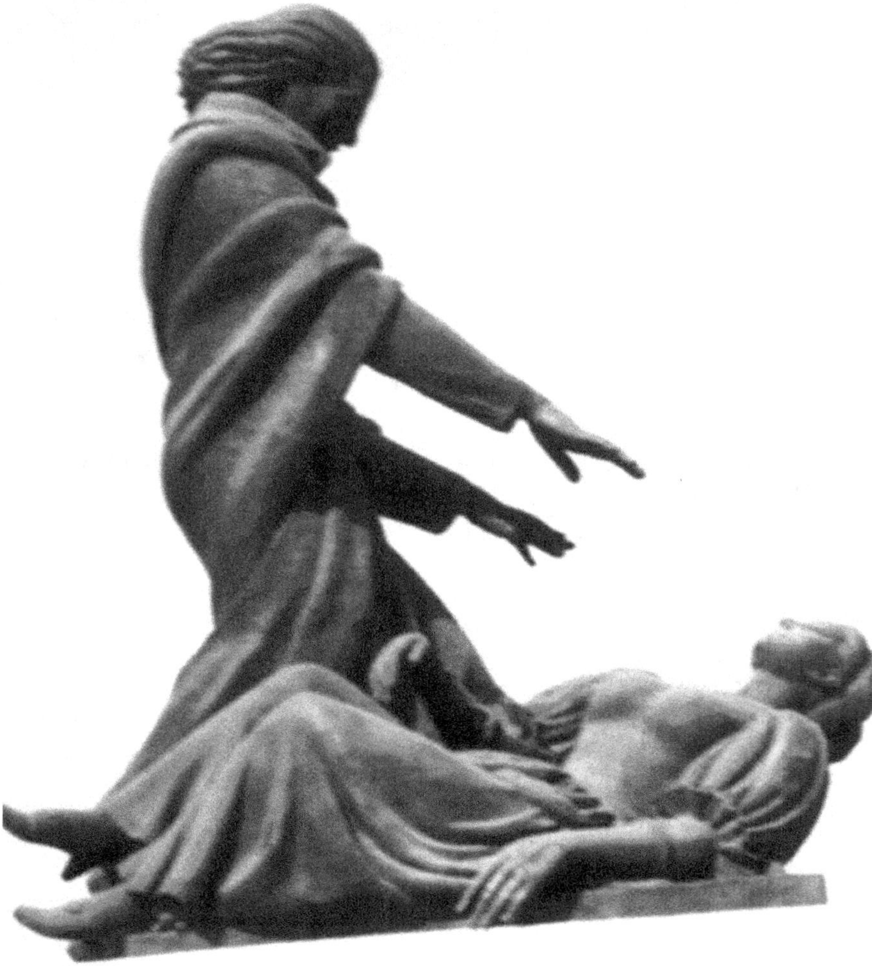

Fig. 1
Statue de l'abbé Faria dans la ville de Goa (Inde)
Photo de l'auteur

Même exubérance dans la littérature :

- Frankenstein, le chef d'œuvre de Mary Shelley a été composé en 1816 ; il se déroule à la fin du XVIIIème siècle et le docteur Frankenstein fait ses études à l'université d'Ingolstald en Bavière, comme Mesmer (voir infra).

- Balzac, avec son roman le plus mesmérien, Ursule Mirouët mais aussi dans Louis Lambert, Le centenaire, La peau de chagrin, Le cousin Pons…
- Gautier, où les prouesses du magnétisme alimentent le fantastique de deux de ses plus belles nouvelles : Avatar et Jettatura.[1]
- Dumas, dans son roman Joseph Balsamo, Mémoires d'un médecin.
- Les Romantiques allemands et surtout E.T.A. Hoffmann.
- Victor Hugo, chez lequel le mesmérisme introduit dans le surnaturel, « le monde où il aspire à entrer non pour satisfaire une curiosité métaphysique mais pour reprendre contact avec Léopoldine, la fille bien-aimée qu'il a perdue ». (voir surtout les Contemplations, livre IV).

Il y a un contraste certain entre Mesmer et sa doctrine. Le personnage, despotique, âpre au gain, s'entourant de mystère et de secret n'est guère sympathique ; on comprend que sa démesure et son sens aigu de la publicité et de la mise en scène ait pu, en-dehors de la jalousie, le faire passer pour un charlatan, un bonimenteur auprès de ses confrères.
S'étant enfermé dans l'action "physique" du magnétisme, il n'a pas saisi lui-même l'importance de sa vraie découverte : la force de "l'esprit" du soignant sur la souffrance du soigné

On peut donc conclure comme Stephan Zweig[2] :

« … Mais l'histoire, trop pressée pour être juste, ne sert jamais que le succès. Elle ne célèbre que l'œuvre glorieusement terminée et non la tentative audacieuse, en butte à l'ingratitude et à la méchanceté. Elle ne glorifie que celui qui achève, jamais celui qui commence ; elle expose le vainqueur à la lumière et rejette les lutteurs dans l'obscurité : il en est ainsi pour Mesmer, pionnier d'une psychologie nouvelle, qui subit le sort ingrat et éternel des hommes venus trop tôt… ».

---

1 « …Le magnétisme animal, déclarait-il en 1838, est un fait désormais acquis à la science… Nous ne voyons rien là de plus merveilleux que ce qui nous environne ; nous sommes entourés de merveilles, de prodiges, de mystères… » ; et, plus tard en 1856 dans son conte Avatar, il fait dire à l'un de ses personnages : « J'essayais par le magnétisme de relâcher les liens qui enchaînent l'esprit à son enveloppe ; j'eus bientôt dépassé Mesmer, Deslon, Maxwel, Puységur, Deleuze et les plus habiles ».

2 Stephan Zweig, "Mesmer", *in La guérison par l'esprit*, Paris, Belfond, 1982, 1ère éd. 1931.

Ou comme Bertrand Méheust[1] :

« … Mais ce serait une erreur de ne voir en lui qu'une illustration particulièrement spectaculaire des errances de l'esprit humain. Les phénomènes extraordinaires qu'il prétend avoir produits, les idées sur le psychisme et la vie qu'il a mises en circulation, son influence sur les lettres, la psychologie, la parapsychologie, la psychanalyse, la physiologie et la philosophie ont violemment mis en cause et stimulé la pensée dominante. La puissance de cet impact persiste de nos jours" »

[1] Bertrand Méheust, "Mesmérisme", in *Dictionnaire Culturel des Sciences*, Paris, Ed. Du Regard, 2001.

# CHAPITRE 19

# LA RAGE A LA FIN DE L'ANCIEN REGIME DANS LE COURS COMPLET D'AGRICULTURE DE L'ABBE ROZIER

*"Ceux qui les ont les premiers publiés, par négligence ou par une Trop grande crédulité, ne se sont pas souciés de reconnaître la vérité.*
*Ceux qui sont venus après ce sont fiez au récit des premiers :*
*Et ainsi de main en main, d'écrit en écrit, les faussetez et absurditez Ont été autorisées et reçues pour véritables".*

Jean Riolan.
Gigantologie, Paris, 1618.

Bien connu dès l'antiquité, la rage au XVIIIe siècle va prendre une extension considérable, tant en France qu'en Europe, frappant à la fois hommes et animaux. Pour illustrer l'approche médicale de la maladie, j'ai choisi l'article « Rage » de l'ouvrage[1] de l'abbé Rozier. Ce dernier, agronome réputé, fut le second directeur de l'École Vétérinaire de Lyon, fondée par Bourgelat, puis de l'École pratique d'Agriculture de cette même ville. Son « Traité », il préférait le mot « travail » car il soumettait toujours ses théories à l'épreuve de la pratique, reste un grand classique de l'Agronomie au XVIIIème siècle.

Commencé en 1781, il comprend dix volumes, le dernier rédigé par des collaborateurs après sa mort accidentelle survenue en 1793, lors du siège de Lyon par la Convention.

L'article, situé dans le Tome Huitième est divisé en trois sections : médecine rurale, médecine vétérinaire et un supplément concernant surtout la thérapeutique. Si j'ai écarté la partie vétérinaire, (rédigée d'ailleurs par M. Thorel, médecin vétérinaire à Lodève), parce qu'en bien des points elle faisait double emploi avec la première, j'ai complété celle-ci à la fois par des citations d'auteurs antiques, références obligées au XVIIIe s., et par des notes renvoyant, pour la plupart à des ouvrages

[1] Cours Complet d'Agriculture ou Dictionnaire Universel d'Agriculture, rédigé par M l'Abbé Rozier, Paris, 1781.

érudits, contemporains de Rozier, qui confirment toutes sa vision synthétique, prudente et documentée de la maladie.
Rédigé en 1789, il nous a semblé un bon reflet de la multitude des écrits sur la rage qu'a vu fleurir le siècle : ouvrages scientifiques, mémoires des médecins et des chirurgiens des diverses académies, recettes de médecine populaire souvent colportées par le bas-clergé, procès-verbaux des bureaux d'agriculture, ordonnances royales ; reflétant assurément les interrogations inquiètes posées sur la gravité et l'accroissement de la maladie[1].

**RAGE*. Médecine Rurale.** Il n'est point de maladie plus cruelle que la rage et il n'y en a pas dont il soit plus difficile de se garantir.

Elle a été connue des anciens médecins *(a)*. Celse a été le premier qui en ai parlé. Galien en a donné une description assez étendue ; et après eux, Célius Aurélianus et Schenkius, ont écrit sur cette maladie. Parmi les modernes [(1)], Lister et Astruc, Sauvage, Tissot, Van swieten, Buchan et Portal n'ont rien laissé à désirer sur les dénominations, les symptômes, l'origine enfin sur l'histoire de la rage.

On l'observe plus fréquemment dans les pays chauds que dans les pays froids. Aussi est-elle très commune en Espagne et en Italie. Les régions méridionales de France n'en sont point à l'abri ; mais on peut avancer, sans craindre d'être démenti que la rage est moins fréquente dans le bas-Languedoc et la Provence que dans nos provinces septentrionales.

L'horreur de l'eau en fait le principal caractère, mais on est encore dans les ténèbres sur sa nature, sa cause, ses préservatifs et ses remèdes [(2)].

On distingue deux espèces de Rage *(b)* ; celle qui vient d'elle-même dans une personne qui n'a été mordue par aucun animal enragé est appelée **spontanée** ; mais si elle dépend d'une morsure ou d'un attouchement immédiat, elle prend le nom de **rage communiquée**.

*(a) Dans l'Antiquité grecque et latine elle portait le nom d'hydrophobie.*

---

[1] Les chiffres entre parenthèses ajoutées au texte de Rozier, renvoient aux notes des commentaires. Les lettres entre parenthèses, elles, renvoient aux citations des Auteurs antiques. L'ortographe de Rozier ainsi que celui de ses contemporains est, iҫi, conservé.

*L'hydrophobie est définie « comme un désir ardent de l'eau avec crainte sans qu'il ait aucune raison valable pour cela et qui est produite par une disposition morbide de l'économie », Célius Aurélien, De acutis morbis : Livre III, de 9 à 16.*

*(b) Parfois la rage éclate sans cause apparente « par suite d'une constriction spontanée des pores identique à celle produite par le « virus » de la rage ». Il s'agit de la « rage spontanée ». Célius (op. cit.).*

L'homme est rarement attaqué de la rage spontanée ; néanmoins il est prouvé par une infinité d'observations qu'il n'en est pas absolument exempt. Samult et Salius en rapportent des exemples [(3)].

Les vives passions de l'âme ont souvent rendu les morsures très venimeuses. On lit dans les Ephémérides des curieux de la nature, qu'un jeune homme s'étant mordu le doigt dans un transport de colère, eut le lendemain tous les symptômes de la rage, et en mourut [(4)].

Les mélancoliques et les maniaques sont ceux qui sont le plus sujets à la rage *(c)*. Il apparaît que les tempéraments vifs et nerveux y sont aussi très exposés ; on l'a vu souvent se manifester dans le cours des fièvres malignes, et dans les fortes fièvres inflammatoires, telles que la phrénésie, la paraphrénésie, et l'inflammation de l'estomac [(5)]

*(c) Chez Célius (op. cit.) une distinction est faite entre la rage et les autres maladies nerveuses : frénésie, manie, mélancolie. Il discute ensuite la question de savoir si la rage doit être considérée comme une maladie de l'âme ou du corps. Il conclut avec justesse qu'il s'agit d'une affection de ce dernier qui trouble « par sympathie » les fonctions de l'âme comme le font la manie et la mélancolie.*

La rage **spontanée** est plus facile à guérir que la **communiquée** ; on la combat avec succès par les remèdes généraux, surtout si elle est symptomatique [(6)] (saignée, relachants et antispasmodiques [(7)] administrés à propos produisent des effets très salutaires).

Pour développer d'une manière claire et précise les différents symptômes qui caractérisent la rage, il faut plutôt faire connaître les différents animaux qui enragent d'eux-mêmes, et qui peuvent la communiquer aux hommes et à d'autres animaux.

De ce nombre sont toutes les espèces de chiens *(d),* les loups, les fouines, les belettes, les renards et les chats, qui, d'après Bucham, ne sont pas les seuls animaux qu'on doive craindre à cet égard ; et pour preuve de son assertion, il rapporte l'observation suivante, qui lui a été bien certifiée par un témoin oculaire : « Un cocher étant à la chasse, tire sur un lièvre, et ne le tue pas ; mais il le blesse assez pour que le lièvre reste sur place ; il court prendre la proie, le lièvre blessé lui attrape le petit doigt, et le mord très fortement. Ce cocher, qui était de la plus grande sécurité sur son état, six semaines après devint enragé, et mourut en trois jours ».

*(d)« La morsure des chiens enragés est mortelle à l'homme pendant les jours caniculaires. Ceux qui sont mordus d'un chien enragé dans cette époque sont affectés d'une horreur de l'eau qui les conduit à la mort ».* Pline l'Ancien *,Histoire Naturelle (H.N.) Livre VIII, 63.*
*« Les chiens qui goûtent au sang menstruel deviennent enragés et font des morsures venimeuses et incurables ».Pline H.N. Livre VII, 15.*

*... « l'air seul exhalé de la gueule d'un chien enragé, sans qu'il y ait morsure de la part de cet animal, ne suffit-il pas pour communiquer la rage à la personne qui le reçoit ? »* Arêtée de Cappadoce *, De causibus et signis morborum. Livre I, 8.*

*« Telle est la force de la rage, qu'on ne marche point impunément sur l'urine d'un chien enragé, surtout si l'on a quelque ulcère. Le remède alors est d'y appliquer bien chaud du crottin de cheval arrosé de vinaigre et enveloppé dans une figue ».* Pline *H.N. Livre XXIX, 5.*
*Dans la langue des chiens est un petit ver appelé « lytta » par les grecs : lorsqu'on l'a ôté aux jeunes chiens, ils ne deviennent point enragés et n'éprouvent jamais de dégoût (pour la nourriture). Le même ver, après l'avoir fait tourner trois fois autour du feu se donne à ceux qui ont été mordus d'un chien enragé pour les empêcher de le devenir* ». Pline.

On a observé que les animaux carnassiers tels que les chiens, les loups et les renards, ont les humeurs plus disposées à la corruption, et que leurs entrailles exhalent, quand on les ouvre, une odeur forte et désagréable ; on sait encore qu'ils ne suent que très difficilement, qu'ils ont le sang extrêmement gluant, et leur cuir très serré, et qu'ils enragent le plus souvent en hiver, saison, comme l'observe très bien M. Sauvage, où la faim dévore les loups, les échauffe intérieurement, et où l'électricité est la plus forte ; ils mangent en été des charognes, des brebis mortes, des chardons, et les eaux croupissantes, dont ils se nourrissent, les disposent et peuvent engendrer dans leur corps les différents vers qu'on a trouvé dans le cerveau, les reins, et les sinus de ceux qui sont morts de la rage [(8)]

C'est assez mal à propos qu'on fait tuer un chien, immédiatement après qu'il a mordu quelqu'un. On doit au contraire le conserver, pour s'assurer si la rage a été communiquée. Et pour cet effet, on doit commencer par enfermer l'animal, et le mettre hors de portée de pouvoir assouvir son désir insatiable de mordre [(9)]

On le reconnaîtra enragé, s'il ne veut ni boire ni manger ; s'il a le regard louche ou morne ; s'il s'éloigne des autres chiens quand il les aperçoit. Enfin un chien enragé semble plutôt murmurer qu'aboyer. Il est hargneux et disposé à mordre les personnes étrangères. Il porte, en marchant, les oreilles et la queue plus bas qu'à l'ordinaire. Quelquefois il paraît endormi, ensuite la langue commence à sortir de sa gueule ; il écume et ses yeux deviennent larmoyants. S'il n'est pas enfermé, sa marche devient précipitée, il court en haletant ; sa contenance est abattue, et il finit par périr insensiblement dans des contorsions violentes.
Voyons maintenant quels sont les symptômes avant-coureurs de cette maladie communiquée à l'homme par la morsure d'un animal enragé*(e)*

*(e)* Célius, *(op. cit.) décrit d'une manière très détaillée les principaux symptômes physiques et psychiques de la rage humaine, après la période d'incubation : anxiété, colère, torpeur, mouvements insolites, insomnie, mauvaise digestion, respiration haletante. Survient ensuite le phénomène d'hydrophobie proprement dit, suivi d'apparition de rougeur au visage, aux yeux et de spasmes vénériens. Vers la fin, apparaissent hoquet et vomissements de bile noirâtre.*
*Longue durée de la période d'incubation (six semaines à six mois parfois un an), pour* Dioscoride *(De Matéria Médica, Livre II, 9).*
*Pour* Philoménos *(De venitatis animalibus eorumque remedis), la durée d'incubation de la maladie va en général de quarante jours à plusieurs mois, pouvant quelquefois atteindre deux à sept ans.*

Pour l'ordinaire, la plaie qui résulte de cette morsure, est légère en apparence et ne tarde pas longtemps à se guérir. Celui qui a été mordu, perd bientôt sa joie naturelle ; il devient pensif, inquiet et rêveur, il ressent des malaises dans tout le corps ; il pousse de profonds soupirs, il baille souvent et devient dans peu mélancolique ; cet état dure ordinairement quinze jours, ou trois semaines. C'est alors que la plaie, avant de se rouvrir, commence à devenir douloureuse, le malade y ressent une douleur vive et gravative ; la peau qui la revêt change de couleur et se transforme en un rouge obscur. Il s'y forme quelquefois, par dessous, une ecchymose ; sa surface devient rude et inégale en divers endroits ; tout le voisinage de la plaie s'enfle et se ramollit ; ses bords se renversent, et leur tissu paraît spongieux et imbu d'un sang corrompu. Il s'écoule de cette plaie une humeur fétide et souvent noirâtre.
A cette époque se déclarent d'autres symptômes qui caractérisent le premier degré de la rage, communément appelée rage mue, ou rage déclarée, tels qu'un engourdissement général, un froid continuel, des soubresauts dans les tendons, la contraction de certaines parties du corps ; un grand resserrement aux hypocondres, une difficulté de respirer, entremêlée de soupirs ; l'horreur pour l'eau et pour toute espèce de liquide, qui devient plus forte ; un tremblement général, à la vue de quelque glace, d'une lame de métal poli, d'un couteau ou d'une épée luisante ; la soif devient plus ardente. Il survient quelquefois un vomissement de matières atrabilaires, avec une fièvre forte ; le corps s'échauffe, le sommeil est interrompu, et M. Portal ajoute que la peur qu'ils ont de la boisson, trouble leur raison au point qu'ils croient voir tous ceux qui les entourent armés de verres et de bouteilles pour les forcer à boire.

Le moindre vent, le plus léger mouvement, dans l'atmosphère qui les entoure, suffit pour leur rappeler l'idée de la boisson, ou pour exciter en eux une telle irritation, qu'ils disent souffrir de commotions générales dans tout leur corps ; ils poussent des cris de douleur lorsqu'on ouvre une fenêtre ou lorsqu'on approche d'eux avec un peu de précipitation.

« Leurs yeux ne peuvent plus supporter la clarté de la lumière ; ils se couvrent quelquefois le visage, et font fermer les fenêtres, pour rester dans l'obscurité : les uns sont si effrayés, qu'ils croient voir continuellement, ou par intervalle, l'animal qui les a mordus. Les autres entendent des bruits fort incommodes dans les lieux les plus silencieux, et si l'on vient à faire le bruit le plus léger, à ouvrir une porte, ou à fermer une fenêtre, ils croient que la maison tombe sur eux. »

La rage blanche, ou le second degré de la rage confirmée [10], est accompagnée de symptômes plus terribles. Dans cet état déplorable on observe un délire furieux, dans lequel les malades se jettent sur toutes sortes de personnes, et leur crachent au visage. Ils mordent et déchirent tout ce qu'ils trouvent, ils tirent la langue comme des lions, ils écument de la bouche, et jettent beaucoup de salive. Leur visage est rouge, leurs yeux sont étincelants. L'urine s'épaissit et s'enflamme, et quelquefois elle se supprime ; la voix devient rauque, ou les malades la perdent entièrement. Communément ils ressentent des douleurs si vives, qu'ils prient les assistants de les leur abréger, en leur ôtant la vie : il y en a qui se mordent eux-mêmes. A tous ces accidents fâcheux, la faiblesse succède, et annonce une mort prochaine.

D'autres ne sont jamais furieux ; ils pleurent et périssent sans éprouver de convulsions.

La rage se communique, dit M. de Sauvage d'un sujet à l'autre de deux manières car, ou la salive de l'homme est immédiatement infectée de la bave de l'animal, ou bien la bave de l'animal infecte d'abord le sang au moyen d'une morsure, et ensuite l'infection se communique à la salive [11].

Le même savant nous apprend, « que la salive est immédiatement infectée de six manières ; 1°. En tirant le souffle vaporeux et chaud d'un animal enragé, comme l'observe Caelius ; 2°. En portant à la bouche des aliments salis de cette bave ; 3°. En passant à la bouche des corps infectés, même depuis longtemps, de cette bave ; 4°. En recevant un baiser des personnes ou des animaux qui ont cette maladie [12] ; 5°. En recevant une morsure au visage, sur les joues, où passe le conduit de Sténon ; aux oreilles, où sont les parotides ; aux glandes maxillaires, d'où la bave est portée avec la salive dans la bouche ; 6°. Enfin en recevant ces blessures aux yeux, au nez, aux sinus frontaux, d'où l'humeur est portée par les arrières-narines au gosier. » (f)

*(f) « La diathèse prenant son point de départ d'une quantité de salive très petite et augmentant dans le corps, se manifeste quand elle est*

*arrivée à un développement considérable après six mois* » Galien, *De locis affectis, Livre VI, 5).*

Il faut observer que la rage communiquée par l'infection de la salive se développe plus promptement que la rage communiquée par le sang, et que le nombre et la véhémence des symptômes varient beaucoup, selon la quantité et l'activité du venin reçu [(13)].

C'est dans la bave de l'animal enragé, qu'est renfermé le venin de la rage. Elle est composée de deux parties ; savoir, d'une, fixe, qui est cette salive écumeuse et gluante qui tombe dans tous les sens, et d'une autre partie qui est volatile et qui s'évapore aisément. Il ne faut pas croire que le venin introduit dans le corps, puisse y rester des années entières pour exciter la rage. Il est vrai qu'il a besoin d'une certaine coction ou préparation pour produire cet effet. Il faut qu'il fermente dans le sang, et qu'il s'infecte ; mais pour cela il ne faut pas un si long espace de temps. On a vu la rage se développer au bout de trois jours, de trois semaines dans les uns, et de deux ou trois mois dans les autres : d'après cela une personne mordue ne doit pas négliger de mettre en usage les différents remèdes qui peuvent la préserver de la rage (*g).*

*(g)* Dioscoride *(op.cit.) est un des premiers auteurs à conseiller la cautérisation par le feu, mais il employait aussi (d'après* Elien*) de l'hippocampe, rôti ou pilé avec du miel et du vinaigre sur les morsures*

Galien *(op.cit.) se refusait à utiliser les cautères* et faisait appel à des pharmacopées des trois ordres :*
*Minéral : terre de Lemnos*
*Végétal : baies de genièvre, gentiane, encens.*
*Animal : cendre d'écrevisses.*
Celse *(De Medicina Livre V, 27), recommande comme thérapeutique préventive :*
*L'application de ventouses sur la plaie pour en extraire le « venin » (virus).*
*La cautérisation de la morsure avec un fer rouge ou des substances caustiques.*
*Le bain chaud avec sudation.*
*L'absorption de vin pur considéré depuis* Asclépiade *(205-105) comme un antidote contre divers poisons.*

Philoménos *(op cit.), recommande d'agrandir la plaie :*
*« Il faut pratiquer l'incision avec un crochet nommé mydion (....) et découper des deux côtés en cercle, assez profondément, afin que le flux du sang assez abondant s'oppose à la diffusion ultérieure du « venin » ; une ventouse appliquée avec une flamme assez grande serait très utile afin de tirer le « venin » avec les matières ».*
*La cautérisation est également conseillée : car « le feu étant plus fort que toute autre puissance empêche le « venin » de se répandre à l'intérieur ».*
*Le remède préventif le plus efficace est, pour lui, l'éllébore à employer hardiment non pas une à deux fois, mais à maintes reprises avant le quarantième jour et après.*

Si cependant il ne reste aucun symptôme de cette maladie, après avoir pris pendant les quarante jours qui suivent l'instant où il a été mordu, les remèdes convenables, il y a lieu de se croire à l'abri de tout danger [(14)].
On appliquera un cautère sur l'endroit de la morsure ; on laissera la plaie longtemps ouverte, et on scarifiera les bords, s'ils sont calleux [(15)]. Outre les profondes scarifications ; on séparera et on amputera les chairs de la plaie et des environs. Les Allemands prescrivent encore de brûler la plaie, et de la couvrir avec un emplâtre vésicatoire, fortement saupoudré de mouches cantharides [(16)]. Un médecin hollandais y faisait appliquer des harengs salés ; Boeerhave [(17)] approuve beaucoup cette application. Vandrereren recommande beaucoup le vinaigre.

La saignée et les autres évacuants laxatifs et antiphlogistiques, peuvent beaucoup soulager les malades ; il faut les faire boire abondamment, surtout lorsque l'horreur de l'eau n'est pas encore déclarée [(18)].

Comme il existe, dans le commencement de cette maladie, et lorsqu'elle est déclarée, un état de congestion, une tension inflammatoire dans la poitrine et la gorge, la sensibilité des malades est extrême ; il faut alors combattre cet état nerveux par des remèdes calmants et antispasmodiques, et donner le musc et le camphre, en commençant par de petites doses, et en les portant au plus haut point, avec d'autant plus de fondement, que les malades supportent les plus fortes doses des remèdes les plus énergiques *(h)* . Il est avantageux de jeter le malade dans un état d'engourdissement et d'insensibilité, à l'aide duquel on peut lui faire prendre des bains, auxquels ils refuseraient.

*(h) L'unique remède à la morsure du chien enragé est celui qui a été révélé, comme divinement, depuis peu d'années ; c'est dis-je, la racine de la rose sauvage, appelée cynorrhodos* ». Pline, *H.N, Livre VIII, 63.*

D'après cette observation, on saurait recommander assez longtemps l'usage assidu de la valériane, du camphre et de l'opium. Neugans a guéri une femme avec une combinaison de musc et de cinabre ; il fit appliquer un antispasmodique sur la partie affectée, composé avec le galbanum et l'opium, et fit frotter ensuite la partie mordue avec de l'huile d'olive ; enfin il appliqua un cautère sur le bras affecté ; tous ces remèdes lui réussirent dans la première attaque ; ils eurent encore du succès dans la seconde ; mais ils furent infructueux dans la troisième. Neugans soupçonna alors que la nature s'habituait à ces remèdes ; il les changea, donna des anti hystériques, et la guérit radicalement. M. d'Arluc, médecin de Provence, a guéri un enfant de dix ans, en faisant oindre l'endroit de la morsure d'un liniment où il fit entrer le camphre et l'opium, et en faisant boire, au jeune malade, quelques gouttes d'eau de luce ; il fit encore scarifier les bords de la plaie, qui étaient calleux, et y fit fit appliquer des topiques mercuriels. M. Sage recommande beaucoup l'usage extérieur et intérieur de l'alcali volatil fluor [(19)] ; et il conte par différentes observations qu'il rapporte, qu'on a guéri radicalement plusieurs femmes hydrophobes, avec ce seul remède. Cette méthode a déjà eu des partisans célèbres et éclairés ; elle a eu en Espagne les plus brillants succès.

Les bains et l'immersion dans l'eau *(i)*, sont en général regardés comme de très bons préservatifs ; mais, comme le remarque très bien Morgagni, ils guérissent rarement, et peuvent même être dangereux, quand l'horreur de l'eau est venue ; d'ailleurs, les immersions ne doivent avoir lieu qu'au moment où le malade s'y attend le moins : elles peuvent alors produire un changement salutaire en agissant de deux manières ; 1°. Par la terreur qui change de nature l'idée du principe vital qui constituait l'affection hydrophobique ; 2°. Par l'affusion qui pénètre tout le système : d'après ces principes, l'immersion doit être considérable, et souvent répétée.

*(i) « Une fois l'hydrophobie manifestée, le seul remède qu'on puisse tenter est de jeter la personne enragée, lorsqu'elle ne s'y attend point, dans une piscine et si elle ne sait pas nager, de la laisser couler au fond en ayant soin de la ramener à temps à la surface, pour la plonger à nouveau afin qu'elle*

*puisse boire malgré elle et qu'ainsi on la délivre tout à la fois et des tourments de la soif et de la terreur de l'eau ».*
*Après cette immersion violente et pour en contre balancer les effets sur les natures trop faibles, il faudra plonger les patients dans un bain d'huile chaude.* Celse *(op. cit.).*

Les arabes et les hongrois se servent beaucoup des cantharides. Vitmar, médecin de Milan, assure en avoir obtenu de grands avantages en les mêlant avec le poivre.
Le mercure peut être regardé comme spécifique dans cette maladie, parce qu'il opère, sans produire des salivations, des sueurs, et autres évacuations sensibles [(20)]. Kleink assure qu'on peut prévenir le développement de la rage, en appliquant sur la plaie un digestif où l'on fait entrer le sublimé corrosif. On a encore regardé plusieurs remèdes comme spécifiques, tels que la noix vomique et les amandes amères ; mais ces spécifiques sont défectueux ; le musc et le mercure leur sont préférables. Enfin le docteur Mead conseille le remède suivant, comme un spécifique et un préservatif qui ne lui a jamaismanqué, quoique dans l'espace de 30 ans il l'ait employé plus de mille fois. Prenez d'hépatique terrestre nettoyée, séchée et pulvérisée, demi- once, de poivre noir en poudre, deux gros ; mêlez, divisez cette poudre en quatre prises égales. On donne une de ces prises tous les matins à jeun, pendant quatre jours, dans un demi-setier de lait de vache. On fait saigner le malade avant de commencer, et le cinquième jour on lui donne un bain froid qu'il continue pendant un mois·

La rage est une maladie si terrible qu'on ne saurait donner trop de publicité aux remèdes qui ont eu un succès bien marqué. Les états généraux de Béarn firent imprimer dans le Journal de Paris, le 24 Juin 1785, la méthode suivante :
Contre la morsure des chiens et autre bêtes enragées :

1° Lavez avec de « l'eau de la Reine de Hongrie[21] » ou « Sans pareille » la plaie, égratignure ou contusion faite par la morsure de la bête enragée, trempez un petit linge dans la même eau ;
Approchez-le d'une chandelle allumée afin que le feu y prenne ; communiquez-le de suite à la plaie, égratignure ou contusion ou contusion ; réitérez cette opération trois ou quatre fois.

2° Faites ensuite un emplâtre avec de bonne thériaque[22],
Une bonne pincée de poudre de vipère, autant d'écailles d'huitres calcinées et pulvérisées[23] ; mettez cet emplâtre sur la plaie ou contusion ; ayez soin de la rafraichir deux jours après ; laissez-le sur la plaie quatre ou cinq jours observant de ne pas mouiller ladite plaie pendant que l'emplâtre y sera appliqué

3° Après l'application de l'emplâtre ci -dessus, la personne mordue par une bête enragée, prendra de suite une prise de thériaque, de la grosseur d'une grosse fève, délayée dans du vin blanc ou rouge, avec une bonne pincée de poudre de vipère, autant d'écailles d'huitres calcinées et pulvérisées ; elle réitérera ce remède pendant trois ou quatre jours consécutifs, observant de ne rien manger ni boire pendant deux heures après l'avoir pris. On diminuera la dose pour les enfants.

Si le texte ci-dessus est consacré en priorité, à la rage humaine, les **humains** restent cependant intimement liés aux **animaux** : *chiens* surtout, (vecteurs), et *bétail, «* si précieux aux gens de la campagne » (victimes).
Le nécessaire recours à la « Nosologie » au XVIIIème siècle nous vaut ici les diverses « rages », spontanée ou communiquée ; elles-mêmes subdivisées tant chez l'homme que chez le chien ; la « spontanée » étant plus fréquente chez les animaux que chez l'homme. Cette confusion dans les symptômes, cette imprécision entre corps et esprit entraînant certains médecins à penser que la rage n'est finalement qu'une maladie par suggestion par « imagination mélancolique », par peur, tout cela cause de la mort (voir note 5 de Poinsinet de Sivry).
Si le temps d'apparition de la maladie est différent chez l'homme (de 35 à 40 jours) et chez l'animal (de 5 à 10 jours), il reste dans les deux cas imprécis et varie toujours chez les deux selon le tempérament, la saison, la nature de la plaie, l'animal ayant mordu, etc.
**Le traitement est identique chez l'homme et chez l'animal**. Il doit être à la fois précoce et prolongé ; à l'apparition de la maladie, il devient inutile. Il sera surtout local puis général :
Local : basé sur la physiopathologie de l'époque, empêcher le venin (comparé ici à celui de la variole) de pénétrer à l'intérieur de l'organisme ; donc cautérisation de la morsure par le feu ou par des caustiques, agrandissement et entretien de la plaie pour empêcher de se refermer trop précocement.

Général : évacuer le venin, polymorphisme de la pharmacopée inspirée directement de l'antiquité avec « consensus » pour le mercure en usage externe et interne.

La théorie des humeurs palpite encore lorsque les auteurs évoquent les tempéraments les plus sensibles à la maladie, mais les rapprochements faits avec la variole et d'autres maladies inoculables préparent insensiblement les esprits à ce qui sera la grande découverte du XIXe siècle et qui donnera enfin un nom au « venin » ou « poison » de Celse, aux « séminaria contagionis » de Fracastor et aux « vers » de Desault.

NOTES

**(1)** Dans les lignes qui suivent, l'auteur nous montre qu'il est au fait de bien d'autres travaux que ceux mentionnés ici.

**(2)** La crainte de l'eau ou l'hydrophobie, quoiqu'elle passe pour être une suite du délire, a cependant une toute autre cause. Les patients, toujours fiévreux et toujours altérés, souhaitent en vain de boire. Leur fièvre étant du genre spasmodique affecte tous les nerfs et cause des convulsions dans tous les muscles, mais principalement dans ceux de la déglutition : leur action cesse et avec elle le pouvoir d'avaler. Presser de boire un homme qui est dans cet état, c'est le presser de s'étrangler lui-même ; et dès qu'il en a éprouvé la conséquence, il ne peut que redouter la vue de toute liqueur.

Ce symptôme n'est pas si particulier aux enragés, qu'il ne se trouve quelquefois dans des fièvres, dans des mélancolies et dans des maladies hystériques : et la morsure du chien enragé produit quelquefois tous les autres symptômes à la réserve de l'hydrophobie.

N. Chomel : *Dictionnaire oeconomique*. Nouvelle édition corrigée et argumentée par M. De La Marre, 1767.

**(3)** … la rage est survenue sans aucune contagion dans les cas suivants :

1° à la suite d'une espèce d'hémitritée. Hippocrate nomme ceux qui en sont atteints, « brachipotes ».

2° elle est l'effet de la chaleur qu'on aura essuyée en voyageant pendant l'été.
3° à la suite d'une chute avec commotion.
4° après avoir bu de l'eau froide quand on est fort échauffé.
5° à la suite d'un accès d'épilepsie.
6° dans les fièvres malignes et putrides.
7° dans la péripneumonie.
8° dans l'inflammation de l'estomac.
9° à la suite d'une mélancolie ordinaire.
10° dans un violent paroxysme hystérique.
11° dans un paroxysme de palpitations de cœur.

M. Andry. *Recherches sur la rage*.
Mémoires de la Société Royale de Médecine, 1776.

**(4)** La différence des constitutions en met une sur les périodes de la rage, comme elle fait dans ceux des maladies vénériennes : et dans l'un et l'autre cas, les causes accidentelles contribuent souvent à hâter les effets du venin. Le Docteur Mead était convaincu que les changements de la lune avaient beaucoup de rapport avec l'apparition des symptômes de la rage. Aussi aligne-t-il que dans la nombreuse liste des enragés qu'il a vus, plus de la moitié d'entre eux le sont devenus vers la pleine lune.

Il y a des auteurs qui prétendent que le Cormier et le Cornouiller peuvent causer la rage. On nomme aussi quelques herbes que l'on dit pouvoir produire le même effet. Je ne le dis, au reste, que sur la foi de l'auteur des « Amusements des eaux de Spa », III, p. 417. Il parle aussi de cette maladie dans les pages suivantes. Entre autres choses, il y observe que « les tempéraments bilieux et mélancoliques sont les plus susceptibles de tous les venins en général et en particulier de la rage »

N. Chomel

**(5)** « Je ne doute point que la rage ne soit une affection maniaque, effrayante, furibonde, spumabonde et mortelle, en un mot, qu'à partir de ses effets, on ne soit en droit de la mettre au nombre des maladies ; mais je soutiens, qu'à la morsure près, que je crois n'être qu'une plaie pure et simple, tout le reste n'est que l'effet d'une imagination effrayée et d'une mélancolie que la crainte ou la prétendue certitude de mourir porte jusqu'au délire, jusqu'à la fièvre chaude, et définitivement jusqu'à la mort. La prévention où est une personne mordue qu'elle sera incessamment attaquée de l'hydrophobie, l'affecte insensiblement au point de réaliser, par degrés, chez elle cette chimérique horreur de l'eau, à laquelle elle se provoque en contractant sa gorge, échauffée d'ailleurs, et naturellement enflammée par la fièvre interne, et l'extrême agitation d'esprit et de corps où se met de lui-même le soi-disant enragé. Je puis certifier avoir vu un Gentilhomme qui venait de faire tuer un chien qu'on disait enragé, et dont il avait été mordu. Il affectait, en me parlant, de porter ses doigts à sa bouche ; il essayait même de les mordre : il buvait avec effort et contorsion, posant et reposant plusieurs fois la carafe et la bouteille avant de se verser à boire ; en un mot il commençait à avoir les symptômes les plus frappants de l'hydrophobie.

Heureusement pour lui je trouvai dans la maison une personne de ses amies, qui pensait, comme moi, que la rage n'est qu'une maladie d'imagination ; au lieu donc de rendre son mal sérieux en le traitant sérieusement, nous nous donnâmes le mot, cette personne et moi, pour tourner en plaisanterie toutes les simagrées du malade, nous parvînmes à le faire rire lui-même de sa prévention ; nous lui persuadâmes bien que la rage était une chimère, mais une chimère mortelle pour les esprits faibles. Il nous crut, et cessa d'être enragé. Ce n'est point ce seul exemple, qui m'a convaincu que la rage n'était qu'une affection de l'esprit. Il ne faut que lire les relations exactes du traitement de ces maladies, et des différents états par lesquels passe une personne enragée, soit qu'elle en meure, soit qu'elle en revienne, pour être bien certain que la rage n'est qu'une mélancolie noire et furibonde, dont le siège est dans le cerveau, et qu'ainsi c'est l'esprit qu'il faut guérir quand on veut guérir un enragé.

J'avoue qu'on est parvenu à guérir des enragés par le moyen du mercure ou d'autres drogues dont on peut voir l'énumération dans les différents livres de Chirurgie et de Médecine ; mais je soutiens que ce qui a réellement guéri ces malades, n'a pas été le remède même, mais la confiance au remède et l'espérance de guérir. Je pense donc que lorsqu'un Médecin ne peut point parvenir à persuader à une personne mordue que la rage est une maladie chimérique, il doit alors employer tous ses soins à lui faire prendre confiance en quelque remède, n'importe lequel ; et ce remède réussira, selon tout apparence. »

Poinsinet de Sivry. *Traduction des œuvres de Pline*,1771.

**(6)** Il ne s'agit donc pas de la rage véritable. D'ailleurs, certains auteurs commençaient à nier la réalité de la rage spontanée chez l'homme : BONEL de la BRAGERESSE de Mende en Gévaudan (*Histoires et mémoires de la Société royale de Médecine*, Paris, 1783-4).

**(7)** Le musc, l'opium, le camphre, le cinabre [sulfure rouge (trisulfure) de mercure], et la valériane étaient couramment employés pour leur effet antispasmodique.

**(8)** Si le chien enragé est bien indiqué comme étant le vecteur principal de la rage (ce qui était effectivement le cas au XVIIIe siècle avec la prolifération des chiens errants), le loup est simplement mentionné. On peut s'en étonner alors que les attaques par des loups enragés furent fréquentes et presque toujours mortelles dans les vingt dernières années du siècle, dans de nombreuses régions de France et que nous en possédons des exemples innombrables de descriptions.

De la même façon il n'est pas fait mention ici des diverses ordonnances royales en faveur de battues contre les chiens errants et les loups, tant dans les villes que dans les campagnes, ou en faveur d'autres mesures pour préserver la population*Voir à ce sujet : B. Beziat, *Histoire de la rage dans le Tarn*, Thèse médecine Toulouse, *1976* ; J.L. Laffont, La rage dans le Midi toulousain sous l'Ancien Régime, *Revue médicale vétérinaire, 1999, 150, p. 525-534*

**(9)** Le médecin, Pierre Desault, rapporte qu'à l'ouverture des cadavres d'hommes ou d'animaux morts enragés, on découvre dans leur tête un grand nombre de vers. D'où il conclut que la rage n'a d'autre cause que des vers insinués dans le sang par la plaie ; qui ensuite se multipliant dans le corps, y occasionnent les délires, les convulsions, et les autres accidents.

N. Chomel (op.cit.).

Sous la muqueuse ventrale de la partie libre de la langue du chien, se situe en effet une tige fibro-cartilagineuse et musculaire médiane, d'environ 4 cm de longueur, la *lyssa*, connue des grecs anciens (lussa, ou lutta, signifiant à la fois fureur, rage, et le "ver" de la langue qu'on en croyait responsable. L'opération de l'éverration consistait à fendre le dessous de la langue et d'arracher cette baguette, souple comme un ver. Quoique d'une utilité mise en doute par Jacques du FOUILLOUX (*La Vénerie et l'Adolescence*, Poitiers, 1561 puis Paris, 1562-1650), la pratique préventive en eut lieu, jusqu'à la fin du XVIII^e^ siècle (d'YAUVILLE, *Traité de Vénerie*. Imprimerie Royale, Paris, 1788 : 274-281), et même, jusqu'à la fin du XIX^e^ s., mais sur les chiens enragés.

**(10)** Ne sont reconnus ici que deux degrés à la rage vraie. Pourtant il était plus habituel d'en décrire trois : au premier degré de la rage, il y a la plaie de la morsure d'où on peut encore extraire le venin ; au second degré, le venin a atteint les parties nobles et l'hydrophobie se manifeste ; au troisième degré, la rage est déclarée et avec elle les crises furieuse (voir P. Delaunay,1917, op.cit.) Selon le chirurgien Pierre Faguer (*Mémoire de l'Académie de chirurgie, 1778)* au premier degré la maladie est spasmodique ; au second, le sang épaissi ne pénétrerait plus les vaisseaux et au troisième, corrompu il amènerait une putréfaction…

**(11)** Il y a lieu de croire que le virus de la rage a peu d'analogie avec les différentes humeurs des animaux (le lait notamment) excepté avec **la salive.**

M. Andry (op cit.)

**(12)** Nôel Chomel conte l'anecdote de cette maîtresse qui embrassait sa chienne sur la bouche…

**(13)** « Une grande plaie qui saigne beaucoup et qui ne peut se cicatriser sans une grande suppuration est moins dangereuse qu'un simple coup de dents qui aura pénétré la peau profondément ».

J. Enaux et F. Chaussier. *Méthodes de traiter les morsures des animaux enragé et de la vipère* (Dijon, 1785).

**(14)** M. Desault, médecin de Bordeaux a donné au public une « Dissertation sur la Rage : avec la méthode de s'en préserver et guérir ». Il établit pour principe que la rage vient de ce que la salive de l'animal enragé entre dans le sang par la morsure (comme le venin de la petite vérole par inoculation) : le venin de la rage est effectivement moins dangereux et s'insinue moins, quand on n'a pas été mordu à une partie découverte ; parce que les habits y mettent obstacle.

N. Chomel (op.cit.).

**(15)** Portal, (*Observations sur les effets de plusieurs poisons dans le corps de l'homme)* critique la méthode des cautérisations par le feu et notamment l'utilisation des « clés des saints protecteurs » chauffées au rouge et appliquées sur les morsures. Il leur préfère l'utilisation du beurre d'antimoine accompagnée de scarifications amenant de petites hémorragies qui entraînent le « virus » hors de l'organisme.

**(16)** Les cantharides, coléoptères de la famille des méloés, sont utilisés comme caustiques en application locale, vésicants et diurétiques par voie générale.

**(17)** Hermann Boerhaave (1668-1738), *Aphorismi de cognoscendis et curandis morbis in usum doctrinae domesticae*, Leiden, 1709 : aphorismes 1128 à 1147.

**(18)** Il y a peu de maladies pour laquelle on ait proposé autant de remèdes que pour celle dont il s'agit : cependant presque tous les auteurs regardent comme inutiles tous ces médicaments, lorsque le malade éprouve les symptômes de l'hydrophobie.

M. Andry (op.cit.)

**(19)** L'alcali volatil (l'ammoniac) était utilisé contre les morsures et piqûres d'animaux venimeux. Quoique couramment employé par quelques-uns, comme Antoine-Michel LE ROUX

(*Observations sur la rage suivies de réflexions sur les spécifiques de cette maladie*, DIJON, 1780), en infusions comme tonique et diaphorétique (sudorifique), il ne faisait pas l'unanimité.

**(20)** « Le venin de la rage s'attache à la salive ... **le mercure** se porte si volontiers à la salive, comme l'expérience journalière le démontre. Pourra-t-on douter que le souverain antidote de tant de venins contagieux ne détruise aussi celui de la rage qu'il va, pour ainsi dire, comme un furet attaquer dans son retranchement ? »*.

*P. Desault. *Dissertation sur les maladies vénériennes contenant une méthode de les guérir sans flux de bouche sans risque et sans dépense, avec deux dissertations l'une sur la rage, l'autres sur la phtisie et la manière de les guérir radicalement,* Bordeaux,1733
Mais Rozier n'ignore pas « les effets souvent funestes du mercure donné sans méthode et la difficulté de trouver dans les campagnes des personnes en état d'en suivre et d'en suivre et d'en diriger l'administration » (aux hommes et aux animaux).
Aussi partage-t-il l'expérience de l'école vétérinaire de le remplacer par une plante le « Mouron rouge « (Anagallis arsensis) employée par voie externe et interne.
Bourgelat sauve une servante avec ce remède des animaux. Andry (op.cit.) le signale dans l'observation du Docteur Oudat à Besançon. Il l'appelle « Mouron mâle « (au XVIIIe s. le Mouron femelle se distinguait par ses feuilles plus grandes et sa fleur bleue : Lémery, *Dictionnaire des drogues simples,* N.E.,1760, p. 36.

**(21)** L'eau de la reine de Hongrie (Isabelle, reine de Hongrie au XVIe siècle) a eu son moment de gloire jusqu'à la Révolution. Ce distillat de macération de fleurs de romarin dans l'alcool, était une sorte d'élixir de santé et de jouvence (P. LIEUTAGHI, *Le Livre des bonnes herbes*, Actes Sud, Arles, 1996 : 396) appliqué localement, c'était un vulnéraire. D'autres remèdes étaient utilisés en lotions, par exemple, l'*oxycrat*, liqueur obtenue en mêlant une partie de vinaigre dans cinq parties d'eau : des lotions quotidiennes, répétés, soir et matin, d'eau salée et vinaigrée ajoutée de poudres d'alun et d'os de seiche, nettoient la plaie, fortifient les parties, et empêchent la corruption. « Si le malade souffre alors beaucoup, c'est bon signe »

N. Chomel

**(22)** La thériaque devait être *bonne*. En effet, sa préparation (à base d'animaux d'où son nom) obéissait à un protocole draconien relativement à sa composition autant qu'à l'époque de sa fabrication, quoiqu'elle n'apparaisse, à nos yeux d'aujourd'hui, qu'un mélange infect.

**(23)** Tirées de l'eau, et à ce titre bénéfique, les carapaces et les coquilles (écailles) de "crustacés", qu'ils soient de vrais Crustacés (écrevisses) ou des Mollusques (huîtres) sont très utilisées contre la rage, calcinées et réduites en poudre. Les écrevisses « qu'on pêche dans la canicule, quand le soleil a parcouru le signe du lion, y sont (dit-on) les plus propres. » L'huître doit être mâle (on la reconnaît à la bordure noire de son manteau), et la valve inférieure est de loin préférable.

N. Chomel (op.cit.) donne le traitement par les huîtres pour les hommes, puis pour les animaux. Aux hommes : « Prenez deux écailles d'huître, celles où les huîtres étaient attachées ; faites-les calciner, & les réduisez en poudre. Passez cette poudre par un tamis grossier ; délayez-la dans quatre œufs, que vous ferez cuire en omelette avec d'excellente huile d'olives. Faites-la manger au malade à jeun. Étuvez sa plaie avec du vin, de l'eau, & une pincée de sel [...] ».

# CHAPITRE 20

# LE VITALISME BARTHEZIEN D'UN SIECLE A L'AUTRE[1]

*Le Vitalisme est en médecine l'expression de la confiance*
*Du vivant dans la vie, de l'identité de la vie avec*
*Soi-même dans le vivant humain conscient de vivre.*

Georges Canguilhem
« La connaissance de la vie »

## 6 décembre 1791 – Domaine de Marmorières (Aude)

Assis à sa table de travail Paul-Joseph BARTHEZ écrit à la lumière du jour déclinant en cet après-midi hivernale. Au loin, il entend le bêlement plaintif des moutons mérinos que son grand-père avait réintroduit dans le massif de la Clape. Le professeur de médecine montpellierain, alors âgé de 55 ans, est là pour fuir les ravages de la Terreur. En effet, à Paris depuis 1781, il a été le médecin ordinaire du Duc D'Orléans puis médecin consultant du roi Louis XVI et, conseiller d'Etat en 1788, il a rapidement pris parti contre la Révolution.

Ainsi, réfugié loin des tumultes parisiens, dans le calme de la campagne narbonnaise, il peut se consacrer à la gestion de son domaine et à l'écriture. Il prépare le manuscrit de la 2ème édition de son principal ouvrage, les *« Nouveaux Eléments de la Science de l'Homme*[2] » qui paraitra en 1806 en deux tomes (la première édition datant de 1778).

Cet ouvrage fait de lui le théoricien du vitalisme montpellierain.

Paul-Joseph BARTHEZ (1734-1806) n'est pas le seul fondateur du vitalisme montpellierain. Avant lui Théophile de BORDEU[3] (1722-1776), grand ami de Diderot (qui le met en scène dans le Rêve de d'Alembert[4]) avait déjà proposé de se démarquer des courants

---

[1] Avec l'aimable participation du Docteur Alain Granier, Pédiatre à Narbonne et Historien de la médecine

[2] Barthez Paul-Joseph, *Nouveaux éléments de la science de l'homme,* Goujon et Bruno, Paris, 1806

[3] Bordeu Théophile, *Œuvres complètes,* Paris, Caille et Ravier,1818, 2 vol.

[4] Diderot Denis, *Le rêve de d'Alembert,* Paris, Flammarion,1980

spiritualistes (animisme stahlien, Van Helmont…) et matérialistes (théories iatrophysique et iatrochimique). Il situe la pensée médicale dans un troisième courant « empiriste » dont la base est un retour à l'hippocratisme. Il propose une doctrine physiologique selon laquelle les phénomènes biologiques se caractérisent par une propriété originale, la sensibilité.

Paul-Joseph BARTHEZ apportera à la théorie vitaliste la notion de « principe vital » : cause unique dont dépendent tous les phénomènes vivants. En ce sens, il souhaite reproduire ce que Newton a démontré en physique avec la gravitation. Il va même plus loin en reprenant une analogie mathématique du médecin allemand HUFELAND, en parlant à propos du principe vital du « x de l'algèbre » en quelque sorte une « grandeur inconnue » susceptible d'unifier tous les phénomènes vivants, dont le vitalisme postule l'existence mais sur l'essence de laquelle on ne sait rien.
« Ainsi le vitalisme barthézien pour lié qu'il soit à son époque, préserve par son indétermination, au -delà même de ce qu'en pensait son auteur peut être, une certaine intemporalité et la possibilité de lectures multiples ».

Au XIXe siècle, la pensée de P.J. Barthez alimentera tous les écrits et les théories de ses disciples. Même si la doctrine de « la Triple Alliance » et l' « Anthropologie Médicale » de Jacques Lordat[1] (1773-1870), le « Microzyma » d'Antoine Béchamp[2] (1816-1908), la « Morphologie »de Louis Vialleton[3] (1859-1929) ou la « Physiologie » de Joseph Grasset[4] (1849-1918), dernier défenseur du vitalisme montpelliérain, montrent quelques différences (plutôt que désaccords) avec la doctrine initiale. Reflets sans doute des recherches de chacun de ces médecins dans des domaines spécialisés que nous pourrions aujourd'hui qualifier de scientifiques chimie, histologie, neurologie, et d'autres.

---

[1] Lordat Jacques, *Rappel des principes doctrinaux de la constitution de l'homme, énoncés par Hippocrate, démontrés par Barthez et développés par son école*, Paris, Ricard, 1857

[2] Béchamp Antoine, *Les Microzymas dans leur rapport avec l'hétérogénie, l'histogénie, la physiologie et la pathologie,* Paris, Baillière, 1883

[3] Vialleton Louis, *L'origine des être vivants. L'illusion transformiste,* Paris, Plon, 1929

[4] Grasset Joseph, *Traité élémentaire de physiopathologie clinique,* 3 vol., Montpellier-Paris, Coulet-Masson, 1910

**6 décembre 1891 – Excideuil (Dordogne)**

Dans sa maison, au centre du bourg, un homme agonise. A la lumière de la bougie, son épouse et sa fille le veillent. Quelques jours auparavant, lors d'une promenade au prieuré de Saint Raphaël, il avait pu admirer une dernière fois la haute stature du château de Hautefort. Las, il avait dû y contracter la pneumopathie qui maintenant l'emportait. Il sera inhumé au petit cimetière de Saint Martial d'Albarède où il repose encore.

Charles-Ernest BARTHEZ était pédiatre, il fit carrière à Paris comme médecin à l'Hôpital Sainte Eugénie. Il est l'auteur avec Frédéric RILLIET (1814-1861) du « *Traité des maladies des enfants* »[1] - 1ère édition en 1843 – considéré comme le premier traité de Pédiatrie en langue française (celui de Billard[2], publié en 1828 ne concernait, en effet, que le nouveau-né et le nourrisson). Dans cet ouvrage, très anatomo-clinique, l'étude des pathologies reposait sur des fiches d'observations des malades, sur des résultats d'autopsie et sur une analyse statistique des résultats. Il fut nommé par Napoléon III médecin du Prince Impérial de 1856 à 1867 et sera élu à l'Académie de médecine en 1866.

Charles-Ernest BARTHEZ était le petit neveu de Paul-Joseph BARTHEZ car il était le petit-fils de son frère le Baron Antoine BARTHEZ (1736-1811). (Voir Annexe)
L'étude de sa vie révèle de manière indéniable une fidélité aux principes vitalistes de son grand-oncle.

Le credo vitaliste de Charles- Ernest BARTHEZ s'exprime clairement dans deux lettres où il affirme être vitaliste.

1. « *Sur le vitalisme de BARTHEZ, à propos de la synthèse des matières organiques »,* il s'agit d'une lettre rédigée en 1860, à l'attention du Dr POGGIALE (1808-1879), médecin et chimiste, ardent opposant des vitalistes. Cette lettre est publiée dans la « Gazette médicale de Paris » en novembre 1864.

1 Barthez Charles-Ernest, *Traité des maladies des enfants,* Paris, Baillière, 1843, 3 vol.
2 Billard Charles-Michel, Traité des maladies des enfants nouveaux nés et à la mamelle, Paris, 1828

Charles-Ernest BARTHEZ parle de son « illustre aïeul », il nous dit que c'est un « simple intérêt de famille » qui le guide. Il « veut prendre la défense de BARTHEZ… donner quelques explications sur les idées de cet homme célèbre ».
« BARTHEZ admet qu'il se passe dans le corps des êtres vivants des phénomènes qui suivent les lois connues de la mécanique, de l'hydraulique, de la physique, etc…
Il y a reconnu des phénomènes vitaux, et il a pensé, comme vous le croyez vous-même, que ces phénomènes ne sont pas explicables par les lois actuellement connues des sciences physiques.
Il a cru, en conséquence, que ces phénomènes se produisent d'après des lois qui sont particulières aux êtres vivants, et il a cherché à déterminer ces lois et leur influence sur la direction spéciale des phénomènes physiques chez l'homme.
Il a reconnu l'existence des phénomènes psychologiques qui ont aussi leurs lois propres, qui exercent une influence sur les actes vitaux aussi bien que sur les actes physiques, et qui, réciproquement, subissent l'influence des actes physiques et des actes vitaux.
Il a cru que la science de l'homme comprenait ces trois ordres de phénomènes si différents les uns des autres, et qu'il n'était pas possible d'avoir une idée complète et suffisante de l'homme si l'on se bornait à étudier l'un de ces ordres de phénomènes à l'exclusion des autres.
Enfin, il n'a pas nié que, par la suite des progrès de la science, il ne soit prouvé un jour que les actes vitaux dérivent soit du même principe que les actes psychologiques, soit des mêmes forces que les actes physiques ; il a seulement soutenu que pour le moment cela était admissible ».

> Exemple de la dyspeptique : Charles-Ernest BARTHEZ prend en charge une patiente dyspeptique dont il dit avoir obtenu la guérison de trois façons différentes, à l'aide de la pepsine, grâce à la rhubarbe et par le biais d'une conversation rassurante. Il s'interroge sur l'éventuelle loi physique, mécanique ou chimique susceptible d'expliquer une action aussi complexe sur l'estomac. Il en conclu qu'il doit chercher ailleurs la cause de ces phénomènes.

2. *« Sur la vie »* Texte émouvant, publié en 1891, quelques mois seulement avant sa mort. Il s'agit d'une lettre adressée au Dr Bergeron (1817-1900) alors secrétaire perpétuel de l'académie de médecine ou Barthez reprend une lettre qu'il avait rédigé à l'attention du Pr Chauffard

(1823-1879) mais que la mort inopinée de ce dernier vint rendre alors inutile. Chauffard était vitaliste, mais Barthez s'oppose à lui quand il confond, dans son livre "La vie" (1873), l'âme et la cause vitale. Barthez croit en l'immortalité de l'âme.

« J'ai en moi le sentiment de ma responsabilité et je ne vois pour y satisfaire que la persistance de mon âme après la vie. Sans cela ces sentiments seraient bien inutiles ; car ma responsabilité tomberait au niveau de celle du chien ».

« Quelle est la cause de l'univers ?

Le surnaturalisme répond : l'univers a été créé par une activité intelligente distincte de la matière, c'est ce que l'on appelle Dieu
Le matérialisme dit de son côté : l'univers est le résultat de l'évolution de la matière douée de ses propriétés immanentes ».
« En somme cependant, en présence d'une simple négation du surnaturel, je ne m'effraie pas autrement de la prédominance actuelle du matérialisme scientifique, c'est une épidémie qui règne sur l'intelligence des savants : c'est une face et peut-être une cause de cette grande épidémie sociale à laquelle l'Europe et particulièrement la France sont en proie ».

« Il me suffit d'admettre que j'ai une âme immortelle ».
« Les mots âme et cause de la vie loin d'être synonyme représentent deux forces distinctes : l'une mortelle comme le corps qu'elle fait vivre, l'autre immortelle faite par Dieu à son image.

Exemple de la locomotive : « La matière organique n'a jamais construit à elle seule une locomotive courant sur des rails de fer ».
« Il a fallu l'intelligence de l'homme pour concevoir l'idée, pour proposer le but à atteindre ; il faut cette intelligence pour construire la machine, pour la diriger dans sa marche, pour la réparer lorsqu'elle s'altère, pour la remplacer lorsqu'elle est détériorée.
C'est-à-dire que l'intelligence de l'homme, force dont les lois sont absolument étrangères aux lois connues de la mécanique, de la physique et de la chimie, se sert de ces lois et de la matière qui leur est soumise pour produire un résultat physique déterminé par elle-même, et auxquelles nulle autre force connue ne pourrait atteindre ».

Ainsi Charles-Ernest BARTHEZ est un soutien parisien au vitalisme montpelliérain de son grand-oncle :
Par esprit de famille certes, mais aussi par conviction en s'engageant dans le vitalisme philosophique de LORDAT[1]. En effet ces deux lettres nous montrent son adhésion à la doctrine de la Triple Alliance. Dans la première « sur le vitalisme de BARTHEZ » il dissocie vie et matière et, dans la seconde « sur la vie » il dissocie vie et âme.
Charles- Ernest BARTHEZ, comme son grand-oncle Paul-Joseph, comme tout vitaliste, recherche les lois régissant l'ensemble des phénomènes biologiques. Cette quête est analogue à celle des physiciens à la recherche de la « théorie du tout ».
Par cette « structuration de la vie », par cette « expression d'une méfiance constructive à l'égard du pouvoir de la technique sur la vie » (CANGUILHEM)[2], par cette faculté à placer l'homme au sein de la nature et non pas face à elle, le vitalisme trouve une étonnante modernité en résonnance avec les problèmes sociétaux de bioéthique et d'écologie.[2]

De plus, le théorème d'incomplétude de GODEL (1931) en mathématique et le principe d'incertitude de HEISENBERG en physique quantique questionnent les plus purs rationalistes. Par ailleurs les concepts modernes de chaos, de complexité, d'émergence et d'auto-organisation (automate de VON NEUMANN, boucle de LANGTON...) ne [3]sont-ils pas les prémices de la fin de l'ère du réductionnisme ?
La nécessité d'une approche plus « phénoménologique », plus holistique ne renvoie-t-elle pas aux fondamentaux vitalistes ?

---

1 C'est ce qui pourrait expliquer que C.E Barthez, quoique parisien, ait choisi le point de vue montpelliérain dans la controverse entre les écoles médicales des deux villes, entre vitalistes et organicistes, qui se traduira à la fin du siècle par le déclin relatif de celle de Montpellier. En sachant toutefois, comme le signale D. Raynaud* que " *la plupart des médecins parisiens n'ont guère pris part au débat"* (Dominique Raynaud, Chronique et motifs de la controverse entre les écoles médicales de Paris et de Montpellier. *Repenser le vitalisme,* op.cit. p, 33-55)
2 Canguilhem Georges, *La connaissance de la vie* Vrin,1965
2 Lavabre-Bertrand T.H. *La philosophie médicale aujourd'hui,* Académie des Sciences et des Lettres de Montpellier-Conférence 3758, Octobre 2001,
Nouvel P. (sous la direction de), *Repenser le Vitalisme,* Paris, PUF, 2011
Rey R. *L'âme, le corps et le vivant,* Histoire de la pensée médicale en Occident, t. 2, *De la Renaissance aux Lumières,* Paris, Seuil, 1997, p. 117-155. Naissance et *Développement du Vitalisme en France de la deuxième moitié du XVIIIe s. A la fin du Premier Empire,* Voltaire Fondation, 2000

# *ANNEXE*

## Tableau Généalogique

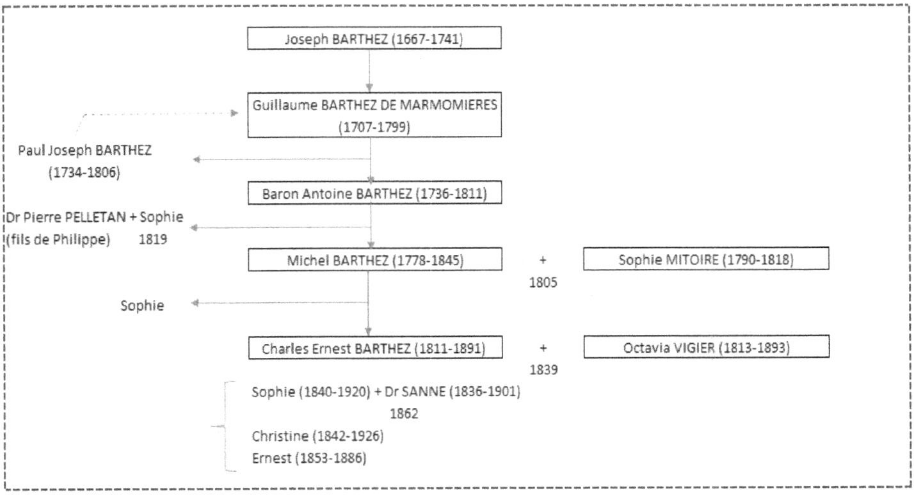

# CHAPITRE 21

# LA RENCONTRE DE LA MEDECINE CHINOISE PAR L'OCCIDENT (XVI-XIXème siècles)

*Les annales humaines se composent de*
*Beaucoup de fables mêlées à quelques vérités*
Chateaubriand

## I. TEMOIGNAGES, DOCUMENT, ET TRAVAUX DE RECHERCHE

« ..., l'énumération des maladies et des remèdes, telle maladie, tel remède. Si un homme est pauvre, il reçoit une stèle de pierre, haute de dix coudés sur laquelle est inscrite, au creux de la pierre du Trésor le prix du remède ».
« ...De même les scribes et les médecins appartiennent à des familles qui peuvent seules exercer ces professions ».
« ...Les chinois cultivent aussi l'art musical ; leur médecine procède surtout par cautérisation ».
Ces lignes contenues dans « La Relation de la Chine et de l'Inde[1] (anonyme du IXème siècle) sont semble-t-il la première allusion européenne (par l'intermédiaire des Arabes) à la Médecine extrême orientale (voir supra, chap.7).

En 1253, Guillaume de Rubroeck (1220-1293) (envoyé en chine[2], auprès de l'Empereur par St Louis et le Pape Innocent III) note dans son récit de voyage :
« ...excellents ouvriers en toutes sortes de métiers et leurs médecins fort experts en la connaissance des vertus des simples, jugent bien des maladies par le pouls ».
Malgré les échanges entre l'Occident et l'Orient (qui se font d'ailleurs dans les deux sens) ce sera la seule allusion pendant longtemps, même si Fernando Mendes Pinto (1510-1583)[3] qui séjourna plus de vingt ans

---

1 Ahbar As-Sin Wa L. Hind - *Relation de la Chine et de l'Inde* - Texte établi, traduit et commenté par J. Sauvaget, Paris, les Belles Lettres, 1968
2 De Rubroeck Guillaume - *Voyage dans l'Empire Mongol,* Paris, Imprimerie Nationale, 1992
3 Mendes Pinto Fernando - *La Pérégrination. La Chine et le Japon au XVIe siècle vu par un portugais – 1614/1628,* Paris, Calmann-Lévy, 1968

aux Indes Orientales évoque, lui aussi, dans des *« Pérégrinations »* publiées en 1614, la médecine chinoise. Il faudra en effet attendre la deuxième moitié du XVIIème siècle pour que les échanges se multipliant entre l'Europe et la Chine, apparaissent les premiers documents sur la Médecine Chinoise Antique.
Ce sont les Jésuites, de nationalités diverses (Hollandais, Français, Polonais, Portugais) et les médecins de la compagnie néerlandaise des Indes Orientales qui commencent à faire connaître en Europe certaines pratiques médicales chinoises (et japonaises) : le diagnostic des maladies par la prise des pouls, la pharmacopée, la moxibustion et l'acupuncture.

Le livre du Révérend Père Harvieu[1], a été rédigé entre 1665 et 1668 par un missionnaire français qui a été banni de la cour impériale et relégué à Canton.
C'est le premier ouvrage occidental qui traite de la sphygmologie chinoise. Mais, un chapitre est consacré à la médecine japonaise, qui reposerait pour Harvieu sur le principe que toutes les maladies viennent du Ki, c'est-à-dire des esprits du feu, de l'eau, de la terre et de l'air, qui ne peuvent plus sortir du corps où ils ont pénétré. Les médecins se servent d'une « grande aiguille » qu'ils font entrer peu à peu à l'intérieur du corps jusqu'au Ki qui, s'échappant aussitôt, libère le patient de ses douleurs ».

Le livre d'Andreas Cleyer[2] est un ouvrage inspiré sinon plagié d'un manuscrit du missionnaire Jésuite Polonais Boym. Cleyer est un chirurgien de la Compagnie des Indes Néerlandaises qui n'est jamais allé en Chine mais qui a séjourné au Japon. Dans ce livre, qui est illustré de près de trente gravures, en particulier de certains « vaisseaux » avec leurs points essentiels, Cleyer expose la doctrine chinoise du pouls ; il n'est jamais question par contre de l'utilisation des points, ni du traitement par les aiguilles. En dehors du pouls, Cleyer expose comment par l'appétit et les songes on peut, sans examiner les pouls, reconnaître et prévenir certaines maladies, il donne aussi le détail des signes des maladies que l'on peut reconnaitre en examinant la langue.

---

[1] Harvieu - *Les secrets de la médecine des chinois consistant en la parfaire connaissance du pouls et envoyés de la Chine par un français, homme de grand mérite*
Grenoble, 1671

[2] Cleyer Andréas - *Spécimen médicinae Sinicae, sive opuscula medica ad mentum* sineensium, Francfort, 1682

Ten Rhyne[1], médecin de la Compagnie des Indes, expose dans un même ouvrage le traitement de la goutte (arthritis) par les moxas, remède par excellence pour lui, quelques généralités sur l'acupuncture et un traité sur les monstres.

Le révérend père Boym (1612-1659), polonais d'origine, missionnaire Jésuite en Chine, écrivit le premier livre[2] sur la botanique, la matière médicale et la médecine chinoise s'inspirant d'un Traité de Wang-Chou-Ho (280 après JC). L'édition de son travail fut établie à titre posthume en 1686 ; il avait inspiré le travail de Cleyer. C'est surtout, ici encore, un traité sur la sphygmologie chinoise, accompagné de planches destinées à montrer les différentes manières de prendre le pouls. C'est lui qui, pour la première fois, tenta de traduire des termes médicaux chinois en latin ; s'inspirant de Galien, il assimila le Yang à la chaleur innée, le Yin à l'humide radical et le K'i à l'esprit vital. Il indique par ailleurs les conceptions chinoises de la circulation du souffle et des esprits vitaux à travers les douze vaisseaux principaux.
Ainsi donc, dès la fin du XVIIe siècle et pendant la première moitié du XVIIIe siècle, ces quatre ouvrages permettaient d'accéder aux données principales de la sphygmologie chinoise et de s'intéresser à la Médecine Chinoise Antique[3].

En 1729, est publié à la Haye une *« Histoire naturelle, civile et ecclésiastique de l'empire du Japon »*[4], par Engelbert Kaempfer (1651-1716) avec un chapitre consacré aux Moxas et à l'acupuncture. Mais il est surtout question du traitement de la colique par les aiguilles. Kaempfer précise que ces aiguilles, longues en moyenne de quatre pouces, sont enfoncées à l'aide d'un marteau fait de corne de taureau sauvage. Comme ce sont les vapeurs cachées qui sont supposées responsables de la maladie, le médecin devra déterminer avec toute son attention et son jugement où et jusqu'à quelle profondeur les vapeurs séjournent. En ce qui concerne la colique, la région à piquer se situe dans l'hypochondre droit ; on doit faire neuf trous en trois rangs disposés en parallèlogramme à la distance l'un de l'autre d'un demi-

---

[1] Ten Rhyjne W. - *Mantissa Schematica de Acupunctura*
[2] R.P Boym - *Clavis medica ad chinarum doctrinam de pulsibus,* Nuremberg,1686
[3] Grmek M., Les reflets de la sphygmologie chinoise dans la médecine occidentale, *Biologie Médicale*, hors série, février 1962
[4] Kaempfer Engelbert E - *Histoire Naturelle civile et ecclésiastique de l'Empire du Japon*
Leyde 1712, La Haye, 1729 pour l'édition française

pouce ; aux piqures, on ajoute des moxas de chaque côté de l'ombilic. Il y a ceux qui déterminent l'endroit où l'on doit piquer et ceux qui appliquent l'aiguille. Ce sont respectivement les « toucheurs » ou « chercheurs des parties » et les « piqueurs d'aiguilles » comme plus tard les disciples de Mesmer, appelés « valets attoucheurs ». Il y a même ceux qui fabriquent les aiguilles, par lettre patente donnée sous le sceau de l'Empereur. Quant aux moxas, fabriqués à partir d'armoise cueillie impérativement avant que la rosée du matin ne soit séchée, on les applique aussi à titre préventif pour prévenir d'éventuelles maladies. Kaempfer avoue enfin « qu'il comprend que le plus adroit anatomiste risquerait de tomber en défaut, s'il cherchait quelle est la communication particulière qui relie les points où l'on applique les moxas à la partie traitée ». Il n'avait manifestement pas compris la circulation de l'énergie imaginée par les Chinois.

Tout au long du XVIIIe siècle (de 1703 à 1814) paraitront les *Lettres Edifiantes et Curieuses en Extrême Orient des Jésuites missionnaires*[1]. Véritable monument de la sinologie aux siècles des Lumières ayant passionné Voltaire, Montesquieu et tous les savants et philosophes du siècle. « Elles méritent de figurer à côté d'ouvrages monumentaux du XVIIIe siècle : l'Essai sur les Mœurs de Voltaire, l'Encyclopédie de d'Alembert et Diderot, l'Histoire Philosophique des deux Indes par Raynal ». Elles contiennent beaucoup de renseignements sur la médecine chinoise notament sur l'inoculation de la variole, les maladies vénériennes, les cautérisations par les moxas, l'acupuncture, le diagnostic par le pouls, la médecine légale, et surtout la matière médicale. Si au XVIIIe sicèle, cette dernière avait en commun avec l'Occident quantité de médicaments simples issus de trois ordres : minéral, animal, végétal et de préparations complexes, ainsi qu'une classification presque identique, elle comportait également plusieurs nouveautés comme le thé[2], le Gin-Seng[3], l'ephédra, le chaulmoogra, la cire blanche et la rhubarbe chinoise, une pharmacopée « maritime » cité par J. Sauvaget, etc.

---

[1] Vissieres I. et J.L- *Lettres édifiantes et curieuses de Chines par des missionnaires Jésuites (1702-1776)*, Flammarion, 1979 ; P Amiot, Cibot et quelques autres - *Mémoires concernant l'histoire, les sciences, les arts, les mœurs, les nuages…des chinois,* Paris, 1776-1814, 16v. In Folio

[2] En 1648, première thèse de Mauvillain

[3] En 1736, première thèse de Folliot de Saint-Vast

En 1730, c'est le révérend père Du Halde (1674-1743), Jésuite français, qui rédige une « *Description géographique, historique, chronologique, politique et physique de l'Empire de Chine et de la Tartarie chinoise* »[1]. Dans cet ouvrage, figurent de nombreuses planches sur la médecine chinoise, en particulier sur les pouls et les plantes (Traité du Pouls s'inspirant du P. Harvieu et traduction d'un extrait de la pharmacopée de Li Che Tchen). Il tente aussi d'exposer les principes généraux de la cosmogomie et de la physiologie chinoise : macrocosme – microcosme, yang et yin, chaleur, humidité, cinq éléments. Il en dénonce le côté magique. C'est dans ce livre que l'on découvre l'existence « à Pékin de charlatans qui répondent de vous guérir moyennant une somme qu'on ne leur donne qu'en cas de guérison ! ».
Dès 1754, dans son *Histoire Moderne*[2], l'abbé de Marsy oppose à la théorie « encore très faible » la pratique bien supérieure, « C'est que les médecins chinois emploient avec succès les simples qu'ils connaissent parfaitement ; c'est qu'ils se sont appliqués particulièrement à la connaissance du pouls ; c'est enfin qu'ils ont inventé dès longtemps ce qu'ils ont appelé « l'insertion » contre la petite vérole, dont il est partisan ».
En 1759, c'est Felix Bridault qui soutient à Montpellier une thèse sur la médecine chinoise[3]. Rassemblant tous les documents qui sont alors disponibles, il expose la doctrine médicale chinoise : la théorie des cinq éléments, le diagnostic par les pouls, la matière médicale chinoise et signale une technique particulière aux chinois : l'acupuncture ; mais il n'en décrit pas la méthode.
En 1722 paraît « *Documents secrets sur les aiguilles et les moxas* »[4] : il s'agit d'une compilation des théories chinoises traditionnelles avec 80 illustrations donnant les repères des points à piquer.
En 1774, c'est Dujardin[5], maître en chirurgie de Paris, membre de l'Académie Royale de Chirurgie, qui publie une *« Histoire de la Chirurgie depuis son origine jusqu'à nos jours ».* Au chapitre consacré à la chirurgie des chinois, Dujardin écrit : « la ponction par l'aiguille suit dans ses effets à peu près la même marche que le moxa ; elle n'agit

[1] Du Halde J.B .- *Description géographique, historique, chronologique, politique et physique de l'Empire de Chine et la Tartarie chinoise,* 1735
[2] De Marsy Abbé - *Histoire moderne des chinois, des japonais, des indiens, des persans, des turcs, des prussiens,*1754-1778
[3] Bridault Felix - *Medicinae Sinensis Conspectus,* Thèse en médecine soutenue à la Faculté de Médecine de Montpellier, 1759
[4] *Documents secrets sur les aiguilles et les moxas,* Paris, 1772
[5] Dujardin - *Histoire de la chirurgie depuis son origine jusqu'à nos jours,* Paris, 1774

vraisemblablement qu'en appelant dans la partie irritée une plus grande affluence d'humeur à moins que l'imagination dispensatrice de tant de biens et de maux physiques et moraux n'aide l'action de ce remède ». C'est peut-être pour la première fois une allusion à l'effet placébo.

*L'Encyclopédie* de Diderot et d'Alembert[1] consacre de nombreuses pages à la médecine qui est « l'art d'appliquer des remèdes dont l'effet conserve la vie saine et redonne la santé aux malades ».

La médecine en Europe occupe bien sûr un rang privilégié mais un large exposé est accordé à la Médecine chez les Egyptiens, les Grecs, les Arabes et les autres « peuples éloignés » dont les Chinois.

Dans le tome III, est abordée la philosophie des Chinois : on cite Confucius, Mencius ou Lao-Tseu, sans toutefois détailler les principes de leur doctrine. Il est question du Yin et du Yang, des cinq éléments ; il n'est jamais fait par contre allusion au Tao.

Au chapitre des « *Médecines des peuples éloignés* », on lit à propos de la médecine chinoise que « ces peuples n'ont point de chimie, qu'ils sont dans une profonde ignorance de l'anatomie et ne saignent presque jamais. Ils ont imaginé une espèce de circulation des fluides dans le corps humain. C'est sur cette théorie ridicule que les Européens ont écrit que les Chinois ont connu la circulation longtemps avant nous. Leur pathologie est aussi pompeuse que peu sensée, c'est pour elle qu'ils déterminent les cas de l'opération par l'aiguille ou par l'usage du moxa » (tome X, page 263).

Cette présentation caricaturale de la médecine chinoise relève de l'ignorance tout à la fois de l'histoire, de la culture, des modes de vie et de la pensée de la Chine, elle tient à la difficulté de traduire les textes fondateurs et à leur interprétation hermétique souvent approximative.

De fait, dans l'Encyclopédie, sont surtout abordées l'étude du pouls (tome XIII, pages 221 à 226) et l'acupuncture (dans le chapitre des vésicatoires, tome XVII, page 191).

La pulsologie est considérée comme la base de la médecine chinoise : « les Chinois n'ont d'autre connaissance des maladies que par des observations minutieuses sur les pouls. Par ce signe longuement examiné, le médecin habile est en état de décider le genre, l'espèce, le caractère particulier, la nature et le siège de la maladie ; il peut annoncer d'avance qu'elle sera son issue et puise en même temps les indications

---

[1] *Encyclopédie* de Diderot et D'Alembert - Paris, 1751-1772, Tome XIII, art. Pouls, Tome XVII, art. Vésicatoires

nécessaires pour l'administration des remèdes ». A l'occasion de cette étude des pouls, les auteurs font allusion aux principes fondamentaux de la médecine chinoise, c'est-à-dire à la circulation de l'énergie, à l'influence des saisons sur les organes, au cycle des cinq éléments et aux correspondances des viscères entre eux.

L'acupuncture est abordée au chapitre des vésicatoires ; c'est de l'aveu même des auteurs, si l'acupuncture est étudiée à ce chapitre c'est qu'ils ont purement et simplement oublié de traiter ce sujet au moment et à la place où l'exigeait l'ordre alphabétique !

Les vésicatoires[1] sont des remèdes topiques c'est-à-dire qu'ils font venir des vessies sur la peau. Le terme s'étend « à tous les âcres, irritants, stimulants, excitants, caustiques, qui appliqués à la surface du corps y excitent plus ou moins vite des rougeurs, des tumeurs, des légères inflammations, des vessies, des démangeaisons, des escarres. Ce sont donc tous les moyens que la médecine utilise à l'extérieur du corps dans le but d'extraire ou d'attirer à la surface du corps ce qui peut nuire à la conservation de la santé ou s'opposer à son rétablissement ».

Parmi tous les vésicatoires, il y a l'acupuncture qui est définies comme une sorte d'épispatique très en usage en Chine et au Japon et que les peuples de ces pays substituent à la saignée.

L'Encyclopédie précise que « l'acupuncture consiste à faire sur tout le corps quantité de petites plaies au moyen d'instruments pointus dont on pique le corps en les enfonçant assez avant dans les chairs. On pique presque toutes les parties du corps dans un nombre infini de maladie ». On expose la façon dont doit se faire cette piqûre, sa profondeur, la qualité du métal de l'aiguille

Ce qu'il y a de plus surprenant c'est la tentative d'explication très moderne de ces piqûres qui vaut d'ailleurs tout autant pour le mécanisme d'action des vésicatoires en général. L'effet de ces piqûres serait en effet de « former plusieurs noyaux inflammatoires, de réveiller les nerfs qui se trouvent engourdis et de déterminer au moyen de cette irritation donnée à la peau les oscillations nerveuses pouvant entrainer quelquefois des dépôts critiques »

En 1785, c'est Jean-Joseph Deidié[2] qui soutient à Montpellier une seconde thèse consacré à l'acupuncture autant pour conserver la santé que pour la retrouver et il demande à la médecine française d'essayer

---

[1] Vésicatoire : friction, urtication, flagellation, ligature, sangsue, ventouse, succion, emplâtre vésicatoire, titillation à la plante des pieds, cautère.

[2] Deidie Jean-Joseph - *Dissertatio medico-chirurgicade de cucurbitulis moxa et acupunctura,* Thèse Montpellier, 1787

cette thérapeutique : « Personne n'a tenté cette opération chez nous et beaucoup la rejette comme nuisible, mais à tort, à mon avis »
Les œuvres de Vicq d'Azyr, anatomiste français (1748-1794) ne sont éditées seulement qu'en 1805, elles sont bien aptes à conclure le XVIIIe siècle[1]. Il reprend les écrits de Ten Rhyjne, Kaempfer, Dujardin et lance un appel pour que l'acupuncture soit testée sur certaines maladies, tout en restant critique : » Il est facile de juger que l'acupuncture est un procédé que l'on doit ranger parmi les moyens irritants et stimulants, qu'elle agit comme le moxa, le feu, les vésicatoires et qu'elle peut ainsi dompter les spasmes violents, mais il en est au Japon de l'acupuncture comme des remèdes fameux dans les autres pays : on en exagère beaucoup les vertus »
Malgré les remarques de Deidié et de Vicq d'Azyr, malgré la connaissance fragmentaire désordonnée mais réelle qu'eut le XVIIIe siècle de la médecine chinoise, malgré ou à cause de la controverse qui déjà s'installe, celle-ci ne fut jamais « pratiquée » par ce siècle. Tout juste, nous l'avons vu, fut utilisé certaines substances thérapeutiques de l'Asie.
Si les pouls dominent l'intérêt que portent les Occidentaux à la Médecine chinoise Antique au XVIIe et XVIIIe siècles, ce sont les aiguilles d'acupuncture, leur emploi et leur effet qui vont occuper le XIXe siècle, sans toujours pour autant porter une grande attention aux principes de base de cette tradition.
En 1813 François Albin Lepage soutient à Orléans une thèse de médecine[2]. Il écrit : « les Chinois se sont abandonnés dans l'étude de la médecine, aux rêveries de leur imagination ». Il souhaite que des médecins occidentaux puissent aller en chine et apprécier à sa juste valeur la médecine chinoise de façon à mieux distinguer ce qui peut enrichir le domaine de la médecine ou ce qu'on doit laisser au nombre des choses inutiles ou ridicules.
En 1815, Kurt Sprengel publie une « Histoire de la Médecine »[3]. Il juge, au septième chapitre de son livre, la médecine des Chinois et des Japonais comme absurde et la théorie des pouls mystique et ridicule « Ils se flattent de découvrir à l'aide des pouls, non seulement la cause mais encore le siège des maladies « . Par ailleurs : « les Chinois

---

[1] Vicq d'Azyr - *Sciences Physiologiques et Médicales,* 1805
[2] François Albin Lepage - *Recherches historiques sur la médecine des chinois,* Thèse de Médecine soutenue à la Faculté d'Orléans, 1813
[3] Kurt Sprengel- *Histoire de la Médecine*, 1815

croient avoir découvert la panacée capable de conduire à l'immortalité dans la racine du ginseng ».

De fait, l'introduction de la pratique de la Médecine Chinoise en France est à mettre au bénéfice de Louis-Joseph Berlioz (1776-1848) qui publie en 1816 un *Mémoire*[1]. Il avait commencé ses premières tentatives en 1810 (sa première observation, dont il donne un compte rendu minutieux, est manifestement celle d'une jeune patiente qui souffre d'une anorexie mentale dans une ambiance générale de type hystérique. Sa deuxième observation est celle d'une toux coqueluchoïde) et dans son mémoire il expose plusieurs observations de guérisons par les aiguilles. Il se demande si « l'acupuncture ne pourrait pas ramener à la vie des asphyxiés lorsqu'on a épuisé toutes les ressources ordinaires et que le sort de l'individu paraît désespéré. Pouquoi ne tenterait-on pas de perforer le ventricule droit et de le soumettre à l'exitation galvanique ou électrique *? »* Les expériences faites sur les animaux asphyxiés pourraient, pensait-il, résoudre cette question. Il considère que l'acupuncture agit en stimulant les nerfs ou en leur restituant un principe dont ils sont privés, par l'effet de la douleur. Il propose, sans toutefois l'expérimenter, de charger les aiguilles de fluide électrique afin de rendre leur action plus marquée.
Même si ce mémoire connut peu de succès, il n'empêche que c'est à partir de ce moment-là que l'on assiste en France à une véritable **« fureur acupuncturale »** qui allait avoir son apogée dans les années 1820 avec des prises de position passionnées et partisanes et bien sûr des détracteurs tout aussi déterminés.
Dupuytren, Professeur de Clinique Chirurgicale et Chirurgien en chef de l'Hôtel-Dieu s'écrie lors de son cours public : » On a tort de faire si peu de cas d'un moyen qui peut être d'une grande ressource dans certaines affections morbides ».
Au même moment (1814) le premier titulaire de la chaire de Sinologie[2] au Collège de France est un médecin, J.A. Rémusat (1777-1832) qui a soutenu une thèse sur la glossoscopie chinoise[3]
A la suite de Berlioz, le Docteur Haime de Tours publie dans le Journal Universel des Sciences Médicales en 1819 une notice sur l'acupuncture et des observations médicales sur ses effets thérapeutiques. Il pratique

---

1 L.V.J. Berlioz - *Mémoire sur les maladies chroniques, les évacuations sanguines et l'acupuncture,* Paris, 1816,
2 Freches J., *La Synologie*, Paris, PUF, Que sais-je ? 1975
3 J. Abel Remusat - *La médecine chinoise,* Thèse de Médecine, Paris, 1813

pour la première fois une scéance d'acupncture en présence du Docteur Bretonneau, médecin de l'Hospice général de Tours, à propos d'un cas de hoquet nerveux qui guérit presque « miraculeusement ».
Bretonneau, de son côté, veut s'assurer de l'innocuité de la perforation des principaux viscères et ce, sur les animaux, c'est ainsi qu'il perfore le cerveau, le cœur, les poumons, le foie, la rate, les intestins, l'estomac de jeunes chiens sans qu'aucun ne périsse !

La presse médicale commence à parler de cette nouvelle thérapeutique.

En 1821, l'auteur du *Dictionnaire abrégé des Sciences Médicales* écrit : « Les faits que nous possédons sur l'acupuncture sont encore trop peu nombreux pour que l'on puisse s'élever à des considérations sur la manière d'agir de ce moyen. Berlioz en a exagéré l'éfficacité mais avec Dupuytren nous pensons que l'on aurait tort de négliger cet agent thérapeutique qui paraît agir principalement sur le système nerveux contre lequel nous sommes si peu puissants ».
Toujours en 1821, Béclart, dans le » *Dictionnaire de Médecine* », exprime une opinion encore plus négative. Il considère que l'expérience l'a confirmé dans l'idée qu'il s'agissait d'un moyen curatif sans intérêt. Dans ce même dictionnaire, Guersent quelques années plus tard juge l'article de Béclart trop sévère et il cite les recherches de Jules Cloquet avec qui l'acupuncture allait atteindre son apogée et les esprits se déchaîner. Jules Cloquet, chirurgien des Hôpitaux, membre de l'Académie de Médecine, dès 1821, alors qu'il n'a que 36 ans, sur un plus vaste théâtre que Bretonneau (Hôtel-Dieu et Hôpital Saint-Louis) peut réaliser en grand et en présence de nombreux élèves une multitude d'expériences qui donnèrent au moins pendant quelques temps à l'acupuncture une vogue sans précédent.
Pelletan, en 1825, à partir des recherches anatomiques et physiologiques émet pour la premiére fois une hypothèse d'explication de l'action de l'acupuncture de type neuro-physiologique : « La douleur disparaît ou s'atténue parce que l'aiguille diminue l'innervation en arrêtant un certain nombre de courants qui la détermine. Le lieu, la profondeur et la direction de la piqûre influent considérablement sur les effets »
*En 1825,* J. Morand, élève de Cloquet soutient sa thèse « *Dissertation sur l'acupuncture et ses effets thérapeutiques* ». Pour lui, le lieu d'élection pour placer les aiguilles est celui-là même où la douleur se fait sentir le plus vivement. Il conclut que l'acupuncture a de grandes

vertus thérapeutiques, que l'on doit l'employer dans les affections rhumatismales, dans les névralgies, qu'elle réussit encore très bien dans le traitement de nombreuses phlegmasies.
Le Docteur Dantu, lui aussi élève de Cloquet, écrit en 1826, à partir des observations de son maître, un « *Traité de l'acupuncture d'après les observations de Monsieur Jules Cloquet, publiées sous ses yeux par Monsieur Dantu de Vannes* ». Tour à tour sont étudiées l'Histoire de l'acupuncture, les observations cliniques, la manière de la pratiquer et les phénomènes qui accompagnent ou suiventcette opération. Etonné de voir l'acupuncture réussir là où on ne s'y attendait pas et convaincu qu'elle est surtout le *remède* de la douleur, Dantu termine par « il est incontestable que l'acupuncture mérite un rang distingué dans la thérapeutique », d'autant qu'il a rarement vu celle-ci ne pas produire un effet quelconque, au moins momentané ».
Tous les hôpitaux parisiens se mettent à la pratique de l'acupuncture : toutes les maladies sont attaquées par ce moyen. Les revues médicales se font l'écho de nouvelles observations qui confortent les effets heureux de l'acupuncture.

Toujours en 1825, Sarlandière, docteur en médecine, publie un *mémoire sur l'acupuncture*[1]. Il crée véritablement l'électro-puncture dont Berlioz avait signalé les avantages probables. Il est aussi le premier à additionner à l'effet des aiguilles celui des moxas et le premier à piquer non pas forcémenr sur la zone douloureuse mais sur des points d'acupuncture.
Le docteur Carrero de Milan, quant à lui, recommande l'acupuncture pour rappeler à la vie les noyés. Il avait démontré, qu'après avoir noyé un grand nombre d'animaux, il suffisait pour rappeler la plupart à la vie de stimuler les fibres du cœur et du diaphragme à l'aide d'aiguilles qu'il y enfonçait. Il préconise par ailleurs la piqûre du cœur pour distinguer d'une manière sûre la mort apparente de la mort réelle.

Devant cet engouement, le monde littéraire et artistique s'intéresse à son tour à l'acupuncture, on en parle dans les magazines et certaines œuvres littéraires, au théâtre et la satire va bon train. Mais, paradoxalement les publications vont aller en se raréfiant et la pratique de l'acupuncture va peu à peu décliner. En 1834, le Journal des connaissances médico-chirurgicales écrit qu'il y a quelques temps que

[1] Sarlandieres- *Mémoire sur l'électro-acupuncture et Traité De l'acupuncture et du moxa*, Paris, 1825

les journaux de Médecine n'aient pas parler d'elle : « ce silence pourrait faire naître des doutes sur les brillants succès attribués depuis quelques années à ce genre d'opérations ».

C'est donc progressivement la régression puis l'abandon pur et simple. Et pourtant, en 1864, dans le *« Dictionnaire Encyclopédique des Sciences Médicales*[1] de A. Dechambre, est exposé de façon critique l'histoire de l'acupuncture depuis 1800. L'auteur regrette que toutes les maladies aient été attaquées par ce moyen thérapeutique sans discernement, estimant que le rejet de cette technique est directement à mettre sur le compte de cette exagération et du discrédit dans lequel est tombée l'acupuncture à partir de 1830.

Il le regrette.

Il propose un modèle d'explication neurologique et électrique de l'acupuncture. Les indications privilégiées sont bien précisées : ce sont la douleur et les spasmes fonctionnels. Le charlatanisme est déjà dénoncé ainsi que la publicité exagérée. On s'intéresse à la profondeur des punctures, à la nature du métal des aiguilles, aux aiguilles à demeure, à l'électropuncture ; on se livre même à une expérimentation animale audacieuse, qui de nos jours donnerait lieu à bien des polémiques ; on évoque aussi le mécanisme d'action neurophysiologique mais en allant trop loin, une fois de plus, dans la foi que l'on a mis dans cette thérapeutique, alors que les découvertes de Louis Pasteur en 1876 et de Claude Bernard en 1843, sont en train de faire naître d'immenses espoirs.

En 1863, est publié par le capitaine Dabry de Thiersant *« La médecine chez les chinois »*[2], préfacé par J.L. Soubeiran, professeur à l'Ecole de pharmacie de Montpellier ? Il est le premier à parler des vaisseaux et à montrer que l'acupuncture ne se réduit pas à la puncture d'un point ou d'une zone douloureuse ; il a compris pour la première fois le processus de la circulation énergétique même si pour expliquer l'action des aiguilles il émet une hypothèse de type pneumatique : *la pénétration de l'aiguille augmente l'activité et le ressort de l'air nécessaire à la fluidité des liquides ».* Ce livre capital eut peu de succès, fut peu lu et ne modifia pas le discrédit dans lequel était tombée l'acupuncture.

---

[1] A. Dechambre - *Dictionnaire encyclopédique des sciences Médicales,* Art. acupuncture et chine, 100 vol.

[2] Dabry de Thiersant - *La médecine chez les chinois,* Paris, 1863

Le 11 Janvier 1864, L.M. Michel Toye soutient sa thèse de doctorat à la Faculté de médecine de Montpellier[1]. Il conclut en disant : « Si nous jetons un regard sur les moyens de traitement usités dans le Céleste Empire, nous trouvons au lieu d'une thérapeutique rationnelle, l'empirisme le plus obstiné. Ce sont des recettes absurdes, des pratiques fondées sur l'astrologie. Il ne faut donc pas s'étonner que la science médicale soit si peu avancée chez eux et qu'elle soit restée stationnaire ».
Tout avait commencé à Montpellier avec la thèse de Bridault, avec la thèse de Toye la « messe est dite », au moins momentanément. L'acupuncture ne bénéficiait plus de l'aura des années 1820, elle était même le plus souvent détournée de ses origines avant d'être abandonnée durant presque un demi-siècle.

## II. COMMENTAIRES

Les renseignements rapportés par les voyageurs occidentaux sur la médecine de la Chine furent finalement peu nombreux et imprécis, quand on les compare aux autres domaines culturels. Dans l'index thématique de la précieuse anthologie de M. Boothroyd et de M. Detrie[2] (centaines d'ouvrages consultés la plupart aujourd'hui introuvables), la médecine occupe la plus petite place. Les voyageurs racontent soit une aventure médicale personnelle comme Mattéo Ripa[3] (traumatisme crânien par chute de cheval), où le Père Evariste Huc[4] (maladie fébrile d'allure infectieuse), et la façon dont les soignèrent les médecins chinois ; soit ce qu'ils ont vu de telle ou telle pratique médicale.
Les témoignages des Jésuites seront plus détaillés car ce sont des « voyageurs » qui ont séjourné en Chine souvent plusieurs dizaines d'années, et qui de plus, ont pu mieux accéder, lors des missions, à l'intérieur du territoire.
Des informations se recoupent : prise des pouls, traitement par la chaleur, très grande diversité des drogues chinoises à l'origine plus

[1] L.M. Michel Toye - *Notes sur l'art médico-chirurgical des chinois,* Thèse de médecine de Montpellier, 1864

[2] Boothroyd N., Detrie M- *Le voyage en Chine. Anthologie des voyageurs occidentaux du Moyen Age à la chute de l'Empire chinois.* Paris, Laffont, Bouquins, 1992

[3] Ripa Mattéo - Mémoire rédigées en1745 Vingt ans après son retour de Chine.
*Mattéo Ripa, un peintre graveur missionnaire à la cour de Chine*, Mémoires traduites et présentées par CH. Lomentale Paris, Belles Lettres, 1983

[4] Huc Évariste - *L'empire chinois,* 2v. Paris, Baume frères, 1854

surprenante l'une que l'autre ; le médecin prépare et vend lui-même ce qu'il prescrit. Pourtant c'est la disparité des témoignages qui domine. Cette disparité est explicable. Par la personnalité plus ou moins « partisane » de l'occidental. Par l'immensité du territoire chinois (ce qui se pratique dans le nord peut paraître totalement différent de ce qui se pratique dans le sud). Par la diversité des méthodes diagnostiques et thérapeutiques rencontrées : examen de la langue, examen des orifices yang et yin, et excréta (glaires, urines et sperme), palpation des pouls et de l'abdomen, utilisation de la pharmacopée, de la moxibustion, de l'acupuncture, de manœuvres manuelles et de gymnastique. Sans compter la « médecine populaire », la plus courante dans les campagnes, dont nous ne savons malheureusement pas grand-chose, les pratiques religieuses et l'utilisation taoïste de la magie et des talismans – encore présente et décrite au XXe siècle.
Quant à la doctrine énergétique de base, la « théorie médicale », patiemment élaborée, transformée et perfectionnée au cours des siècles[1], il faut reconnaître qu'à l'époque Quing (1644-1911) – celle justement de plus grand nombre de nos témoignages – malgré une prolifération des écrits médicaux (vastes encyclopédies ou courts aide-mémoires), elle régressa. Beaucoup de médecins chinois, eux-mêmes, se « contentaient alors de répéter sans toujours comprendre ».
Pour toutes ces raisons, cette médecine chinoise ne va pas être introduite en Europe d'emblée, comme un système médical cohérent. Les commentateurs, médecins ou non, ne vont en retenir que certains aspects plus techniques que théoriques, « les théories nécessitant pour être comprises des connaissances philologiques spécifiques qu'ils n'avaient pas encore »[2]. Cela les entraînera à la méprise majeure : comparer et essayer d'incorporer cette image tronquée et truquée de la médecine chinoise à la médecine occidentale de l'époque, médecine occidentale qui dès le XVIIe siècle était en train de devenir – même sans le savoir – une médecine scientifique[3]. Cette méprise initiale se continuera au XIXe siècle, où l'on essaiera par exemple, toujours dans une vision aussi réductrice, de trouver à la seule acupuncture un support

---

[1] Obringer F. - *Matériaux pour une histoire de la médecine chinoise,* In : Histoire de la Médecine. Leçons méthodologiques, p. 178-184(sous la direction de D. Gourevitch), Paris, Ellipses, 1995
Despeux C., *Histoire de la médecine chinoise*, Paris, EMC IA1, 12, 1989

[2] Guiraud G., *Histoire de l'Acupuncture en France*, conférence du CEHM à Toulouse, 13 octobre 1995.

[3] Notons que la médecine de l'Ayur-véda échappera à cette distorsion. En la comparant seulement à la « tradition » hippocratique ou persane, les occidentaux en apprécieront beaucoup plus tôt les richesses et les complexités
Meyer F., *Orient-Occident : un dialogue singulier*, Autrement, 85, décembre 1986, p.124-133

neurophysiologique de remplacement, bien sûr sans rapport avec la Chine.
Elle s'amplifiera et se compliquera au XXe siècle avec l'image sciemment déformée de leur médecine que les chinois enverront à l'occident : ce sera la sinistre comédie, sur fond de révolution culturelle des « médecins aux pieds nus » et de « l'anesthésie sous acupuncture » qui abusa tant de médecins et d'intellectuels occidentaux.
Aujourd'hui enfin, se dessine en occident une histoire véritablement scientifique de la médecine chinoise, basée sur les découvertes archéologiques, le dépouillement de textes anciens retrouvés, et leurs traductions réalisées par des sinologues autorisés (voir note1, p.408) Elle révèle une « tradition » tout à fait remarquable et originale, replacée dans son espace et sa durée propre : la Chine à travers la longue série de ses dynasties, des « Royaumes combattants », à celle des Ming. Une tradition qui parle « d'elle-même », comme un céladon Song ou un poème Tang.

Dans cette rencontre de la médecine chinoise par l'Occident, le conseil de Rudolph Wittkover[1] à propos de l'Art ne fut pas retenu : « … Il serait dangereux de négliger les différences d'interprétation données par l'Est et l'Ouest à des thèmes similaires ou d'ignorer la spécificité des traditions nourrissant des approches formelles comparables ». A travers plus de quatre siècles – « de la sinophilie à la sinophobie »[2] la plus exacerbée – il n'y eut que peu de mesure mais beaucoup de malentendus.

1 Wittkower R. - Orient et occident. Le problème des échanges culturels In : *L'orient fabuleux*, Paris, Thames and Hudson, 1991 (pour la traduction française)
2 Etiemble - *L'Europe chinoise*, Paris, Gallimard, 1988, T.1, 1989, T.2

# CHAPITRE 22

# HISTOIRE DE LA PELLAGRE : UNE MALADIE GEOGRAPHIQUE ?

*La géographie tire l'homme de la sphère étroite qui l'environne pour le placer sur la cime du monde entier, dont elle le constitue citoyen.*
Gilbert Romme (1775)

## 1ERE PARTIE : L'EUROPE

### *La Pellagre en Espagne*

La première observation de pellagre est due à don Gaspar Casal (1679-1759), médecin à Oviedo, puis "protomédecin" de Castille et attaché à la personne du roi Philippe V, *"l'Hippocrate des Asturies"*. La date exacte de cette observation est le 26 mai 1735.
Les œuvres de Casal[1] n'ayant été éditées que plus tard en 1762, partie en espagnol, partie en latin, l'écrit le plus ancien sur la pellagre, est la notice d'un français, Thierry, docteur régent de la Faculté de Paris qui, ayant accompagné à la cour de Madrid l'ambassadeur de Louis XV, avait connu Casal et lui avait emprunté, comme il le reconnaît d'ailleurs, l'extrait publié en 1755 par le "Journal de Vandermonde".La maladie, qui sévissait à l'état endémique, principalement dans le district d'Oviedo, avait déjà un nom vulgaire : elle s'appelait "le mal de la rosa", à cause de l'aspect de la peau des mains et des poignets, après que l'érythème spécial y a passé. C'est sous ce titre que Casal décrit cette « espèce de lèpre très singulière » tout en prenant bien soin de la distinguer formellement de tout ce qu'il avait constaté jusque-là y compris la lèpre
Au XIXe siècle, la maladie, sous d'autres noms (flema salada, mal del higado, mal del monte) sévissait endémique dans les Asturies, le bas Aragon, dans les provinces de Guadalajara, de Burgos, en Navarre, le long des rivières Douro et Tormès, dans les provinces de Zamora, de

[1] Notons aussi que Casal fut le premier à publier une "topographie médicale" de l'Espagne du Nord.

Galicia, en moindre proportion dans celles de Madrid et de Tolède. Donc dans une grande partie du pays.

*La Pellagre en Italie*

C'est un peu plus tard que surgit en Italie la pellagre (1750) dans les provinces de la Lombardie, de Brescia, de Bergame et de Milan. Le premier historien italien de la pellagre est Frapolli (1771), médecin de l'hôpital Majeur de Milan[1]. D'autres suivirent. La maladie s'appelait pellagre en Lombardie et scorbuto alpino dans le Frioul. En 1784, devant l'intensité de la maladie et sur l'ordre de l'empereur Joseph II, le grand conseil du duché de Milan élevait pour 60 pellagreux, un petit hôpital à Legnano où Gaetano Strambio allait recueillir ses immortelles observations, qui sont restées le fondement de toute la clinique de la pellagre[2]. Au XIXe siècle, la maladie se développe dans le Milanais, mais aussi au Piémont en Vénétie (en 1856, cette province comptait plus de 10.000 pellagreux et plus de 1.000 décès par an), dans le Bolonais, en Toscane, puis Pérouse, jusque dans la campagne de Rome. La région de Naples semblait épargnée[3].

Brièrre de Boismont conte la misérable condition des pellagreux de Lombardie en 1834[4] :« ...L'Italie septentrionale, *écrit-il,* est périodiquement ravagée par une maladie cruelle à laquelle son symptôme apparent a fait donner le nom de pellagre (pellis, peau.). Chaque année, des milliers de laboureurs sont en proie à ce fléau destructeur. Des générations entières sont vouées à la phtisie, à la dysenterie, à la folie : tels sont en dernière analyse les résultats inévitables de cette cruelle affection. L'espèce d'aliénation mentale qu'on observe le plus fréquemment dans la pellagre est la monomanie religieuse. Cette variété de la folie n'a rien de surprenant, la religion faisant la base de l'éducation des Italiens qui la sucent pour ainsi dire avec leur lait. Cette folie se traduit alors par un complexe aigu de culpabilité, le dégoût de la vie, la crainte de la colère divine «.
Plus tard, Lombroso (célèbre psychiatre et médecin légiste italien qui s'était intéressé à l'étiologie de la maladie à partir de 1870) dresse un

---

[1] Frapolli (Francesco), *Animadversiones in morbum vulgo pelagram*, Mediolani, 1771.
[2] Strambio (Gaetano*), De pellagra observationes*, 1786, 1787,1789, Mediolani
[3] Messedaglia L., Mais e pellagra. Un drama di vita rural. *Il mais e la vita rural italiana*, Saggio di storia agraria con 30 figures, Piacenza, 1927
[4] Brierre de Boismont, *De la pellagre et de la folie pellagreuse*, Paris, 1834.

tableau tout aussi saisissant et terrible des pellagreux d'Italie :[1] « ... *Si* vous avez traversé les collines de la Brianza (de Corne) et du Cavanèse (de Turin), vous y aurez sans doute rencontré de malheureux simulacres d'hommes, maigres, l'œil immobile et vitreux, la face jaune, blêmes, les bras sillonnés et tourmentés comme par une brûlure ou une large plaie. Vous les voyez s'avancer, branlant la tête et chancelant comme des gens ivres ou bien poussés comme par une force invisible, tomber d'un côté, se relever et courir en ligne droite comme un chien courant après sa proie, et retomber encore en faisant entendre un rire disloqué ou un sanglot pareil à celui d'un enfant ».

*LA PELLAGRE EN FRANCE*

Le docteur Hameau, médecin à la Teste-de-Buch (près d'Arcachon), observait aux environs de cette localité, depuis 1818, une maladie à retours annuels et à exacerbations vernales qui le détermina à présenter le 4 mai 1829, à la Société de Médecine de Bordeaux, une note sur « une maladie peu connue observée dans les environs de la Teste ». Dans le *"Journal de médecine pratique"* de Bordeaux, qui reproduisit la note, le secrétaire de la Société, Dupuch-Lapointe, émettait à la suite l'idée que cette maladie nouvelle pourrait avoir quelque analogie voire identité avec la pellagre des Italiens. Des médecins qui retrouvaient la maladie plus étendue dans le pays, firent substituer au titre de maladie de la Teste celui de "pellagre des Landes ». En 1843, le rapport à l'Académie de Médecine du docteur Léon Marchand, chargé depuis 1836 d'une mission officielle, proclama la réalité et l'extension assez inattendue du fléau dans les départements de la Gironde et des Landes[2]. Un roman français, succès en son temps, *Maître Pierre* d'Edmond About[3], décrit le caractère atroce de la maladie :
« ... Voilà que la pellagre nous prit tous les trois en même temps. Monsieur ne sait peut-être pas ce que c'est que la pellagre ? En tout cas, il est aussi savant que les médecins. C'est une maladie qui vient d'on ne sait où mais lorsqu'elle s'en ira d'ici, personne ne demandera de ses nouvelles. En attendant, on estime qu'il y a trois mille pellagreux dans

[1] Lombroso Cesare. Ànatomia patologica della pellagra, 1870.

[2] Traimond B., L'irruption d'ne maladie, la Pellagre dans les Landes de Gascogne au XIXe siècle, *Ethonologie française*, XXII, 1992, *Corps, maladie et société*, p.44-45
Cuzacq R., Origine de la culture du maïs en Gascogne, *Bulletin de la société Archéologique* du Gers, LIII année, 1er trimestre, p.79-97 ; 2ème trimestre, P.246-260, Auch, 1952
Heuze G., *La France Agricole, Région du Sud-Ouest ou région du maïs*, Paris, Hachette, 1868

[3] Edmond About, *Maître Pierre*, Paris, Hachette, 1858.

les Landes. Les uns disent : c'est l'air ; les autres : c'est l'eau ; les autres : c'est la nourriture. On accuse le millet, le seigle, le blé de Turquie (maïs) ; on s'en prend aux sardines et aux anguilles salées. Toujours que c'est une maladie qui n'attaque pas les riches. Elle commence dans l'estomac, mais elle arrive aussitôt à la surface, comme une mauvaise herbe qui va fleurir.
Partout. Elle a bientôt raison d'une jolie fille et elle la change si bien que les amoureux se sauvent en la voyant. La peau noircit, bourgeonne, se plaque et s'enfarine. Quand les cheveux sont pris, c'est bien une autre affaire. Vous voyez que les miens ne sont pas mal aujourd'hui ; en ce temps-là, vous ne les auriez pas touchés. Ma mère dépérit si vite qu'on aurait vu une chandelle à travers son corps ».

En 1844, la pellagre était accusée dans un second foyer français, non loin du premier, dans les campagnes du Lauragais par les docteurs Roussilhe (de Castelnaudary) et Calés (de Villefranche). Enfin, les départements des Hautes et des Basses Pyrénées, cantons de Cauterets, de Claracq, d'Arudy, de Pau plus tard (1855-1857), Bagnères, Labassère, Ibos constituèrent un troisième foyer.

**Comment se présentait la maladie pour les médecins de la fin du XIX^e^ siècle ?[1]**

La description clinique et le pronostic

La maladie apyrétique se manifeste surtout au printemps par des érythèmes prurigineux sur la face, le cou, les mains ; les plaques érythémateuses se recouvrent de bulles qui se dessèchent, puis la peau se desquame, à la longue elle deviendra noirâtre. C'est le « stade cutané ». La maladie s'amende en hiver, pour reprendre au printemps suivant. Il en est ainsi pendant plusieurs années (trois à quinze ans) au bout desquelles les vomissements sont continuels, la diarrhée opiniâtre, la langue desquamée. C'est le « stade muqueux ou digestif ». Apparaissent alors (ou s'accentuent) des « accidents nerveux » : convulsions toniques ou cloniques et des paralysies, « troisième stade » qui se terminera par la "folie pellagreuse" (stupidité, mélancolie ou délire), enfin la mort par cachexie ou suicide (fréquent).

[1] Dechambre, *Dictionnaire Encyclopédique des Sciences Médicales*, T. 22, deuxième série, art. « Pellagre », Paris, Mâcon, 1885

Dans sa célèbre "Monographie des dermatoses"[1] le Baron Alibert, médecin en chef de l'hôpital Saint-Louis à Paris, recense notre pellagre sous le nom "d'érythème endémique" dans sa classification des érythèmes (Erythema). Après sa description dermatologique, il ajoute : « ...L'érythème dont nous parlons est surtout caractérisé par des accidents nerveux : les malades sont assaillis par des syncopes, par des crampes, par le spasme des muscles de la mâchoire inférieure. On a surtout fait mention d'un mouvement convulsif qui entraîne les pellagreux et les porte à marcher en avant avec précipitation et en ligne droite, sans qu'ils puissent s'arrêter au gré de leur volonté ni se tourner d'un côté ou de l'autre. Ils tâchent alors de s'appuyer sur les murs ou contre les arbres qui sont sur leur passage. Certains d'entre eux restent dans une constante immobilité ; on en remarque d'autres qui sont sujets à des tremblements continuels de tous les membres. Il n'est pas rare de voir l'érythème pellagreux suivi d'un délire chronique, soit même de la plus sombre mélancolie. Il est des malades qui finissent par se donner la mort ; il y en eut un qui se coupa la gorge dans la commune de Piossasco. On a consigné dans quelques journaux scientifiques, l'histoire d'un fanatique, nommé Mattéo Lovât, né dans les montagnes de l'état de Venise, qui fit de funestes tentatives pour clouer l'une de ses mains à une croix qu'il avait fabriquée, et se donner le supplice du Christ. Ajoutons que beaucoup de pellagreux dont la raison est égarée, cherchent à se précipiter dans les rivières. Strambio a désigné sous le nom d'hydromanie ce penchant funeste » Donc troubles neurologiques et psychiatriques remarquablement consignés en 1832 et loin des zones sensibles.
On voit donc : au début, maladie dermatologique mais très vite maladie générale au pronostic vital.

L'étiologie
Dans les trois pays concernés, les médecins firent assez rapidement le lien entre pellagre et consommation de maïs. Et ils établirent dès 1850, trois postulats remarquables :
-Partout où l'on observe aujourd'hui la pellagre, la maladie a suivi l'introduction du maïs et la généralisation de sa culture
-La pellagre ne règne endémique que sur des points où le maïs constitue l'alimentation populaire (comprenez des pauvres).
-Le changement de nourriture, soit chez les individus, soit dans les

---

[1] *Jean-Louis Alibert Monographie des dermatoses, Daynac, 1834*

groupes, amène constamment une diminution ou une disparition complète de la pellagre.
On était bien près de la vérité !

Mais hélas, à partir de là, on prit un mauvais chemin en considérant que ce n'était pas tout le maïs, mais un certain maïs dont l'usage était pernicieux... et les médecins et les chercheurs essayèrent de montrer dans quelles conditions ce maïs devenait malsain. Mauvaises conditions climatiques ? Terres de culture ? Humidité, lors de la conservation ? En pensant à la forme convulsive de l'ergotisme gangréneux, on pensa à une intoxication produite par le "verdet", champignon qui se développe sur le maïs altéré. Et comme on constatait aussi l'extrême misère et les conditions sanitaires détestables de ces paysans qui se trouvaient dans l'incapacité totale de s'offrir une autre nourriture que ce maïs « de mauvaise qualité »[1], on en resta là. Dans quelques cas, les médecins prescrivirent un traitement symptomatique, comme un remède à base de grains ferrugineux, d'amers et de quinquina, voire de l'eau de goudron, une potion inventée en 1745 par l'évêque irlandais Georges Berkeley, que l'on recommandait pour lutter entre autres contre la phtisie, le scorbut et toutes les maladies de la peau. Lombroso prescrivait lui l'arsenic et le chlorure de sodium, l'opium dans la pellagre avec panaphobie ou stupeur. D'autres procédés plus curieux furent appliqués. Dans son rapport présenté à l'Académie des Sciences, Inscriptions et belles-lettres de Toulouse, en 1864[2], le docteur Duclaux-Martini J.B., médecin des épidémies de Villefranche, détaille neuf observations de pellagre dont il a traité avec succès six d'entre elles, *par,* je cite, « Les cautères successivement appliquées sur toute la longueur de la colonne vertébrale ».

## 2EME PARTIE : PARENTHESE SUR LE MAÏS

Le maïs est une plante de la famille des graminées. Il est originaire d'Amérique centrale[3].
Les paléo-botanistes ont trouvé des graines de maïs datées de 8000 ans avant notre ère (début du néolithique). Après avoir brûlé les arbustes, les souches et les mauvaises herbes d'un nouvel espace à cultiver,

---

1 Lorsqu'il y en avait, le blé était le plus souvent réservé au grand commerce.
2 Académie des Sciences, Inscriptions et belles-lettres de Toulouse, Manuscrit 800.40(1)
3 Carraretto M., *Histoire de Maïs : d'une divinité amérindienne à ces avatars transgéniques*, Paris, éd. du CHTS, 2005

chacun organisait son champ en petits monticules qu'il ensemençait, en prenant soin de déposer dans les trous des grains de maïs mélangés à des grains de haricots et de courges. Les larges feuilles du maïs protégeaient du soleil les haricots qui en profitaient pour grimper en s'enroulant le long de ses tiges tandis que les courges en rampant sur le sol entre le maïs et les haricots, empêchaient la pousse des mauvaises herbes. Les grains une fois mûrs, on récoltait soit les plantes entières comme dans les Andes (les tiges et feuilles étaient servies comme fourrage aux alpagas et aux lamas), parfois les épis seuls comme au Mexique, serrés dans des paniers et entassés au centre du village. Les feuilles qui entouraient l'épi enveloppaient le tabac et servaient à confectionner les cigarettes.

Le maïs occupait dans le menu de chacun, riche ou pauvre, une place prépondérante : en galettes, chaudes ou froides (les célèbres "tortillas") seules ou accompagnées d'une sauce, en bouillies ("l'atolli" des Aztèques), mélangé à du miel ou du cacao. Bien sûr, il n'était pas la seule plante nourricière. Aux haricots et aux courges venaient s'ajouter des tomates, des piments, des fèves et une infinie variété de légumes et de fruits. Cette alimentation s'accompagnait occasionnellement de viandes animales. Dans les Andes, on mangeait la chair séchée du lama, au Mexique le dindon et une variété de chien que l'on engraissait. En outre, les hommes étaient habitués à pratiquer de petites chasses : rongeurs, reptiles, batraciens, insectes et larves pouvaient entrer dans le menu quotidien, ainsi que des pêches dans les rivières ou les lacs (Mexico). En-dehors de sa valeur nutritionnelle, le maïs constitue pour le paysan mexicain une référence culturelle fondamentale : dans la mythologie maya, les dieux créèrent l'homme à partir d'un épi de maïs. D'autres matières comme l'argile et le bois s'étant révélées stériles, seul l'homme de maïs survécut pour vénérer la plante dont il tirait son origine et qui, en même temps, assurait son alimentation quotidienne.[1]

Chez les Mayas, Kan est le dieu du maïs, représenté une bourse de semences à la main et dont la tête est déformée en épis. Chez les Aztèques, Tlaloc incarne le dieu de la pluie et des activités agricoles, associé à de multiples divinités terrestres proches de la terre mère, il fait

1 « Le premier homme était fait d'argile, il fut détruit par une inondation. Le deuxième homme, de bois, fut dispersé par une grande pluie. Seul le troisième homme a survécu. Il était fait de maïs », *Popol Vuh, Grand Livre des Mayas.*

Pour diagnostiquer la cause du mal, les médecins aztèques se servaient de la divination. Le médecin prenait une poignée de maïs, du plus gros qu'il pouvait y avoir, jetait ces grains comme des dés et si ceux-ci restaient dressés, la mort était inéluctable.

Geronimo de Mendieta, *Histoire ecclésiastique indienne*, Mexico, 1971, en espagnol.

jaillir le maïs du sol.

La divinisation du maïs a traversé les siècles[1]. Aujourd'hui encore, le paysan mexicain répugne à vendre sa récolte, car ce serait un peu comme vendre sa propre chair. Aussi ne le cultive-t-il que pour sa consommation personnelle.

On s'est demandé longtemps pourquoi les Mayas qui consommaient énormément de maïs furent toujours indemnes de pellagre. Pour deux raisons, de découverte récente (fin du XXe siècle) :

-Parce qu'ils savaient, nous l'avons vu, "compléter" leur nourriture et l'enrichir en protides ;

-Parce que le maïs faisait et fait chez eux l'objet d'une technologie remarquable : parfois consommé grillé, sous forme d'épis ou de grains, il est le plus souvent débarrassé de son enveloppe par trempage dans une eau enrichie en chaux (souvent à partir de cendres du foyer) avant d'être réduit en farine (le "kuum" des Mayas, le "mote" des Incas) ou consommé en grains (mixtamal). Ce procédé enrichit le maïs en calcium et favorise la libération par hydrolyse alcaline et l'assimilation de la niacine, vitamine PP par la muqueuse digestive, diminuant ainsi le risque de pellagre

Exemple de l'importance ethnologique des coutumes culinaires.

Le maïs fut importé en Espagne en 1520 et de là, dans toute l'Europe, réussissant particulièrement en Vénétie, en Grèce, en Roumanie et en Hongrie. On le trouve mentionné dans les Herbiers[2] à partir du XVIe siècle, mais sous des noms différents, principalement reliés à sa forme (comparaison avec d'autres céréales connues, blé ou millet par exemple) et surtout au pays de son origine présumée.

Trois noms prédominent :

- Maïzium (le Mahiz américain)
- Frumentum indicum (le blé d'Inde)
- Frumentum turcicum (le blé de Turquie)

Cette dernière appellation sera maintenue jusqu'au XVIIIe siècle[3]. Bien

---

[1] Hommes de Maïs, hommes de chair, *Le Courrier de l'Unesco, Le Sel de la Terre, Alimentation et culture,* mai 1997

[2]- celui de Jean Ruel, 1536
-celui de Léonhart Fuchs, 1542
-Théâtre d'agriculture d'Olivier de Serres, 1600.

[3] Au début du siècle, dans le *"Dictionnaire Œconomique"* de Noël Chomel, Lyon, 1709, qui fait figurer le "blé de Turquie" au menu de bouillons et potages destinés aux pauvres, comme à la fin, dans le traité d'Antoine Parmentier, *"Le maïs ou blé de Turquie",* Bordeaux, 1785, ou le " *Cours complet*

que l'origine américaine soit connue, on avance la théorie selon laquelle le maïs aurait été directement apporté d'Amérique en Orient pour revenir ensuite en Europe...

## 3EME PARTIE : LES ETATS-UNIS D'AMERIQUE

Dans les années qui précédèrent la première guerre mondiale, un fléau ravagea le Sud-Est des États-Unis, particulièrement les états de Louisiane, Mississipi, Alabama, Géorgie, Caroline du Sud, Tennessee-Memphis dont les terres étaient affectées en priorité à la culture intensive du coton[1] au détriment des cultures potagères et de l'élevage traditionnel[2].

Des centaines de milliers d'habitants en furent atteints (pauvres métayers ou ouvriers de filatures noirs ou blancs), près de 40 % en moururent. Bon nombre de ceux qui en réchappèrent furent internés dans les institutions psychiatriques pour des troubles allant des hallucinations à l'obnubilation. Bien plus, la maladie tirait son caractère dégradant de la connotation sociale qui s'y attachait. Bien des victimes et leurs familles étaient chassées de leur toit, de leur école.

Certains hôpitaux, même, fermaient leur porte à la vue des stigmates pellagreux. La pellagre était donc entourée d'une mythologie à l'égal de la lèpre, et nourrissait tout autant de phobies.

Comme en Europe, on ne savait ni traiter, ni prévenir cette maladie et toutes les hypothèses étiologiques les moins fondées fleurissaient.

On pensa un moment au maïs : mais pour quelles raisons le maïs serait-il toxique ? On incrimina le "verdirame" parasite du maïs altéré, ou la "pellagrazéine" due à la putréfaction d'un maïs mal conservé. Raubischeck prétendit avoir trouvé une substance photo-sensibilisatrice révélée à la lumière solaire. D'autres étiologies furent proposées : Petrov pensa à un manque de phosphore. Sambon pensa qu'il s'agissait d'une maladie parasitaire due à un protozoaire (1910). Tizzoni, la même année, "trouva" ! le microbe de la pellagre qu'il appela le "Streptobacillus pellagrae" (n'oublions pas que le monde médical, au début du XXe siècle, s'enflammait pour les progrès des bactériologistes ; la syphilis, le choléra, la diphtérie, la typhoïde, le tétanos et la peste bubonique venaient d'être rattachés à leur cause microbienne).

---

*d'agriculture*" de l'abbé Rozier, à l'article "Maïs", Tome sixième, Paris, 1786.

1 Les limites géographiques de la maladie coïncidaient avec celles de la culture du coton.

2 Les habitants pauvres étant alors obligés de se rabattre sur le maïs pour se nourrir

C'est alors que l'Américain, Joseph Goldberger va faire les travaux fondamentaux permettant d'asseoir l'hypothèse d'une maladie de carence[1].
Il est interne à l'hôpital Bellevue à New-York en 1895. Il y fait des travaux d'épidémiologie, notamment sur la fièvre jaune. Au moment de la guerre hispano- américaine, il intègre les rangs du Service National de Santé, qu'il ne quittera jamais.
C'est vers 1914 qu'il commença à s'intéresser à la pellagre. De nombreux cas sont signalés dans les asiles d'aliénés, les sanatoriums et les prisons américaines.
Un fait intrigue Goldberger : dans ces établissements, ni les infirmières, ni le personnel ne sont atteints. Pourquoi ? Une enquête lui révèle que l'alimentation des malades est plus monotone, moins variée que celle du personnel : uniquement semoule de maïs, sirop de canne, mélasse, porc salé, soupe grasse et biscuits ; personnel qui avait toutes facilités pour supplémenter son alimentation en lait et en légumes frais en-dehors de l'institution. L'hypothèse d'une maladie nutritionnelle prend corps. Goldberger et son équipe décident alors de tenter une expérimentation dans deux orphelinats de Jackson (Mississipi). En 1914, il y a 79 cas de pellagre dans l'un de ces établissements et 130 dans l'autre. L'alimentation des enfants est là aussi très monotone : maïs et céréales en forment la base. Avec un régime alimentaire amélioré comportant du lait, du beurre, de la viande, la maladie régresse très vite et près d'un an plus tard, en 1915, ces deux établissements en sont complètement indemnes, malgré l'épidémie printanière de pellagre habituelle qui frappa tous les états du Sud. Ces résultats auraient dû convaincre même les plus sceptiques. Il n'en fut rien. En septembre 1916, les subventions du gouvernement fédéral prirent fin et l'un des orphelinats supprima les suppléments de lait et de viande. Le printemps suivant, 40 % des enfants furent touchés par la pellagre.
Goldberger ne se découragea pas. C'était un fanatique de l'expérimentation. Il tenta alors à l'inverse de démontrer qu'il était possible d'induire la pellagre chez des sujets sains, en les soumettant au régime porc séché - farine - mélasse. Pour cela, il transforma la ferme d'un pénitencier du Mississipi en laboratoire de campagne. A douze volontaires de race blanche, en bonne santé, (condamnés à perpétuité pour meurtre et avec promesse d'amnistie à la fin de l'expérience), il donna un régime d'environ 3000 calories par jour composé de maïs

[1] Bendiner E., Un combat sans répit contre la pellagre, *La Médecine Patricienne*, N° de mars 1979

dégermé, de farine de blé blutée, de riz poli et de gruau d'avoine, cela agrémenté de bouillon, de chou, de graisse de porc, de sel et de café. Les premiers symptômes apparurent deux semaines après l'introduction du régime et au bout de deux mois, tous les hommes avaient une pellagre complète.

Cette expérience, qui démontrait spectaculairement les liens entre la nutrition et la pellagre, ne recueillit que scepticisme et réprobation de la part du monde médical : pure coïncidence pour les uns, torture inadmissible pour les autres. Certains accusèrent même Goldberger de futilité car il préconisait un traitement impossible : demander à un homme pauvre de nourrir sa famille de lait et de viande !

La pellagre avait régressé au cours de la guerre, car la prospérité des temps de guerre avait gagné les ouvriers des filatures et les métayers et leur avait autorisé le luxe de s'écarter parfois de leur régime habituel ; certains pensèrent que la maladie était vaincue. Mais en 1920, le boom de la guerre s'épuisa et le cours du coton s'effondra, réduisant de moitié les revenus des uns et les salaires des autres. Comme l'avait prédit Goldberger, il y eut une nouvelle flambée de pellagre.

Dès cette époque et jusqu'à sa mort par un cancer, survenue le 17 janvier 1929, Goldberger essaya de découvrir le mécanisme de la maladie, c'est-à-dire de trouver dans l'alimentation le facteur préventif de la maladie, qu'il appela P.P. : « Pellagra-preventing ». Il suspecta très tôt une carence alimentaire en acides aminés, ayant obtenu quelques guérisons remarquables chez des pellagreux avec le tryptophane. Il réalisa aussi des expériences sur un modèle animal précieux, la "langue noire" (black tongue) du chien, analogue canin de la pellagre. Il découvrit que les régimes qui guérissaient les chiens de la langue noire étaient capables de prévenir ou de guérir la pellagre chez l'homme et réciproquement. Sur le plan scientifique, son but était de caractériser précisément le facteur PP, mais sur le plan pratique, son objectif était de découvrir un aliment riche en vitamines PP qui soit facilement à la portée des pauvres et s'intègre dans les traditions alimentaires. Ce n'est qu'en 1937 (C.A. Elvehjem) que le facteur PP fut identifié, précisément là où Goldberger l'avait recherché des années auparavant, parmi les acides aminés, dans les variantes de la vitamine B : l'acide nicotinique, connu actuellement comme un constituant des nucléotides pyrimidiques, et provenant de l'une des options métaboliques du tryptophane.

Ainsi, la pellagre nous paraît bien être une *"maladie géographique"*, pour répondre à la question de notre titre :
Géographie médicale qui nous a promené à travers les continents européen et américain, du XVIII$^{e}$ siècle à la première moitié du XX$^{e}$ siècle, à la recherche de l'origine de la maladie ;
Géographie liée à la culture d'une des grandes céréales de l'humanité ; le maïs, de son pays d'origine à son expansion dans le monde ;
Géographie enfin "économique" puisque la pellagre, maladie de carence par excellence (comme le scorbut ou le béribéri en Asie) est indissolublement liée à la misère, à ce dernier état avant la famine, à la source de tant de maladies, qui est celui, malheureusement encore aujourd'hui, d'une grande partie de la population de la planète.

La disparition de la pellagre dans le Sud des États-Unis ne doit pas seulement à Goldberger et à certains de ses successeurs éclairés, c'est aussi le fruit d'une série de mesure
-Le New-Deal qui réinstalla les fermiers locataires ;
-Le Génie Civil qui redonna aux terres leur fertilité perdue
-L'électrification des campagnes qui permirent le stockage réfrigéré à distance, assurant des apports alimentaires variés à moindre prix ;
-Les programmes d'éducation concernant la culture et la mise en conserve des aliments
-La fin de la monoculture reine du coton, responsable de malnutrition chronique, principale cause de la pellagre.

Comme il y a 2400 ans, avec Hérodote ou Hippocrate, géographie, histoire et médecine sont étroitement liées.

# CHAPITRE 23

# REGARD MEDICAL SUR QUELQUES GRANDES EXPLORATIONS DE L'AFRIQUE

*L'Afrique ! L'Afrique équatoriale,*
*L'Afrique des traitants et des esclaves*
Jules Verne
*Un capitaine de quinze ans*

La plupart des explorateurs ont laissé une trace écrite de leurs voyages : récit, journal, lettres ; outre les cinq cités ici et parmi les plus connus, nous avons les relations de voyage du Major Denham, du Docteur Oudney, du Capitaine Clapperton, des frères Lander, de Raffenel, de Richardson, de Henri Barth ou celle du voyage de John Honning Speke aux sources du Nil. Toutes sont des documents précieux car elles décrivent la géographie, le climat, la faune, la flore, des régions traversées ainsi que l'habitation, les moeurs et les coutumes des populations rencontrées. Témoignage irremplaçable d'un passé proche et pourtant à jamais différent. Description aussi des maladies sévissant à l'encontre des voyageurs comme des autochtones. Pour employer les termes du XIXème siècle, deux endémies se disputent la suprématie : la dysenterie et la fièvre paludéenne. Stanley décrit également la maladie du sommeil. Caillé le scorbut. Beaucoup d'affections cutanées : éléphantiasis, lèpre, pians, ulcères. Quelques affections ophtalmologiques avec bien sûr le trachome. Outre la quinine, ils signalent tous des thérapies traditionnelles des diverses tribus qui les reçoivent et quelquefois les sauvent.
Par contre, ils ne parlent guère des souffrances (ou les minimisent) des fatigues endurées au cours de leurs explorations.
Or, les caravanes et leur chef sont décimés par le climat, les accidents, les attaques des fauves et des indigènes, les carences et les maladies.
La plupart des explorateurs européens de l'Afrique mourront prématurément soit au cours d'une mission soit à leur retour d'épuisement ou de maladie.

## MUNGO PARK (1771 - 1806)

Médecin et explorateur écossais, élève d'un chirurgien, il termine ses études médicales à Édimbourg. La compagnie des Indes l'engage et l'envoie en Océanie comme aide-chirurgien.
A son retour et lors de sa présentation devant la société linnéenne d'une communication scientifique sur les poissons de Sumatra, il est remarqué par les examinateurs de la « Société Africaine », qui, en 1793, cherchait quelqu'un pour explorer le cours du Niger. Le 21 Juin 1795, il s'embarque à destination de la côte occidentale de l'Afrique. Le 22 Août 1795, il pénètre en Gambie puis il remonte le fleuve Niger de Ségou à Silla, premier européen à le faire.
Malgré sa santé très affectée, il réussit, par Bamako, à regagner Pisania sur la Gambie en Juin 1797. Le jour de Noël 1797, Londres l'accueille dans un enthousiasme délirant.
Il se retire en Ecosse et rédige sa relation de voyage qu'il publie en 1799. Il pratique la médecine à Foulshied, son pays natal et se marie.
Mais en 1803, il est à nouveau sollicité par le Ministre des colonies à Londres pour une expédition sur le Niger. Il s'embarque le 31 Janvier 1805 avec son beau-frère et un ami de ce dernier.
Bien que mieux organisée, cette deuxième expédition fut encore plus pénible que la première.
En Août, il touche la rive du Niger ; il n'a plus avec lui que trois compagnons et six soldats. Tous les autres sont morts victimes de la fièvre ou de la dysenterie.
Ils construisent un schooner pour descendre le Niger jusqu'à son embouchure. A partir de là, on perd sa trace. Il serait mort dans les rapides de Boussa noyé ou massacré par les indigènes

## VOYAGE DANS L'INTERIEUR DE L'AFRIQUE[1]

Chapitre XIX :
« ... Depuis le commencement de la saison pluvieuse, ma santé avait toujours été en déclinant. J'avais senti souvent de légers accès de fièvre, et depuis que j'avais quitté Bamako ces symptômes avaient beaucoup augmenté. Lorsque je fus assis, comme je viens de le dire, la fièvre revint avec violence ; j'en fus d'autant plus effrayé que je n'avais à ma

[1] Mungo Park, *Voyage dans l'intérieur de l'Afrique fait en 1795-1796 et 1797*, F.M. La Découverte
Boyle J.C., *Water Music*, Paris, Phoebus, 1988

portée aucun remède pour en arrêter les progrès, et que je ne pouvais me flatter d'obtenir les soins ni les secours qu'exigeait ma position.
Je restai à Wonda neuf jours, pendant chacun desquels j'éprouvai régulièrement le retour de la fièvre. N'ignorant pas combien je devais être à charge de mon hôte, dans un moment de si grande disette, je faisais tout mon possible pour lui cacher mon état, et quelquefois je restais toute la journée, couché hors de sa vue dans un champ de maïs. Cependant, je reconnus qu'il s'était aperçu de ma situation ; et un matin, pendant que je faisais semblant de dormir au coin du feu, il observa à sa femme que j'allais devenir pour eux un hôte fort incommode, car ils seraient obligés, dans l'état de maladie où j'étais, de me garder jusqu'à ce que je me guérisse ou que je mourusse. »

Chapitre XXI :
« ... Quoique la longévité soit rare parmi les noirs, il ne m'a point paru que les maladies y fussent communes. Leurs aliments simples, leur vie active les préservent de plusieurs maux qui font le tourment d'une vie oisive et voluptueuse. Les fièvres et les flux de ventre sont leurs indispositions les plus communes et les plus dangereuses. Pour y remédier, ils emploient en général les saphis qu'ils appliquent à différentes parties du corps, et ils pratiquent beaucoup d'autres cérémonies superstitieuses, dont quelques-unes sont assez bien imaginées pour inspirer au malade l'espoir de son rétablissement et détourner son esprit de l'idée du danger.
Mais j'ai quelquefois remarqué chez eux un genre de traitement plus systématique. Au premier accès de fièvre, lorsque le malade se plaint de froid, on le place souvent dans une espèce de bain de vapeur, ce que l'on exécute en étendant sur des cendres chaudes des branches de *nauclea orientalis*, sur lesquelles on couche le malade enveloppé dans un grand drap de coton ; on arrose alors les branches de gouttes d'eau, qui, parvenant entre les interstices des cendres chaudes, couvrent bientôt le patient d'un nuage de vapeurs ; on le laisse en cet état jusqu'à ce que les charbons soient presque éteints. Ce procédé occasionne, pour l'ordinaire, une transpiration abondante et soulage singulièrement le malade.
Pour guérir la dysenterie, ils emploient l'écorce de différents arbres réduite en poudre, qu'ils mêlent avec les aliments du malade. Mais ce procédé réussit ordinairement fort mal.
Les autres maladies auxquelles les Noirs sont sujets sont le tétanos, l'éléphantiasis, et une lèpre du plus mauvais genre. Celle-ci se

manifeste, au commencement, par des taches scorbutiques qui paraissent sur différentes parties du corps, et qui finissent par se fixer aux mains et aux pieds. La peau s'y sèche et se fendille en plusieurs endroits.
Enfin les extrémités des doigts enflent, s'ulcèrent. Le pus qui en sort est âcre et fétide ; les ongles tombent, les os des doigts se carient et se séparent des jointures. Le mal continue de faire ainsi des progrès, et croît souvent au point que le malade perd tous les doigts, tant des mains que des pieds. Ses membres eux-mêmes tombent quelquefois, détruits par cette cruelle maladie que les Noirs appellent *Balla jou* (incurable).
Le ver de Guinée est aussi très commun dans certains endroits, surtout au commencement de la saison pluvieuse. Les Noirs attribuent ce mal, qui a été décrit par plusieurs auteurs, aux mauvaises eaux : ils prétendent que ceux qui boivent des eaux de puits y sont plus sujets que ceux qui boivent des eaux courantes.

Ils attribuent à la même cause le gonflement des glandes du cou, le goitre, qui est très commun dans quelques parties du Bambara. Je remarquai aussi, dans les pays intérieurs, quelques exemples de gonorrhée simple, mais jamais je n'ai vu la vraie maladie vénérienne.

A tout prendre, il m'a paru que les Noirs étaient meilleurs chirurgiens que médecins. Je les ai trouvés heureux dans le traitement des fractures et des dislocations. Leurs éclisses, leurs bandages sont fort simples et faciles à ôter. On couche le malade sur une natte douce, et l'on baigne souvent le membre fracturé avec de l'eau fraîche. Ils ouvrent tous les abcès par le moyen du feu, et les pansements se font avec des feuilles lisses, du beurre de shea ou de la bouse de vache, suivant que le cas leur paraît le requérir. Près de la côte où ils peuvent se procurer des lancettes, ils pratiquent quelquefois la saignée, et dans les cas d'inflammation locale ils font usage d'un genre curieux de ventouse. Elle consiste à faire des incisions à la partie affectée et à y appliquer une corne de bœuf à l'extrémité de laquelle est un petit trou. L'opérateur prend ensuite dans la bouche un morceau de cire : puis, appliquant ses lèvres au trou, il pompe l'air de la corne et par un mouvement adroit de sa langue, ferme le trou avec la cire. Ce procédé répond ordinairement bien au but pour lequel on l'emploie et produit en général un écoulement abondant ».

**RENÉ CAILLÉ** (1799 - 1838)

Originaire de Rochefort, il est le premier européen à être revenu vivant de Tombouctou. Après diverses tentatives au Sénégal et ayant épargné quelque argent, Caillé quitte la Sierra Léone, achète de la pacotille, se rend au Rio Nuñez vêtu comme un musulman, traverse avec une caravane le Fouta Djalou et parvient le 11 Juin 1827 sur le haut Niger, à Kouroussa. Il se dirige ensuite vers Djenné mais il est obligé de s'arrêter atteint de scorbut et échappe de peu à la mort. Il ne peut reprendre sa route que le 1er Janvier 1828. Il arrive à Djenné deux années plus tard, s'embarque sur une pirogue et atteint le 20 Avril Tombouctou. Il séjourne très peu de temps dans Tombouctou et la quitte dès le 4 Mai en faisant partie d'une caravane qui se rend au Maroc. Le 12 Août, il est à Fès, le 27 Septembre à Tanger d'où il s'embarque pour la France.
Reçu triomphalement à Paris, il se consacre à la rédaction du journal de son voyage mais miné par la tuberculose il meurt le 15 Mars 1838, un peu oublié dans les Charentes.

## JOURNAL D'UN VOYAGE A TOMBOUCTOU ET A DJENNE DANS L'AFRIQUE CENTRALE [1]

Chapitre II :
« ...Le 16, le roi fut indisposé ; il me fit venir auprès de lui, et me demanda si je connaissais quelques plantes qui pussent lui procurer du soulagement. Je lui promis de faire un tour dans la campagne pour en chercher : en effet, je parcourus la plaine, et j'y trouvai beaucoup de basilic, plante qui croît spontanément dans un terrain gras ; je recueillis aussi beaucoup de graines, que je cachai avec soin dans un coin de mon pagne. Je rentrai, et je donnai du basilic au roi, en lui recommandant d'en faire du thé ; il en but et s'en trouva bien. La propriété de cette plante était tout à fait inconnue aux Maures ; aussi cette grande nouvelle fit elle beaucoup de bruit dans le camp. Tous les princes m'appelèrent dans leurs tentes, pour me consulter sur les différentes maladies dont ils

---

[1] Caillé R. *Journal d'un voyage à Tombouctou et à Djenné, dans l'Afrique Centrale*, Edition Anthropos,1965
Durou J.M., *L'exploration du Sahara,* Babel, Actes Sud, 1993
Hugon A., *Vers Tombouctou, l'Afrique des explorateurs*, Paris, Gallimard, Découvertes, T.II, 1994

étaient attaqués, et me demander des remèdes. Un charlatan eût profité de cette circonstance pour mettre leur crédulité à contribution, et certes un de leurs marabouts aurait saisi cette occasion ; mais, lorsque j'étais forcé de prescrire quelques traitements, je donnais toujours des remèdes innocents, et que je savais incapables de faire du mal. Cependant, je fus content de cette confiance momentanée ; car elle me procura l'avantage de me promener dans la campagne sans éveiller le soupçon, et sous le prétexte de chercher des plantes médicinales. »

Chapitre VII

« ...Le vieux maître d'école tomba malade, et je devins son médecin. Il avait la fièvre ; je lui donnai quelques prises de sulfate de quinine pour la lui couper, puis une dose de sel pour le purger ; ensuite je lui conseillai de se procurer une volaille pour faire du bouillon rafraîchissant avec des brettes, espèce d'herbe qui vient dans le pays : mais il n'avait pas le moyen d'acheter une poule. Je priais Ibrahim de lui faire ce présent : il me dit froidement qu'il n'en avait pas, tandis que j'en voyais une vingtaine courir dans sa cour. Je donnai au bon vieillard cinq feuilles de tabac pour en acheter un qu'Ibrahim trouva pour ce prix ; il la donna à une de ses femmes pour faire du bouillon, et la santé du maître d'école fut rétablie. Mais j'avais donné à Ibrahim quelques prises de jalap, qu'il m'avait témoigné le désir d'avoir et sans être malade, il s'empressa d'en prendre une dose pour profiter du bouillon que l'on faisait chez lui. Les habitants apprirent bientôt que j'avais des médicaments pour toute sorte de maladies ; plusieurs vinrent m'en demander, et m'importunèrent longtemps pour en avoir : les uns avaient des ulcères aux bras et aux jambes, ou la fièvre, ou le mal de ventre. Toute la journée, je recevais des demandes de ce genre. Pour guérir les ulcères, je les lavais avec un caustique, puis je les pansais avec de la charpie ; pour les fiévreux, je distribuais quelques prises de quinine et j'ordonnais un régime qui ne plaisait pas toujours. Enfin, pour trancher du docteur, je me fâchai et menaçai d'abandonner ceux qui ne suivraient pas mes ordonnances. Je n'avais que peu de médicaments que messieurs les docteurs anglais de Sierra-Leone avaient eu la complaisance de me procurer ; je désirais les garder pour moi, présumant bien que plus tard je pourrais en avoir besoin.

Mais les Mandingues s'imaginaient que ma provision était inépuisable, et qu'elle pouvait servir à tous les genres de maladies ; ils venaient m'en demander continuellement ; j'étais obligé de les refuser, et cependant ils revenaient toujours à la charge, m'observant qu'ils étaient musulmans comme moi, et qu'un musulman ne doit jamais refuser de rendre service quand il peut le faire. »

Chapitre IX :
« ...Mamadi-Sanici me fit demander un remède pour les yeux d'une de ses femmes : je ne savais que lui donner ; mais comme il était dans mes intérêts de ne rien lui refuser, je mis un peu d'alkali volatil dans de l'eau et conseillai d'en laver les yeux de la malade, pensant que cela ne pourrait lui faire aucun mal : on exigea ma présence. J'y allai et je lavai moi-même les yeux malades. Le mansa profita de cette occasion pour me demander des médicaments pour un mal de pied qu'il avait depuis plusieurs années : j'ordonnai des cataplasmes de pourpier, qui croît spontanément dans tout le pays. Les maladies que je remarquai parmi eux, sont, des plaies au jambes, des fièvres, la lèpre, l'éléphantiasis et le goitre. Je remarquai aussi que plusieurs noirs avaient sur les bras et sur les jambes de grandes marques blanches de la couleur de notre peau. On me dit que c'était une maladie. Je pense que ce sont des marques de lèpre. »

Chapitre XII :
« ... Cependant la plaie de mon pied, loin de guérir, s'accroissait encore. Le mois d'août continua d'être orageux : jour et nuit la pluie ne cessait de tomber ; le temps était sombre, l'atmosphère chargée et fraîche ; un vent d'Est soufflait par intervalles, et était suivi d'une pluie fine et froide ; le soleil ne paraissait que rarement. La case où j'étais logé était très humide ; l'eau filtrait au travers du mur, qui était en terre et très mince ; j'étais continuellement dans un bain de vapeur, et souvent indisposé, tant pas l'insalubrité de l'air, que par l'incommodité de mon mauvais logement, dans lequel je ne pouvais allumer de feu, à cause d'une fumée insupportable. Dans tout l'intérieur de l'Afrique, les noirs ont l'habitude de ne pas faire de cheminées à leurs cases ; ils font du feu au milieu, et la fumée filtre au travers du toit ; aussi est-il tapissé de suie.
Dans ces temps de pluie, les Mandingues ne sortent presque pas ; ils restent couchés tout le jour dans leurs cases, auprès d'un grand feu ; ils cousent des coussabes pour se distraire : lorsque quelques circonstances les obligent à sortir, ils mettent des espèces de socques dont la semelle en bois a deux pouces et demi de haut, pour se préserver de l'humidité du sol. Les femmes vaquent toujours à leurs affaires ; elles vont

chercher du bois et de l'eau, quelque temps qu'il fasse ; elles ne portent aucune espèce de chaussure.

Je me proposais de partir vers la fin d'août ; mais à cette époque, une nouvelle plaie se déclara au même pied, et bien plus large que la première ; elle me faisait beaucoup souffrir ; j'avais le pied tellement enflé, que je ne pouvais marcher. Je priai la bonne vieille négresse de me procurer des feuilles de baobab, qu'elle fit bouillir ; j'en mis un cataplasme sur la partie malade pour apaiser l'inflammation : au bout de deux jours, je me trouvai beaucoup mieux. N'ayant pas de linge pour ce pansement, je fus obligé de prendre le morceau de coton qui me servait de turban : la bonne vieille ne m'approuva pas ; elle prétendait qu'il vaudrait mieux se passer de cataplasme que de sacrifier un aussi beau morceau d'étoffe.

Mon pied fut bientôt désenflé par l'efficacité des feuilles de baobab ; mais la plaie était encore large comme deux fois un écu de six francs : je la soignais avec de la charpie qui avait déjà servi, et qui, quoique je l'eusse passée à la lessive, n'était pas très propre, et je n'en éprouvais aucun soulagement. Mon hôte, qui paraissait sensible à mon malheur, fit chercher par un de ses esclaves une racine que je reconnus pour avoir une vertu caustique ; il la fit bouillir dans de l'eau et bien réduire ; puis il en frotta un morceau sur un caillou, pour en obtenir une pommade. Le premier jour, il me soigna lui-même ; avec l'eau de la décoction, il lava la plaie, qu'il couvrit de la pâte onctueuse fournie par la racine, puis, pour suppléer au linge, il mit par-dessus une feuille d'herbe d'une odeur aromatique très forte. Les jours suivants, ce fut la bonne vieille qui fut chargée de me soigner soir et matin ; souvent elle me consolait par l'espoir d'une prompte guérison.

Vers le 10 Novembre, la plaie de mon pied était presque fermée ; j'avais l'espoir de profiter de la première occasion et de me mettre en route pour Djenné : mais, hélas ! à cette même époque, de violentes douleurs dans la mâchoire m'apprirent que j'étais atteint du scorbut, affreuse maladie que j'éprouvai dans toute son horreur. Mon palais fut entièrement dépouillé, une partie des os se détachèrent et tombèrent ; mes dents semblaient ne plus tenir dans leurs alvéoles : mes souffrances étaient affreuses, je craignis que mon cerveau ne fût attaqué par la force des douleurs que je ressentais dans le crane ; je fus plus de quinze jours sans trouver un instant de sommeil. Pour mettre le comble à mes maux, la plaie de mon pied se rouvrit, et je voyais s'évanouir tout espoir de partir. Que l'on s'imagine ma situation ! seul dans l'intérieur d'un pays sauvage, couché sur la terre humide, n'ayant d'autre oreiller que le sac de cuir qui contenait mon bagage, sans médicaments, sans personne pour me soigner que la bonne vieille mère de Baba, qui, deux fois par jour, m'apportait un peu d'eau de riz qu'elle me forçais de boire, car je ne pouvais rien manger ; je devins bientôt un véritable squelette ; enfin j'étais dans un état si cruel, que je finis par inspirer de la pitié même à ceux qui étaient le moins disposés à me plaindre.

J'avais perdu toute mon énergie ; les souffrances absorbaient mes idées ; il ne me restait qu'une seule pensée, celle de la mort : je la désirais, je la demandais à Dieu, en qui seul je mettais toute ma confiance, non dans l'espoir de guérir, je ne l'avais plus, mais dans celui d'une autre vie plus heureuse. Ce fut la seule et véritable consolation que j'éprouvai pendant cette longue maladie : je la dois aux principes religieux que j'ai acquis dans le cours des nombreuses adversités de ma vie errante ; car nous sommes tellement organisés, que ce n'est le plus souvent que dans le malheur, abandonnés de tous nos amis, que nous nous tournons vers la divinité pour y chercher des consolations qu'elle ne nous refuse jamais.

Enfin, après six semaines de souffrances aiguës, pendant lesquelles je ne m'étais nourri que de légère bouillie de riz et d'eau pour boisson, je commençai à me trouver mieux, et à réfléchir à ce qui se passait autour de moi. Je ne voyais presque plus mon hôte Baba : il me fut aisé de penser que je les gênais ; ils étaient fatigués d'avoir chez eux un homme continuellement malade. Les cadeaux que j'étais obligé de réitérer sans cesse absorbaient tous mes moyens ; je ne pouvais me dissimuler que mon bagage devenait si mince, que j'avais à craindre de n'avoir pas assez de marchandises pour finir mon voyage : car, malgré l'état affreux où je me trouvais, je ne renonçais pas à le continuer ; j'aimais mieux mourir en route que de retourner sur mes pas sans avoir fait de grandes découvertes. Étant seul dans ma case, je me livrais à mes réflexions, et je cherchais les moyens que je pourrais employer pour me rendre sur le Niger, où j'espérais m'embarquer pour aller à Tombouctou, et arriver un jour à cette ville mystérieuse, objet de mes recherches.

Je ne me suis pas reproché un seul instant la résolution qui m'avait conduit dans ces déserts, où je semblais avoir été appelé à souffrir mille maux. Je voyais avec peine la belle saison s'écouler ; les chemins étaient praticables, les marais desséchés ; enfin tout contribuait à me faire regretter le temps que je perdais à Timé. Voyant que je ne guérissais pas, Baba, saisi d'un mouvement de compassion, revint me voir ; il s'assit auprès de moi après m'avoir demandé de mes nouvelles, il me dit qu'il allait faire venir une vieille femme qui connaissait ma

maladie ; je lui sus bon gré de cette attention. La vieille vint ; elle m'examina attentivement, puis elle me rassura en me disant qu'elle allait me donner une médecine qui me ferait beaucoup de bien, que je serais bientôt guéri, elle ajouta que cette maladie était commune dans le pays, et que si l'on n'y faisait pas de remède prompt, on perdait toutes ses dents.
Pour commencer son traitement, elle m'interdit le sel, et me fit défense de manger de la viande et même de boire du bouillon. Dans la soirée, elle m'apporta, dans un coin de ses pagnes, des morceaux de bois rouge qu'elle fit bouillir dans de l'eau ; elle m'ordonna de m'en laver la bouche plusieurs fois par jour ; ce que j'eus bien soin d'observer. Je trouvai cette eau très âcre ; elle remplaçait un fort astringent. Cependant je n'éprouvais que peu de soulagement ; ma guérison me paraissait bien lente : la convalescence ne commença que vers le 15 Décembre. La plaie de mon pied, sur laquelle j'avais mis un emplâtre de diachylon, guérit avec le scorbut. »

Chapitre XIII :
« ... Les maladies les plus communes à Timé sont, les ophtalmies, les plaies, les grosseurs au cou, espèces de goitres, les fièvres et la lèpre : ils sont aussi attaqués quelquefois du scorbut. Je n'ai vu dans cette partie aucun individu difforme, les rhumes y sont très fréquents. »

Chapitre XIX :
« ...Depuis mon départ de Jenné, je souffrais horriblement de me trouver seul blanc avec des noirs dont je n'entendais pas la langue : cette circonstance, jointe à ma qualité d'étranger presque dépourvu de tout, semblait les autoriser à m'insulter grossièrement ; ils me mettaient absolument au rang des esclaves.
Le jour, la chaleur était très forte, j'avais une peine infinie à trouver une place pour me mettre à l'abri de l'ardeur d'un soleil brûlant, qui devient presque insupportable lorsqu'on est obligé de rester dans l'inaction. La nuit je couchais sur le pont, car il n'y avait pas de place pour moi dans l'embarcation ; j'étais exposé au serein et à toutes les intempéries de la nuit : j'avais cependant le soin de m'envelopper d'une peau de mouton, mais cette précaution ne m'empêcha pas d'être atteint le 31 mars d'une forte indisposition ; j'eus de violents étourdissements, suivis d'une grande faiblesse : mon estomac ne pouvait plus supporter aucun aliment.

Depuis cette indisposition, on me permit d'habiter l'intérieur de la pirogue : mais la place qui me fut assignée était fort incommode ; j'étais avec un nègre mandingue et son esclave, qui était une femme ; ils me laissaient si peu d'espace que je ne pouvais m'étendre ; ma tête touchait à mes genoux. J'avais précisément été recommandé aux soins de ce nègre par le chérif Oulad Marmou ; mais il n'en tint aucun compte, et fut aussi impitoyable pour moi que tout ce qui composait notre embarcation. Je dois cependant excepter un jeune Foulah de Masina, employé à l'équipage : le Chérif m'avait aussi recommandé à lui ; ce fut le seul dans lequel je trouvai de l'obligeance.
Il descendait à terre quand je l'en priais, m'achetait du lait, me rendait service toutes les fois qu'il en trouvait l'occasion ; je puis même dire qu'il me consolait lorsque je m'affligeais du peu d'égards qu'on avait pour moi ; il réprimait souvent l'insolence des esclaves, qui suivant l'exemple des autres, se permettaient aussi de me manquer grossièrement ; enfin, j'aurais été bien plus malheureux sans les soins que ce bon jeune homme me donnait. »

## DAVID LIVINGSTONE (1813 -1873)

Missionnaire et explorateur écossais.
Membre de la London Missionary Société, il s'embarque pour l'Afrique du Sud et s'établit à la Mission de Kourouman (Juillet 1841) d'où il parcourt le Bechuanaland créant des écoles confiées à des maîtres africains. S'avançant toujours plus au Nord pour fonder des missions, il devient le découvreur d'une Afrique centrale encore inconnue des Européens.
C'est ainsi qu'il traverse le désert du Kalahari et atteint le lac Ngami le 1er Août 1849, puis découvre le Zambèze (Juin 1851).
A partir de 1852, il se consacre entièrement à l'exploration malgré une santé déficiente et le manque de moyens matériels et financiers, il est heureusement aidé par les populations africaines qu'il saura toujours s'attacher.
De 1852 à 1856, il explore le cours supérieur du Zambèze (1853) puis se dirigeant vers l'Ouest, il découvre le fleuve Kassaï (1854) puis atteint St Paul de Loanda sur la côte atlantique (31 mai 1854). Il repart bientôt et réussit la première traversée d'ouest en est du continent africain jusqu'à Quilimane (20 mai 1856).
De 1858 à 1864, il parcourt le bassin du Zambèze qu'il explore à plusieurs reprises et dont il dresse la carte.

Après un bref séjour à Londres, il retourne en Afrique orientale en 1865. Il atteint l'extrémité sud du Lac Tanganika le 1 Avril 1867. Il découvre la rivière Loualaba le 1 Mars 1871 après un éprouvant voyage de 20 mois.
En octobre de la même année, il est de retour à Oudjidji où il est rejoint par l'expédition de secours commandée par Stanley. Ravitaillé, il refuse malgré son état de fatigue de repartir pour l'Europe voulant poursuivre son exploration du Loualaba.
Épuisé par la maladie, il meurt en 1873 dans le village de Tchitambo. Ses serviteurs noirs transportèrent son corps jusqu'à la côte où il fut rapatrié en Angleterre pour être inhumé à Westminster.

**EXPLORATIONS DANS L'AFRIQUE AUSTRALE[1]**

Chapitre III :
« ... Du reste, je n'étais pas moi-même trop rassuré en approchant de cette ville où je ne connaissais personne. A la fièvre qui me ruinait, s'était jointe une dysenterie qui ne me laissait aucun repos, m'obligeant toutes les dix minutes à descendre du bœuf dont je me servais pour monture. Heureusement, je fus reçu à Loanda par M. Gabriel, commissaire de la Grande-Bretagne pour la suppression de la traite ; et avec une hospitalité toute fraternelle, non seulement il pourvut à tous nos besoins mais il me donna tous les soins qu'exigeait l'état de ma santé délabrée par de trop longues fatigues. »

Chapitre IV :
« ... Durant les premiers jours, malgré les soins et le repos absolu dont je jouissais chez mon hôte, je m'épuisais de plus en plus. A cette époque, des croiseurs de sa Majesté Britannique arrivés à Loanda m'offrirent de me transporter à Sainte Hélène ou même en Angleterre ; mais il eût été impossible aux Zambéziens de retourner sans moi chez eux et je refusai les offres obligeantes qu'on me faisait.
Au bout d'une quinzaine, j'étais assez remis pour sortir et j'allai rendre à monseigneur Joaquin Moreira Reis, évêque d'Angola, et pour lors gouverneur de la province, la visite qu'il m'avait fait faire en son nom par son secrétaire. J'étais suivi de tous mes compagnons, qui vêtus de neuf, portaient des jupes de coton rayé et des bonnets rouges, dont M. Gabriel leur avait fait présent.

---

[1] Livingstone D., Explorations dans l'Afrique Australe (1840-1864), Edition Karthala, 1981

Chapitre IX :

L'extrême fatigue de la route qu'ils venaient de faire n'empêcha pas nos amis d'aller au secours de leurs compatriotes ; mais cette nouvelle entreprise, tentée avec des rations insuffisantes (une poignée de fèves, et parfois une volaille), était bien au- dessus de leurs forces. Ils eurent tous les deux la fièvre ; et le capitaine fut si malade que son compagnon de souffrance perdit tout espoir de le sauver. Le patron de la chaloupe, un homme d'une vigueur exceptionnelle, prit son chef bien aimé sur ses épaules, le rapporta à la guigue, suivi du docteur Kirk ; et ils revinrent à Choupanga, ramenant leurs compagnes, si cruellement éprouvées.

Le Chef de Malo avait menti. Il avait voulu mettre à la porte l'Évêque, arrivé chez lui malade de la dysenterie et de la fièvre, et n'en avait été empêché que par les instances des Cololos. Ces fidèles compagnons, pendant trois semaines, s'étaient tenus nuit et jour à côté de la natte, où sans médicaments, sans même de nourriture convenable, agonisait le bon Évêque. Ils creusèrent sa tombe à la lisière d'une forêt épaisse, où les indigènes enterrent leurs morts.

Épuisé lui-même par la dysenterie, M. Burrup se traîna jusque-là ; et vers la chute du jour, tandis que les Cololos déposaient l'Évêque dans la fosse, il prononça de mémoire quelques fragments de notre bel office des morts : « Que la terre retourne à la terre, la cendre à la cendre, la poussière à la poussière, avec l'espoir certain de la résurrection, par l'entremise de notre Seigneur Jésus-Christ ».

Le lendemain des funérailles, les Cololos déposèrent M. Burrup dans la pirogue et remontèrent la Chiré aussi loin que possible. Arrivés aux cataractes, ils firent une litière avec des branches, et portèrent le malade jusqu'à Mago Mero, profitant des occasions où ils pouvaient se faire relayer, afin d'aller plus vite. Ils craignaient que le missionnaire ne mourût entre leurs mains, et qu'on ne leur en fit des reproches. Peu de temps après M. Burrup fut emporté par la dysenterie qu'il avait déjà lorsqu'il s'était mis en route pour aller aux devant de sa femme.

Le 4 Avril suivant, la Gorgone partait ramenant au Cap une veuve et des jeunes filles qui plusieurs mois auparavant, étaient arrivées avec l'espoir de retrouver un mari et un père, qu'elles n'avaient même pu ni embrasser ni revoir. Nous n'étions pas au bout de nos malheurs.

Pendant le mois d'avril, toujours malsain dans ce pays-ci, la fièvre prit à Choupanga et à Mazaro plus de malignité qu'à l'ordinaire. Il y en eut à bord plusieurs cas qui furent bientôt guéris ; mais qui ne tardèrent pas à se reproduire. Vers le milieu du mois, Madame Livingstone fut

attaquée, et la maladie fut aggravée par des vomissements opiniâtres. On ne connaît pas de remède contre cet effroyable symptôme, qui d'ailleurs rend toute médication inutile, puisque rien n'est pris qui ne soit immédiatement rejeté.
Le docteur Kirk prodigua à la malade tous les soins qu'il était possible de lui donner ; mais elle perdit connaissance puis ferma les yeux pour toujours le dimanche 27 Avril 1862, au moment où le soleil se couchait. On fit un cercueil pendant la nuit ; le lendemain on creusa une fosse à l'ombre du grand baobab et le petit groupe de ses compatriotes, qui se trouvaient là, aidèrent le pauvre mari à enterrer la morte. Le révérend James Stewart lut l'office des morts et les matelots passèrent volontairement plusieurs nuits à l'endroit où elle avait été déposée.
Ceux qui ne savent pas combien cette brave et bonne épouse avait su rendre agréable sa maison de Lolobeng, en faire un séjour délicieux, à seize cents kilomètres du Cap, au fond des terres ; quelle heureuse influence elle exerçait sur les rudes tribus de l'intérieur, non seulement comme fille de M. Moffat, mais par ses vertus personnelles, pourront ne pas comprendre qu'elle ait bravé les fatigues et les dangers d'un pareil séjour. Elle les connaissait ces dangers ; mais, dans son désintéressement, elle venait reprendre sa tâche. Au lieu de ce pénible labeur, c'est le repos qu'elle a trouvé. *Fiat, domine, voluntas tua »*

Livingstone s'intéressa toujours aux us et coutumes des populations qu'il rencontrera. Il décrira dans son « Journal » posthume l'utilisation, sur les bords du lac Tanganyika, de ventouses réalisées avec des cornes d'antilope. C'est à lui que l'on doit les premiers renseignements sur le poison de flèche Kombé préparé avec les graines de Strophantus Kombé. Son compagnon Kirk, s'étant servi d'une brosse à dents qui se trouvait en contact avec le Kombé constata que ce poison provoquait des troubles cardiaques. Tous deux pressentirent alors l'action tonicardiaque possible de la drogue.

## HENRY M. STANLEY (1841 - 1904)

Journaliste et explorateur anglais,
Il fut chargé par Gordon Bennet, le directeur du New York Herald de retrouver mort ou vif l'explorateur Livingstone dont on était sans nouvelles. L'expédition partit de Zanzibar et, nous l'avons vu, atteint Oudjidji en Octobre 1871.

A partir de 1874, avec une petite armée de 360 hommes, il va compléter les découvertes de Speke et Baker sur les sources du Nil, puis celles de Livingstone notamment sur le cours et l'embouchure du Loualaba. Il explore pour la première fois le cours du Congo jusqu'à l'estuaire qu'il atteint le 9 Août 1877.
De 1879 à 1884, Stanley explore, colonise et administre pour le roi des Belges Léopold II ce qui sera l'État Indépendant du Congo (1885) puis le Congo Belge (1908).
De 1887 à 1889, il dirige sa dernière expédition africaine organisée pour secourir Emir Pacha isolé par les mahdistes du Soudan, près du lac Albert. Il le rejoint en Avril 1888 et en profite pour mettre un point final au problème des sources du Nil. Sur la route du retour vers Zanzibar il signe divers traités avec les chefs de la région jetant les bases de la future Afrique Orientale anglaise (1889).

## CINQ ANNEES AU CONGO[1]

Chapitre XI :
« ... A quoi attribuer la maladie dont j'éprouvai les premiers symptômes quatre jours après mon arrivée à Manyanga ? Aux courants d'air glacé qui traversaient sans cesse la gorge du Congo ? A la chaleur du soleil réfléchissaient les rochers et que j'avais été obligé d'affronter pendant des journées entières ? A l'énervement produit par un excès continuel de travail ? Ou bien encore au brusque refroidissement de température qui se reproduit annuellement, à la fin de la saison des pluies ? Je l'ignore. Quoi qu'il en soit, je me sentis subitement atteint de la fièvre. Le premier jour, toutefois, la maladie ne me tourmenta pas assez pour m'empêcher d'assister à une importante palabre, au cours de laquelle les principaux chefs de Manyanga, réunis au camp, me promirent de s'entendre avec moi, dans une entrevue ultérieure, au sujet de notre installation définitive dans la région.
Le 6 mai, ma fièvre reparut, plus intense. Je dus m'aliter et les chefs indigènes retournèrent à leurs villages, sans avoir pu avoir avec moi la grande entrevue projetée. Ce fut pis encore le lendemain. La maladie s'accentua considérablement. Et pourtant, elle ne m'effrayait pas encore. Ma santé n'avait pas subi un seul accroc depuis près de douze mois ; je n'attachais pas grande importance à cette indisposition qui me

---

[1] Stanley H., *Cinq années au Congo (1879-1884),* Maurice Dreyfous Ed., Paris, 1886

paraissait devoir être passagère et, à vrai dire, j'étais plutôt exaspéré d'avoir à me reposer en un moment si défavorable qu'alarmer des progrès persistants du mal. Le jour suivant, toutefois, l'inquiétude commença à s'emparer de moi, car la fièvre progressait violemment, en dépit des nombreux médicaments que j'absorbais.

Le 9 Mai, des nausées se produisirent durant toute la journée, je me sentis consumé par un feu qui envahissait peu à peu tout mon être. Ma tente était-elle dressée trop près de la terrasse ? Je le supposai. Aussi la fis-je transporter sur le sommet d'une hauteur qui s'élevait à quatre-vingt-cinq mètres aux dessus du fleuve et surplombait notre camp.

La fièvre n'en continua pas moins à m'accabler jusque dans la matinée du huitième jour. Elle me laissa alors un instant de répit dont je profitai pour m'administrer vingt grains de quinine, dissous dans de l'acide hydro bromique et que l'estomac conserva fort heureusement. Cette puissante médication eut pour effet de me troubler la cervelle et de jeter le désordre dans mes idées.

En retrouvant ma lucidité, j'éprouvai une grande faiblesse. Mais craignant une nouvelle rechute, j'absorbai avidement trente grains de quinine préparés comme la première fois. Il était temps, car je ne tardai pas à perdre de nouveau la notion de ce qui se passait autour de moi et à tomber dans l'abîme du rêve.

Pendant six longs jours, la fièvre se maintint au même degré. Toutes les vingt-quatre heures se produisait une courte accalmie pendant laquelle je voyais et entendais clairement ce qui faisait et se disait autour de moi. Mais ces trêves étaient de si courte durée qu'elles ne me donnaient pas le temps de me recueillir. Je me réveillais juste assez pour sentir que j'étais très malade, extrêmement faible, presque seul sur le sommet de la montagne, ayant pour me soigner que le petit Mabrouki, Doualla, et le capitaine Braconnier qui venait une fois par jour recommander quelque nouveau remède, notamment l'augmentation des doses de quinine unique moyen de salut, selon lui.

Mais le quatorzième jour, je me sentais tellement épuisé qu'il m'était impossible de lever les bras ou de me mettre sur mon séant sans le secours d'autrui. Je restais là sans force et sans nerfs, et quand je voulais me mouvoir ou me soulever, je devais m'adresser aux jeunes noirs dont je craignais de lasser à la longue le dévouement. Après chaque dose de quinine, portée désormais à cinquante grains, je sentais mon cerveau battre sur l'oreiller avec un bruit de tambour, et peu à peu je retombais dans l'inconscience et dans l'oubli du mal qui me dévorait.

Le 20 mai, vers sept heures du matin, la maladie parut atteindre son apogée. Subitement réveillé, je ne me fus pas plutôt rendu compte de ma situation, qu'un sombre pressentiment m'assaillit. La crise était venue, la mort ne pouvait être loin. Alors, voulant rendre les derniers devoirs de l'amitié à tout le personnel, je priai Mabrouki d'aller appeler tout mon monde, Européens et Zanzibarites. Il partit. Pendant son absence, Doualla me versa dans la bouche soixante grains de quinine dissous dans du vin de Madère et de l'acide hydro bromique, car j'étais complètement hors d'état de porter moi-même le verre à mes lèvres.
Prompt comme la foudre, ce violent breuvage répand son feu dans tout mon être ; mes idées se brouillent, un engourdissement profond commence à m'envahir, je supplie Doualla d'aller dire à tous mes amis de se hâter, d'arriver avant qu'il ne soit trop tard.
Quelques instants après, des bruits de pas se font entendre de tous côtés. On soulève les rideaux de ma tente. Je distingue, dans un rayon de soleil qui me paraît froid et blafard, les silhouettes des hommes assis en demi-cercle devant moi. Mes camarades européens se placent au pied du lit. Et voulant leur indiquer ce qu'ils auront à faire quand je ne serai plus, je lutte pour rassembler mes idées qui s'égarent. Il y a dans mon cerveau comme un violent combat entre les préoccupations de la mort et le désir d'articuler quelques paroles intelligibles. Il me semble discerner dans l'éloignement une grande lumière blanche dont l'attirant éclat me distrait en dépit de mes efforts pour concentrer toute mon attention sur les amis assemblés devant la tente. Et mes lèvres se refusent *à* prononcer les mots que je cherche à faire entendre.
- Regardez-moi, Albert, m'écriai-je brusquement. Restez immobile et tenez les yeux fixés sur moi, *car j'ai* quelque chose à vous dire.
Le jeune marin, dont la main pressait la mienne, riva son regard sur le mien pour me permettre de vaincre l'oppression qui me paralysait. Enfin, après un suprême effort, je triomphe mes lèvres formulent nettement la phrase voulue et il en résulte pour moi un tel soulagement que ce cri s'échappe de ma bouche : « Sauvé ! ». Puis un nuage noir paraît fondre sur ma tête, la perception des choses s'évanouit, une syncope de plusieurs heures détruit toute espèce de sensation.
Quand j'ouvris les yeux, le jour suivant, j'appris que j'étais resté pendant vingt- quatre heures dans la même position. Toute ma personne était courbaturée et affectée comme d'un tremblement sénile. Mais je ne m'en préoccupai pas autrement. A peine réveillé, j'éprouvai le désir de manger ainsi qu'une sorte d'aversion pour toute espèce de médicaments. Mon état s'était-il amélioré ? Je l'ignorais ; mais, résigné

à l'inévitable, renonçant à lutter contre la fièvre, j'étais décidé à me passer la fantaisie de manger, et l'étonnement du jeune Mabrouki fut grand quand je lui demandai de la soupe. Le capitaine Braconnier, que je fis appeler par le petit garde-malade, déféra à mon désir et aida même Mabrouki à préparer le potage. »

## COMMENT J'AI RETROUVE LIVINGSTONE[1]

LES EFFETS DE LA MALARIA :

Les premiers effets de la malaria se produisent dans les entrailles, où ils restent d'abord confinés ; puis une langueur oppressive vous envahit, une somnolence irrésistible, une tendance continuelle au bâillement. La langue prend une couleur maladive, presque noire, avec une teinte jaunâtre ; les dents elles-mêmes deviennent jaunes et se recouvrent d'un enduit nauséabond. Les yeux brillent d'un singulier éclat et sont remplis d'eau. Quand ces symptômes paraissent, la fièvre commence et ne tarde pas à se déchaîner, faisant rage dans tout le corps, et terrassant le malheureux qu'elle supplicie.

Parfois, elle est précédée d'un violent frisson, pendant lequel des monceaux de couvertures peuvent écraser le malade, sans diminuer le froid mortel qui le secoue. Vient ensuite un mal de tête d'une intensité peu commune ; puis des douleurs excessives naissent dans les lombes, remontent la colonne vertébrale, s'étendent dans les épaules, gagnent le cou et se logent définitivement dans le front et dans l'occiput. Mais le plus souvent il n'y a pas de frisson ; la fièvre avec son douloureux cortège, succède immédiatement à la somnolence. La tête vous brûle, les tempes ont des battements précipités ; des tenailles rougies vous déchirent. Le feu est dans vos veines, la soif vous dévore. L'air embrasé est plein de monstres hideux, reptiles connus et inconnus, qui grandissent et se multiplient confusément, toujours plus compliqués, toujours plus affreux et se transformant sans cesse pour devenir plus horribles. Chaque effort que vous faites pour échapper à cette vue la rend plus effroyable et crée de nouvelles souffrances. Nombreuses sont les heures que j'ai passées gémissant et me débattant sous le poids de cet infernal délire. Oh ! les angoisses, dont cette fièvre d'Afrique vous accable ! Tortures de l'esprit, tortures du corps, oh ! l'atroce agonie ! Rien ne l'apaise ; les soins les plus patients, les attentions les plus

---

[1]Stanley H., *Comment j'ai retrouvé Livingstone,* Bibliothèque des voyageurs, Paris, Fayard, 1979

douces, le dévouement le plus humble, tout vous irrite, tout vous affole. Dans ce terrible état, Job lui-même fut entré en fureur.
Celui qui est en proie à cette fièvre s'envisage comme le foyer de toutes les misères. Vient la guérison, il se sent purifié : c'est une délivrance ; il redevient sociable, il est de belle humeur, aimable et prêt à rire. Ce qui la veille était mauvais présage lui est une source de joie ; il regarde ses gens avec affection ; tout lui paraît beau ; la nature est souriante, les bois le ravissent, un rien le met en extase. Je parle pour moi-même, qui ai noté avec soin toutes les phases de la crise. ».

**CONSEILS MEDICAUX DE STANLEY AUX VOYAGEURS :**

Mon traitement ordinaire consistait dans une forte dose de quinine, précédée d'une purgation au moyen de la coloquinte. Mais l'expérience m'a prouvé que l'usage excessif du même cathartique en affaiblit l'effet. Aussi les voyageurs feront- ils bien d'emporter des purgatifs de différente nature, capables non seulement de nettoyer les intestins, mais de stimuler les fonctions du foie ; et je leur conseille de joindre, à leur provision de coloquinte, de la résine de jalap, du calomel et du sulfate de magnésie. La quinine, nous le répétons, ne devra être prise que lorsque l'un ou l'autre de ces médicaments lui aura préparé les voies.

Pour la fièvre, Livingstone prescrit une pilule composée de trois grains de résine de jalap et de deux grains de calomel, avec teinture de cardamome, à dose strictement suffisante pour prévenir l'irritation de l'estomac. Il fait prendre cette pilule au moment où l'on sent les premières atteintes de cette langueur et de cette fatigue excessive qui, en Afrique, sont les avant-coureurs de la fièvre. Une ou deux heures après, il donne une tasse de café noir, sans sucre, afin d'activer l'action du médicament. La quinine est administrée par lui en même temps que la pilule ; mais si faible que soit mon expérience, comparativement à la sienne, elle m'a fourni la preuve que ce fébrifuge n'a d'efficacité que lorsque le purgatif a produit son effet.

Un missionnaire bien connu, qui est à Constantinople, recommande aux voyageurs de s'administrer d'abord trois grains d'émétique. Le révérend oublie peut-être qu'il s'adresse à des gens dont l'organisation est le plus souvent fort détraquée et bien qu'en certains cas son remède ait pu réussir, il est trop violent pour un homme affaibli par son séjour en Afrique. Je me suis fidèlement soigné trois ou quatre fois par cette méthode ; et en conscience je ne peux pas en faire l'éloge. J'en reconnais cependant la bonté dans les cas d'urticaire mais alors une pompe stomacale produirait le même résultat. »

**PIERRE SAVORGNAN DE BRAZZA (1852 - 1905)**

Explorateur et colonisateur français, d'origine italienne,
Elève de l'École Navale (1868), il prend part à la guerre de 1870 dans la Marine Française et obtient sa naturalisation en 1874. A l'issue d'une croisière au large des côtes du Gabon (1873 - 1874) il sollicite et obtient d'explorer l'Ogooué. Au cours de cette expédition (1875 - 1878), il remonte le fleuve et se dirige vers le Congo qu'il doit renoncer à atteindre devant l'opposition de certaines tribus. Il pratique le refus de toute violence, l 'appel à la confiance et à la négociation.
Après son retour en France, il obtient une deuxième mission (1880 - 1882) au cours de laquelle devançant Stanley il explore la rive droite du Congo, signe un traité de protectorat avec le Makoko de Telsé (1880) et fonde un poste à l'emplacement de ce qui deviendra Brazzaville.
Nouvelle exploration au Congo (1883 - 1885) il est nommé commissaire général du Congo français en 1886 ; il administre la nouvelle colonie et organise des campagnes d'exploration que ses collaborateurs ou lui-même dirigent vers l'Oubangui, le Chari et le Tchad.
Il va alors se heurter aux grandes sociétés coloniales avides d'ivoire et de caoutchouc qui voudraient se partager le territoire en concessions et exploiter la population.
Il meurt épuisé et malade à Dakar en 1905 dans une ultime mission.

## LETTRES ET JOURNAL[1]

Brazza - 9 mars 1876
« J'avais espéré faire descendre les Aduma jusqu'au pays des Okanda, mais je ne pus rien obtenir. Ignorant ce que faisaient mes compagnons, surexcité par le mensonge, la fourberie et la duplicité des naturels, épuisé par cette longue marche à travers les terres, je me trouvai dans un état de santé tel que je crus ma dernière heure venue. Le docteur Ballay me prodigua tous ses soins, et me déposa au village du Gième où je passais deux mois entre la vie et la mort. Je remis alors le commandement au docteur Ballay, fortement affaibli lui-même par des accès de fièvre violents et répétés. Je chargeai M. Marche de pousser une reconnaissance aux delà de la rivière Ivindo. Il parvint ainsi jusqu'au confluent de la rivière Lékélé, au village M'Poco, augmentant de soixante- quinze kilomètres nos connaissances sur le cours supérieur de l'Ogooué. »

Brazza - 20 avril 1877
« Mon cher Antoine,
La première fois que je sortis de la cabane où l'on m'avait donné l'hospitalité, j'étais un vrai squelette. Quand je dis « sorti », j'aurais dû dire «je fus transporté », attendu que, pendant dix jours, deux hommes venaient me sortir de mon lit de bambou, me tenant l'un par la tête, l'autre par les pieds, et me portaient ainsi à l'air et à l'ombre, devant la case. Mais ma vie n'est pas en danger. Je ne prendrai pas rang dans la glorieuse phalange de martyrs dont la science s'honore et qui ont jalonné de leurs cadavres la route qu'ils ont ouverte à la Civilisation et à la Science. Un grand obstacle se présente pourtant de façon imminente, c'est la petite vérole. Cette affreuse maladie vient d'éclater

---

1 Savorgnan de Brazza P., *Conférences et Lettres,* Edition Maurice Dreyfous, Paris, 1887
Chavannes (De) C., *le Congo Français*, Paris, Plon, 1837
Arnaut R., *Sur les tracesd e Stanley et de Brazza*, Paris, Mercure de France, 1989

dans tous les villages voisins avec une intensité épouvantable. Quand je pense que, d'une semaine à l'autre, je peux perdre la moitié de mes hommes, il m'en vient des frissons. Impossible de les isoler. Il y a eu hier deux morts. Les Okanda sont fous de peur, ils se sont enfuis pour retourner dans leur pays sans attendre les esclaves que nous avons déjà payés. La maladie s'étant manifestée le long de la route que je dois parcourir, on a mis dans la tête des noirs, toujours prêts à croire les choses les plus extraordinaires, que je suis la cause de tout le mal. Un chef Okanda a dit ceci : le chef blanc est mauvais et porte avec lui une caisse pleine de maladies. Lorsqu'il passe devant un village, il ouvre la caisse, toutes les maladies sortent et ces maladies font mourir tous les hommes du village. »

Brazza - 17 juin 1877
« Mon Cher Antoine,
Si je n'avais pas la preuve que je ne puis compter en rien sur les Aduma, je dirais que j'aurai d'ici quatre jours trois ou quatre pirogues et quarante ou cinquante pagayeurs. Ma santé à moi est maintenant parfaite et Ballay se porte bien aussi. Bien entendu on ne doit pas tenir compte de quelques accès de fièvre de temps en temps. Que nous réserve l'avenir, qui ne peut jamais le prévoir ? peut- être serai-je de retour en Europe en 1878, mais tout dépend des circonstances.[7] »

Brazza - 10 juin 1883
« Le docteur Ballay[1] vient de m'apprendre par lettre qu'il est déjà installé sur l'Alima à Ossika. J'ai grande hâte de revoir mon ancien compagnon. En remontant, nous fondons en passant des stations et des postes. Djolé est établi à la porte des rapides. Si tout va bien, nous serons le 22 Juillet à Franceville. »

---

[1] La thèse que, plus tard, écrira le Docteur Ballay « L'Ogôoué, Afrique Occidentale Française », Paris, 1880, mentionne les maladies qui frappent le plus souvent les Européens (affections paludéennes, pneumonie, dysenterie) et celles dont son vicitmes les indigènes (scrofule, syphilis, blennorragie, lèpre). Il signale la tendance ulcéreuse et phagédénique de toutes les plaies. Il relate une épidémie de variole ayant sévi chez les Adoudas et qui atteignit deux cent indigènes. Il parvint à l'enrailler et grâce aux soins qu'il prodigua, il n'y eut que quatre décès à déplorer.
Cilleul (De) J., Un grand serviteur de la cause française en A.O.F. : le Docteur Ballay (N.E.), *Histoire de la Médecine*, *Sixième* année, Décembre 1956, N° XI, p.43à 47

## CHAPITRE 24

## MÉDECINS, MONSTRES ET ASSASSINS AU XIXe SIÈCLE
Ou du scientisme à la littérature fantastique

*C'est en passant par le rêve, en le haussant au*
*Plan de la poésie, que l'on arrive à accepter la vie*
Albert Béguin

*Prends garde ! En jouant au fantôme, on le devient.*
Précepte de la Kabbale

### *NAISSANCE DU SCIENTISME*

Au début du XIXe siècle, l'École de Paris – Pinel, Bichat, puis Corvisart, Bayle, Laennec, accomplit en quelques années une révolution médicale majeure : si le bon fonctionnement du corps obéit à des mécanismes, pourquoi ne pas tenter de les cerner, de les comprendre, pour les rétablir lorsqu'ils sont atteints ?
Au XVIIIe siècle, l'italien Morgagni avait pour la première fois dans l'histoire de la médecine établit un lien entre les maladies et les lésions internes qui les provoquent, constatées à l'autopsie. Ainsi était né l'anatomie-pathologie : « ouvrez quelques cadavres, vous verrez aussitôt disparaitre l'obscurité que la seule observation n'avait pu dissiper », disait Bichat.
L'innovation de l'École de Paris consistait à créer l'anatomo-pathologie « sur le_vivant », autrement dit la méthode anatomo-clinique : pourquoi ne pas tenter de savoir les transformations provoquées par la maladie au moment où elles se produisent et non plus seulement sur le cadavre, lorsqu'il n'y a rien à faire ? C'est par exemple la perspective de Laennec, l'un des plus grands cliniciens de tous les temps, inventant le stéthoscope pour apprécier la qualité du souffle et du battement cardiaque de ses malades.
Dans la seconde moitié du siècle, de 1859 à 1865, allaient se succéder ce que le Professeur Jean Bernard appellait les « six Glorieuses ». « *Ces six années, ces six glorieuses ont plus changé le sort des hommes que les batailles, victoires, défaites qui encombrent nos livres*

*d'histoire*[1] *...».* Au travers de noms illustres comme ceux de Darwin, de Freud, de Charcot, de Pasteur, de Claude Bernard et de moins connus, mais tout aussi importants tels ceux de Keen, de Lambl, de Kolbe, de Marey, de Nélaton, de Broca, de Péan, de Vulpian et de bien d'autres, vont apparaître les découvertes cliniques, biologiques et physiologiques qui vont être à la base de la médecine du XXe siècle[2].

En 1865, Claude Bernard à Paris, publie sa fameuse « *Introduction à l'étude de la Médecine Expérimentale*[3], qui est en fait une introduction à un ouvrage de réflexion, à la fois scientifique et philosophique sur l'ensemble de ses travaux.

Et du rôle que doit jouer la « physiologie expérimentale « dans la médecine ; ouvrage que malheureusement la mort l'empêcha de terminer. Notons que ce titre ambigu, plutôt conclusion qu'introduction, d'une œuvre si souvent citée mais peu lue en entier, a entretenu la légende de Claude Bernard inventeur de la médecine expérimentale. Or la démarche expérimentale existe depuis l'Antiquité dans le domaine inerte comme dans le domaine animal[4], perfectionnée au XVIIe siècle notamment par François Magendie. Par contre c'est bien Claude Bernard qui s'est appliqué à ériger cette démarche en méthode rigoureuse, à en définir les principes et les buts. Et cela dans le dessein d'en découvrir les lois qui régissent le vivant.

Ainsi durant tout le XIXe siècle, un véritable credo « scientiste » va se développer partout en Europe et aux Etats -Unis, entretenu toujours par de nouvelles découvertes et va imprégner toute la littérature. Qui ne se souvient, par exemple, du « *Médecin de campagne* » ou de « *Madame Bovary* » où Balzac et Flaubert, à travers des pages magnifiques dans la bouche de Benassis ou d'Homais, vont développer les métamorphoses et les révolutions du savoir, qui contrastent d'autant plus avec la pratique d'une médecine rurale, qui restait largement tributaire de magie, de superstitions et d'intolérance, au milieu d'une population aux conditions de vie particulièrement misérables voire atroces.

Mais c'est surtout la littérature fantastique (devenant à ce moment science -fiction) qui, à travers ce « scientisme », va secréter l'image du savant, du chercheur, enfermé le plus souvent dans son laboratoire, isolé

---

[1] Jean Bernard, *C'est de l'homme qu'il s'agit,* Odile Jacob, Points, Paris, 1982

[2] Roger Rullière, *Abrégé d'Histoire de la médecine,* Masson, Paris, 1980

[3] Claude Bernard, *Introduction à l'étude de la médecine expérimentale*, Paris, Baillière, 1865

[4] Mirko D. Grmeck, *Le chaudron de Médée, l'expérimentation sur le vivant dans l'Antiquité,* Les empêcheurs de penser en rond, Paris,1997

du monde, délaissant ses amis et sa famille, animé d'un comportement jugé « étrange » parce qu'incompris ( ici modèle caricatural de Claude Bernard dont la femme, alors qu'il avait 36 ans en 1849, se plaignait amèrement de la vie de son mari , qui, disait-elle, « se passait dans son laboratoire à torturer des animaux !). Ce laboratoire sera toujours un lieu secret, retiré, véritable sanctuaire, nouvelle mouture du cabinet d'alchimiste :

- celui du Docteur Frankenstein :

«... C'était dans une pièce ou plutôt dans une cellule solitaire en haut de la maison et séparée de tous les autres appartements par une galerie et un escalier que j'avais établi mon atelier d'immonde création[1] ».

- celui du Docteur Jekyll est, au contraire, au sous-sol, derrière un ancien amphithéâtre d'anatomie, séparé de son habitation par une cour, véritable labyrinthe au centre duquel il se tient.
- celui du Docteur Pascal, le héros de Zola, passionné par l'étude des lois de l'hérédité, est une grande pièce qui lui est strictement réservé et où il est interdit de pénétrer en son absence.

Ces chercheurs, ces « savants fous » pourront, bien sûr avoir mille spécialités : magnétiseurs, zoologistes, ethnologues, physiologistes, physiciens mais également médecins et chirurgiens. Parmi ces derniers seront choisis, ceux qui, reculant les limites du possible pour œuvrer, pensent-ils au bénéfice de l'humanité, enfanterons au contraire des créatures monstrueuses et libéreront en elles les « vieilles forces primitives et démoniaques » toujours prêtes à renaitre chez l'être humain.

## *LE DOCTEUR FRANKENSTEIN ET LA CREATURE*

Le Docteur Victor Frankenstein est le héros du célèbre livre de Mary Shelley, écrit en 1816 et paru en 1818[2]. Adolescent, il a été traumatisé par la mort de sa mère, lors de son dernier accouchement (de plus pratiqué par son père médecin capable mais ici impuissant). Étudiant la médecine à l'Université d'Ingolstad en Bavière, il rejette les anciens dogmes que lui proposent ses maîtres jugés inefficaces et possédé par la soif de connaissances et d'expérimentations, il rêve de percer les mystères de la création et de la vie. En faisant venir au monde un être artificiel, il prétend donner naissance à une espèce nouvelle heureuse et

---

1 Mary Shelley, *Frankenstein ou le Prométhée moderne*, G.F, Flammarion, Paris, 1979

2 Mary Shelley, *Frankenstein*, op. cit.,

bonne et, bien mieux, espère, son savoir se perfectionnant, arracher ses créatures à la maladie et à la putréfaction de la mort.
Créer un être humain n'est pas une idée neuve. On la retrouve déjà dans le courant si important de la Médecine Hermétique du Moyen-Âge ; ainsi le célèbre médecin Arnaud de Villeneuve, qui exerça à Montpellier et en Avignon dans la Cité des Papes, fut accusé en 1299 par l'inquisition d'avoir créé « un homme artificiel dans une cucurbite de verre » ; également, dans la mythologie hébraïque[1]où la création d'un golem reproduit le mythe d'Adam, le seul homme qui ne soit pas sorti du ventre maternel, mais fut modelé par Élohim lui-même. Le terme golem désigne en hébreu un rudiment, un germe un embryon, quelque chose d'inachevé. Le serviteur « Golem » est en effet un homme artificiel, fait d'argile, louche et obtus, un géant sombre et borné qui finira criminel et qu'il faudra détruire. Il va peupler les légendes des pays slaves et notamment celles du ghetto de Prague où Rabbi Yehouda Loew va fabriquer son Golem en 1580[2].
On peut s'étonner de voir placer ici le mythe du Golem, alors que c'est justement l'abandon du « merveilleux traditionnel » (fantômes, diables, nécromants…) au profit d'un homme de science qui fait l'originalité de l'œuvre de Mary Shelley. Pourtant il existe beaucoup de ressemblances entre le Golem et la Créature, y compris leurs réactions de révolte et de destruction envers leur créateur. Plus étonnant encore, la légende pragoise du premier ne voit son plein développement qu'à la période romantique, celle de Frankenstein.
S'y glisse, à Prague[3] celle du vrai Docteur Faustus[4], personnage inquiétant de l'Europe centrale ayant vécu à la fin du XVe siècle, plus ou moins sorcier, magicien, escroc et nécromant[5].
C'est à l'anatomie et à l'électricité que le Docteur Frankenstein va avoir recours, en homme de son siècle, pour tenter de réaliser son audacieux projet.

---

[1] Ancien écrit du *Sefer Yetsirah,* ou Livre de la création.
Sylvie-Anne Goldberg, *Les deux rives du Yabbok*, La maladie et la mort dans le judaïsme ashkénaze : Prague XVIe-XIXe siècle, Cerf-Histoire, Paris, 1989
[2] Gustav Meyrink, *Le Golem,* Stock, Paris, 1969
[3] Angelo Ripelino, *Praga Magica,* Plon (Terre Humaine), Paris, 1973
Michel de Roisin, La malédiction du Golem, Revue *Aesculape,* 54e Année, N° 7, Aout-Septembre 1971
[4] André Dabezies, *Le mythe de Faust,* Armand Colin, (Coll. U2), Paris, 1972
[5] Si le « Faust » de Goethe n'a pas créé de « monstres », ses successeurs, surtout celui de Thomas Mann et de Boulgakov, transportent comme Frankenstein, l'aspect prométhéen du mythe de la révolte et de l'exaltation de l'homme.

**Anatomie**

« … Pour rechercher les causes de la vie, il est indispensable d'avoir recours à la mort. J'ai appris donc l'anatomie, mais cela ne suffisait point ; il me fallait en outre observer la désagrégation et la corruption naturelle du corps humain. Voici que j'étais amené à examiner la cause et les étapes de cette corruption et contraint de passer des jours et des nuits dans les caveaux et les charniers…[1] ».
Le siècle des « Lumières », du mouvement encyclopédique, de la mode des Cabinets d'histoire naturelle et des Salons où l'on discutait philosophie, où l'on pratiquait des expérimentations mondaines, fut le siècle de l'anatomie triomphante, de la mode anatomique lancée à Paris au siècle précédent par Pierre Dionis et surtout par son successeur Joseph Guichard Du Verney, mode qui depuis l'amphithéâtre du Jardin du Roi va essaimer dans les salons parisiens, où les femmes du monde allaient jusqu'à porter sur elles des fragments séchés préparés par le célèbre anatomiste.
A la fin du siècle, Vicq d'Azyr, un autre Professeur d'anatomie au Jardin du Roi, va, lui, se consacrer à l'anatomie cérébrale, à l'étude des structures du cerveau, annonçant « l'Organologie » de Gall et les outrances de la « Phrénologie » avec ses collections de centaines de cranes de criminels, de déments et de personnages illustres, (voir infra).

Mais pour faire des dissections publiques ou privées, il fallait des cadavres. Provenant au début du XVIIe siècle des lieux de supplices[2], et des hôpitaux qui étaient tenus d'en fournir aux professeurs et jeunes chirurgiens des Écoles de médecine, bien vite ils furent insuffisants[3]. D'autant que le Directeur de l'hôpital était souvent très réticent car il avait peur que ses malades apprennent la destination scandaleuse de leurs corps post- mortem.
Que dire alors des amphithéâtres privés qui virent le jour en grand nombre où se tenaient des leçons particulières de dissection et où les étudiants affluaient en grand nombre. Il fallut donc, pour résoudre le problème de l'approvisionnement recourir aux exhumations clandestines (thème important et sous-jacent dans tout le début *de*

---

1 Mary Shelley, *Frankenstein,* op. cit. p. 113
2 David Le Breton, *La chair à vif,* A.M Métaillé, Paris, 1993
Au chapitre 5 de ce livre, est analysé le rapport très ancien entre Anatomistes et suppliciés
3 Marie-José Imbault-Huard, *L'école pratique de dissection de 1750 à1882,* Thèse de Lettres, Paris II, 1973

« *Frankenstein* »). Louis-Sébastien Mercier dans son « *Tableau de Paris* » décrit une expédition nocturne dans les cimetières :
« … Il faut des cadavres aux jeunes chirurgiens, mais comme un cadavre coûte un louis d'or, ils le volent ; ils se mettrons à quatre, prendront un fiacre, escaladerons un cimetière, l'un combat le chien qui garde les morts, l'autre avec une échelle descend dans la fosse, le troisième est à cheval sur le mur, jette le cadavre, le quatrième le ramasse et le met dans le fiacre ; celui qui comptait reposer en paix dans sa bière est arraché de sa sépulture…[1] »
Le célèbre Bichat lui-même s'approvisionne à St Roch, un cimetière à l'abandon où les cadavres sont simplement jetés dans les trous de carrière et faciles à subtiliser. En Novembre 1797, avec deux aides, il est surpris avec six cadavres en sa possession… l'affaire n'a pas de suite. Elle montre d'ailleurs la peine de Bichat qui dissèque à lui seul six cent cadavres pour établir sa fameuse « *Anatomie descriptive* » qui sort en 1801.
Mais ces violations de sépultures vont très vite s'intensifier malgré le danger d'être surpris par la populace mécontente, d'où l'emploi par des anatomistes plus fortunés de mercenaires qui vont faire le travail pour eux, quelques fois d'une manière crapuleuse. C'est ainsi qu'en 1828 à Édimbourg, sera mis à jour une terrible affaire de meurtres en série commis par deux complices Burke et Hare, livrant ensuite les dépouilles de leurs victimes aux anatomistes. Ce fait divers servira de point de départ à la fantastique nouvelle de Stevenson : « Le Pourvoyeur de cadavres[2] ».

## Electricité

« …Vers ma quinzième année, nous nous étions retirés dans notre maison voisine de Bellerive ; j'y fus témoin d'un orage extrêmement violent et effrayant. Il venait des Monts du Jura et la foudre éclatait à la fois avec un bruit terrifiant, de plusieurs côtés du ciel. Tant que dura l'orage, je ne cessai d'en observer le cours avec curiosité et joie…
Debout à la porte je vis soudain un ruisseau de feu sortir d'un vieux chêne magnifique et à peine cette éblouissante lumière s'était-elle dissipée que le chêne lui-même avait disparu[3] ».

---

[1] Louis-Sébastien Mercier, *Tableau de Paris,* (édition établie sous la direction de J.C Bonnet), Mercure de France, Paris, 1994, T.1 et T. 2
[2] Robert Louis Stevenson, *Le Pourvoyeur de cadavres et autres nouvelles,* Jacques Glénat, Grenoble, 1976
[3] Mary Shelley, *Frankenstein,* op. cit., p.98

« L'électricité choisit le siècle des Lumières pour dévoiler ses merveilles [1] ».
Dans le domaine médical, en 1786, Luigi Galvani apporte avec sa femme Lucia, la démonstration expérimentale des effets de l'électricité sur la motricité animale (fameuse expérience sur la grenouille : ils percent la moelle épinière de cette dernière avec un crochet de cuivre et observent que celui-ci, mis en contact avec une barre de fer que l'on sait produire de « l'électricité métallique », provoque la contraction des pattes). Il croit avoir démontré l'existence d'une électricité animale [2], qui va très vite se présenter comme une réalité nouvelle, déchaînant un enthousiasme sans précédent. Des milliers de grenouilles seront sacrifiées à la science. Les médecins appliquent immédiatement le galvanisme au diagnostic de la mort apparente. L'italien Eusebio Valli, après avoir expérimenté sur des oiseaux, recommande le galvanisme pour la réanimation de personnes asphyxiées ou noyées. Le gendre de Galvani, Giovanni Aldini présente à Londres des expériences spectaculaires sur des têtes de bœuf et des cadavres de suppliciés.
Xavier Bichat, toujours lui, travailleur infatigable, obtient dans l'hiver 1799 l'autorisation de faire différents essais sur les cadavres guillotinés, mis à sa disposition trente à quarante minutes après le supplice. Il utilise pour cela l'appareil vertical de Volta et n'hésite pas à descendre dans les fosses récemment creusées, entouré de cadavres, comme il le raconte lui-même. Nous ne sommes pas loin des recherches du Docteur Frankenstein !
Les reflets de « l'âme électrique [3] », du galvanisme, du foudroiement, dans l'imaginaire littéraire foisonnent : outre Mary Shelley, Edgar Poe[4], Villiers de l'Isle-Adam[5], Jules Verne[6], par exemple, utilisent l'électricité, soit pour ressusciter une momie ou une morte, soit pour donner vie à une androïde fabriquée de la main de l'homme. Même chose au cinéma, avec la naissance du Monstre au cours d'un orage, dans le « Frankenstein » de Whale (1931) ou la création de l'androïde-robot dans le « Métropolis » de Frizt Lang et Harbou (1931).

---

1 Laura Bossi, L'âme électrique, *Catalogue d'exposition « L'âme au corps, arts et sciences »,* Paris, Grand Palais, 1993 - Voir aussi, supra, Chapitre 18 sur Mesmer

2 Il ne s'agit, bien sûr que de la mise en évidence du phénomène de contractilité musculaire

3 Laure Bossi, L'âme électrique, op.cit,1993

4 Allan Edgar Poe, Petite discussion avec une momie, *Contes, Essais, Poèmes,* Edition établie par Claude Richard, Robert Laffont, (Bouquins), Paris, 1989

5 Villiers de L'Isle-Adam, *L'Ève Future,* Jean-Jacques Pauvert, Paris, 1960

6 Jules Verne, *Le Château des Carpathes,* Presses-Pocket, Paris, 1992

On le sait, le roman de Mary Shelley finit mal, le Monstre détruisant les proches de son créateur. Il est curieux de voir qu'il en est de même dans la vie de l'écrivain. En 1840, en effet, lorsqu'elle revient à Genève où vingt-quatre ans plutôt eut lieu la genèse du livre dans la Villa Diodati, Mary a perdu tous les siens, frappés par, restant dans le domaine du fantastique, on pourrait appeler «la Malédiction de Frankenstein » :

- Octobre 1816, Suicide de Fanny Imlay, sa demi-sœur ainée
- Décembre 1816, Suicide de Harriett Shelley, épouse du poète
- Septembre 1818, Mort de Clara Shelley, le troisième enfant du couple
- Juin 1819, Mort de William Shelley, le deuxième enfant du couple
- Décembre 1821, Suicide du Docteur John W. Polidori[1,] à 25ans
- Avril 1822, Mort à l'âge de 5 ans, d'Allegra, fille de Byron et de Claire Clairmont
- Juillet 1822, Shelley[2] périt noyé dans un naufrage au large de Livourne
- Avril 1824, Byron meurt à Missolonghi à l'âge de 36 ans

Mary est alors la seule survivante de la fameuse soirée, véritable Ange de la Mort.

## LE DOCTEUR MOREAU ET LES MONSTRES-ANIMAUX

Dans « L'ile du Docteur Moreau[3] », le passionnant livre de Wells, paru en I896, le Docteur Moreau, chirurgien s'intéressant à la transfusion sanguine, s'est heurté à l'hostilité de ses pairs. Avec son associé le Docteur Montgomery, dont on sait seulement « qu'il a connu dix minutes d'abandon qui ont gâchées sa vie » - ce sont des proscrits. Il va se retirer sur une île du Pacifique, dans laquelle certaines critiques ont reconnu l'une des Galapagos où Charles Darwin conçut la théorie de l'évolutionnisme. (Moreau est d'ailleurs un admirateur de Darwin dont il commente souvent la doctrine qui imprègne tout le roman). Sur cette terre éloignée du monde civilisé et à l'écart de toute route maritime, le savant expérimente sur les corps d'animaux vivants, digne

---

1 Paul West, *Le médecin de Lord Byron,* Rivages Poche, Paris, 1991

2 Edward John Trelawny, *Les derniers jours de Shelley et de Byron-Souvenirs,* José Corti (Collection Romantique N° 51), Paris, 1995

3 Herbert G. Wells, *L'île du Docteur Moreau,* Livre de Poche, Paris, 1962

émule du Docteur Frankenstein qui avait commencé ses premières expériences de la même façon. Homme de science, mais aussi artiste, il prétend façonner à l'image de l'homme les cobayes qu'il a rassemblé dans son île. Et grâce à ses connaissances et à sa technique chirurgicale admirablement développée, jouer, pour ainsi dire, avec les lois de l'évolution.

En effet, transformer en animaux humains les sujets de ses expériences, cela revient à transgresser l'histoire et les frontières du vivant. En mêlant ou plutôt en mélangeant les espèces, Moreau montre la précarité de leurs différences et à bien y regarder, « remet en cause la prétendue suprématie de la race des hommes : il suffit de modifier par la chirurgie quelques dispositions physiologiques et bientôt les animaux sont doués de la parole...[1] ».

Mais en réalité, les créatures façonnées par Moreau sont des monstres, des caricatures de l'homme, sans identité par le mélange d'espèces dont chacune est formée (hyène-porc, cheval-rhinocéros, &...). Inclassables, hors du système symbolique et donc de l'intelligibilité qui définit les frontières entre les catégories à penser, elles sont ambigües, intraitables et elles engendrent un mélange de répulsion et de peur. Lorsque Prendick, le narrateur, recueilli après un naufrage par la goélette du Docteur Montgomery[2], voit pour la première fois l'une des créatures humanisées par Moreau, il éprouve un sentiment d'inquiétante étrangeté, « cette face noire avec des yeux de feu bouleversa toute ma pensée et mes sentiments d'adulte, et pendant un moment les terreurs oubliées de mon enfance envahirent mon esprit[3] ».

Comme la Créature de Frankenstein, la plupart de ces monstres avant leur « révolte » sont d'ailleurs pitoyables, vivant sous la loi incompréhensible pour eux de Moreau et dans le souvenir dans leur chair des plus abominables tortures.

Mais là encore, tout finira mal. Moreau, enfermé dans ses stériles certitudes sera déchiqueté par le puma qu'il avait longtemps et particulièrement torturé ; les « monstres » retourneront à l'état animal et s'égorgeront ente eux, sur une ile également redevenue morte, sans nom. Prendick lui -même, retourné à la vie civilisée, restera marqué à jamais de cette terrible expérience. Il s'isolera de ses semblables, « J'ai l'impression, dit-il, que l'animal va reparaître tout à coup sur les

---

1 Gwenhaël Ponnau, Les *savants fous, Romans et Nouvelles,* Omnibus, 1994

2 Image irréelle où l'ile dessine alors ses premiers contours devant Prendick, dans un halo de brume mystérieux et angoissant, dans le film « L'Ile du Docteur Moreau » de Earl C. Kenton, de 1932

3 Herbert G. Wells, *L'île du Docteur Moreau,* op.cit.

visages, que bientôt la dégradation des monstres de l'ile va se manifester de nouveau sur une plus grande échelle ».

## LE DOCTEUR JEKYLL ET LE MONSTRE INTERIEUR

Qui ne connait l'histoire du Docteur Jekyll et de Mister Hyde ? Le héros de ce conte écrit par Stevenson en 1885[1], entre deux hémoptysies, est un médecin de Londres qui de temps à autre, grâce à l'absorption de certains breuvages de son invention, se projette sous la forme d'un personnage malfaisant et criminel : Mister Hyde. Malheureusement la potion, par suite d'une erreur de calcul, devient inefficace et il est dans l'impossibilité de redevenir Jekyll ; il s'empoisonne alors au moment d'être démasqué, en laissent une confession écrite. Voilà le schéma de l'intrigue.

Le cinéma, surtout hollywoodien, a la plupart du temps caricaturé jusqu'à la parodie ce conte si complexe[2]. Pour la censure d'Hollywood, doublant cent ans après celle, bien connue, de l'épouse de Stevenson, il y a d'un côté le bon, le vertueux, l'irréprochable Docteur Jekyll, exemple parfait de l'éducation victorienne, s'apprêtant à épouser son ingénue et pure fiancée – et de l'autre l'ignoble, le perverti sexuel, le monstrueux Mister Hyde que l'on nous montre à qui mieux mieux en train d'accomplir ses horribles forfaits dans un quartier « réservé » de la ville. Le Bon sera la victime du Monstre et ce dernier échappera à la justice des hommes dans la mort.

Or, depuis les nombreuses critiques de ce roman si important dans la littérature du XIXe siècle (notamment celles de Schwob[3]et de Nabokov[4]) On sait combien est puéril cette dichotomie simplificatrice. Jekyll, en effet, est loin d'être net. Comme il l'avoue, il a eu une jeunesse peut-être plus qu'orageuse. De plus, au début, il est ravi de se transformer en Hyde et de pouvoir vivre ses pulsions. De la même façon, la monstruosité de Hyde n'est que suggéré dans le roman, jamais décrite à l'exception de l'agression de la fillette dans la rue et du meurtre à coups de canne de Sir Danvers Carew. Nous devinons que c'est un sadique.

---

[1] Robert-Louis Stevenson, *Le cas étrange du Docteur Jekyll et de Mister Hyde,* Préface de Francis Lacassin, *Collection* 10/18, Paris, 1976

[2] Une exception: le film « Mary Reilly, de Stephen Frears, 1996

[3] Marcel Schwob, *Spicilèges : Robert-Louis Stevenson,* Collection 10/18, Paris, 1979

[4] Vladimir Nabokov, *Littératures 1,* Le Livre de Poche, Biblio-Essais, Paris, 1987

Or le grand débat qui agite le monde de la psychiatrie dans les années 1830 porte sur la notion de personnalités multiples (curieusement illustrées en 1994 aux États-Unis), et la découverte du Docteur Jekyll « à savoir que l'homme n'est en réalité pas un, mais bien deux » est contemporaine des travaux de Charcot sur l'hystérie (*Leçons sur les maladies du système nerveux, 1873- 1884*). De même il est révélateur que « Le cas étrange » soit publié la même année où Freud s'installe comme praticien à Vienne (1886). Lorsque Jekyll précise les limites de sa découverte, le texte de Stevenson prend un ton prophétique : « je dis deux, parce que l'état de mes connaissances propres ne s'étend pas au delà. D'autres viendront après moi qui me dépasserons dans cette voie, et j'ose avancer l'hypothèse que l'on découvrira finalement que l'homme est formé d'une véritable confédération de citoyens multiformes, hétérogènes et indépendants ... ».
Et Hyde m'apparaît alors personnellement comme pouvant être une ultime tentative pour vaincre ce que Georges Steiner appelait dans une de ses conférences « le Grand ennui » ce mal qui rongeait l'âge nouveau. « La folie, la mort plutôt que l'interminable dimanche douillet d'une vie bourgeoise » nous dit-il en citant les héros de Stendhal et plus loin « ... Salammbô, écrit presqu'exactement au milieu du siècle, ce récit frénétique que colorent le goût du sang, la barbarie de la guerre, la souffrance des débauches, nous mène droit au problème : le sadisme du livre, sa passion à peine contenue de la sauvagerie reflétant les dispositions d'esprit de Flaubert : Depuis l'adolescence, il n'avait éprouvé que des convoitises insatiables et un ennui atroce ».

## LE DOCTEUR VAN HELSING ET LE VAMPIRE

Le docteur Van Helsing est un personnage important sinon central du « Dracula » de Bram Stoker, de 1897[1], « apogée du vampire au XIXe siècle », dans lequel, avec son confrère Seward, il incarne la « science ».
« C'est en même temps un philosophe et un mathématicien, réellement un des plus grands savants de notre époque » (p.178)[2]. Il s'intéresse aux découvertes les plus récentes de la science médicale, en particulier dans le domaine de la psychiatrie et de l'hypnose : « Moi qui suis vieux et qui ai passé toute mon existence à étudier les hommes et les femmes, à

1 Bram Stoker, *Dracula,* traduction de Lucienne Molitor, Verviers (Belgique), Marabout, 1975
2 Jean Marigny, *Sang pour sang, le réveil des vampires,* Paris, Découvertes Gallimard, N° 161, 1993

étudier tout spécialement le cerveau humain, tout ce qui s'y rapporte, tout ce qui peut procéder de ce cerveau « (p. 269). Pour lui, Dracula se voit ramener aux traits communs d'une simple pathologie, livré aux discours de la criminologie positiviste (voir infra), « un criminel de type de type régressif », génétiquement prédisposé au crime, renvoyant à Nordau et à Lombroso[1].
Mais, paradoxalement, il le décrit à ses amis d'une façon beaucoup plus orthodoxe : « Le vampire qui se trouve parmi nous se renforce, se rajeunit par le sang de chacune de ses victimes... il possède à lui seul la force de vingt hommes...c'est une brute, un démon sans pitié...il a même le pouvoir, dans une certaine mesure, de se rendre maitre des éléments : la tempête, le brouillard, le tonnerre, et de se faire obéir de créatures inférieures, telles que le rat, le hibou, la chauve-souris, le loup, dont il prend parfois la forme « (p. 336-337). Description qui ne déparerait pas les écrits du R. P. Dom Calmet, au XVIIIe siècle, bible du vampirisme.
C'est cette ambiguïté de Van Helsing, vis-à-vis de la science, que nous allons retrouver tout au long du livre.
Il travaille en Hollande. Appelé à Londres au chevet d'une patiente de Seward, victime d'une étrange maladie, et devant des signes alarmants d'anémie (...elle avait un teint de craie et ses lèvres mêmes, ses gencives semblaient exsangues » (p. 189), il réalisera, en dix jours, quatre transfusions de sang chez sa malade (thérapeutique encore audacieuse en cette fin de siècle). Par contre, une fois dépistés les signes d'attaque d'un vampire : curieux accès de somnambulisme, marques rouges sur sa gorge, &., il recommandera les très classiques précautions pour éloigner la terrible menace : collier de gousses et de fleurs d'ail autour du cou de la malade, talisman sur sa poitrine, crucifix sur la porte, fermeture consolidée des fenêtres... comme aurait fait n'importe quel paysan des Carpathes. De la même manière, à la fin du drame, Van Helsing hypnotise avec son accord Mina Harker, pour qu'elle les guide ses amis et lui jusqu'à Dracula, au milieu d'une terrible tempête de neige dans les steppes glacées de Transylvanie...mais pour tuer définitivement le monstre dans la parfaite et ancienne tradition : un pieu dans le cœur et une décapitation.

Avec le Docteur Seward, ancien élève et ami de Van Helsing, c'est l'aspect psychiatrique du vampire qui est évoqué. Seward est un

---

[1] Bram Dijkstra, Les métamorphoses du vampire : Dracula et ses filles, *Les Idoles de la perversité,* Paris, Seuil 1992

aliéniste de Londres, ayant étudié le Droit comme la Médecine, qui soigne dans son asile, le dément Renfield. Il tient un Journal, véritable roman dans le Roman, qui nous renseigne peu à peu de la pathologie de son malade et de son évolution, tout en ignorant longtemps que ce dernier est à la fois créature et victime de Dracula.
A travers ses crises de démence (il essaie de tuer son thérapeute) et ses rémissions (où il discute philosophie avec lui), son goût du sang, sa manie de dévorer mouches, araignées et tout animal vivant introduit dans sa cellule, se précise les signes d'une grave et dangereuse psychose : monomanie homicide, sadisme et nécromancie qui recouvrent aujourd'hui le terme de Vampire.
Il y a là un contraste voulu par l'auteur, avec le vampirisme « doux » du Comte Dracula. Celui-ci, en grand séducteur, s'attaque de préférence à de jeunes et belles femmes dont la succion voluptueuse assouvissent à la fois ses besoins sexuels et sa soif de sang.
A ce propos remarquons que le livre de Stoker baigne dans un érotisme pervers, simplement suggéré à la manière « victorienne », mais qu'exploiterons plus crument les cinéastes du XXe siècle.

## LE DOCTEUR DOYLE ET LE MONSTRE SOCIAL

Le Docteur Conan Doyle, créateur du célèbre personnage de Sherlock Holmes, avait fait ses études de médecine à Édimbourg, terminées par une thèse sur la neuro syphilis. Pour la description de celui-ci, il s'était inspiré de son Professeur à l'Université, Joseph Bell (1837-1911), surnommé Joe par ses élèves qui étaient fascinés par ses capacités d'observation et de déduction, non seulement à propos de la pathologie de ses patients mais aussi de leurs occupations et de leurs personnalités lorsqu'ils se présentaient devant lui. De plus Bell manifestait un intérêt particulier pour la dermatologie ; or celle-ci est sans doute la branche de la médecine où la démarche diagnostic est la plus proche de l'enquête policière en raison de l'importance des indices visuels et du raisonnement analytique.
Deux nouvelles de Doyle sont ici significatives. Dans *La crinière du Lion*, Holmes résout l'énigme de la mort mystérieuse d'un maitre d'école en bord de mer, grâce à la présence de lignes rouges sur son dos qui, pour lui, évoquent une allergie mortelle à une méduse géante. Dans *L'aventure du soldat blanchi, il* détermine la cause de la disparition d'un soldat de retour d'Afrique du Sud ; il avait été isolé par ses parents avec un diagnostic de lèpre. Mettant en doute ce diagnostic, il consulte

un éminent dermatologue, Sir James Saunders, qui conclut à une dermatose bénigne (ichtyose).
Si Doyle a prêté à Holmes quelques un de ses traits de caractère et de son aspect physique (et non pas, paradoxalement, à son alter ego le Docteur Watson !), la personnalité du célèbre détective est infiniment complexe. Dans un chapitre de son livre *La vérité médicale*[1] Louise Lambrichs, donne un éclairage particulièrement original de sa science de la déduction. Pour Pierre Nordon[2], Holmes serait un prototype paternel idéalisé, dans des rapports père-fils complexes et ambivalents : (le père de Doyle alcoolique meurt en 1893 à l'Hôpital de Dumfries et il doit jeune devenir soutien de famille : admiration-mépris, culpabilité). Bernard Fock[3], lui, attire notre attention sur le côté trouble et pervers du personnage : il se drogue, n'a que mépris pour la police officielle, démasque les méchants mais le plus souvent ne les punit pas, vit en marginalité « déguisée », ainsi que sur son attrait pour l'horreur et le monstrueux : … » corps tordus, figures balafrées, écartèlement des chairs, agonies abominables et invariablement ces visages contractés par la peur. »
Dans la dernière nouvelle de l'ouvrage *Souvenirs de Sherlock Holmes*[4], Watson nous raconte ému la disparition de son ami dans le gouffre de Reichenbach en Suisse au cours de son combat avec l'abominable Professeur Moriarty, son adversaire de toujours (invisible ou caché sous diverses personnalités), véritable génie du crime, avatar du Monstre que je qualifierais de « Monstre social ». Moriarty, en effet, est un prodigieux mathématicien, un être suprêmement doué, le seul rival possible de Holmes mais qui met toutes ses qualités au service du Mal et du crime.

Vingt ans plus tard, va apparaitre dans la fantasmagorique et inquiétante fiction de Sax Rohmer[5], un nouveau Monstre, tout aussi savant, tout aussi puissant, le fameux Docteur FU MANCHU, version asiatique de Moriarty. Spécialiste des drogues et des toxiques végétaux et animaux, amateur de mort lente et de tortures raffinées, doué d'un savoir encyclopédique, peut-être encore plus machiavélique que Moriarty, il

---

1 Louise L. Lambrichs, Sherlock Holmes, Einstein : impasses et points aveugles de la pensée scientifique, *La vérité médicale,* Paris, Robert Laffont, (Pluriel), 1993
2 Pierre Nordon, Tout ce que vous avez voulu savoir sur Sherlock Holmes, sans jamais l'avoir rencontré, Paris, Livre de Poche, Biblio, Essais, 1994
3 Bernard Fock, 221 bis Baker street, *Tout Prévoir,* N° 256, 1994
4 Arthur Conan Doyle, *Souvenirs de Sherlock Holmes,* Paris, Livre de Poche, 1964
5 Sax Rohmer, *Le mystérieux Docteur Fu Manchu,* Préface de Francis Lacassin, Paris, 10/18, 1988

va sévir non seulement dans les mêmes quartiers de Londres autour de White Chapel, mais dans le monde entier.«… imaginez-vous un homme de haute taille, maigre, félin, haut d'épaules avec le front d'un Shakespeare et la face de Satan, au crâne rasé, aux longs yeux bridés, magnétiques, verts comme ceux d'un chat… et vous aurez le portrait du Docteur Fu Manchu, le péril jaune incarné en un seul[1] ».

## JACK L'EVENTREUR ET L'ANTHROPOLOGIE CRIMINELLE

Monstre mystérieux qui terrorisa Londres durant l'automne 1888 et dont le nom reste dans toutes les mémoires, Jack l'éventreur[2], présente des liens avec tous les personnages, créateurs et créatures, médecins et monstres évoqués ci-dessus. Conan Doyle s'est intéressé à ses crimes, émettant même certaines hypothèses. La deuxième aventure de Holmes *Le Signe des Quatre*, fut publié en 1889, soit un an après la série des meurtres et connu un succès énorme contrairement à la précédente. Il inspira Bram Stoker pour certains traits du Comte Dracula qui en est une véritable métaphore littéraire : ne dit-on pas souvent d'un assassin qu'il est un vampire !! Quant à l'invention de Mister Hyde, elle serait en 1886, de la part de Stevenson, une géniale anticipation du « sérial killer » le plus célèbre de l'Histoire.

Dernier personnage et non le moindre, le Londres victorien dont les trop connus « Bas- Fonds[3] » représentent un véritable labyrinthe, noyé dans un brouillard angoissant et repère de la saleté, de la misère, de la maladie, du vol, de la prostitution, de la violence, image inquiétante du Mal sous tous ses aspects.

De plus, les cinq meurtres de prostituées qui vont se succéder du 31 Aout au 9 Novembre de la même année, présentent des particularités médicales évidentes autant qu'atroces. En effet, les victimes furent égorgées, mutilées, éventrées à l'aide d'un couteau à longue lame et retrouvées les entrailles placées sur l'épaule, ou dispersées dans toute la pièce, certains organes ayant été prélevé par l'assassin. Ces particularités contribuèrent beaucoup à répandre l'hypothèse du médecin fou (l'homme au sac noir ou Docteur Jack) en raison des connaissances anatomiques supposées de l'assassin, de l'ablation

[1] Sax Rohmer, op.cit.
[2] Jean Goens, *Loups garous, vampires et autres monstres,* Paris, éditions du Cnrs, 1993
[3] Kellow Chesney, *Les bas-fonds victoriens,* Paris, Robert Laffont, Collection Les hommes et l'histoire, 1981

d'organes (présumées à des fins expérimentales) et de l'absence d'autres mobiles, apparents que la folie. La majorité des experts de Scotland Yard y croyait.
Cette théorie, d'ailleurs, jeta un temps le discrédit sur les médecins de l'hôpital de Londres, comme le Docteur Halsted, le célèbre chirurgien ou même sur le jeune avocat John Druitt qui aurait acquis justement certaines connaissances anatomiques auprès de son père chirurgien, et qui, atteint de troubles psychiatriques, se suicida le 31 décembre 1888 en se jetant dans la Tamise.

Six mois après les horribles forfaits de Jack l'éventreur, au début du mois de Juillet 1889, s'ouvrit à Paris, sur le champ de Mars, l'exposition Universelle : un des nombreux pavillons de cette exposition était consacré aux sciences anthropologiques ; là s'entassaient les collections de crânes, de cerveaux et de squelettes d'assassins, celles des criminalistes du monde entier et surtout italiens. Un mois plus tard eut lieu le deuxième congrès d'anthropologie criminelle où s'affrontèrent partisans et adversaires du bien connu Cesare Lombroso et de son « criminel-né », « hybride entre homme et bête ».
Dans la continuité de la thèse d'Augustin Morel (1809-1873), Lombroso va répandre, en effet, l'idée que tout criminel présente des signes morphologiques de sa délinquance et que ses tendances criminelles sont héréditaires et inévitables[1]. « Bête sauvage psychique, le criminel-monstre se dresse comme la figure manichéenne de l'étrangeté et donc du Mal, le symbole vivant des pulsions et des tendances antisociales refoulées par l'individu »[2].
Sa théorie donnera naissance à l'école positiviste italienne, à laquelle s'opposera l'école sociologique de Lyon du Professeur Lacassagne privilégiant le milieu social (« véritable bouillon de culture de la criminalité). Cette querelle engendrera des débats passionnés à travers toute l'Europe, qui ne prendrons vraiment fin qu'en 1906, à la mort de Lombroso qui verra en outre la transformation totale de la première anthropologie criminelle[3].

---

1 Peter Strasser, Cesare Lombroso : l'homme délinquant ou la Bête sauvage au naturel, *Catalogue d'exposition « L'âme au corps, arts et sciences »* op., cit., 1994

2 Peter Strasser, op.cit.

3 Pierre Darmon, *Médecins et Assassins à la Belle époque*, Paris, Seuil, 1989. Ce remarquable livre fait le point sur tous ces débats et sur l'anthropologie criminelle du début du XXe siècle, qui sort de notre propos.

## En guise de conclusion

À travers les Figures de ce « Cabinet de curiosités » encore très assorti à ce XIXe siècle, nous voyons combien sont chargés de « médecine » ces mythes que sont devenus Frankenstein, Dracula, Jekyll, Holmes, et, peut-être est-ce justement celle-ci ou du moins le « médical » qui nous font passer si facilement de l'imaginaire dans le réel et réciproquement ; combien aussi sont-ils proches de nous. La propagande scientiste dans le domaine médical qui « ...explicite et amplifie socialement certains thèmes de la philosophie des sciences[1] « n'a pas fini de déranger les chercheurs et de traumatiser ceux qui sont confrontés dans leur chair avec la souffrance et la mort.

Que vaut le dogme scientiste, deux cent ans après, devant l'invasion des virus et des prions ? Le cadavre n'a toujours pas de statut anthropologique précis et inquiète tout autant. Le corps devenu marchandise par le biais du don d'organes et des manipulations génétiques pose de nouvelles questions scientifiques et juridiques. Le corps est, d'ailleurs, au centre de notre réflexion : corps morcelé, corps disséqué, corps greffé (Frankenstein, Moreau), corps érotisé (Dracula), corps « dédoublé » (Jekyll), corps supplicié (Fu Manchu, Jack l'éventreur) et pour finir corps « mesuré » de Lombroso et Bertillon.

Mais à travers le fantastique qui baigne les corps et le brouillard entourant les tombes du Golem et de Dracula comme celui de la naissance de Frankenstein ou des errances de Hyde, c'est aussi la découverte de « l'inconscient » individuel et collectif que révèle ce XIXe siècle, celle de ce que Ellenberger[2] appelle plus scientifiquement la « psychiatrie dynamique » qui, au début du siècle suivant, fera ses délices de l'observation méticuleuse des perversions sexuelles et qui « explicitera » d'une certaine façon les rapports étroits des artistes, tout au long des siècles, entre leurs créations, la médecine et les Monstres[3] ».

---

1 Pierre Thuillier, *Le Petit Savant illustré*, Paris, Seuil (Sciences ouvertes), 1980

2 Henri F. Ellenberger, *Histoire de la découverte de l'inconscient*, Paris, Arthème Fayard, 1994

3 Georges Canguilhem, La monstruosité et le monstrueux, *La connaissance de la vie*, Paris, Vrin, 1975 *Jean* Céard, Ces monstres qui nous assiègent, *Revue* L'Exo, N° 12, 1991

Comme le dit Christian Charrière à propos de certaines œuvres surréalistes[1] : « à essayer de restaurer le visage cru, hirsute et sauvage de la substance, à ouvrir le coffre où l'immobilise le regard éteint de l'habitude[2] ».

[1] Dans une des premières définitions du surréalisme par André Breton : « *automatisme psychique pur qui exprime le fonctionnement réel de la pensée* » semble s'inscrire l'attirance, quelque peu morbide, de tout le Mouvement, pour la médecine et plus précisément le fonctionnement du cerveau humain, sa physiologie et ses déviances. Que ce soit à travers des études médicales embryonnaires, des recherches, des lectures personnelles ou même des rencontres de médecins avec leur cortège habituel d'amitié, d'inimitié, de controverses, ce goût pour le psychisme, ses techniques ou sa pathologie (folie, suicide, personnalités multiples, hystérie) imprégna très tôt l'œuvre et la vie même des fondateurs du surréalisme.

[2] Christian Charrière, *Les Carnets de l'ombre,* Paris, Pygmalion, 1997.-

# Remerciements

Aux Universitaires et érudits qui ont bien voulu participer à l'élaboration de certains chapitres de l'ouvrage :

M. Jean- Christophe Courtil, de l'équipe de recherche CRATA de l'Université, Toulouse 2 Jean-Jaurès
M. Didier Foucault, Professeur émérite d'Histoire moderne de l'Université, Toulouse 2 Jean-Jaurès
Le Docteur Alain Granier, pédiatre à Narbonne et Historien de la Médecine

M. Henri-Laurent Arnould, Directeur des éditions Oeno-Pluri- Média, de Chaintré, pour son autorisation de réédition du « Vin médical dans le monde gréco-romain »

L'Académie des Sciences, Inscriptions et Belles-Lettres de Toulouse, pour la consultation de ses Mémoires

Le Musée d'Histoire de la médecine de Toulouse, pour la reproduction du Plan de Toulouse, au XVIIe siècle, de Jouvin de Rochefort

La Bibliothèque du Patrimoine de Toulouse, pour la reproduction d'illustrations des in folio de Gesner et d'Aldrovandi du XVIIe siècle

Tout spécialement ma secrétaire, Sandie Lamarénie, pour le travail ingrat de la saisie informatique du texte, sa mise en page, ses nombreuses corrections.

# TABLE DES MATIÈRES

## Structures éditoriales du groupe L'Harmattan


**L'Harmattan Italie**
Via degli Artisti, 15
10124 Torino
harmattan.italia@gmail.com

**L'Harmattan Hongrie**
Kossuth l. u. 14-16.
1053 Budapest
harmattan@harmattan.hu

**L'Harmattan Sénégal**
10 VDN en face Mermoz
BP 45034 Dakar-Fann
senharmattan@gmail.com

**L'Harmattan Cameroun**
TSINGA/FECAFOOT
BP 11486 Yaoundé
inkoukam@gmail.com

**L'Harmattan Burkina Faso**
Achille Somé – tengnule@hotmail.fr

**L'Harmattan Guinée**
Almamya, rue KA 028 OKB Agency
BP 3470 Conakry
harmattanguinee@yahoo.fr

**L'Harmattan RDC**
185, avenue Nyangwe
Commune de Lingwala – Kinshasa
matangilamusadila@yahoo.fr

**L'Harmattan Congo**
219, avenue Nelson Mandela
BP 2874 Brazzaville
harmattan.congo@yahoo.fr

**L'Harmattan Mali**
ACI 2000 - Immeuble Mgr Jean Marie Cisse
Bureau 10
BP 145 Bamako-Mali
mali@harmattan.fr

**L'Harmattan Togo**
Djidjole – Lomé
Maison Amela
face EPP BATOME
ddamela@aol.com

**L'Harmattan Côte d'Ivoire**
Résidence Karl – Cité des Arts
Abidjan-Cocody
03 BP 1588 Abidjan
espace_harmattan.ci@hotmail.fr


## Nos librairies en France


**Librairie internationale**
16, rue des Écoles
75005 Paris
librairie.internationale@harmattan.fr
01 40 46 79 11
www.librairieharmattan.com

**Librairie des savoirs**
21, rue des Écoles
75005 Paris
librairie.sh@harmattan.fr
01 46 34 13 71
www.librairieharmattansh.com

**Librairie Le Lucernaire**
53, rue Notre-Dame-des-Champs
75006 Paris
librairie@lucernaire.fr
01 42 22 67 13

www.ingramcontent.com/pod-product-compliance
Lightning Source LLC
LaVergne TN
LVHW021143061026
849535LV00002B/336